Farbatlanten der Zahnmedizin

Herausgeber: K. H. Rateitschak

Band 2

Total- und Hybridprothetik

Alfred H. Geering und Martin Kundert

628 meist farbige Abbildungen
in 858 Einzeldarstellungen

1986
Georg Thieme Verlag Stuttgart · New York

Anschriften

Prof. Dr. Alfred H. Geering
Direktor der Klinik für Zahnärztliche Prothetik der Universität Bern, Freiburgstraße 7, CH-3010 Bern

Dr. Martin Kundert
Privatpraktiker
Sonnhaldenstraße 3, CH-8032 Zürich
Ehemaliger Oberarzt und Lehrbeauftragter an der Abteilung für Prothetik I des Zahnärztlichen Institutes der Universität Zürich

Prof. Dr. Klaus H. Rateitschak,
Vorstand der Abteilung für Kariologie und Parodontologie des Zahnärztlichen Institutes Basel, Petersplatz 14, CH-4051 Basel.

CIP-Kurztitelaufnahme der Deutschen Bibliothek

Geering, Alfred H.:
Total- und Hybridprothetik / Alfred H. Geering u. Martin Kundert. – Stuttgart ; New York : Thieme, 1986
(Farbatlanten der Zahnmedizin ; Bd. 2)
NE: Kundert, Martin:

Farbatlanten der Zahnmedizin
Hrsg.: K. H. Rateitschak. – Stuttgart ; New York : Thieme
NE: Rateitschak, Klaus H. [Hrsg.]
Bd. 2. Geering, Alfred H.: Total- und Hybridprothetik. – 1986

Wichtiger Hinweis: Medizin als Wissenschaft ist ständig im Fluß. Forschung und klinische Erfahrung erweitern unsere Kenntnisse, insbesondere was Behandlung und medikamentöse Therapie anbelangt. Soweit in diesem Werk eine Dosierung oder eine Applikation erwähnt wird, darf der Leser zwar darauf vertrauen, daß Autoren, Herausgeber und Verlag größte Mühe darauf verwandt haben, daß diese Angabe genau dem *Wissensstand bei Fertigstellung des Werkes* entspricht. Dennoch ist jeder Benutzer aufgefordert, die Beipackzettel der verwendeten Präparate zu prüfen, um in eigener Verantwortung festzustellen, ob die dort gegebene Empfehlung für Dosierungen oder die Beachtung von Kontraindikationen gegenüber der Angabe in diesem Buch abweicht. Das gilt nicht nur bei selten verwendeten oder neu auf den Markt gebrachten Präparaten, sondern auch bei denjenigen, die vom Bundesgesundheitsamt (BGA) in ihrer Anwendbarkeit eingeschränkt worden sind.

Geschützte Warennamen (Warenzeichen) werden *nicht* besonders kenntlich gemacht. Aus dem Fehlen eines solchen Hinweises kann also nicht geschlossen werden, daß es sich um einen freien Warennamen handele.

Satz: G. Müller, Heilbronn, gesetzt auf VIP-Comet
Reproduktionen: K. Porupsky, Stuttgart
Druck: K. Grammlich, Pliezhausen

ISBN 3-13-670001-5 1 2 3 4 5 6

Bereits erschienen:

K. H. & E. M. Rateitschak, H. F. Wolf
Parodontologie

K. H. & E. M. Rateitschak, H. F. Wolf, T. M. Hassell
Color Atlas of Periodontology

In Vorbereitung:

- G. Graber
  Partielle Prothetik
- N. P. Lang
  Kronen- und Brückenprothetik
- F. A. Pasler
  Radiologie
- P. Riethe
  Kariesprophylaxe und Therapie
- P. Riethe, R. Rosendahl, J. Rotgans
  Endodontie
- T. Rakosi, I. Jonas
  Kieferorthopädie: Diagnostik
- T. Rakosi, I. Jonas
  Kieferorthopädie: Therapie

Titelbild: „Metamorphose oder restitutio ad similem“, Bruno Bürki, Bern 1985

Albert Gerber

Unserem Lehrer und Freund,
dem großen Denker und Kliniker gewidmet

Verdankungen

Die Autoren danken allen, die in den vergangenen fünf Jahren auf irgend eine Weise zum Entstehen dieses Atlasses beigetragen haben.
Ganz besonderer Dank aber gebührt:

Prof. Dr. med. dent. Theo Brunner, Leiter der Kantonalen Volkszahnklinik Zürich, für die Verfassung des Kapitels „Konstruktionsmöglichkeiten, Konstruktionselemente" und für seine wertvollen, kritischen Anregungen nach der Durchsicht des Gesamtmanuskriptes,

Dr. med. dent. Samuel Wüthrich und Dr. med. dent. Albert Frischknecht, Privatpraktiker in Bern, die als externe Oberärzte an der Klinik für Zahnärztliche Prothetik der Universität Bern gemeinsam die totalprothetische Behandlung durchgeführt und fotografisch dokumentiert haben,

Dr. med. dent. Andrea Mombelli, Oberarzt an der Abteilung für Parodontologie der Zahnmedizinischen Kliniken der Universität Bern (Leitung: Prof. Dr. H. Graf), für seine Mitwirkung bei der Gestaltung des Kapitels über die Ästhetik in der Totalprothetik,

Dr. med. et med. dent. Elisabeth Schmid-Meier, Oberärztin an der Abteilung für Zahn-, Mund- und Kieferkrankheiten und Kieferchirurgie des Zahnärztlichen Institutes der Universität Zürich (Direktion: Prof. Dr. Dr. h.c. H. L. Obwegeser), für ihren Beitrag zum Kapitel „Präprothetische Chirurgie".

Im weiteren danken wir:
Dr. med. R. Gerber, Oberarzt der Medizinischen Abteilung C.-L.-Lory-Haus (Chefarzt: Prof. Dr. R. Adler), Inselspital Bern, für die Beratung bei der Abfassung des Kapitels „Gerontoprothetik",
dem Leiter der Abteilung für Kaufunktionsstörungen und Totalprothetik des Zahnärztlichen Institutes der Universität Zürich Prof. Dr. med. dent. S. Palla und seinen engsten Mitarbeitern für die freundliche Überlassung von Bildmaterial zur Hybridprothetik,
der Chefsekretärin Frau V. Pillichody-Zysset und ihrer Nachfolgerin Frau V. Kummer, Bern, für das Schreiben und die Mithilfe bei der redaktionellen Verarbeitung der Manuskripte,
Dr. med. dent. R. Mericske-Stern, lic. phil., Bern, für die sprachliche Überarbeitung der Texte,
dem Wissenschaftlichen Zeichner Bruno Bürki, Bern, für die sorgfältige Ausführung aller Illustrationen und die Gestaltung des Titelbildes, Herrn E. Hasler, Zahntechniker, Bern, für die Modellarbeiten zur Totalprothetik,
Herrn P. Wegmüller, Institutsfotograf, Bern, für die Herstellung nichtklinischer Aufnahmen,
Frau L. Brandenberger, Institutsfotografin, Zürich, für das Kopieren umfangreichen Bildmaterials.

Den hier nicht namentlich erwähnten Mitarbeitern der Klinik für Zahnärztliche Prothetik der Universität Bern und der Praxis Dr. Kundert in Zürich danken wir dafür, daß sie uns während der Entstehungszeit dieses Atlasses unterstützt und entlastet haben.

Der Herausgeber der Farbatlanten der Zahnmedizin Prof. Dr. K. H. Rateitschak, Basel, motivierte uns zur Inangriffnahme des vorliegenden Bandes und unterstützte uns bei der Erarbeitung des Konzeptes. Für die konstruktive Kritik an Text und Bild danken wir ihm und Dr. H. F. Wolf, Zürich, bestens.
Die ausgezeichnete Zusammenarbeit mit dem Thieme Verlag, Stuttgart, insbesondere mit den Herren Dr. D. Bremkamp und K.-H. Fleischmann, bei der Produktion dieses Atlasses möchten wir dankend erwähnen.

Nicht vergessen wollen wir unsere Gattinnen Dr. Monica Geering-Gaerny und Dr. Marianne Kundert-Leschot, denen wir ganz besonders herzlich für die stete moralische Unterstützung und die kritische Durchsicht unserer Manuskripte danken. Sie und unsere Kinder Andrea, Eva und Danielle verdienen ein großes Lob für ihre lange Geduld.

Vorwort

Die Totalprothetik ist im Begriff, eine grundlegende Wandlung zu erfahren. Dabei sind es weniger technische oder instrumentelle Neuerungen, die in zunehmendem Maße das Bild der Totalprothetik prägen, als vielmehr zwei andere Faktoren: die steigende Lebenserwartung des Menschen und die Erfolge der Präventivzahnmedizin. Das Zusammenwirken dieser beiden Faktoren führt im wesentlichen dazu, daß der Zeitpunkt der Versorgung mit totalen Prothesen für immer mehr Menschen in Richtung Senium verschoben wird. Für die Praxis bedeutet dies zwar möglicherweise eine Reduktion der Gesamtzahl der Totalprothesenträger, sicher aber eine markante Zunahme des Schwierigkeitsgrades der einzelnen Versorgung, da durch den Prozeß des Alterns die anatomischen, pathophysiologischen und psychologischen Voraussetzungen in der Regel problematischer werden. Unter diesem Blickwinkel gesehen wird die Behandlung des zahnlosen Patienten zu einer Aufgabe, die weit mehr erfordert als die handwerkliche Fähigkeit, die zur Herstellung des Zahnersatzes notwendig ist.

Auch die Hybridprothetik als letzte konstruktive Möglichkeit im extrem reduzierten Lückengebiß und oft Übergangsstadium zur Totalprothese erhält in dieser Entwicklung als Variante mit analoger Grundproblematik einen ganz neuen Stellenwert. Sie wurde in diesen Atlas aufgenommen, weil sie funktionell und wesensmäßig der Totalprothetik näher steht als der Teilprothetik.

Ausgehend von der Überlegung, daß im schwierigen Fall nur zum Ziel führt, was methodisch klar und konsequent aufgebaut und klinisch erprobt ist, zeigt dieser Atlas den Behandlungsablauf bei der Versorgung eines zahnlosen Patienten „step by step".

Dabei war die Lehrmeinung der Berner Klinik, die im wesentlichen auf der Schule Gerber basiert, für die Behandlung wegweisend, im Detail aber nicht dogmatisch einengend. Wo Ergänzungen über den dargestellten individuellen Fall hinaus zur Erweiterung des Spektrums notwendig erschienen, wurden Einschübe gemacht, ohne damit alle Möglichkeiten gezeigt zu haben.

Durchgeführt wurden Behandlungen und Dokumentation von zwei erfahrenen Privatpraktikern, was die Praxisnähe des Dargestellten gewährleistet.

Der Hybridprothetik mit ihrer Vielfalt an konstruktiven Möglichkeiten schien uns die Darstellung an einem Einzelfall nicht gerecht zu werden. Das Konzept wurde deshalb hier etwas anders gefaßt, basiert aber ebenfalls auf der Schule Gerber und in wesentlichen Zügen auf der Zürcher Klinik. Dieser Atlasteil beschränkt sich auf die Darstellung der spezifischen Überlegungen und Arbeitsgänge und versteht sich als Ergänzung zum Teil „Totalprothetik".

Wir haben uns bemüht mit möglichst knappen theoretischen Ausführungen realistische Behandlungsziele zu formulieren. Vor allem aber wollen wir dem Praktiker mit den dargestellten – nachvollziehbaren – Behandlungsabläufen konsiliarisch Hilfe anbieten.

Bern und Zürich,
im Sommer 1985

Alfred Geering
Martin Kundert

Inhaltsverzeichnis

Totalprothetik

3 **Einleitung**

4 **Psychologie und abnehmbarer Zahnersatz**

5 **Anamnese**

6 **Befundaufnahme**
8 Schleimhautqualität
9 Veränderung der Kieferkämme nach Zahnverlust
11 Konsequenzen für die prothetische Versorgung
12 Kieferkammformen
14 Intermaxilläre Beziehung

15 **Abformung zahnloser Kiefer**
15 Erstabformung
15 Erstabformung mit Alginat
18 Herstellen des Erstmodells nach Abformung mit Alginat
19 Erstabformung mit thermoplastischem Material
20 Abformung bei schwierigen Kammverhältnissen
24 Individueller Löffel
24 Herstellung des individuellen Löffels
24 Einzeichnen der Begrenzung auf dem Modell
28 Zweitabformung
29 Modifizierte mukostatische Abformung
30 Funktionszone
30 Aufbau des Funktionsrandes und Abformung des Oberkiefers
34 Aufbau des Funktionsrandes und Abformung des Unterkieferlöffels
36 Mukodynamische Abformung
40 Herstellen der definitiven Modelle
40 Prinzipielles zur Modellherstellung
40 Modellherstellung nach Abformung mit thermoplastischem Material
42 Modellherstellung nach Abformung mit Zinkoxid-Eugenol
44 Herstellen der Bißschablonen

47 **Bestimmung der intermaxillären Relation (Bißnahme)**
47 Vertikale Relation
48 Horizontale Relation
49 Parallelisieren der Wachswälle zu den Bezugsebenen
51 Bestimmung der vertikalen Dimension
52 Extra- und intraorale Registrierung der Kieferrelationen
52 Extraorale Registrierung
54 Intraorale Registrierung
57 Montieren der Modelle im Artikulator
58 Der Condylator (Gerber)
63 Kontrolle des Registrats
63 Korrektur von Übertragungsfehlern
64 Aufbau eines Funktionsmusters

67 **Zahnaufstellung**
67 Ästhetik in der Totalprothetik
67 Hinweise zur ästhetischen Komponente bei der Gestaltung der Totalprothesen
68 Überlegungen zur Frontzahnauswahl und Frontzahnaufstellung
71 Ausnahmefälle
72 Topografische und funktionelle Richtlinien
74 Individuelle Frontzahnaufstellung
76 Frontzahnauswahl und Frontzahnaufstellung am Patienten
78 Selektive Gestaltung des Kauflächenkomplexes
79 Einige Prinzipien der Zahnaufstellung in der Totalprothetik
79 Prothetische Schlagworte zur Gesamtaufstellung
80 Normalokklusion
81 Kreuzbiß
83 Aufstellen der Seitenzähne im Labor

85 **Gesamteinprobe**
89 Prothesenkörpergestaltung
91 Kontrolle der vertikalen Dimension, Sprechprobe
92 Fertigstellen der Prothesen im Labor
95 Prothesenkunststoff
98 Remontieren und Einschleifen

104 **Protheseneingliederung**
108 Okklusionskontrolle am Patienten
110 Patienteninstruktion

111 **10 Regeln für den Prothesenträger (Merkblatt)**

113 **Nachsorge**
114 Probleme mit Prothesen
Problemkreis Kauen
Problemkreis Halt der Prothese
Problemkreis Sprache
115 Prothesenstomatitis

117 Konditionierung des Prothesenlagers
120 Unterfütterung bestehender Prothesen
127 Unterfütterung im Labor

132 Nachregistrieren und Remontieren

141 Präprothetische Chirurgie

146 Immediatprothesen

147 Gerontoprothetik

Hybridprothetik

153 Hybridprothesen
154 Indikation, Planung und Behandlungsablauf
154 Vorteile, Nachteile und Indikationsstellung
155 Planung
156 Behandlungsablauf

157 Vorbehandlung
157 Endodontische Vorbehandlung
158 Parodontale Vorbehandlung und flankierende Maßnahmen

163 Konstruktionsmöglichkeiten, Konstruktionselemente
163 Stützelemente
164 Retentionselemente
166 Auswahl des geeigneten Ankerelementes
167 Einzelanker oder Stegverbindung?
168 Indikation für Einzelanker
168 Indikationen für die Stegverbindung

170 Spezielle Behandlungsmethodik
170 Pfeilerzahnpräparation
170 Pfeilerpräparation für Abstützung ohne Wurzelstiftkappe
171 Pfeilerpräparation für Wurzelstiftkappe
175 Pfeiler mit direkt montierbaren Konstruktionselementen
176 Provisorische Versorgung mit Immediat-Hybridprothesen
181 Abformung der Pfeilerzähne
184 Wurzelkappen
186 Gesamtabformung
189 Relationsbestimmung
190 Okklusionsgestaltung
191 Basisgestaltung

196 Gegossene Verstärkungsgerüste
199 Technischer Ablauf der Herstellung eines Verstärkungsgerüstes

203 Nachsorge
203 Zahn-, Mund- und Prothesenhygiene
206 Recall und Langzeitnachsorge

Anhang

214 Bildernachweis

215 Literaturverzeichnis

223 Sachverzeichnis – Index

226 Materialien und Instrumente

Totalprothetik

Einleitung

Die Behandlung eines zahnlosen Patienten ist eine medizinische Aufgabe. Es gilt, das Gleichgewicht – die Homöostase – im Kausystem wieder herzustellen, gesunde Verhältnisse also, die auf einer innigen Wechselbeziehung zwischen der Zahnokklusion, der Muskulatur, den Kiefergelenken und dem übergeordneten Zentralnervensystem beruhen.

Als Folge des Zahnverlustes entstehen im Kausystem oft latente pathologische Zustände, die für den Patienten nicht unmittelbar zu Beschwerden Anlaß geben müssen. Im Laufe der Zeit können sie zu massiven Veränderungen im Kiefer, in den Kiefergelenken, in der Muskulatur, im Nervensystem usw. führen. Schmerzen, die dadurch im Kiefer-Gesichtsbereich entstehen können, sind für das Kausystem unspezifisch und daher besonders schwierig zu diagnostizieren.

Es ist Aufgabe des Zahnarztes, die pathogenen Veränderungen im Kausystem frühzeitig zu erkennen und gegebenenfalls zu behandeln. Die zahnärztlich-prothetische Behandlung setzt aus diesem Grunde weit mehr voraus als die rein handwerkliche Fertigkeit, die zur Herstellung des Zahnersatzes notwendig ist. Ohne grundlegende Kenntnisse auf dem Gebiete der Anatomie, Physiologie, Pathologie, Pathophysiologie, Radiologie, Mikrobiologie, Pharmakologie, Neurologie, Otorhinolaryngologie, Psychologie, Psychiatrie und Geriatrie ist eine optimale Behandlung eines zahnlosen Patienten nicht möglich. Der Zahnarzt muß also über dieses fundamentale Wissen verfügen. Es wird beim Benützer dieses Atlasses stillschweigend vorausgesetzt.

Die Aufgabe des Zahnarztes wird aber zusätzlich noch durch den Umstand erschwert, daß das reine Wissen mit dem Können und der Erfahrung im Umgang mit dem Patienten gepaart sein muß, ist doch die zahnärztliche Prothetik, vor allem die Totalprothetik, sowohl eine Wissenschaft als auch eine Kunst. Letztlich aber entscheiden über Erfolg oder Mißlingen einer prothetischen Versorgung der Wille und die Fähigkeit des Patienten, die eingegliederten Prothesen zu inkorporieren.

Psychologie und abnehmbarer Zahnersatz

Die Inkorporation abnehmbaren Zahnersatzes ist für den Patienten nicht nur eine Frage des Wollens, sondern auch des Könnens. Unter Umständen kommt der Patient erst zu einem Zeitpunkt zur totalprothetischen Versorgung, in welchem – infolge fortgeschrittenen Alters – die Fähigkeit zur Adaptation und schließlich zur Inkorporation der Prothese schon empfindlich reduziert ist. Wenn wir vom Extremfall absehen, nämlich der Unfähigkeit des Patienten, Prothesen zu inkorporieren – sei es aufgrund altersbedingten Adaptationsverlustes oder psychogener Prothesenunverträglichkeit – bleibt ein breites Feld von Wollen und Können, die sich beide gegenseitig beeinflussen, offen. Dieser Umstand wirkt sich auf die Aufgabe des zahnärztlichen Prothetikers oft erschwerend aus.

Jeder Eingriff in die Mundhöhle, der auf eine totalprothetische Versorgung hinzielt, stellt für die meisten Patienten ein eindrückliches Ereignis dar, welches sowohl ihre körperliche wie ihre psychische Integrität bedroht. Die Reaktion auf diese Bedrohung ist individuell sehr unterschiedlich und reicht von unproblematischer Verarbeitung bis zu pathologischen Verhaltensweisen.

Dem Zahnarzt haftet das besonders auf den Frontzahnbereich gemünzte Schlagwort: *Zahnverlust gleich Potenzverlust!* als Ausdruck eines Psychotraumas im Gedächtnis. Hier sei sogleich als Gegenbeispiel erwähnt, daß kaum ein namhafter Eishockeyspieler noch über die eigenen Frontzähne verfügt. Wer würde es schon wagen, an der Männlichkeit dieser Kraftnaturen zu zweifeln? Hingegen müssen wir uns eingestehen, daß am Liebreiz eines hübschen Gesichts die wohlgeformte, strahlende Zahnreihe einen wesentlichen Anteil hat.

Die Persönlichkeitsstruktur des Patienten hat einen großen Einfluß auf seine Einstellung zum abnehmbaren Zahnersatz.

Die Reaktion eines Patienten kann empirisch in aktives und reaktives Verhalten eingeteilt werden. Unter reaktivem Verhalten ist das eher passive Reagieren auf die Belastung einer zahnärztlichen Behandlung zu verstehen. Bei aktivem Verhalten ist der Patient bemüht, sich an den Zahnersatz zu gewöhnen, bzw. er unterläßt alles, was die Inkorporation hemmen könnte.

Im Verhalten eines Patienten als ganzheitlichem Vorgang sind aktives Handeln und passives Reagieren als Komponenten, in unterschiedlichem Ausmaß, immer vertreten. Ob mehr das passive Reagieren im Vordergrund steht oder ob aktives Handeln überwiegt, hängt zu einem guten Teil auch von der Art der Behandlung und vom behandelnden Zahnarzt ab.

Während bei zahnärztlich-konservierenden Eingriffen – kronen-brücken-prothetische Rekonstruktionen miteinbegriffen – das passive Reagieren vermutlich eine größere Rolle spielt, ist bei der Versorgung mit abnehmbarem Zahnersatz das aktive Mitmachen von seiten des Patienten besonders wichtig. Er muß sofort nach der Eingliederung der Prothesen zur Wiedererlangung und Verbesserung der Kaufunktion und der deutlichen Aussprache ein funktionelles Rehabilitierungstraining durchführen. Dies erfordert ein erhebliches Maß an Selbstkontrolle und Eigenaktivität, da es sich dabei vielfach um beträchtliche, oft mit Beschwerden verbundene Umstellungen handelt.

Wenn also der Erfolg einer zahnärztlich-prothetischen Behandlung wesentlich vom Verhalten des Patienten beeinflußt wird, muß es neben den rein zahnärztlichen Gegebenheiten in unsere therapeutischen Überlegungen miteinbezogen werden. Es ist daher wesentlich, den Patienten zu Beginn der eigentlichen Behandlung durch die Aufnahme einer gründlichen Anamnese im persönlichen Gespräch kennenzulernen.

Anamnese

Die Aufnahme einer eingehenden Anamnese soll dem Zahnarzt helfen, Persönlichkeitsmerkmale und Lebensumstände des Patienten zu ermitteln, welche sich fördernd oder hemmend auf den Behandlungsablauf oder das Behandlungsergebnis auswirken können.

Der einprägsame Satz: *Behandle nie einen dir fremden Patienten!* hat ganz besonders für die zahnärztliche Prothetik große Bedeutung.
Informationen über früheres Verhalten beim Zahnarzt, selbst wenn sie nur bruchstückhaft sind, lassen im allgemeinen recht zuverlässig auf zukünftiges Verhalten schließen. Das individuelle Verhaltensmuster bleibt nämlich für vergleichbare Situationen durchs ganze Leben hindurch gleich, es sei denn, die Lebensumstände hätten sich drastisch verändert.
Wenn der gewohnte Lebensrhythmus des Patienten durch noch so unbedeutend erscheinende Veränderungen gestört ist, vermögen unter Umständen das Eingliedern von Zahnersatz oder auch nur schon die Vorbereitungsmaßnahmen dazu als provozierende Ereignisse ein psychopathologisches Geschehen auszulösen. Dies kann dann von Interesselosigkeit, verbunden mit Verlust an Kooperationsbereitschaft, bis zur ausgeprägten Aversion gegen den Zahnersatz und den behandelnden Zahnarzt gehen.
Um daher prophylaktisch auf den Patienten einzuwirken und einen entsprechenden Therapieplan mit einer besseren Rehabilitationsprognose erstellen zu können, ist es wesentlich, vom Patienten möglichst eingehende Informationen über sein *allgemeines Befinden,* sein *soziales Umfeld* und seine *bisherigen Erfahrungen* mit Zahnärzten zu bekommen und schriftlich festzuhalten.
Die Aufnahme der Anamnese soll uns in die Lage versetzen, eine *Kooperationsprognose* zu stellen.
Da wir nun in der zahnärztlichen Prothetik auf die Kooperation des Patienten angewiesen sind, sollen wir ihn auch als Partner und nicht nur als Objekt unserer therapeutischen Bemühungen behandeln. Die Aufnahme der Anamnese erfolgt daher in Form eines persönlichen Gesprächs – am besten an einem Tisch sitzend – in dem sich Patient und Zahnarzt gegenseitig informieren. Der Patient gibt dem Zahnarzt außer den bereits erwähnten Auskünften zu seiner Person auch seine Wünsche und Befürchtungen bezüglich der zahnärztlichen Behandlung bekannt. Der Zahnarzt seinerseits orientiert den Patienten über die Behandlungsmöglichkeiten, die Vor- und Nachteile der geplanten Behandlung. Oft kann dieses Gespräch natürlich erst nach der Befunderhebung zu Ende geführt werden.
Wie die klinische Erfahrung zeigt, ist die vor Beginn der eigentlichen Behandlung für das Gespräch mit dem Patienten reservierte Zeit auf lange Sicht gut angelegte Zeit.

Befundaufnahme

Der Ist-Zustand muß festgehalten werden: zum einen, den ganzen Patienten betreffend, psychisch und physisch, was sich aus den Beobachtungen während des Anamnesegesprächs ergibt; zum andern, die spezifische Kiefer-Gesichts- und orale Situation beschreibend, um die sich die zahnärztlichen Bemühungen im weiteren hauptsächlich drehen werden.

Folgenden Punkten ist bei der Befunderhebung Aufmerksamkeit zu schenken:

1. Extraorale Untersuchung:
   - mit kurzer Charakterisierung des Patienten;
   - Besonderheiten wie Gesichtsasymmetrien;
   - Funktion bzw. Funktionsstörungen des Kiefers, wie eingeschränkte Beweglichkeit, Muskelverspannungen, Beschwerden in den Kiefergelenken etc.
2. Orale Inspektion:
   - Mundschleimhaut (Rötung, Ulzeration, Hyperkeratose, Desquamation, Ödem, Fibrom, Tumor);
   - Zunge (Impressionen, Epithelveränderungen, Beläge, Zungengröße, -beweglichkeit, neoplastische Veränderungen);
   - Lippen (Herpes, Rhagaden);
   - Tonus der Lippen-Wangen-Muskulatur;
   - Morphologie der Kieferkämme und intermaxilläre Beziehungen.
3. Radiologische Übersicht:
   Eine orthopantomographische Übersichtsaufnahme (OPT) ist in der Regel angezeigt, da in rund der Hälfte aller zahnlosen Kiefer noch impaktierte Zähne, Wurzelreste, Zysten und andere Veränderungen im und am Knochen gefunden werden!
4. Inspektion alter Prothesen, soweit vorhanden, bezüglich Halt, Paßgenauigkeit, Basisgestaltung, Extension, Randgestaltung, Okklusion, Bißhöhe, Kaustabilität, Sprache, Ästhetik. Diese sorgfältige Prüfung der alten Prothesen gibt uns einerseits wertvolle Hinweise auf die Verbesserungsmöglichkeiten bei der Neuanfertigung. Andererseits aber ist beim Fehlen objektivierbarer Mängel äußerste Vorsicht geboten, wenn bei der Neuanfertigung grundlegende Abweichungen vom bestehenden Prothesenkonzept in Betracht gezogen werden. Solche Veränderungen führen nicht selten zu Inkorporationsschwierigkeiten oder gar zum Mißerfolg.

„Unsere Patientin"

Alle die Behandlung dieser Patientin direkt betreffenden Abbildungen sind mit einem ● markiert.

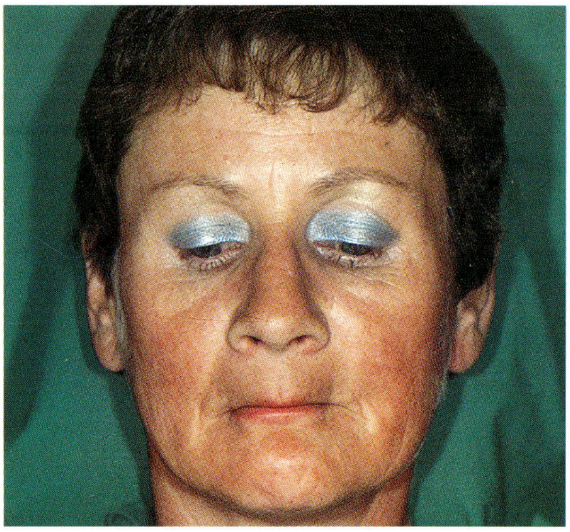

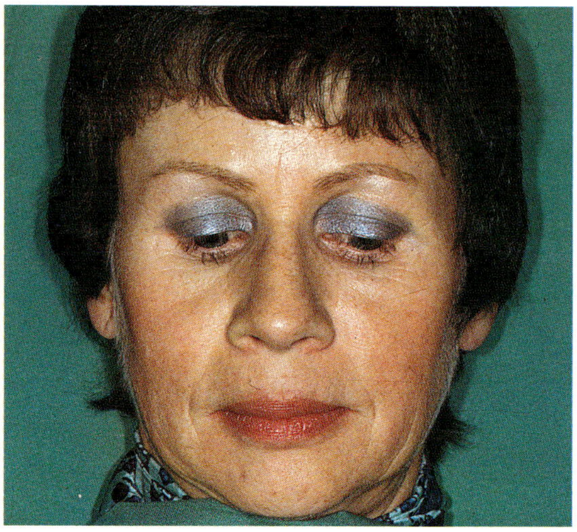

● **1 Vor der zahnärztlich-prothetischen Behandlung**
Sie ist 45 Jahre alt, in gutem Allgemeinzustand. Die Zahnlosigkeit läßt sie älter erscheinen, sonst aber ist die Kiefer-Gesichtsregion äußerlich unauffällig.

● **2 Nach Eingliederung und Inkorporation der Prothesen**
Unsere Patientin hat viel Charme zurückgewonnen.

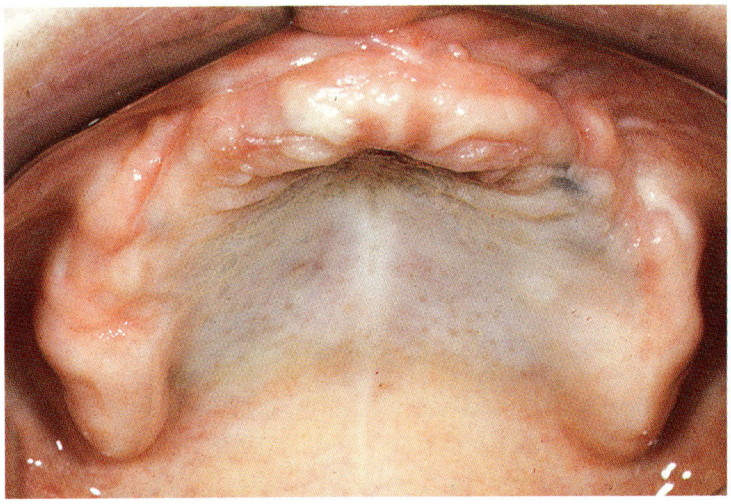

Kieferkammverhältnisse

3 Oberkiefer
Unsere Patientin verlor die Frontzähne vor 12 Jahren durch Unfall. Die Restzähne mit Rekonstruktionen wurden kürzlich alio loco entfernt. Sie besitzt einen relativ guterhaltenen *Oberkieferkamm.* Das Kammprofil entspricht jedoch nicht den Idealvorstellungen. Die Schleimhaut ist gesund.

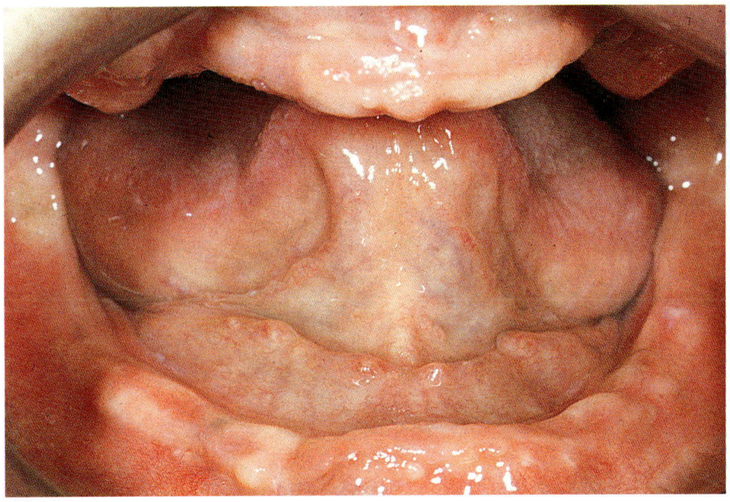

4 Unterkiefer
Das Kammprofil ist gut erhalten, jedoch nicht glatt (Knochenhökkerchen in der Gegend 45 und 43). Die Schleimhaut ist gesund. Mundboden und Zunge zeigen keine pathologischen Veränderungen.

Intermaxilläre Beziehung

Diese läßt keine Schwierigkeiten bei der Okklusionsgestaltung erwarten (vgl. S. 14).

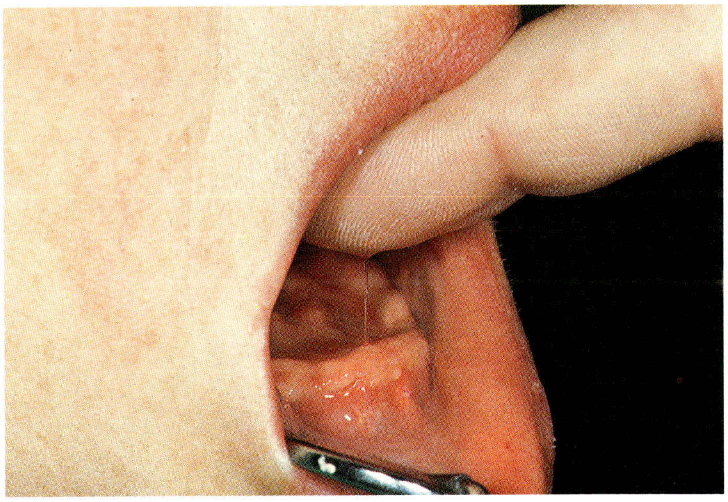

5 Speichel
Sowohl *Qualität* als auch *Quantität* des Speichels beeinflussen den Halt der Prothese. Muköser Speichel (Abbildung) ergibt, verglichen mit serösem Speichel, den besseren Halt.
Je dünner der Speichelfilm zwischen Prothesenbasis und Kammschleimhaut ist, *desto besser hält die Prothese.* Dies ist in erster Linie eine Frage der Paßgenauigkeit. Sowohl übermäßiger Speichelfluß als auch Mundtrockenheit ergeben Probleme für den Prothesenhalt.

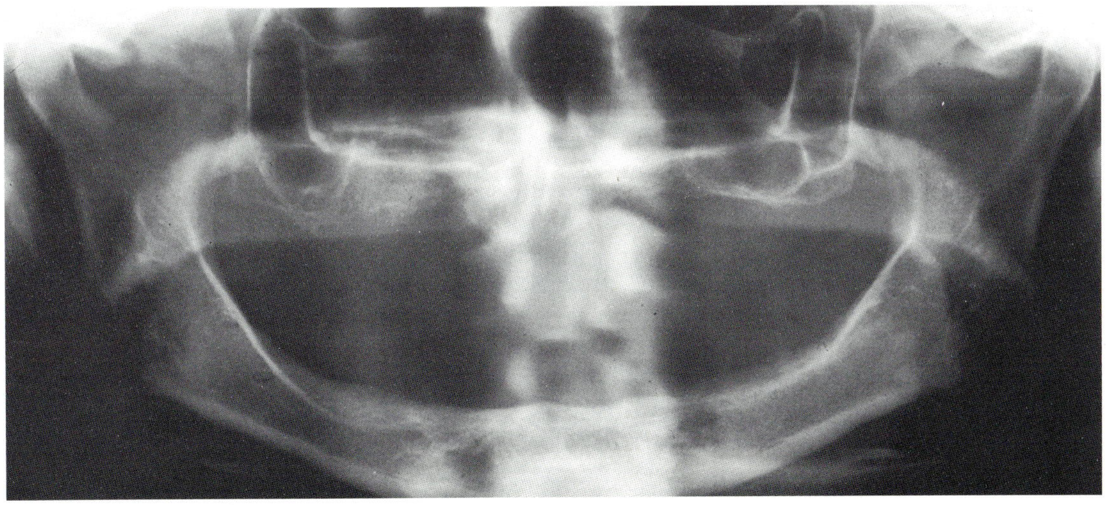

6 Röntgenbefund
Das *Orthopantomogramm* (OPT) zeigt weder Wurzelreste noch pathologische Veränderungen im Bereich der Kieferkämme.

Schleimhautqualität

Die Beschaffenheit des Schleimhautgewebes spielt für die Adaptation und den Halt einer Prothese eine wesentliche Rolle. Die „strukturell-funktionellen Charakteristika“ der verschiedenen Mundschleimhautregionen und deren klinische Bedeutung wurden von Schroeder (1982) eingehend beschrieben.

Die derbe, unverschieblich auf ihrer knöchernen Unterlage haftende keratinisierte Gingiva und Schleimhaut des harten Gaumens dienen den Prothesenbasen als Lager. Die Funktionsränder der Prothesen müssen jedoch über die Mukogingivalgrenze hinweg in den Bereich der zarten, beweglichen nichtkeratinisierten Schleimhaut des Vestibulums, des weichen Gaumens und des Mundbodens hinein extendiert werden (S. 30). Diese reagiert sehr empfindlich auf insuffizient gestaltete Prothesenränder (Abb. 8).

Eine gesunde Schleimhaut hängt unter anderem von einer eiweiß- und vitaminreichen Nahrung ab. Die oft einseitige Ernährung älterer Prothesenträger wirkt sich daher ungünstig auf das Gewebe aus. Die Schleimhautqualität kann zudem über banale Entzündungen hinaus durch die verschiedensten pathologischen Veränderungen beeinflußt werden. In Abbildung 9 wird nur ein Beispiel (Leukoplakie) gezeigt.

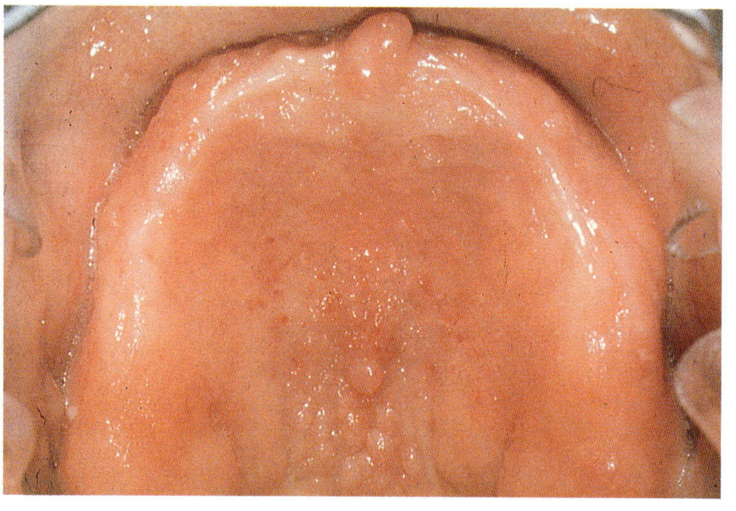

7 Prothesenstomatitis
Prothesenstomatitis mit generalisiertem, reversiblem Erythem und massiver, irreversibler papillärer Hyperplasie der Schleimhaut im Oberkiefer (vgl. auch S. 115 ff.). Die Ursache ist meist eine schlechtsitzende Prothese und mangelnde Hygiene.
Vor einer Neuanfertigung der Prothese müssen die prothesentragenden Gewebe in einen entzündungsfreien Zustand zurückgeführt werden (vgl. S. 117 ff.).

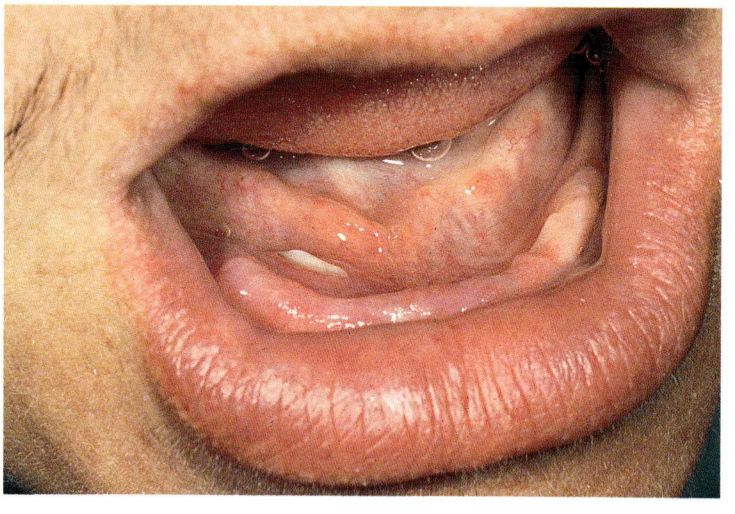

8 Prothesenulkus
Diese Schleimhautläsion in der Gegend 43 lingual kann grundsätzlich entweder prothesenbasisbedingt (Randlänge, Paßgenauigkeit) oder okklusionsbedingt sein (Kipp- oder Ausgleitbewegungen, Proglissement unter Belastung). Die Ursache muß jedenfalls beseitigt werden, damit die Schleimhaut vor Beginn der Neuversorgung ausheilen kann.

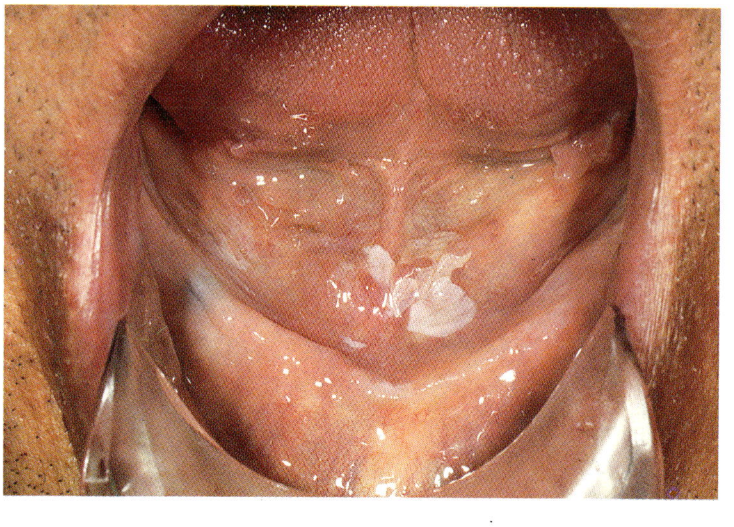

9 Leukoplakie
Diese weiße, scharfbegrenzte Verfärbung der Mundschleimhaut, welche nicht wegwischbar und weder klinisch noch pathologisch einer anderen Krankheit zugeordnet werden kann (WHO, 1978), sowie auch andere weißfleckige Schleimhautveränderungen (Raucherleukokeratose, Lichen planus usw.) bedürfen aufmerksamer Beobachtung.
Wo der Zahnarzt keine klare Diagnose zu stellen vermag, hat er jede verdächtige Schleimhautveränderung histologisch beurteilen zu lassen (Exzisionsbiopsie).

Veränderung der Kieferkämme nach Zahnverlust

Jede Zahnextraktion führt zu einem Knochenumbau; gleichzeitig wird der residuelle Kieferkamm reduziert. Das Bild dieser Kammreduktion ist bemerkenswert einheitlich. Sie ist im Unterkiefer ausgeprägter als im Oberkiefer. Es besteht eine enge Korrelation zu der seit der Extraktion verflossenen Zeit. Die individuellen Variationen sind sehr groß. Die normale Extraktion der Zähne ohne zusätzliche Kammkorrektur durch labiale oder interseptale Alveoloplastik hat die geringste Resorption zur Folge.

WINDECKER (1976) u.a.m. haben gezeigt, daß im Oberkiefer die Resorption des Alveolarkammes, die vorwiegend die vestibulären Kammanteile betrifft, durch immediatprothetische Versorgung nicht aufgehalten werden kann. Verglichen mit nicht immediatversorgten Kiefern, trägt diese eher zur Erhaltung der Höhe, nicht aber der Breite des Kammes bei.

Untersuchungen von HEATH (1978) haben ergeben, daß beim Zahnlosen die maximale Schließkraft mit der Höhe des Unterkieferkammes eng korreliert ist. Die Kaueffizienz bei den Untersuchten mit maximaler Schließkraft war positiv mit der Gesamthöhe des Unterkiefers und mit der intraoralen Höhe des Alveolarkammes korreliert. Man darf daher annehmen, daß der Resorptionsgrad des Unterkiefers ein entscheidender Faktor für den funktionellen Erfolg der totalprothetischen Versorgung ist.

Nach der Zahnextraktion wird die lamelläre, labiale Knochenwand von außen in etwa 40 Tagen durch periostale osteoklastische Resorption weitgehend abgebaut. Gleichzeitig aber wird der Knochen von innen durch eine enossale Neubildung wieder aufgebaut, so daß in etwa 3 Monaten sowohl Alveole wie labiale Wand durch neuen Knochen ersetzt sind. Dieser Knochenumbau ist mit einer Reduktion des residuellen Kieferkammes verbunden.

Die *Resorptionsrate* ist in den ersten 3 Monaten nach dem Eingliedern der Prothesen am größten, wobei die Kammresorption unmittelbar nach der Räumung – während der Wundheilungsphase – am ausgeprägtesten ist. Nach etwa 6 Monaten ist die Resorptionsrate schon merklich reduziert. Zwei Jahre nach der Räumung sollte die Kieferkammresorption praktisch zum Stillstand gekommen sein. Sie kann jedoch bei einzelnen Individuen zum Teil kontinuierlich bis ans Lebensende weitergehen. Die Resorptionsrate ist in den verschiedenen Kieferkammabschnitten unterschiedlich groß. Es zeigt sich aber ein generelles Resorptionsbild, indem die Resorptionsrate sowohl im Ober- wie im Unterkiefer im anterioren Bereich am größten ist. Kaum einer

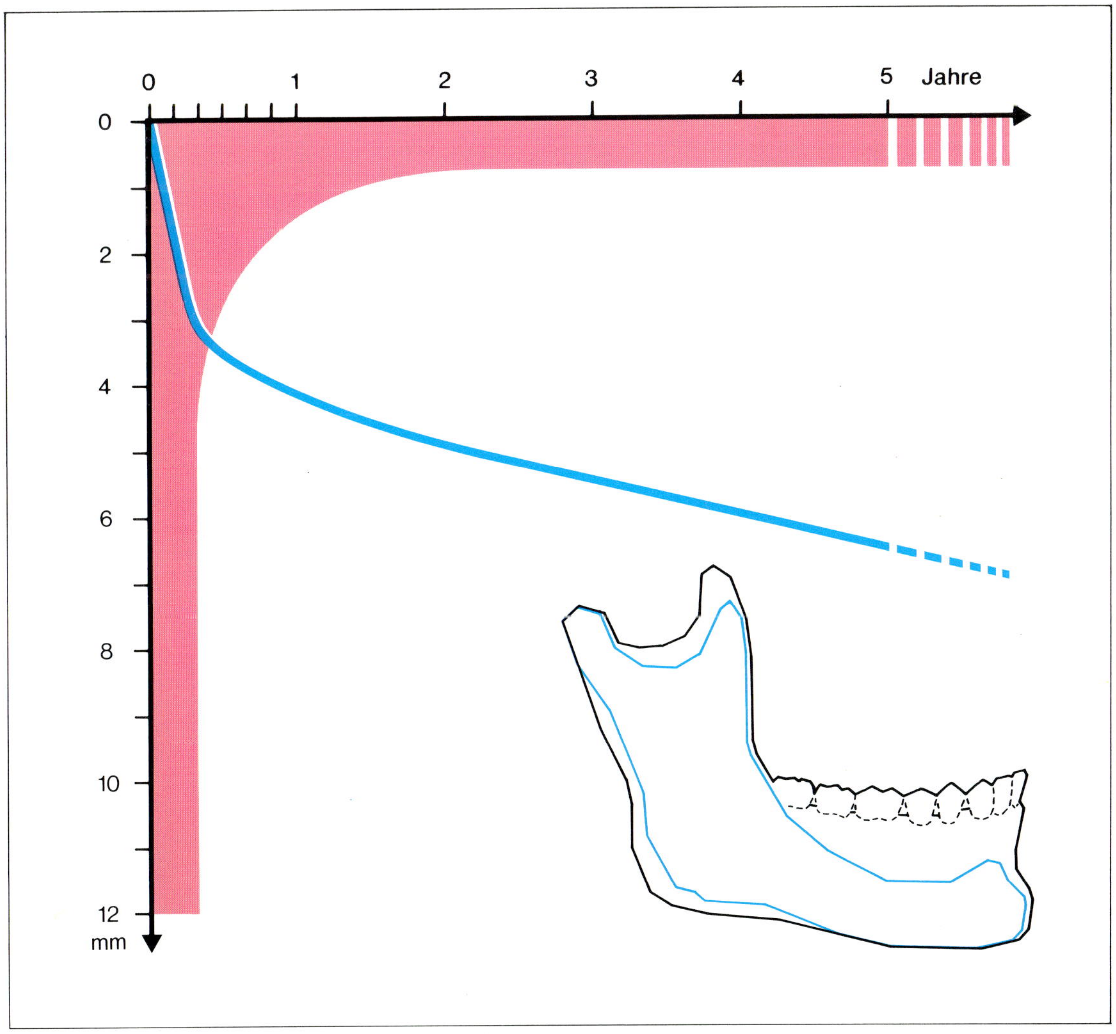

10 Kieferkammresorptionsrate
Die Knochenresorptionsrate im Unterkiefer ist in den ersten 3 Monaten nach Verlust der letzten Zähne so groß, daß daraus ein Kammabbau von etwa 12 mm pro Jahr resultieren würde. Die Resorptionsgeschwindigkeit nimmt aber sehr rasch ab und stabilisiert sich nach dem zweiten Jahr bei einer Resorptionsrate von durchschnittlich 0,5 mm pro Jahr. Es gibt sehr große individuelle Unterschiede (nach Daten von *Carlsson* u. *Persson*).

Formveränderung sind die Regionen hinter den Tubera maxillae und die Regionen der Trigona retromolares im Unterkiefer unterworfen. Die durchschnittliche Resorptionsrate ist im Unterkiefer 3- bis 4mal größer als im Oberkiefer.

Als *Ursache der Kieferkammresorption* kommen verschiedene Faktoren in Frage, die von einer großen Zahl von Kovariablen beeinflußt werden. Bei einzelnen Patienten können diese zu unterschiedlichen Zeiten ganz unterschiedlich zusammenwirken und dabei die Resorptionsrate für diesen Patienten bestimmen. Mitverursachend für die Kammresorption sind u. a. lokale und systemische biochemische sowie physikalische Faktoren. Zu den letzteren ist zu erwähnen, daß es sich einerseits – beim Zahnlosen – um eine Hypo- oder Afunktionsatrophie des Kammes oder andererseits – beim Prothesenträger – um eine veränderte Belastung durch die Prothesenbasis handeln könnte. Der Unterschied der Resorptionsrate in den beiden Kiefern beruht u. a. darauf, daß die Basis im Oberkiefer etwa 1,8mal größer ist als im Unterkiefer.

Die Totalprothese sitzt auf einem viskoelastischen System. Es ist daher möglich, daß der spongiöse Knochen des Oberkiefers besser für das Auffangen und Verteilen der Kräfte geeignet ist als der kortikale Kamm im Unterkiefer.

Die *Pathophysiologie* des überlasteten Knochens kann nach Atwood (1979) wie folgt dargestellt werden:

Lokale Überlastung führt zu einer erhöhten Vaskularisierung. Es besteht eine positive Korrelation zwischen dem Grad der Entzündung, der vaskulären Reaktion und der Knochenresorption.

Generalisierte Überlastung führt zu herabgesetzter Durchblutung oder erhöhter venöser Stauung, was Änderungen in der O_2-Spannung oder in der Wärmeregulierung zur Folge hat, wodurch der Stoffwechsel verändert wird.

Die Bedeckung und Belastung der *Kieferschleimhaut* durch totale Prothesen führt zu postinsertionellen Veränderungen. Diese sind Folgen der mechanischen Beanspruchung, der Veränderung des biotropen Klimas und direkter Einflüsse des Prothesenmaterials. Beim Prothesenträger wird die Epithelschicht im allgemeinen dünner und zeigt histologisch eine geringere Keratinisation und weniger Orthokeratose als diejenige des Bezahnten. Auch das submuköse Gewebe unterliegt alters- und prothesenbedingten Veränderungen. Histologisch fallen irreversible, degenerative hyalinisierende Veränderungen, starke Bündelung der Bindegewebsfasern, knorpelähnliche Strukturveränderungen und Gefäßsklerosen auf.

Auf Schleimhautveränderungen unter Totalprothesen im Sinne der Prothesenstomatopathie wird auf S. 115 näher eingegangen.

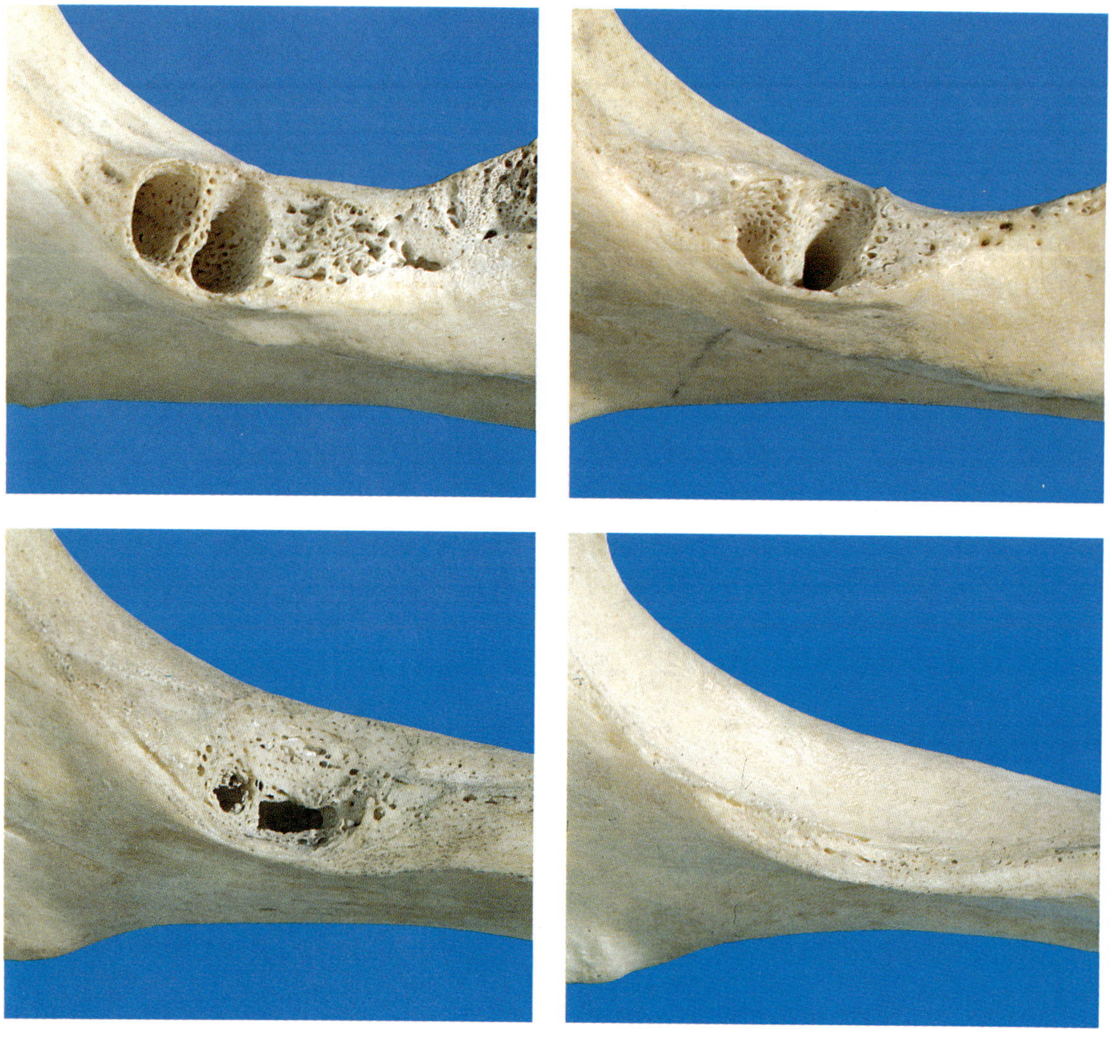

11 Veränderung des Kieferkammes nach Zahnextraktion
Aus diesen 4 vergleichbaren mazerierten Unterkieferabschnitten der Region des letzten Molaren zeigt sich deutlich der Ab- und Umbau des Alveolarknochens. Dieser Knochenumbau ist mit einer sichtbaren Reduktion des residuellen Kieferkammes verbunden.

Konsequenzen für die prothetische Versorgung

Die als direkte Folgen des Zahnverlustes kontinuierlich ablaufenden Resorptionsvorgänge im Bereich der Alveolarkämme führen nach der prothetischen Versorgung zu einer stetigen Abnahme der vertikalen Dimension mit Verminderung der Gesichtshöhe, während die interokklusale Distanz in Ruhelage in gleichem Maße zunimmt. Der Höhenverlust zieht eine Rotation des Unterkiefers um die Interkondylarachse nach sich, was sich auf dem Niveau der Okklusionsebene als kombinierte Aufwärts- und Vorwärtsbewegung auswirkt. Veränderungen der vertikalen Dimension sind deshalb immer mit einer Veränderung der horizontalen Relation gekoppelt. Die Prothesenokklusion bleibt jedoch weitgehend unverändert. Das bedeutet, daß nach einer gewissen Zeit die *habituelle Schließbewegung* des Unterkiefers nicht mehr mit der anfänglich eingestellten Prothesenokklusion korreliert ist, und daß in der Folge immer stärkere Frontkontakte auftreten. In der *gelenkbezüglichen Unterkieferlage* hingegen, wie sie zur Nachkontrolle der Okklusion im Artikulator registriert wird, muß man feststellen, daß infolge des charakteristischen Kammresorptionsmusters Primärkontakte im Molarenbereich auftreten (vgl. S. 132ff.).

Während die Alveolarkämme von resorptiven Vorgängen betroffen sind, können in den basalen Kieferanteilen auch appositionelle Remodellierungsvorgänge ablaufen. Daher sind langfristig auch Veränderungen der Kiefergesamtform zu beobachten.

Werden totale Prothesen den beschriebenen Veränderungen nicht periodisch angepaßt, treten durch okklusionsbedingte Verschiebungen der Basisplatten auf der Unterlage und zunehmende Paßungenauigkeiten Druckspitzen auf, die ihrerseits die resorptiven Vorgänge beschleunigen können.

Die Schließkraft der Kaumuskulatur nimmt mit dem Alter ab. Mit Totalprothesen beträgt sie weniger als ein Drittel derjenigen des Vollbezahnten. Eine mechanische Überlastung der Kiefergelenke wurde deshalb bisher als kaum möglich erachtet, und schmerzhafte Dysfunktionssymptome im Kausystem beim Prothesenträger wurden auch relativ selten beobachtet. Neuere Untersuchungen zeigen aber, daß Totalprothesenträger nicht nur funktionelle Störungen haben können, sondern daß bei ihnen sogar häufiger Symptome auftreten als beim Bezahnten. Remodellierende Veränderungen der Kiefergelenke sind altersunabhängig häufiger bei zahnlosen Patienten. Die Dauer der Zahnlosigkeit, Alter und Paßgenauigkeit der Prothesen stehen offenbar in direkter Beziehung zur Anzahl dysfunktioneller Symptome. Somit ist beim Totalprothesenträger auch den funktionellen Störungen des Kausystems als Folge postinsertioneller Veränderungen der Kiefer Beachtung zu schenken.

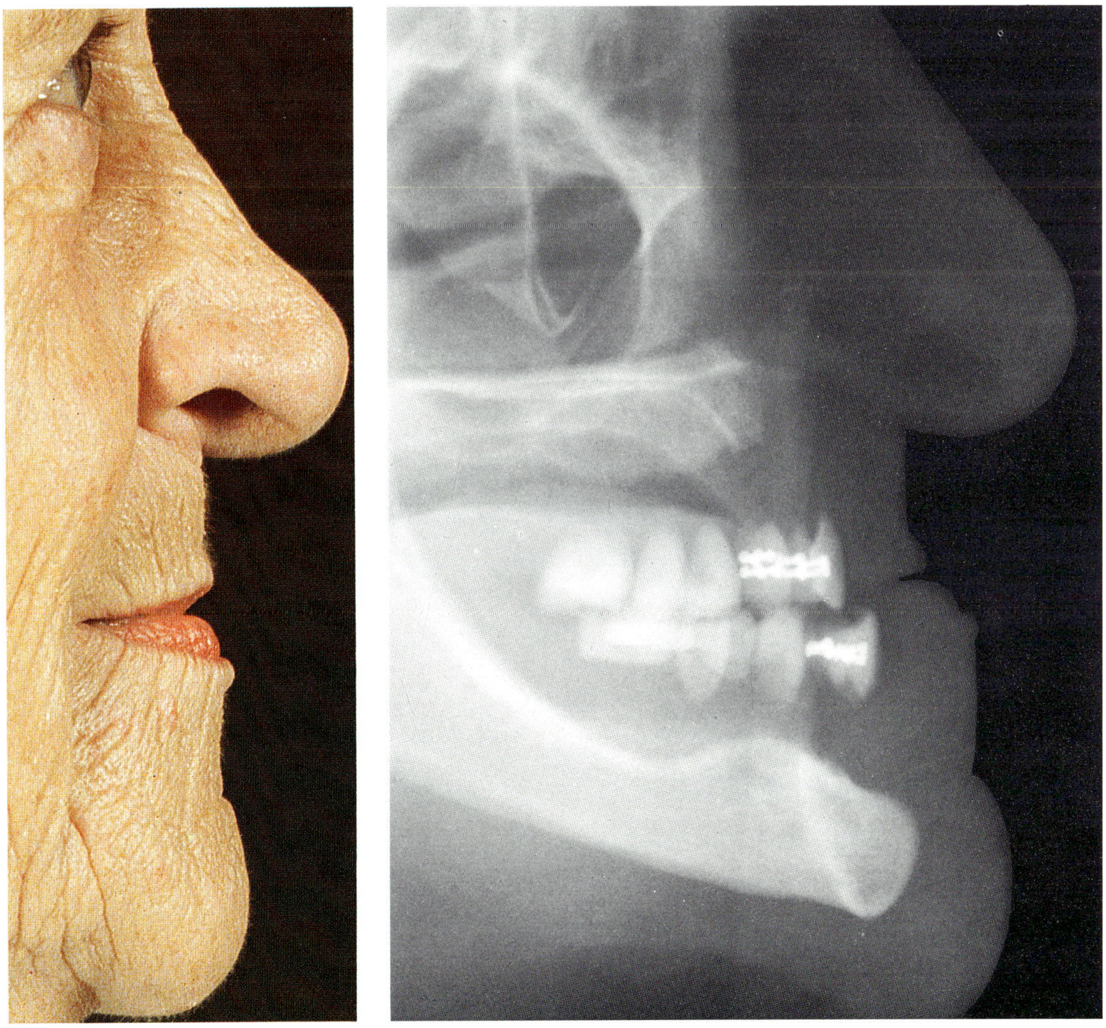

12 Veränderung der intermaxillären Relation
Ausschnitte aus Profilaufnahme und Fernröntgenbild einer 72jährigen Patientin. Sie trägt immer noch die ersten, vor 20 Jahren eingegliederten Prothesen. Die seinerzeit normal okkludierenden Prothesen können heute nur in „Okklusion gebracht" werden, wenn der Unterkiefer vorgeschoben und aufwärts rotiert wird, was zum progenen Habitus bei zu geringer vertikaler Dimension führt.

Kieferkammformen

Der ideale Kieferkamm besteht aus gutem, tragfähigem Knochen, der gleichmäßig mit gesunder, straffer Schleimhaut bedeckt ist und keine untersichgehende Stellen, Vorsprünge oder scharfe Kanten aufweist. Vestibulär und lingual finden sich gut ausgebildete Sulci. Es gibt weder Narbenzüge, Fältelungen noch Gewebshypertrophien, die den Sitz der Prothese beeinträchtigen könnten. Auch fehlen hoch am Kamm ansetzende Muskelzüge und -bändchen, die die Prothese mobilisieren könnten. Leider sind ideale Kieferkammverhältnisse, besonders im Unterkiefer, selten anzutreffen. Die Fortschritte der Präventivzahnmedizin und eine wesentlich zurückhaltendere Einstellung gegenüber der Zahnextraktion haben eine drastische Reduktion des Zahnverlustes gebracht, wie Haegler u. Marthaler (1973) eindrücklich gezeigt haben. So kommen immer mehr Menschen in zunehmend höherem Lebensalter über verschiedene Stufen der Teilbezahnung zur totalprothetischen Versorgung. Man findet dadurch häufiger eine generell verstärkte oder lokal sehr unterschiedlich ausgeprägte Kieferkammatrophie.

Oberkieferkämme

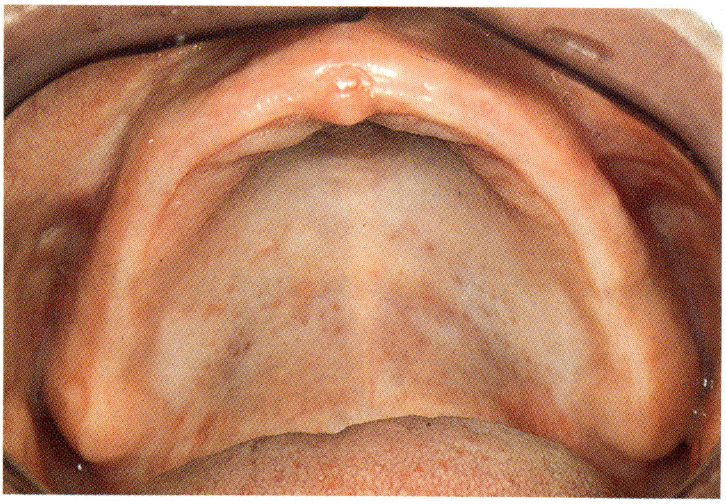

13 Oberkiefer mit gutem, retentivem Kammprofil
Eine Totalprothese findet hier in der Regel einen guten *mechanischen Halt.*

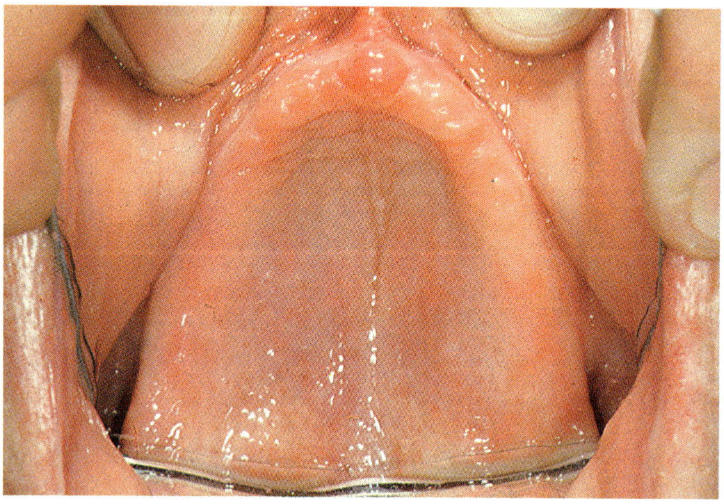

14 Kleiner Oberkiefer mit flachem Gaumen
Hier findet eine Prothese Halt einerseits durch Ausnützung von *Adhäsion und Kohäsion* (hohe Paßgenauigkeit der Prothesenbasis), andererseits durch *muskuläre Führung* (muskelgriffige Gestaltung des Prothesenkörpers). Funktionelle Stabilität muß durch *selektive Okklusionsgestaltung* erreicht werden (vgl. auch S. 78 ff.).

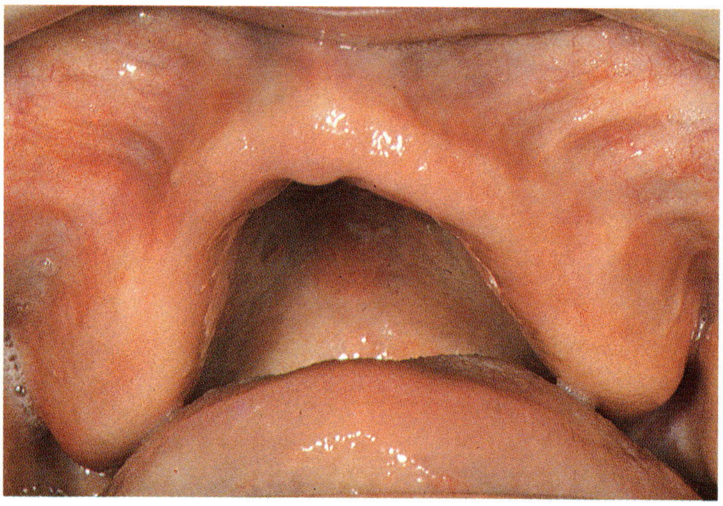

15 Spitz zulaufender Oberkiefer
Er zeigt eine starke Asymmetrie, massive Seitenkämme und ausgeprägte Tubera.
Trotz gutem Kammprofil wird hier die Okklusionsgestaltung einige Probleme bieten, wenn der funktionelle Prothesenhalt gut sein soll.

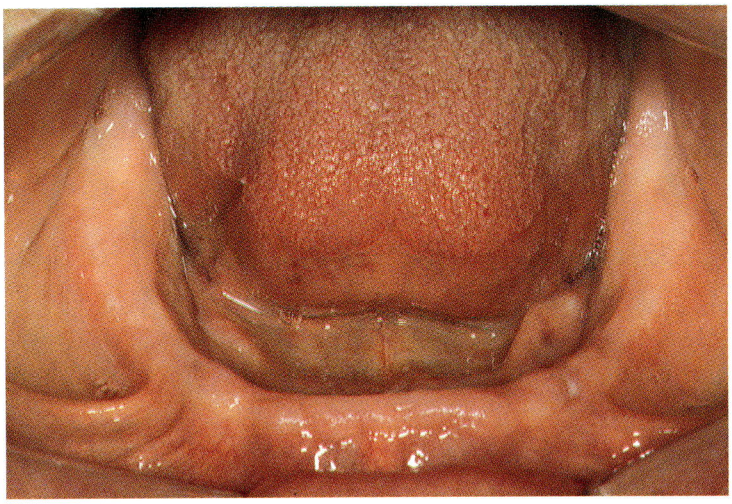

Unterkieferkämme

16 Unterkieferkamm mit günstigem, tragfähigem Profil
Weniger günstig sind jedoch die hoch ansetzenden Wangenfalten, denen bei der Abformung und bei der Prothesenrandgestaltung besondere Aufmerksamkeit geschenkt werden muß (vgl. auch S. 34 u. S. 106).

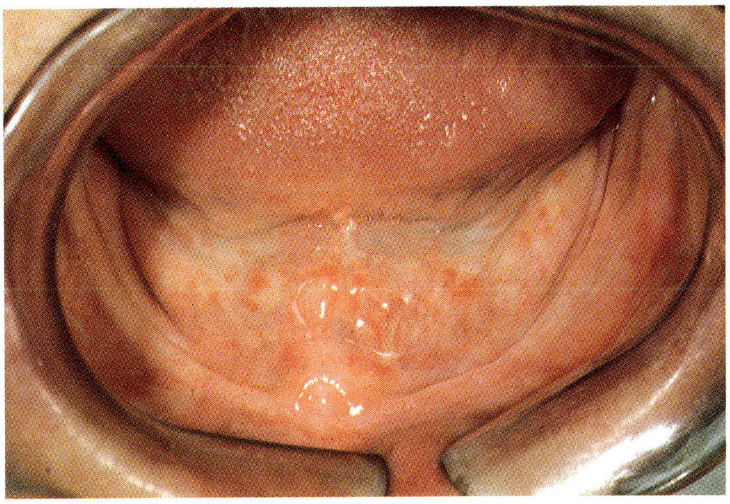

17 Stark atrophierter Unterkieferkamm
Er kann einer Prothese mechanisch keinen seitlichen Halt geben. Hier wird die muskuläre Führung der Prothese im Vordergrund stehen.

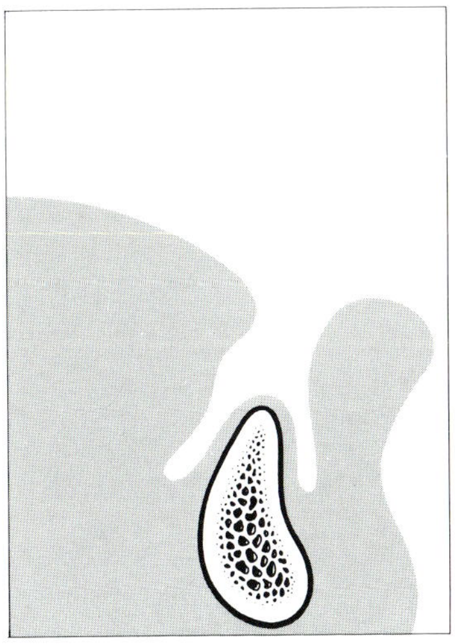

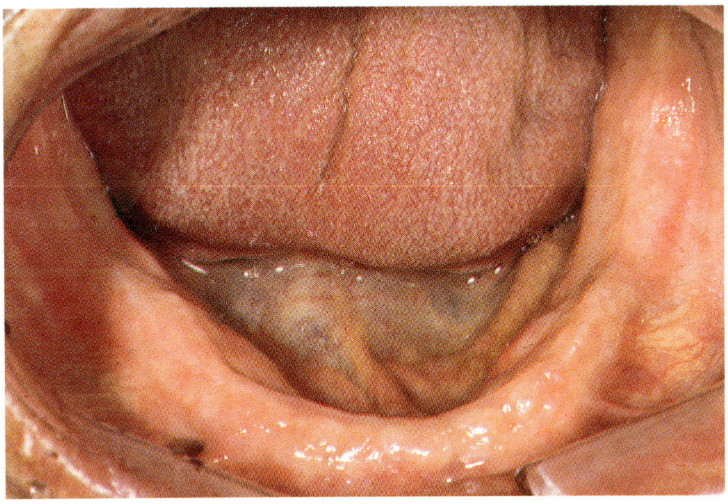

18 Tiefliegender Mundboden
Ein gut ausgebildeter Unterkieferkamm mit tiefliegendem Mundboden verleitet zur Gestaltung eines tiefgreifenden sublingualen und paralingualen Randes der Prothese. Bei einer kleinen Bewegungsamplitude des Mundbodens ist dies möglich, ohne daß die funktionelle Beweglichkeit der Zunge eingeschränkt wird. Abb. 19 zeigt aber, daß in diesem Fall eine große Bewegungsamplitude besteht.

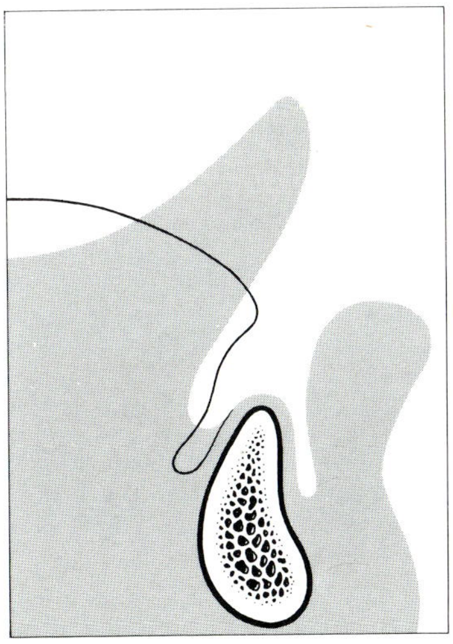

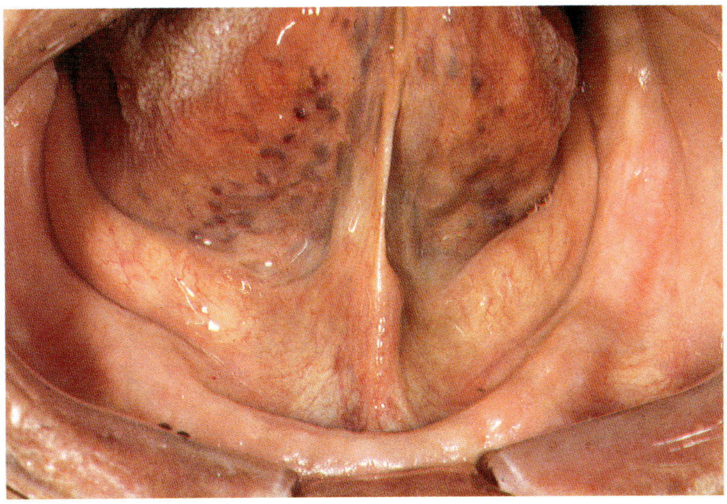

19 Große Bewegungsamplitude des Mundbodens
Der gleiche Unterkiefer wie in Abb. 18 bei hochgehobener Zunge. Die große Bewegungsamplitude schränkt die Ausnützung des Sub- und Paralingualraumes massiv ein.

Intermaxilläre Beziehung

Ein Blick in den zahnlosen Mund zeigt die Lage- und Größenverhältnisse zwischen Ober- und Unterkiefer. Idealerweise sollten für totalprothetische Bedürfnisse die beiden Kieferkämme kongruent sein und parallel zueinander stehen. Aber schon die natürlichen Zahnbögen von Unter- und Oberkiefer überschneiden sich in der Gegend der ersten Molaren. Die Kammresorption läßt die beiden Kiefer nach vorne mehr und mehr auseinanderweichen und den Oberkiefer durch ausgeprägte Resorption von bukkal her zunehmend kleiner werden. Von normalen Verhältnissen zwischen zahnlosen Kiefern können wir sprechen, wenn die Kämme einigermaßen parallel zueinander stehen und die Verbindungslinien zwischen den Kammittellinien in einem Winkel von mehr als 80° zur Okklusionsebene stehen. Wird dieser Winkel kleiner als 80°, bei kleinem Oberkiefer und großem Unterkiefer, so wird entweder der Platzanspruch der Zunge oder die Kaustabilität der Prothesen Probleme machen. Durch kammadaptierte Zahnaufstellung und selektive Okklusionsgestaltung (S. 78) können diese Schwierigkeiten weitgehend beherrscht werden.

Intermaxilläre Beziehung

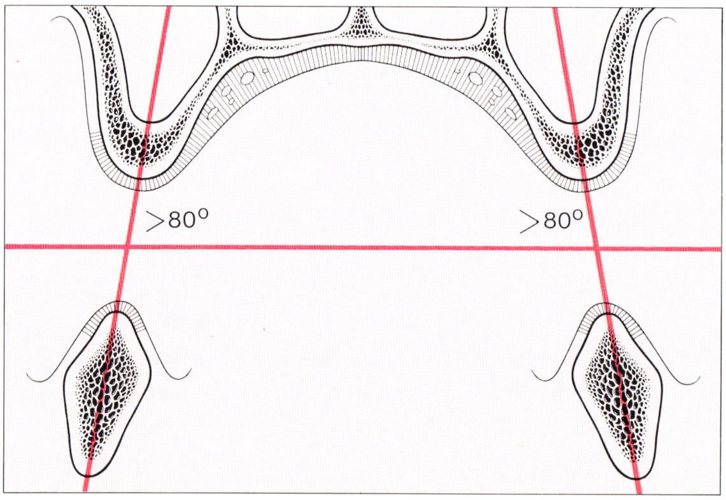

20 Transversale Kongruenz
Die intermaxilläre Beziehung ist für die normale Aufstellung im Seitenzahnbereich günstig, wenn die Verbindungslinie zwischen Kammmittellinien des Unterkiefers und des Oberkiefers in einem Winkel von *mehr als 80 ° zur Okklusionsebene steht.*

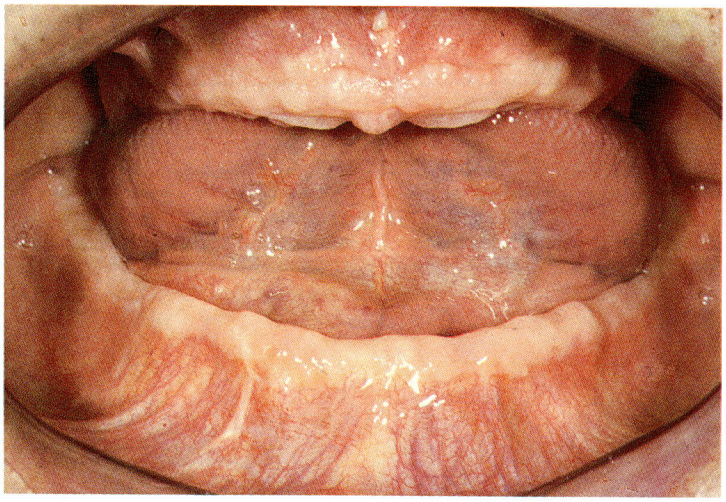

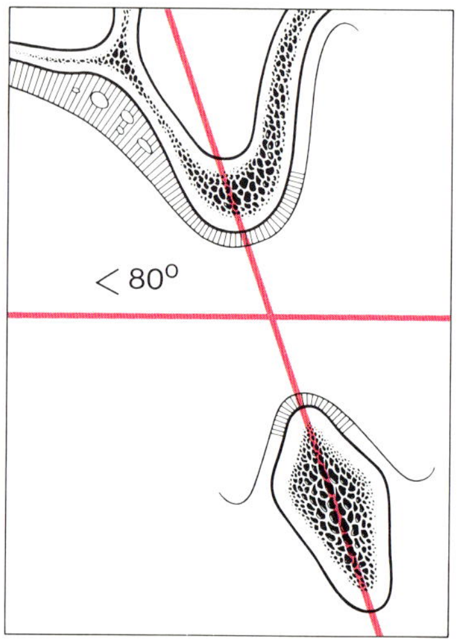

21 Transversale Inkongruenz – zirkuläre Inkongruenz
Ein Winkel von *weniger als 80 ° zur Okklusionsebene* macht eine Kreuzbiß- oder Kalottenaufstellung notwendig. In der hier gezeigten klinischen Situation ist der Unterkieferkamm sowohl transversal als auch sagittal gesehen größer als der Oberkieferkamm.

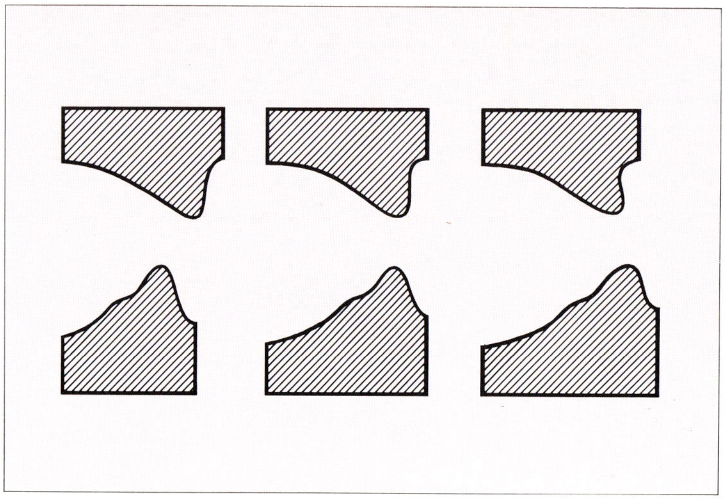

22 Kieferrelation im Sagittalschnitt
Gesehen von links nach rechts: eine distale, eine normale und eine progene Kieferrelation.

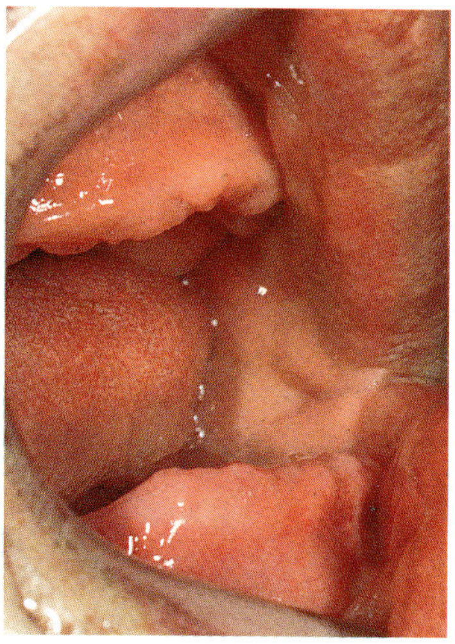

23 Progene Kieferrelation
Sie macht die Aufstellung eines umgekehrten Frontzahnüberbisses notwendig.

Abformung zahnloser Kiefer

Ziel jeder Abformung zahnloser Kiefer ist die optimale Wiedergabe der Oberfläche der prothesentragenden Gewebe. Sie soll die Herstellung einer Prothesenbasis ermöglichen, die durch die genaue Paßform ihrer Innenfläche alle physikalischen Haltefaktoren ausnützen läßt und eine gleichmäßige Druckverteilung auf eine möglichst große Fläche bewirkt.

Erstabformung

Mit der anatomischen Erstabformung (Situationsabdruck) soll eine möglichst große knöcherne Unterlage der prothesentragenden Kieferabschnitte erfaßt werden. Das damit gewonnene Modell dient zur allgemeinen Orientierung und zur Herstellung des individuellen Löffels für die definitive zweite Abformung.
Jeder Schritt, den wir bei der Herstellung einer Totalprothese unternehmen, ist „der wichtigste".
Darum gilt bereits hier: Je sorgfältiger die Erstabformung des zahnlosen Kiefers gemacht wird, desto besser ist der Sitz der fertigen Prothese. Diese soll gleichmäßig auf ihrer Unterlage aufliegen und die einwirkenden Kräfte auf eine möglichst große Fläche, die knöcherne Unterlage, verteilen. Diese Fläche wird begrenzt durch die Funktion, die ihrerseits durch die Ausdehnung der Prothesenränder nicht behindert werden darf.
Die anatomische Erstabformung wird im Normalfall mit vorgefertigten Metallöffeln für zahnlose Kiefer mit Alginat gemacht. Bei schwierigeren Kieferverhältnissen, vor allem im Unterkiefer, ist die Abformung mit thermoplastischer Masse auf einem kleinen, wenig profilierten Massenträger vorzuziehen.

Erstabformung mit Alginat

Für die Erstabformung mit Alginat wird ein vorgefertigter, perforierter Metallöffel ausgewählt, der der Form des zahnlosen Kiefers möglichst genau entspricht. Um den gesamten prothesentragenden Kieferbereich zu erfassen und eine möglichst gleichmäßige Schichtdicke des Alginats zu erreichen, muß der Löffel u.U. mit Wachs ergänzt oder korrigiert werden.
Der allererste Abdruck dient oft nur zur Orientierung über die Paßform des Löffels, die richtige Zentrierung im Munde des Patienten und die zu verwendende Menge des Abformmaterials. Man scheue sich nicht, die Erstabformung zu wiederholen, bis ein guter Abdruck vorliegt.

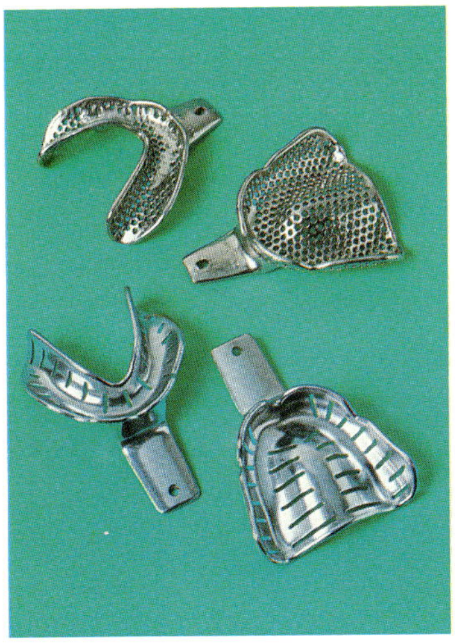

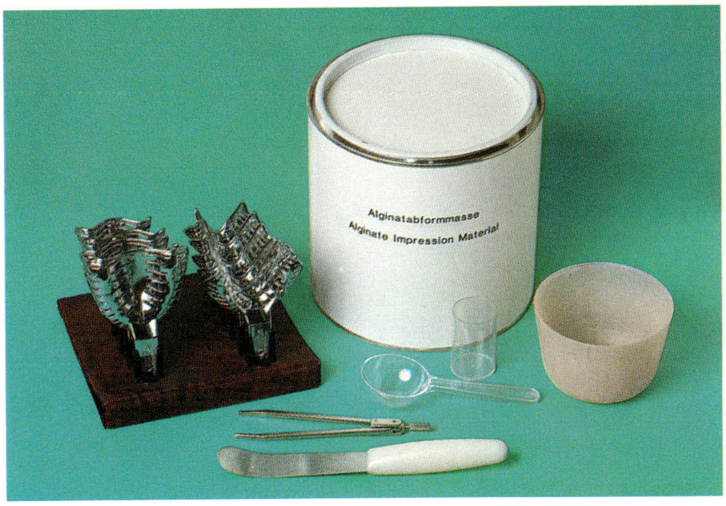

24 Perforierte Alginat-Abdrucklöffel
Diese Metallöffel (*Schreinemakers*) lassen sich auf die Form des zahnlosen Kiefers abgestimmt auswählen.

25 Material und Instrumentarium
Für die Erstabformung mit Alginat werden bereitgestellt:
– Alginat,
– Meßbecher, Meßlöffel,
– Mischnapf und Spatel,
– Alginat-Abdrucklöffel mit Meßzirkel.

Erstabformung des Unterkiefers mit Alginat

26 Auswahl des Abdrucklöffels
Der Unterkiefer wird in seiner größten Weite paralingual zwischen den Trigona retromolares mit dem Meßzirkel erfaßt und ein Löffel ausgewählt, der um die Dicke der Meßzirkelspitze geräumiger ist.

27 Schichtdicke des Alginats
Die oben beschriebene Löffelauswahl ergibt die optimale Schichtdicke des Alginats von 2–3 mm.

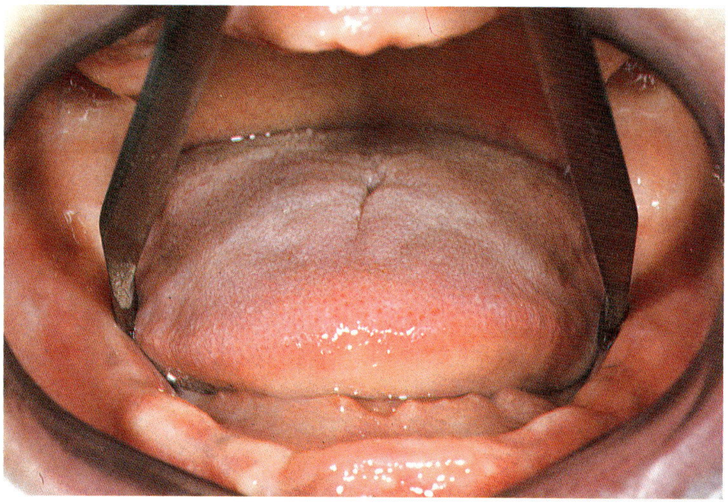

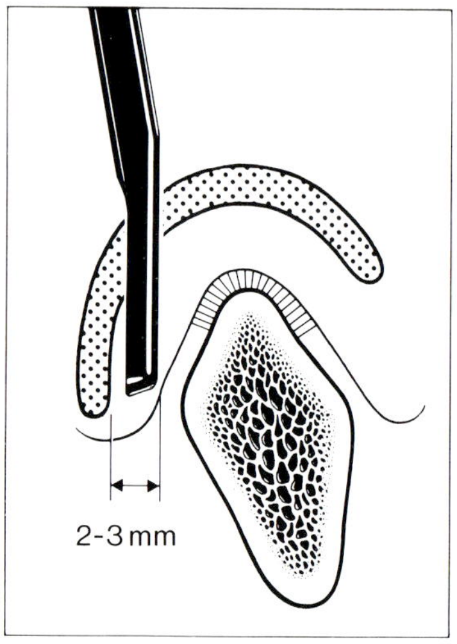

28 Löffeleinprobe
Die Löffelform soll dem Kieferprofil bestmöglich entsprechen.
Die Löffellänge wird gegebenenfalls mit Wachs *retromolar und sublingual korrigiert.*
Der Zahnarzt arbeitet mit Vorteil aus der 7-Uhr-Position vor dem sitzenden Patienten.

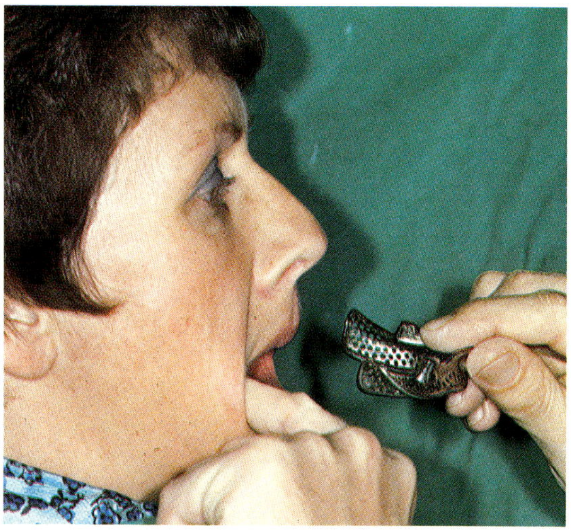

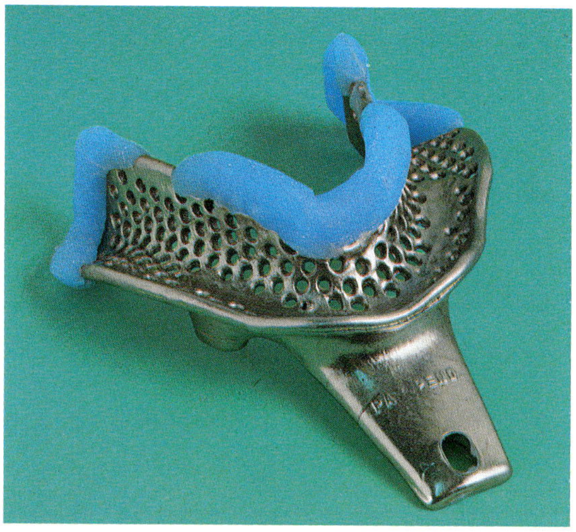

29 Abformung
Kritische Stellen am Kieferkamm (tiefes Vestibulum, untersichgehende Stellen) werden vor dem Einführen des Löffels mit Alginat ausgestrichen. Der gut gefüllte Löffel wird im Mund zentriert. Der Patient hebt die Zunge kurz an. Vom *Zahnarzt* werden Lippenbändchen und Wangenfalten eingearbeitet.

30 Abbindephase
Mit beiden Zeigefingern wird der Löffel bei nur *wenig* geöffnetem Mund ruhig am Platz gehalten.

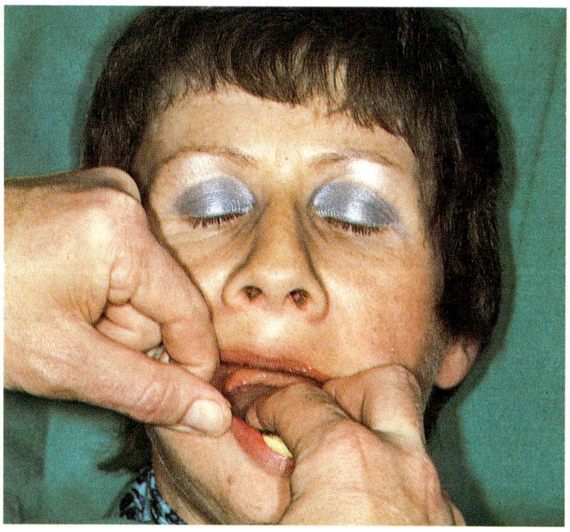

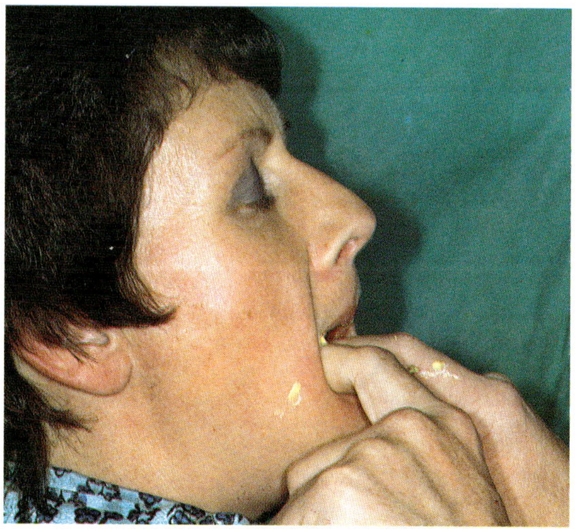

31 Fertiger Erstabdruck des Unterkieferkammes
Er zeigt blasenfrei
- die Trigona retromolares,
- den Sub- und Paralingualraum,
- den Vestibularraum.

Der Löffel ist nirgends durchgedrückt.
Bei unserer Patientin sind Lippenband und Wangenfalten im Unterkiefer nicht darstellbar.

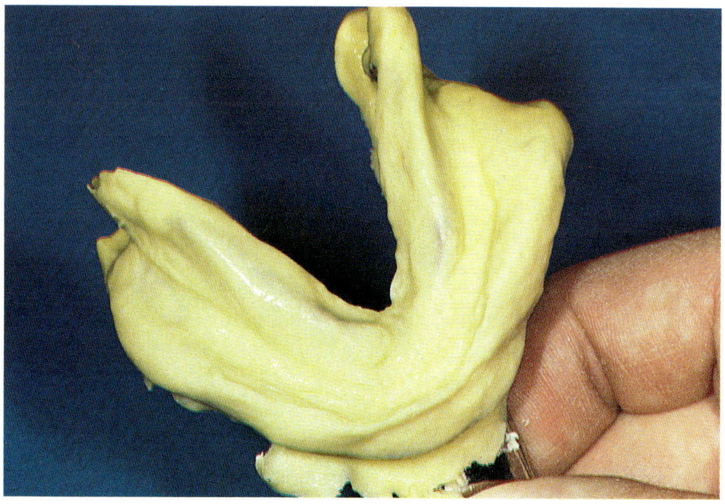

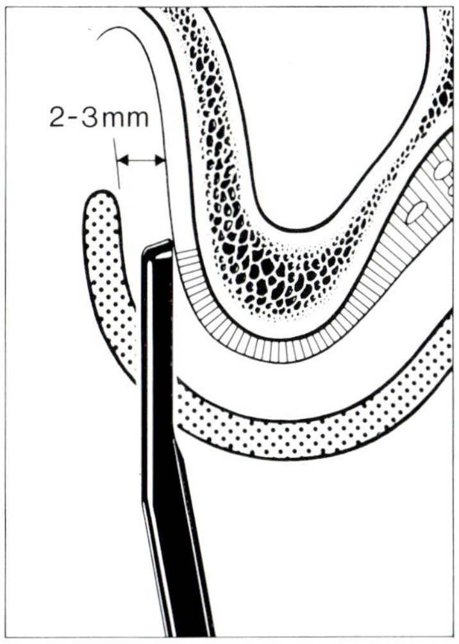

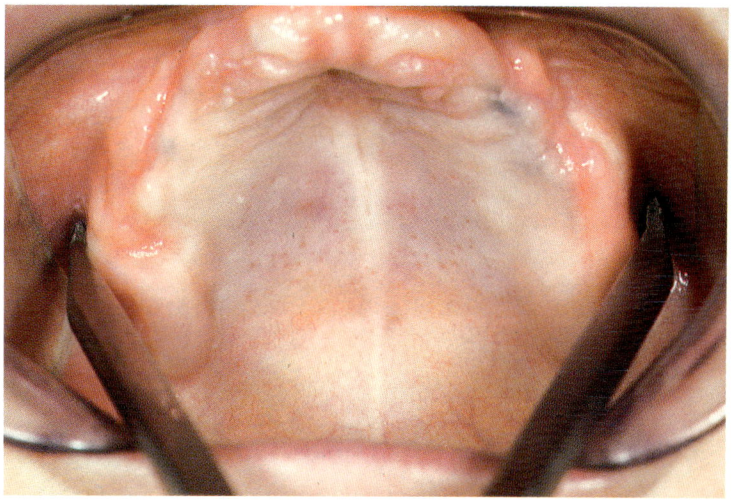

Erstabformung des Oberkiefers mit Alginat

32 Auswahl des Abdrucklöffels
Der Oberkiefer wird an seiner breitesten Stelle im Bereich der Tubera maxillae vestibulär in den Meßzirkel genommen und ein Löffel ausgewählt, der um die Dicke der Meßzirkelspitze geräumiger ist.

33 Schichtdicke des Alginats
Die oben beschriebene Löffelauswahl ergibt die optimale Schichtdicke des Alginats von 2–3 mm.

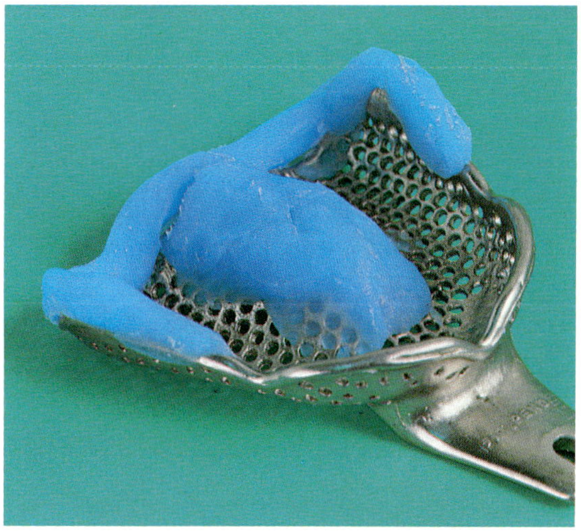

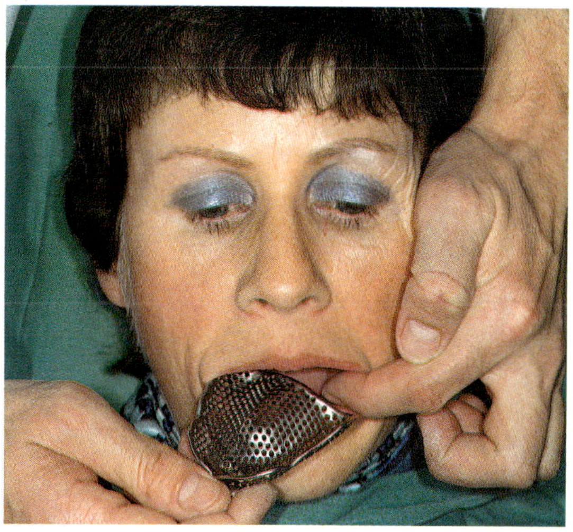

34 Löffeleinprobe
Der Löffel soll nicht nur im Tuberbereich, sondern auch in der Sagittalen und im Kammverlauf dem Kieferprofil gut angepaßt sein.
Bei extrem hohem Gaumen oder großer Ungenauigkeit der Löffelränder im Vestibulum- und Tuberbereich wird der Löffel mit Wachs adaptiert.
Der Zahnarzt arbeitet mit Vorteil aus der 11-Uhr-Position hinter dem aufrecht sitzenden Patienten.

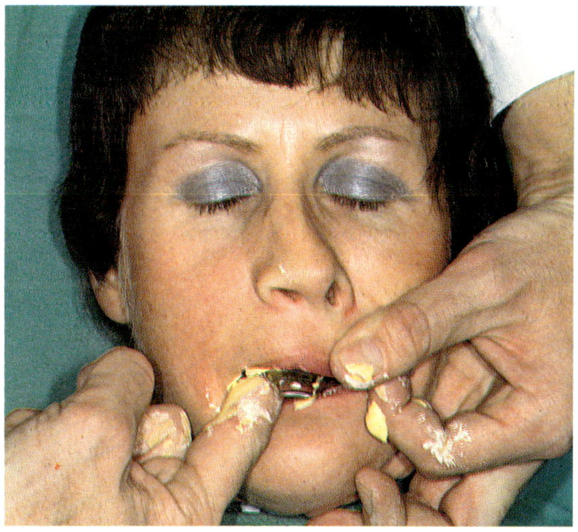

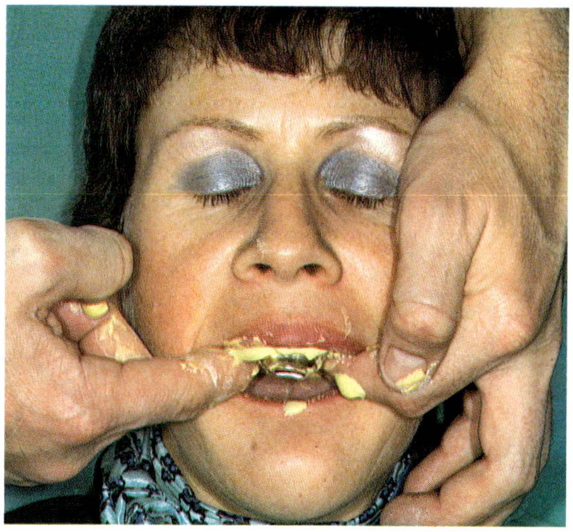

35 Abformung
Der Löffel wird von vorne oben (die Papilla incisiva berührt das Abformmaterial zuerst) nach hinten oben gegen den Kiefer zentriert, um Luftblasen zu vermeiden.
Die Aufforderung, hörbar durch die Nase zu atmen, hilft manchem Patienten, den Würgreflex zu überspielen. Vom *Zahnarzt* werden Lippenbändchen und Wangenfalten eingearbeitet.

36 Abbindephase
Mit beiden Zeigefingern wird der Löffel ruhig am Platz gehalten.

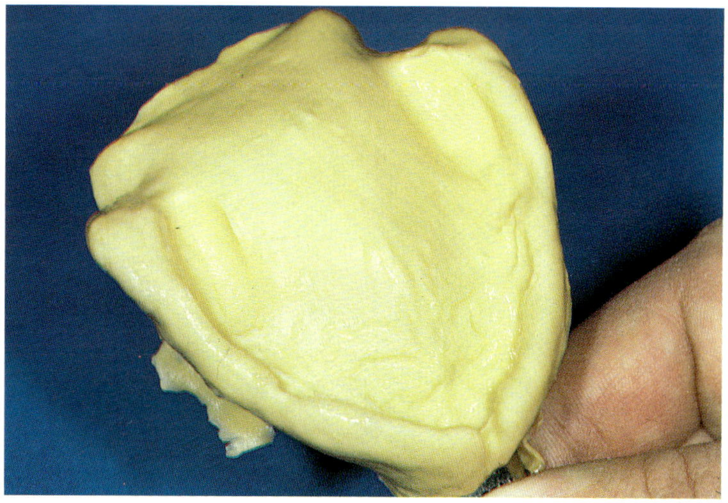

37 Fertiger Erstabdruck des zahnlosen Oberkiefers
Er zeigt blasenfrei
- die Tubera maxillae mit den Ampullen beidseits,
- das gesamte Vestibulum,
- den harten Gaumen bis über die Tubertangente hinaus,
- Bereiche des weichen Gaumens.

Der Löffel drückt nirgends durch. Lippenband- und Wangenfaltenpassagen sind gut zu erkennen.

Herstellen des Erstmodells nach Abformung mit Alginat

Unmittelbar nach der Abformung mit Alginat hat das Ausgießen des Abdruckes mit gewöhnlichem Weißgips zu erfolgen. Weder das Einwickeln in feuchte Servietten noch das Einschließen im Hygrophor können das langsame Eintrocknen des Alginats und damit eine Formveränderung des Abdrucks verhindern. Der Alginatabdruck soll während der Modellherstellung weder Druck- noch Zugeinwirkungen ausgesetzt sein.

38 Vorbehandeln
Mit Gipspulver wird vorerst die *freie Alginsäure* auf der Abdruckoberfläche *gebunden* und unter fließendem Wasser *ausgewaschen.*

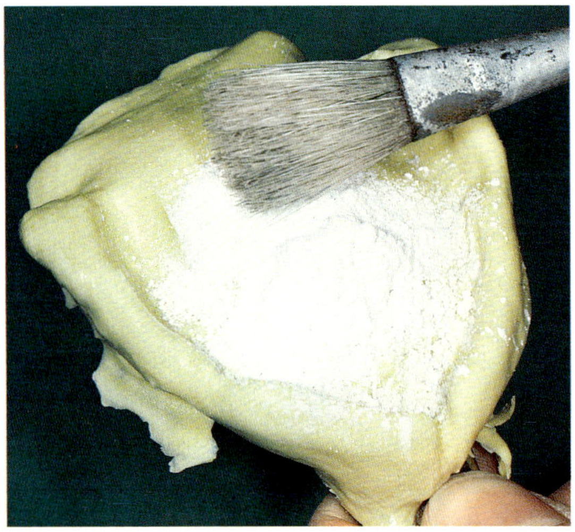

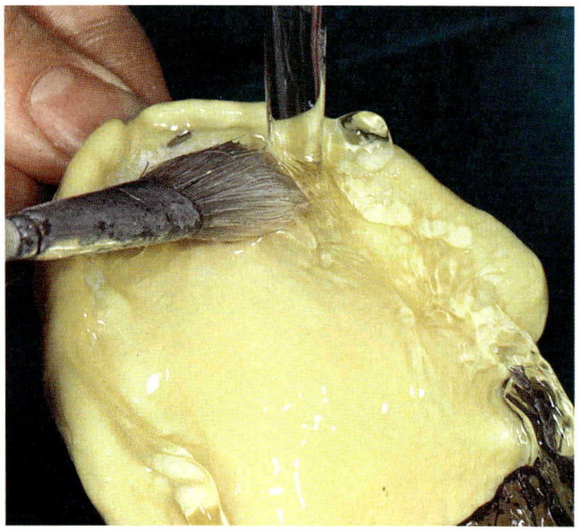

39 Ausgießen
Die weiße Gipsmasse wird blasenfrei einvibriert und anschließend aufgeschichtet. Gleichzeitig wird auch genügend Material für den Modellsockel bereitgestellt.

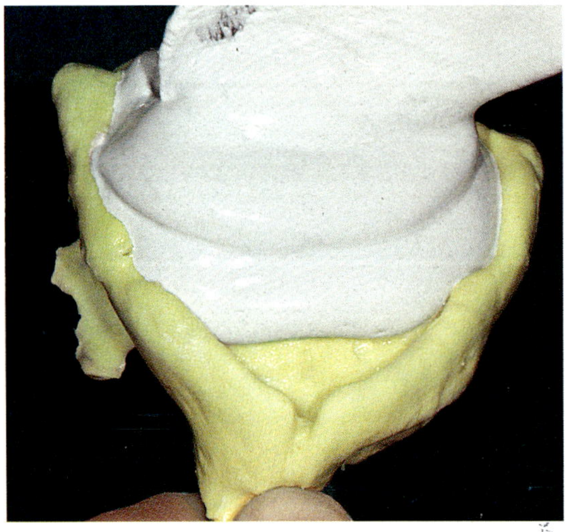

40 Sockeln
Kurz bevor der Gips abbindet, wird das Modell gesockelt und das überschüssige Material weggeschnitten.

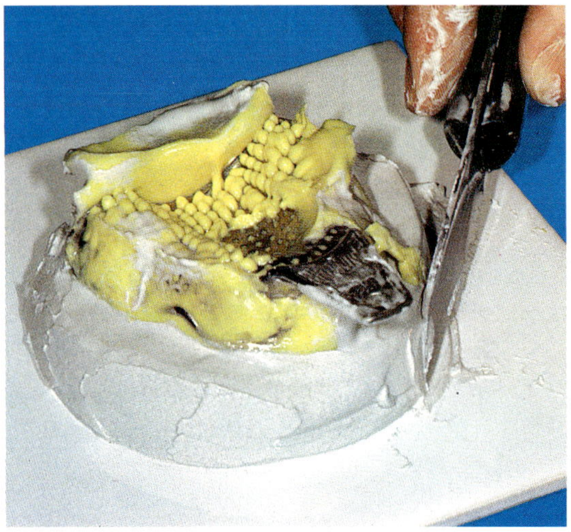

41 Oberkiefermodell nach Erstabformung mit Alginat

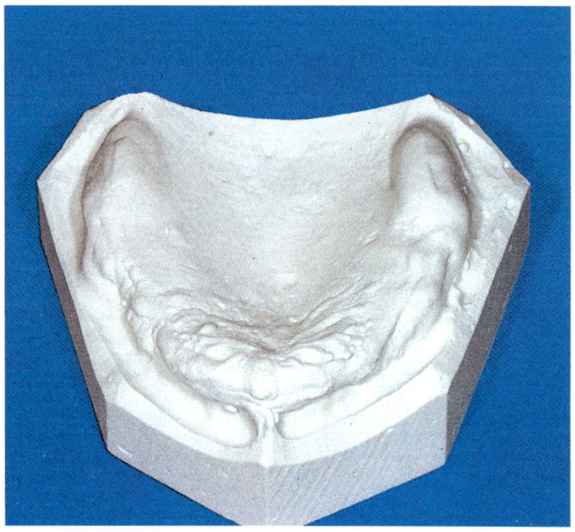

Erstabformung mit thermoplastischem Material

Für die Erstabformung mit thermoplastischem Material werden vorgefertigte, metallene Massenträger verwendet, die kleiner und weniger profiliert sind als die Alginatlöffel. Der „Abdrucklöffel" wird gewissermaßen in der Abdruckmasse selbst geformt. Das zu verwendende Abdruckmaterial muß daher zugleich plastisch und formstabil, also rheostatisch sein.

Die von Herbst und Meist in den 50er Jahren entwickelte reversible thermoplastische Harz-Wachs-Kompositionsmasse „HM" eignet sich nach Jahn (1966) für die funktionelle Situationsabformung ganz besonders. Sie ist dank einem hohen Fließvermögen bei Mundtemperatur sehr leicht plastisch verformbar, wobei der Abbindezeitpunkt nach Ermessen bestimmt werden kann.

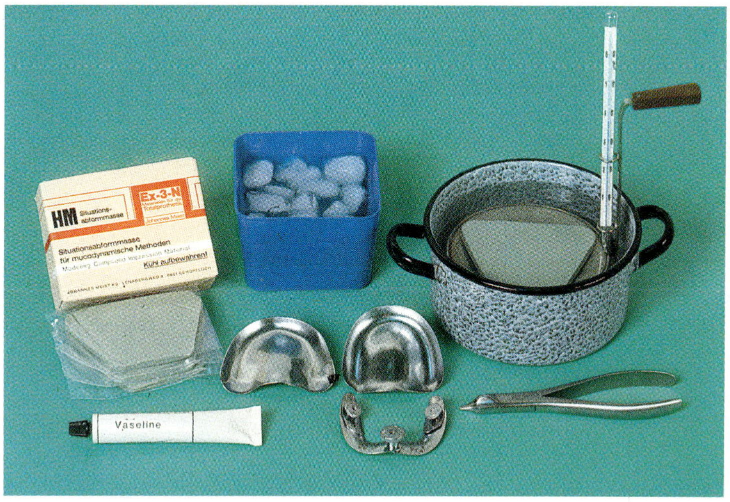

42 Material und Instrumentarium
Für die Erstabformung mit thermoplastischem Material werden bereitgestellt:
- thermoplastische Kompositionsmasse „HM",
- Massenträger (Löffel),
- etwa 40°C warmes Wasser,
- Eiswasser,
- Vaseline,
- Kramponzange.

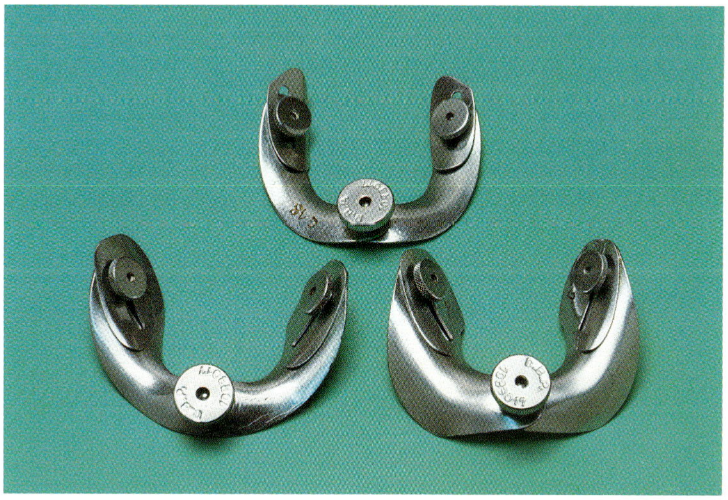

43 HM-Massenträger für den Unterkiefer
Die verstellbaren Massenträger nach *Meist,* für den extrem flachen und schmalen Kieferkamm (oben Mitte), für mittlere flache Kiefer (links) und für gut profilierte, walzenförmige Kiefer (rechts).

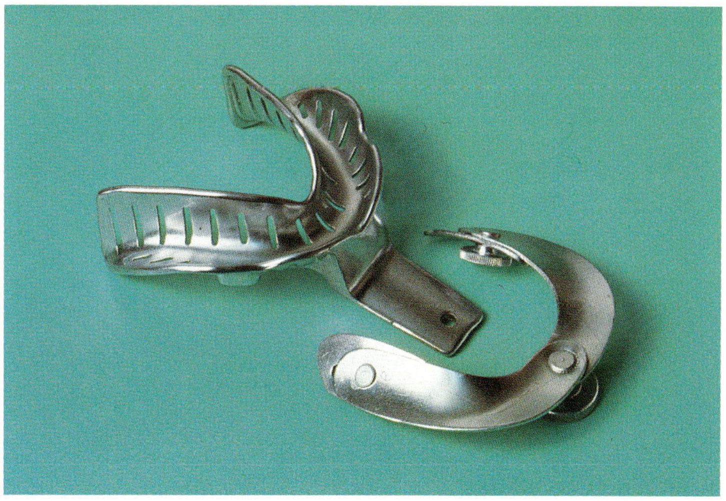

44 Vergleich Alginatlöffel HM-Massenträger
Ein mit dem HM-Massenträger vergleichbarer Alginatlöffel *(Schreinemakers)* ist wegen seiner – im Normalfall geschätzten – Profilierung für die Abformung des atrophischen Unterkieferkammes ungeeignet.

Abformung bei schwierigen Kammverhältnissen

Bei stark atrophiertem Unterkiefer oder bei ausgeprägter, verschieblicher Fältelung der Schleimhaut über dem Kieferkamm kann die Abformung mit Alginat und konventionellem Alginatlöffel nur unbefriedigend ausfallen. Hier ist sicher die Verwendung von Kompositionsmasse auf einem speziellen Massenträger indiziert. Beim Patienten, der schon Prothesen trägt, kann auch die alte Prothese als Löffel für eine Erstabformung mit einem gummi-elastischen Material dienen.

Liegen sehr schwierige Kieferverhältnisse vor, z. B. nach Unfall oder Teilresektion, kann eine befriedigende Abformung nur über ein zweizeitiges Vorgehen erreicht werden. Eine erste Abformung mit Kompositionsmasse oder Alginat dient zur Herstellung eines Vor- oder Orientierungsmodells und eines ersten individuellen Löffels. Mit dessen Hilfe wird nun eine verbesserte Erstabformung gemacht, die zur Herstellung des eigentlichen individuellen Löffels führt.

Erstabformung eines Unterkiefers mit Kompositionsmasse

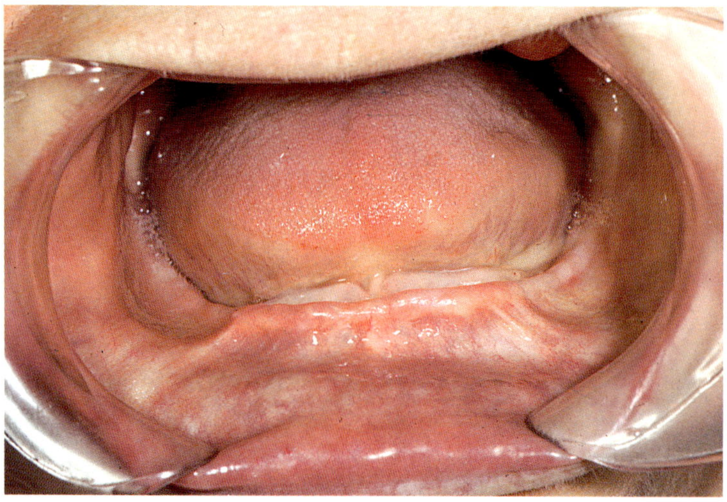

45 Klinisches Bild
Ein im Seitenzahnbereich stark atrophierter Unterkiefer mit einer ausgeprägten frontalen Kammpartie, der sich mit konventionellen Alginatlöffeln nur ungenügend erfassen läßt.
Die Abformung mit thermoplastischem Material eignet sich vor allem auch dort, wo überhaupt kein Kammquerprofil mehr vorhanden ist.

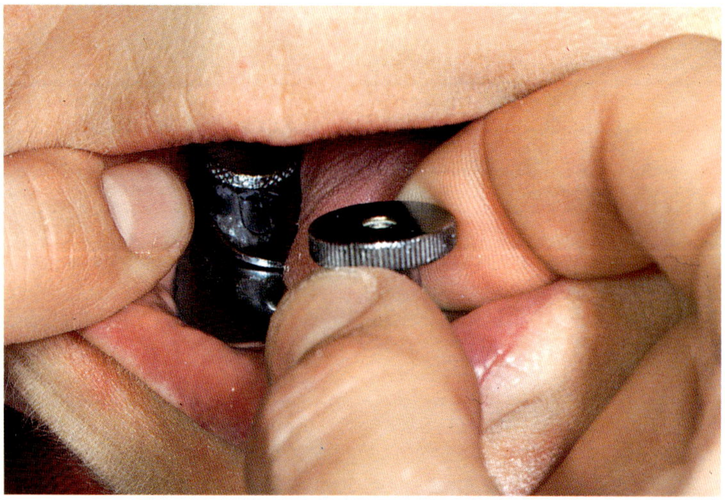

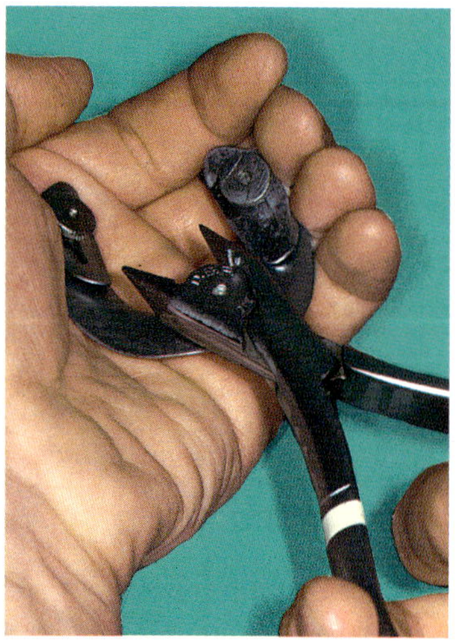

46 Anpassen des Massenträgers
Der Massenträger (Löffel) wird im Mund auf die erforderliche Breite und Länge eingestellt.
Die Feststellschrauben werden mit der Kramponzange kräftig angezogen.
Anschließend wird der Löffel nochmals im Munde überprüft.

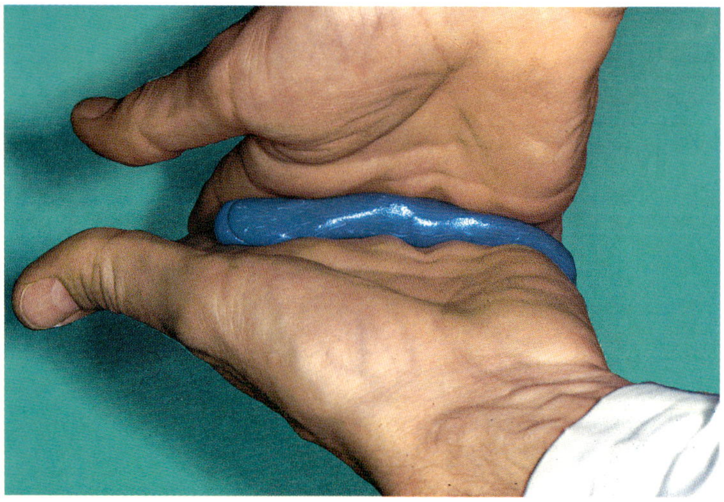

47 Vorbereiten der Kompositionsmasse
Sie wird im Wasserbad auf 40°C vorgewärmt und zwischen den vaselinierten Handflächen zu einer Rolle geformt, die an beiden Enden etwas dicker ist.

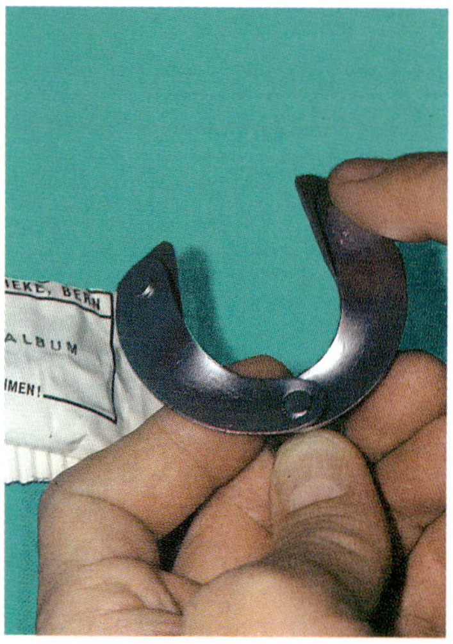

48 Vorbereiten des Massenträgers
Dieser wird mit einer hauchdünnen Vaselineschicht isoliert.

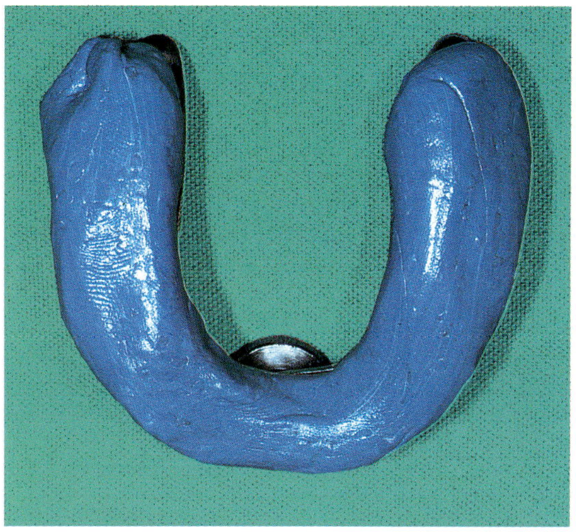

49 Vorformen auf dem Massenträger
Es ist darauf zu achten, daß der „Löffel" nicht mit zuviel Masse beschickt wird, da dies die Zentrierung über dem Kieferkamm erschwert und bei geringem Tonus der Muskulatur zu Überextension führt.

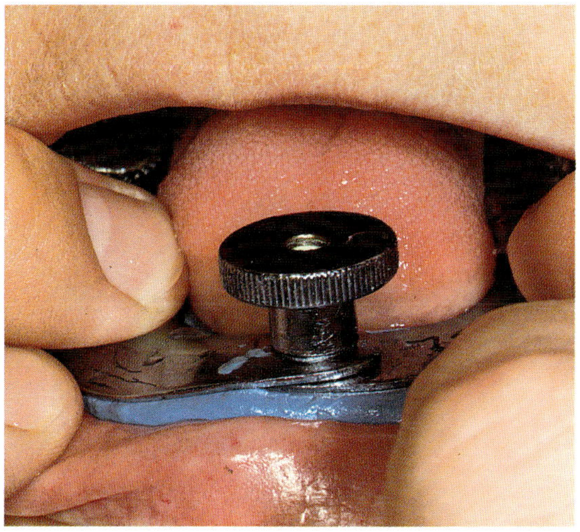

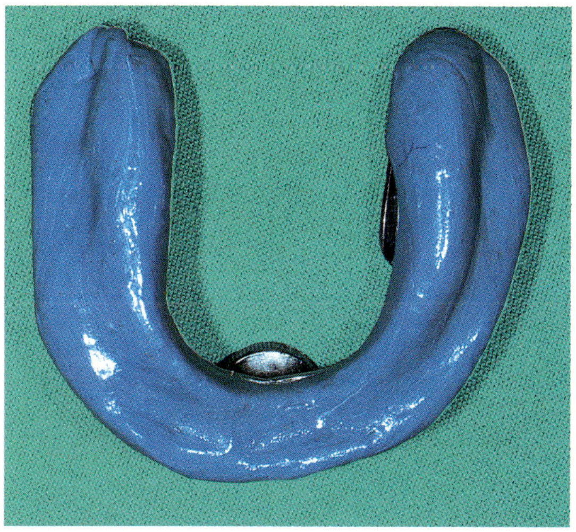

50 Erste Adaptation
Ohne Druckanwendung werden Löffel und Masse im Munde des Patienten auf dem Kieferkamm zentriert.

51 Kontrolle der Zentrierung
Der Kieferkamm hat sich in der Masse leicht abgeformt. Die gute Zentrierung zeigt sich an der praktisch *seitengleichen Verteilung der Abformmasse.*

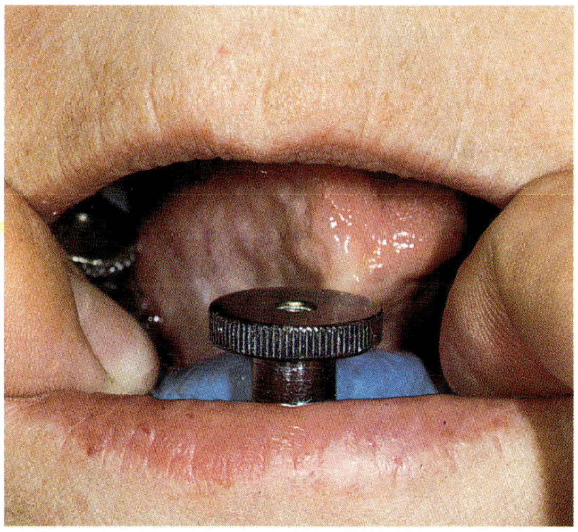

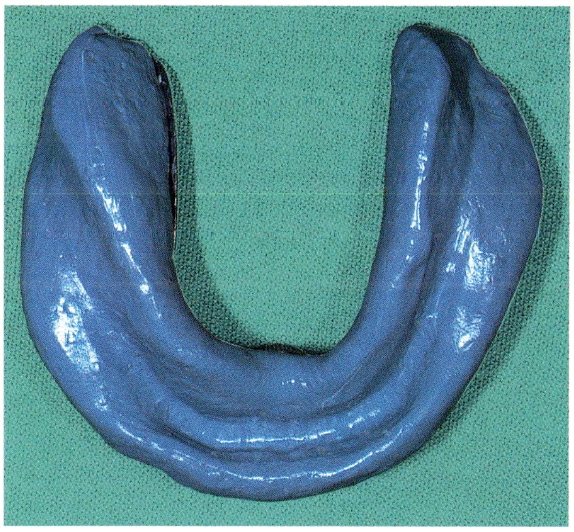

52 Zweite Adaptation
Der Zahnarzt läßt den Patienten die Zunge leicht anheben und die Unterlippe nach oben bewegen. Dabei gibt er mit beiden Zeigefingern leichten Gegendruck.

53 Zwischenkontrolle
Deutlich ist nun der ganze *Unterkieferkamm abgebildet.*

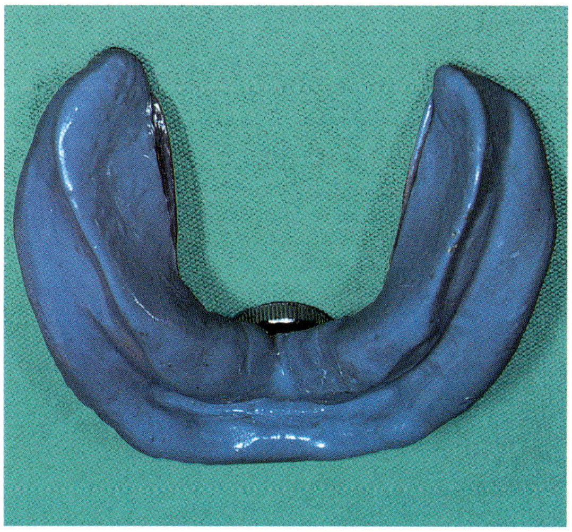

54 Fertiger Abdruck nach abschließender Ausformung
Um auch *Vestibulum und Paralingualflügel* fertig auszuformen, hat der Patient mit der Zunge Seitwärtsbewegungen gegen die Zeigefingerkuppen des Zahnarztes ausgeführt.

55 Intermittierende Auskühlung
Um Verformungen zu vermeiden, wird die Masse zwischen den einzelnen Arbeitsgängen schrittweise abgekühlt und schließlich im Eiswasser ausgekühlt ins Labor gegeben.

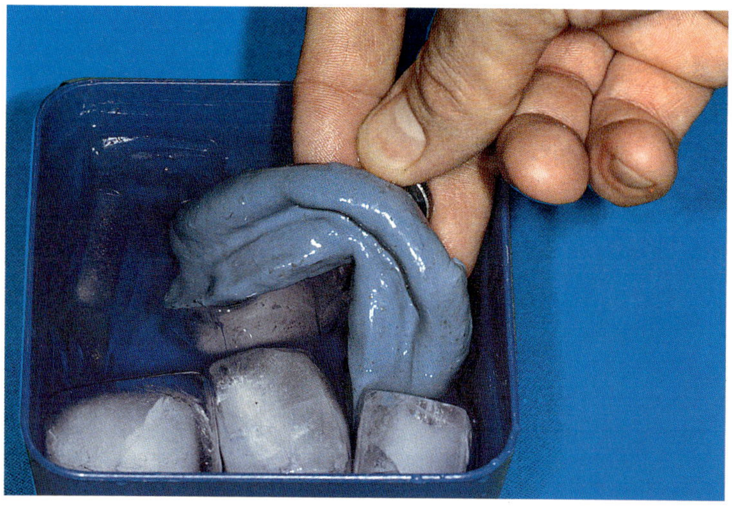

56 Modellherstellung
Mit gewöhnlichem Weißgips wird der Abdruck so ausgegossen, daß seine größte Zirkumferenz sowohl lingual als auch vestibulär vom Modellgips umfaßt wird. Modell und Sockel werden in einem Arbeitsgang hergestellt.

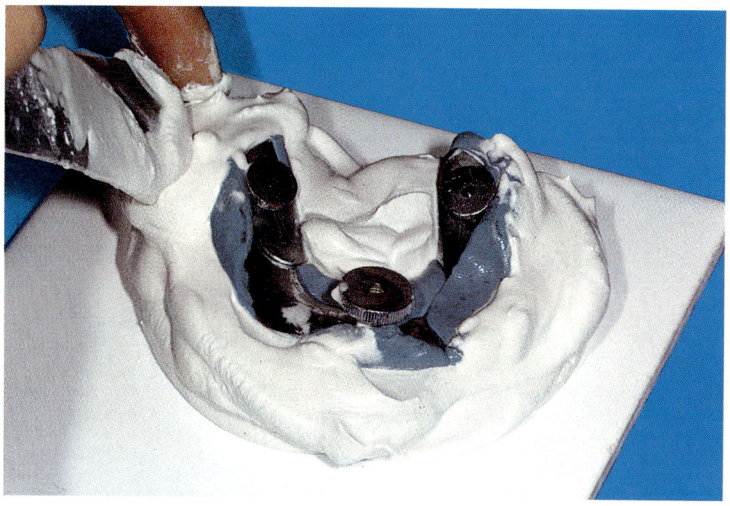

57 Querschnittzeichnung zur Modellherstellung
Durch das Umfassen der größten Zirkumferenz des Abdrucks bleibt die Form des Funktionsrandes auf dem Modell voll erhalten.

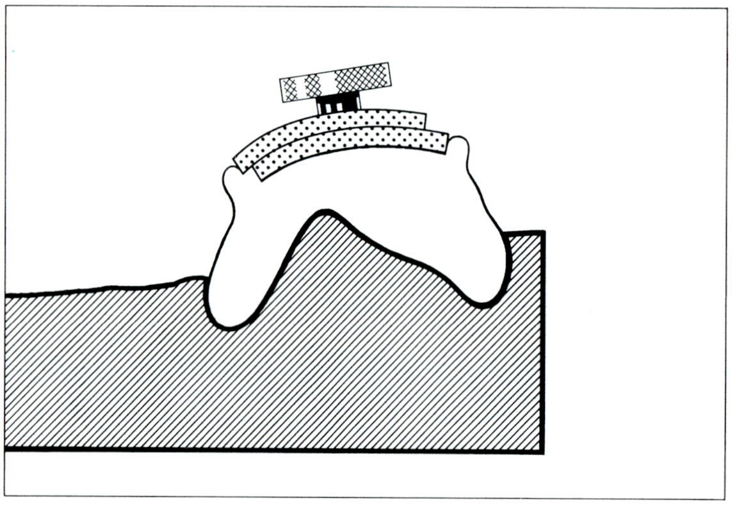

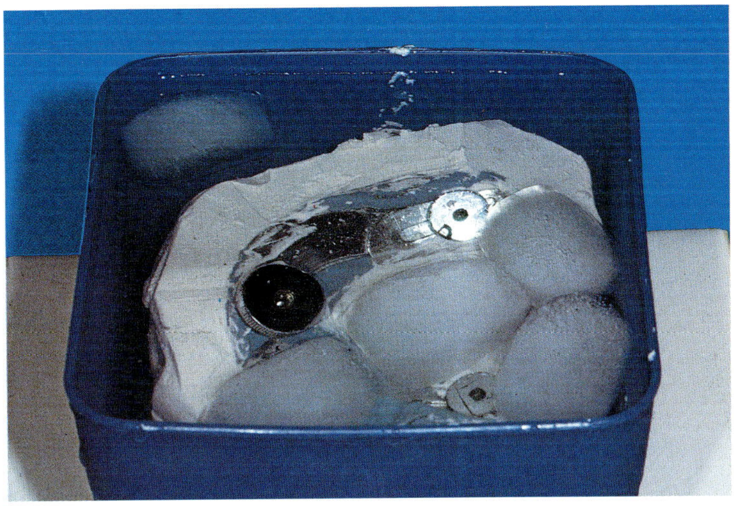

58 Im Eiswasser kühlen
Noch vor der exothermen Phase des Abbindens müssen Abdruck und Modell gekühlt werden.

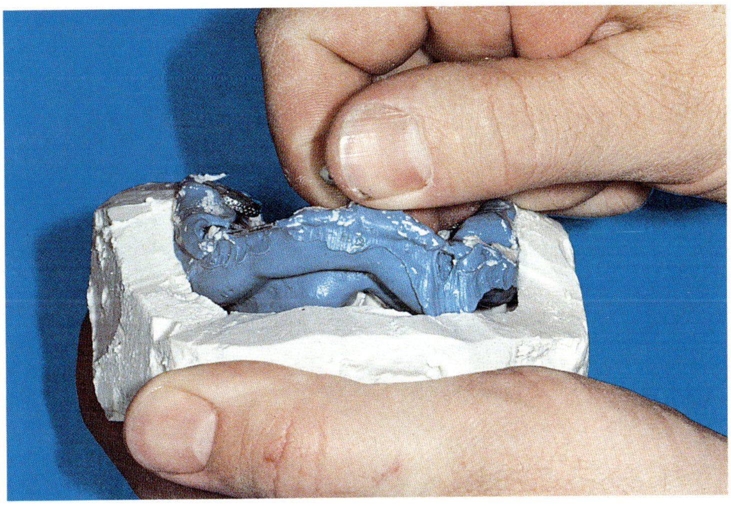

59 Entfernen des Abdrucks
Ist der Gips ganz ausgehärtet, wird das Modell kurz in warmes Wasser getaucht, worauf Massenträger und Kompositionsmasse entfernt werden können.

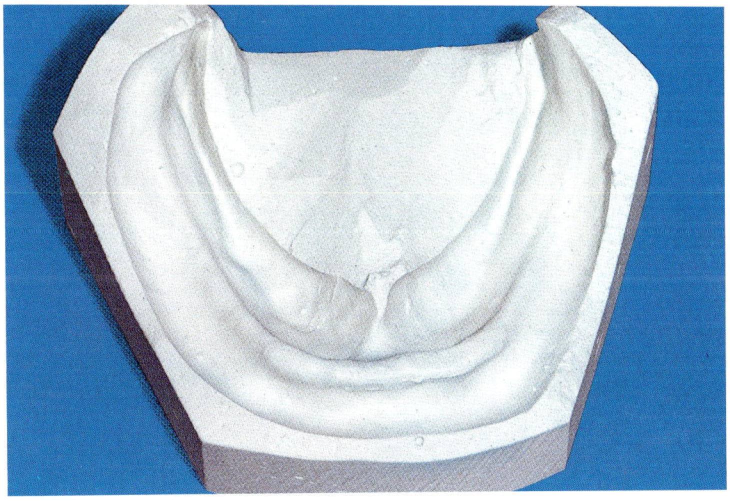

60 Fertiges Erstmodell
Nach dem Trimmen schützt ein *2–3 mm breiter Sockelrand* die vestibulären Modellpartien.

Individueller Löffel

Mit einem konfektionierten Abdrucklöffel oder Massenträger gelingt es kaum, den zahnlosen Kiefer mit einer gleichmäßigen Schichtdicke des Abformmaterials zu erfassen und die funktionell richtige Randlänge festzuhalten. Dies sind die beiden wesentlichen Unzulänglichkeiten, die der Erstabformung anhaften und die durch die Zweitabformung mit einem individuellen Löffel eliminiert werden müssen.

Der individuelle Löffel muß *formstabil* und *verwindungssteif* sein. Er soll einfach zu korrigieren sein, denn er muß im Munde des Patienten optimal eingepaßt werden. Der Patient muß spüren, daß dieser Löffel ausschließlich für ihn hergestellt wurde.

Herstellung des individuellen Löffels

Individuelle Löffel werden normalerweise aus selbstpolymerisierendem Kunststoff hergestellt. Ob ein Kunststoff dafür geeignet sei, prüft man mit einer kleinen Probe. Angemischt und durchgeknetet, wird der Kunststoff mit unregelmäßiger Schichtdicke von etwa 1–5 mm auf einer Glasplatte flachgedrückt. Bleibt diese Probe nach dem Aushärten plan auf der Glasplatte liegen, kann dieses Material zur Herstellung eines formstabilen Löffels verwendet werden. Der Kunststoff muß sich darüber hinaus aber auch leicht bearbeiten und ergänzen lassen.

Um jede Formveränderung von seiten des individuellen Löffels nach der Abformung bis zur Modellherstellung auszuschließen, muß der Löffel im Labor *mindestens 24 Stunden vor der definitiven Abformung* fertiggestellt sein.

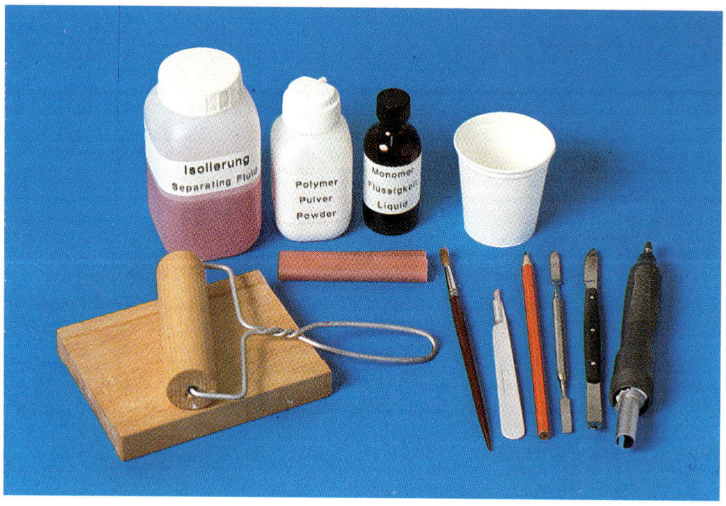

61 Material und Instrumentarium
Für die Herstellung des individuellen Löffels werden bereitgestellt:
- rosa Wachs und Wachsmesser,
- Isolierflüssigkeit mit Pinsel,
- kaltpolymerisierender Kunststoff zur Löffelherstellung,
- Mischbecher und Spatel,
- Teigbrettchen mit Roller,
- Skalpell,
- Handstück mit Fräsen.

Einzeichnen der Begrenzung auf dem Modell

Die Begrenzung des individuellen Löffels wird mit Vorteil vom Zahnarzt selbst auf dem Modell eingezeichnet. Er ist aufgrund der Inspektion der Verhältnisse im Munde des Patienten in der Lage, auf dem Modell den prospektiven Verlauf des Funktionsrandes abzuschätzen. Dabei ist zu bedenken, daß die Erstmodelle im Vestibulum fast immer überextendiert sind. Der Löffel sollte also vestibulär nur diejenigen Kammbereiche bedecken, in denen die Schleimhaut der knöchernen Unterlage anliegt. Ausnahmen bilden atrophische Unterkieferkämme, wo nur noch eine muskuläre Lagesicherung der künftigen Prothesenbasis über eine mukodynamische Abformung erreicht werden kann.

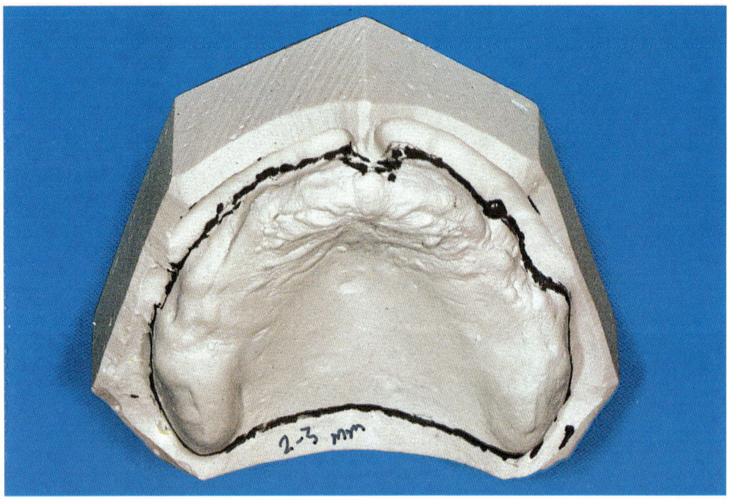

62 Löffelbegrenzung im Oberkiefer
Mit Bleistift oder Fettstift wird auf dem Erstmodell die Begrenzungslinie eingezeichnet. Sie verläuft meist kammwärts von der tiefsten Stelle im Vestibulum. Der Rand des individuellen Löffels soll rund 1–2 mm kürzer sein als der prospektive Funktionsrand der Prothese. Lippenbändchen und Wangenfalten werden deutlich frei gelassen. Beim zukünftigen dorsalen Abschlußrand reicht die Begrenzung des Löffels 2–3 mm über die A-Linie hinaus in den Bereich des weichen Gaumens.

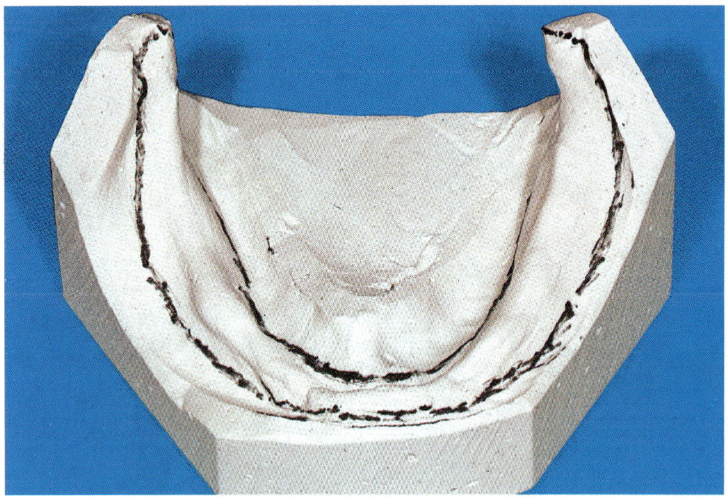

63 Löffelbegrenzung im Unterkiefer
Gleich wie im Oberkiefer verläuft die Begrenzung im Vestibulum kammwärts von der tiefsten Stelle (vgl. Abb. 64). Die Paralingualflügel sollen die Linea mylohyoidea etwa 1 mm überdecken, sofern diese auf dem Modell klar erkennbar ist. Das Zungenbändchen wird freigelegt.

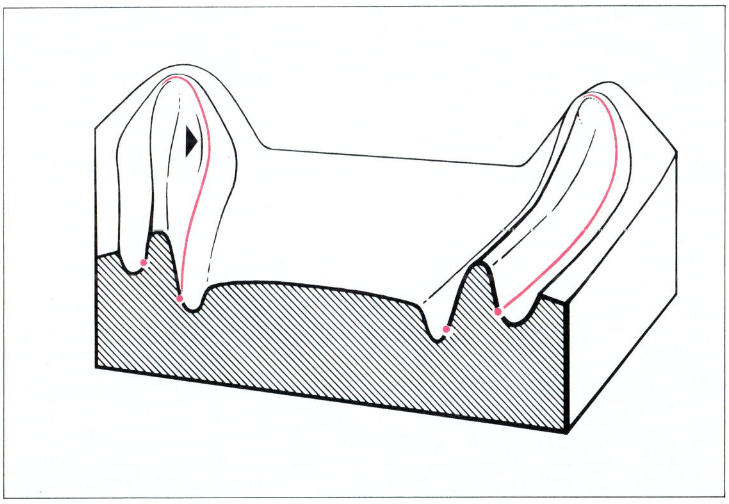

64 Schema zur Löffelbegrenzung im Unterkiefer
Die Löffelbegrenzung (rote Linie) verläuft 1–2 mm kammwärts von der tiefsten Stelle in der Umschlagfalte und überdeckt lingual die Linea mylohyoidea (Pfeil) um 1 mm.

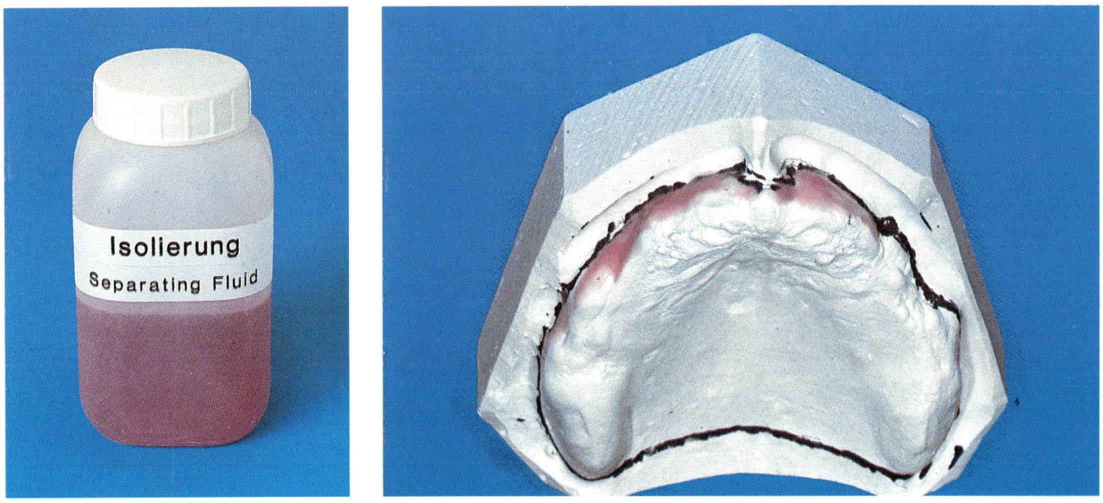

65 Ausblocken und Isolieren
Untersichgehende Stellen werden mit Wachs ausgeblockt, damit sich der Löffel später auch vom definitiven Modell entfernen läßt, ohne daß dieses beschädigt wird.
Das Modell wird bis auf den Sockelrand hinaus gut isoliert.

66 Anmischen des Kunststoffs
Nach Vorschrift des Herstellers werden Pulver und Flüssigkeit zu einem knetbaren, nicht klebenden Teig angemischt.

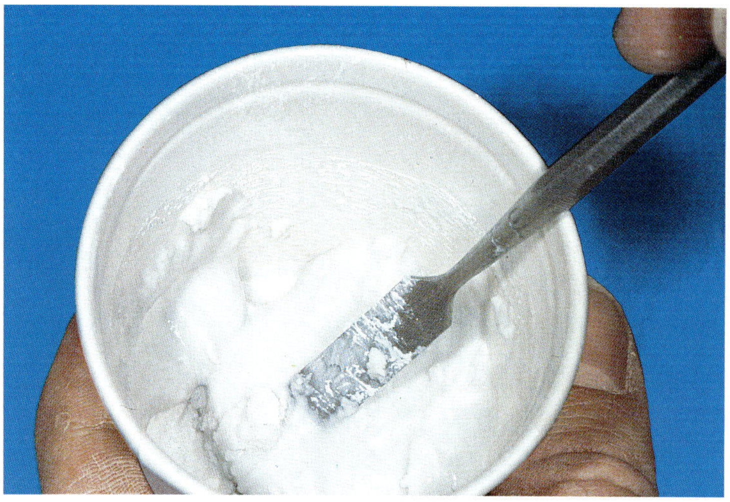

67 Kunststoffteig
Der angemischte Löffelkunststoff ist zur Weiterverarbeitung bereit, wenn er nicht mehr klebt und sich in einem Stück aus dem Mischbecher entnehmen läßt.

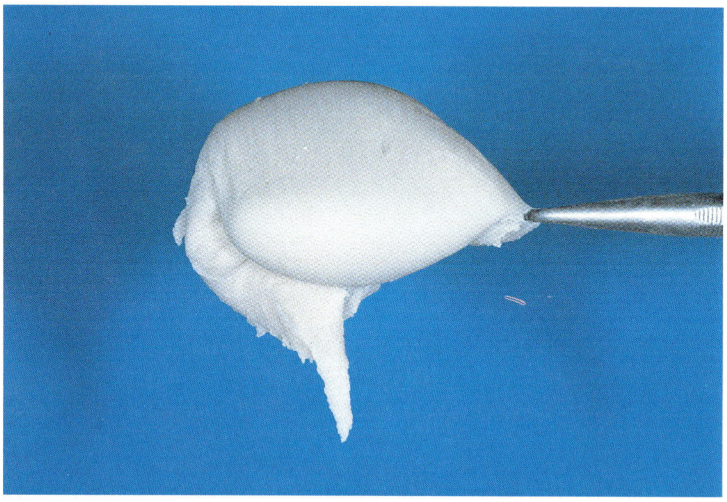

68 Auswalzen des Teigs
Mit Teigbrett und Roller wird eine gleichmäßige Schichtdicke von 2 mm erreicht.

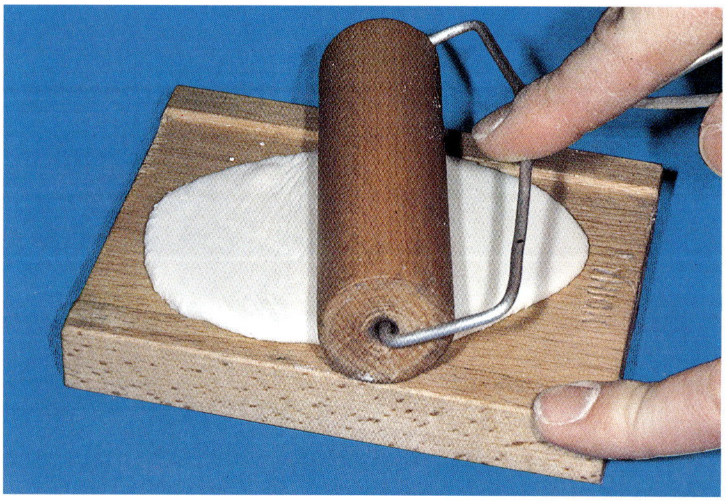

69 Adaptieren, Zuschneiden, Formen des Löffelgriffs
Der Teigfladen wird auf dem Modell gleichmäßig adaptiert und gleichzeitig mit einem Teil des Teigs ein Griff geformt. Dieser soll so plaziert werden, daß er weder Zungen- noch Lippenfunktion behindern kann. Ein Tropfen Monomer sichert die gute Verbindung. Überschüssiges Material wird mit dem Skalpell sofort weggeschnitten.

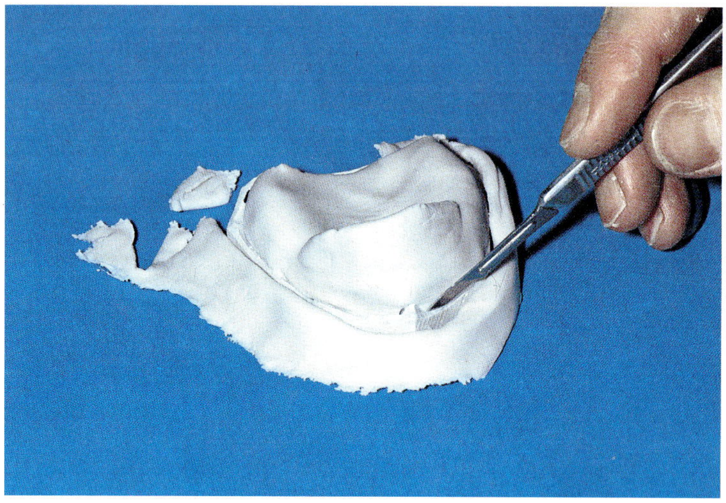

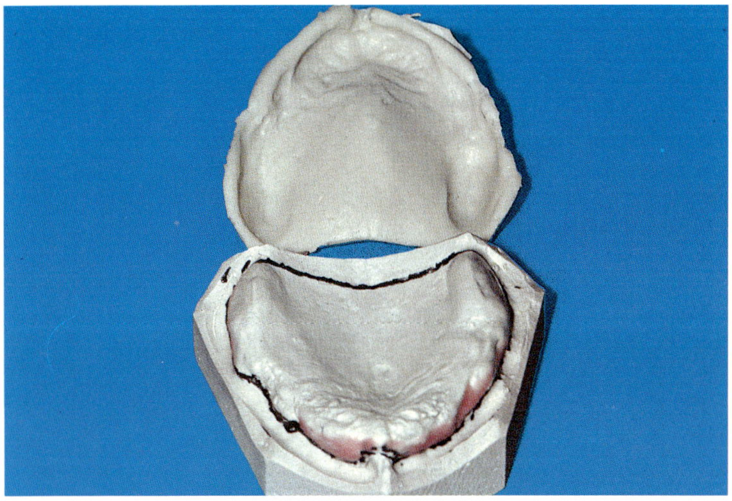

70 Rohform des Oberkieferlöffels

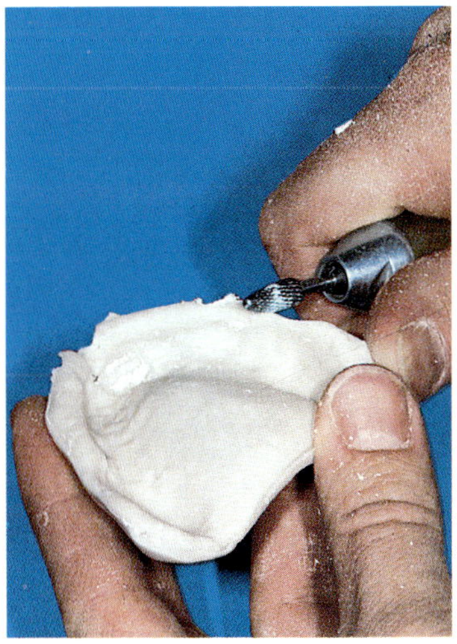

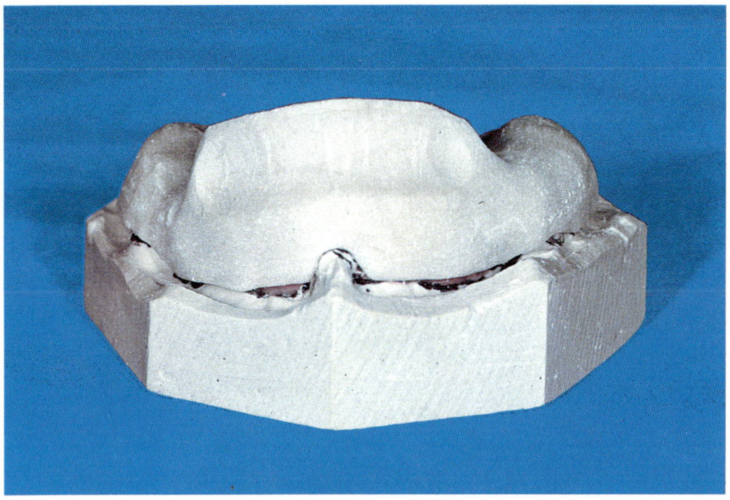

71 Trimmen
Mit einer Fräse wird der Löffelrand so weit getrimmt, daß die auf dem Modell eingezeichnete Begrenzungslinie rundum sichtbar wird.

72 Kontrolle auf dem Modell
Auf diesem Bild ist der Löffelrand an einigen Stellen noch zu lang. Der Löffelgriff wird, wenn nötig, durch Einkerbungen griffiger gemacht. Man soll den Löffel auch mit vaselinierten Fingern sicher im Griff haben.

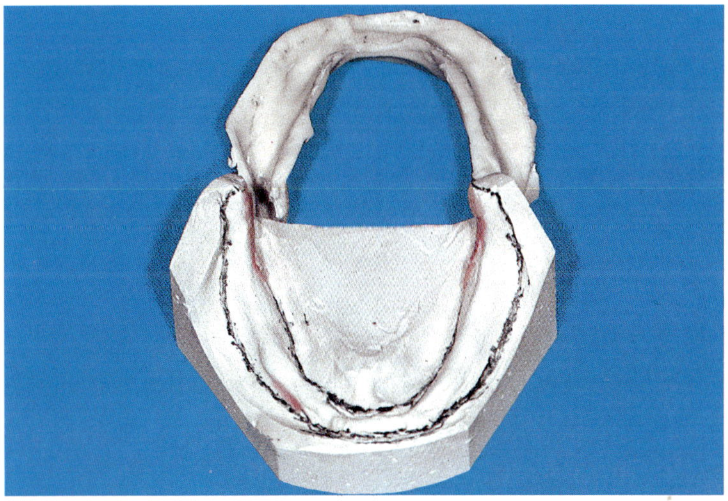

73 Rohform des Unterkieferlöffels

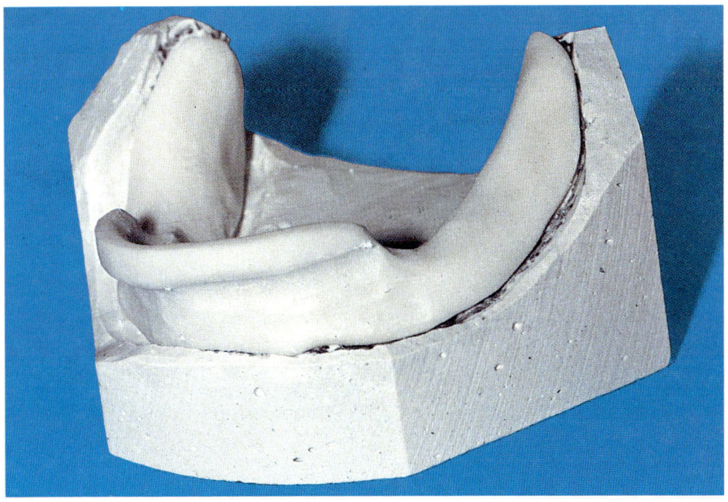

74 Fertiger Unterkieferlöffel

Zweitabformung

Die Zweitabformung oder definitive Abformung mit individuellem Löffel dient der Gestaltung des Funktionsrandes und der formgetreuen Erfassung des prothesentragenden Kiefergewebes.

Unter den gängigen Abformtechniken dominieren zwei Hauptgruppen mit ihren zahllosen Varianten. Die *mukostatischen* Methoden bezwecken die Abformung des Prothesenlagers ohne funktionelle Bewegungen der Schleimhaut. Das Gewebe kann dabei überhaupt nicht, minimal, selektiv oder okklusal belastet werden. Die *mukodynamischen Abformungen* oder *Funktionsabformungen* streben die Integration der Formveränderung des Vestibulums bei funktionellen Bewegungen in die Randabformung an. Abformtechniken bei offenem und geschlossenem Mund und Gesamtabformungen des Mundes sind in der Literatur beschrieben worden. Bei den meisten Methoden werden aufgrund eines Erstabdruckes hergestellte individuelle Löffel verwendet.

Gerber (1977) fordert die *Reliefgriffigkeit* der totalen Prothese, d.h. deren dichtes Anliegen am knöchernen, schleimhautbedeckten Kieferrelief auch in den Randzonen. Er verwirft deshalb die klassische Funktionsabformung zugunsten einer modifizierten mukostatischen (semifunktionellen) Abformung mit gezielter Einarbeitung der Wangenfaltenpassagen in den Abdruck durch den Zahnarzt. Extreme durch den Patienten selbst ausgeführte Lippen-, Wangen- und Zungenbewegungen können die Schleimhaut vom Knochen abspannen. Als Folge davon wird die Prothesenbasis in den Randzonen dem knöchernen Kieferprofil nur ungenau aufliegen. Die Kraftübermittlung vom Kiefer auf den Prothesenkörper findet somit hauptsächlich auf der Firsthöhe des Alveolarkammes statt, d.h. in einem Gebiet, wo keine trajektorielle oder kortikale Verstärkung des Knochens vorhanden ist. Statt einer gleichmäßigen Druckverteilung ergeben sich Belastungsspitzen mit schmerzhafter Irritation der Schleimhaut und des Periostes, woraus ein beschleunigter Kammabbau resultieren kann. Es ist daher wesentlich, daß aufgrund der Zweitabformung mit individuellem Löffel eine optimale Extension und Randanlage der Prothesenbasis erreicht werden kann. Im allgemeinen wird eine druckarme, das Stützgewebe möglichst nicht komprimierende Abformung empfohlen, um das Prothesenlager langfristig einer möglichst geringen Beanspruchung auszusetzen. Es muß aber darauf hingewiesen werden, daß durch die unterschiedliche Druckbelastung der Gewebe während der Abformung, während der Kieferrelationsbestimmung und später in der Funktion immer wieder kurzfristig Belastungsspitzen auftreten können.

Zur *Abformung von Schlotterkämmen* gibt Voss (1975) eine Technik an, die zur Umformung des Schlotterkammes während der Abdrucknahme und später durch die Prothesenbasis führen soll. Troester (1975) beschreibt eine Langzeitfunktionsabformung bei Unterfütterungsabdrücken mit tissue conditioner (vgl. auch S. 117), bei welcher das Abdruckmaterial einen bis zwei Tage in der zu unterfütternden Prothese im Munde des Patienten belassen wird und damit eine optimale Extension der Basis sowie deren funktionelle Randausformung gewährleisten soll.

Bei der Abformung des Unterkiefers steht nach wie vor der Sublingual- und Paralingualraum im Mittelpunkt des Interesses. Die Anatomie dieses Gebietes und die daraus für die Abformung und Basisgestaltung entstehenden Konsequenzen sind von Juede (1975) aufgezeigt worden. Schreinemakers (1977) beschrieb ein Gerät zur genauen Festlegung der lingualen Extension unterer individueller Abdrucklöffel vor der Abformung, den Rim-Depth-Detector.

Als *Abformmaterialien* werden entsprechend deren Fließeigenschaften niedrig visköse (Gips, dünnfließende Elastomere) für mukostatische, mittelvisköse (Zinkoxid-Eugenol-Pasten, mittelfließende Elastomere) für semifunktionelle und hochvisköse (Alginate, Kompositionsmassen, zähfließende Elastomere) für funktionelle Abformmethoden vorgeschlagen.

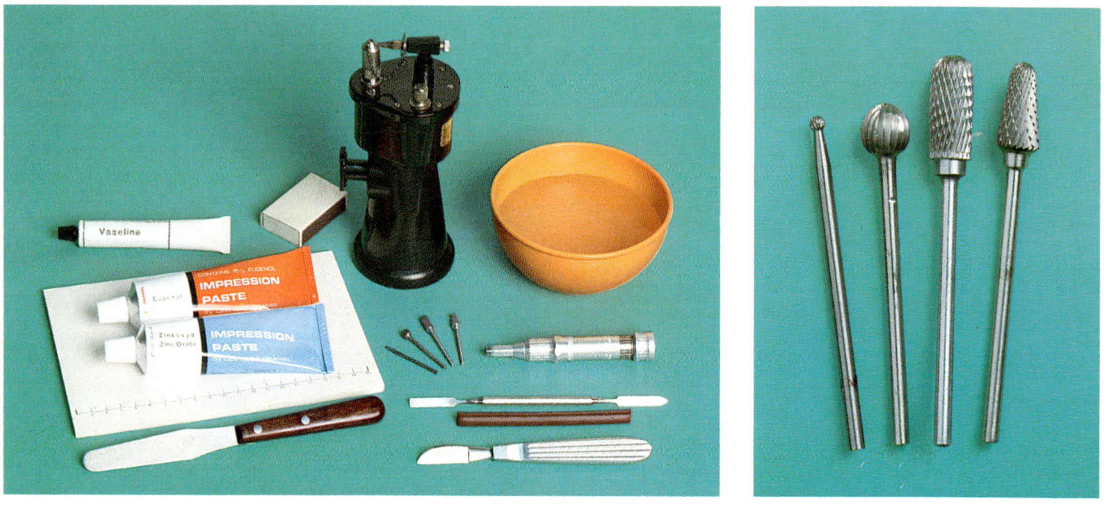

75 Material und Instrumentarium für die Zweitabformung mit Zinkoxid-Eugenol-Paste
Für die mukostatische Zweitabformung werden bereitgestellt:
- Handstück mit Fräsen und Rosenbohrer Nr. 6,
- Spiritusbrenner,
- brauner Stangenkerr,
- Vaseline,
- kaltes Wasser,
- Kerr-Messer,
- Zinkoxid-Eugenol-Paste,
- Anmischblock und mindestens zwei Spatel.

Modifizierte mukostatische Abformung

Bei der modifizierten mukostatischen Abformung wird weitgehend auf aktive Muskelbewegungen seitens des Patienten verzichtet. Der Zahnarzt berücksichtigt die Funktion bei der Randgestaltung des individuellen Löffels durch gezieltes Einarbeiten der Wangenfalten- und Lippenbandpassagen. Nachdem der Funktionsrand mit Kompositionsmasse aufgebaut ist, wird der Kiefer mit einer Zinkoxid-Eugenol-Paste abgeformt. *Vorteil* dieser Methode ist, daß das angestrebte Ziel schrittweise erreicht werden kann, nämlich das dichte Anliegen der späteren Prothesenbasis am knöchernen, schleimhautbedeckten Kieferrelief bis in die Randzonen hinaus. Als *Nachteil* könnte empfunden werden, daß die Ränder beim Einpassen und während der Inkorporationsphase u. U. nachgearbeitet werden müssen.

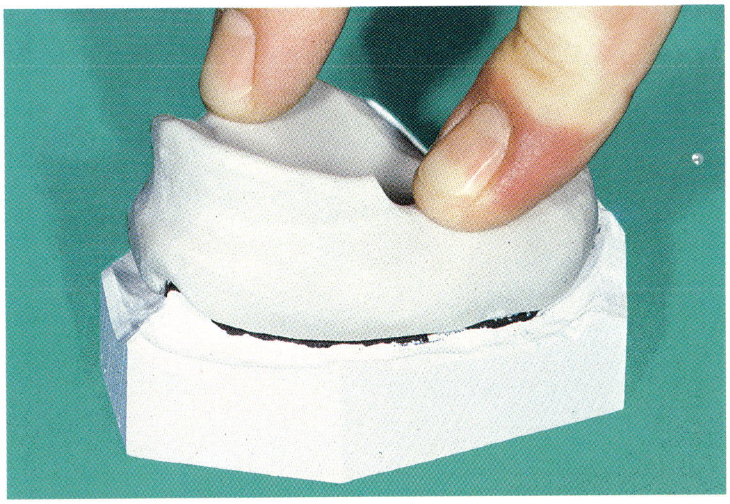

76 Kontrolle des Oberkieferlöffels
Der individuelle Löffel darf auf dem Modell nicht schaukeln. Er darf keine scharfen Kanten haben.
Ist der Griff griffig?

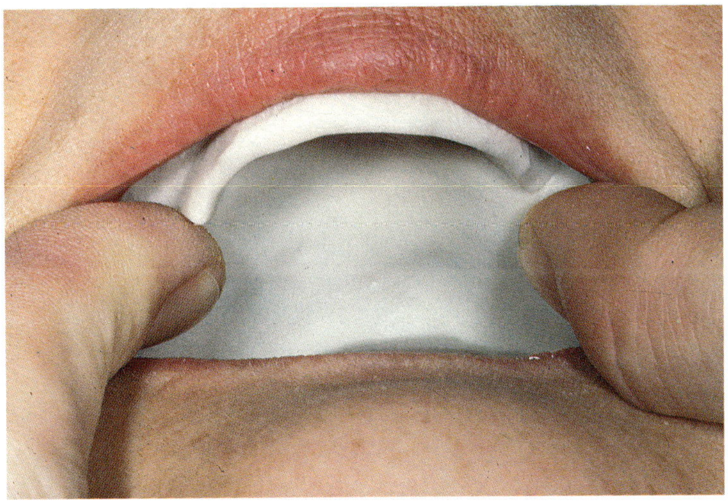

77 Löffelkontrolle im Munde
Auch hier darf der Löffel nicht schaukeln. Er muß objektiv und subjektiv ,,gut passen".

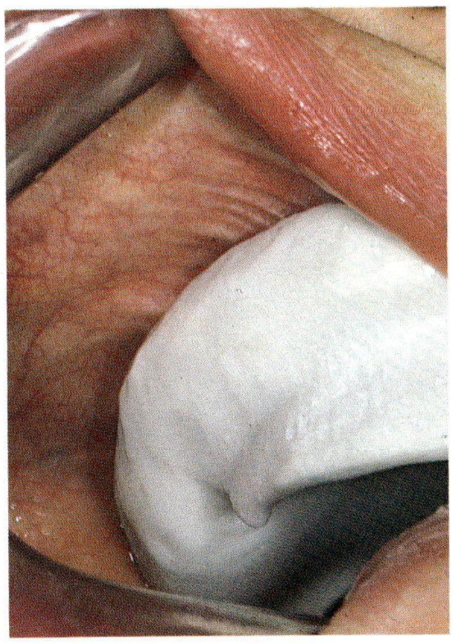

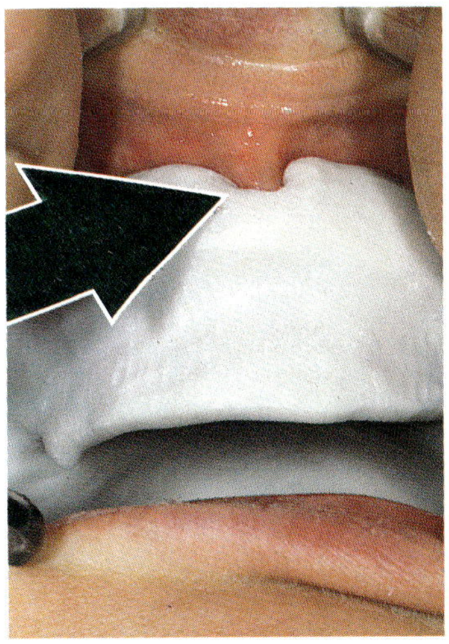

Prüfen der Randlänge

78 ... im Bereich der Wangenfalten

79 ... und im Bereich des Lippenbandes
Der individuelle Löffel wird vom Zahnarzt und vom Patienten im Munde auf seine Randlänge geprüft. Lippen und Wangen müssen frei beweglich sein.
Der Löffelrand ist in diesem Fall noch zu lang.

Funktionszone

Die Skizze nach GERBER (Abb. 80) zeigt drei verschiedene Situationen der beweglichen, kammnahen Schleimhaut. Einzig die Grenzlinie (I) zwischen beweglicher und angewachsener Schleimhaut ist eindeutig definiert. Bis zu dieser Linie kann die Schleimhaut von der knöchernen Unterlage abgespannt werden. Im Gegensatz dazu liegt die Anpreßzone (III) je nach Kraftaufwand mehr oder weniger hoch (tief) im Vestibulum. Gesucht wird die Funktionszone (II), d.h. der Bereich, in den hinein der Prothesenrand über die Grenze der angewachsenen Gingiva hinaus optimal extendiert werden kann, ohne daß die normale Funktion von Lippe und Wange beeinträchtigt wird.

Aufbau des Funktionsrandes und Abformung des Oberkiefers

Der Halt der oberen Prothese ist zu einem großen Teil abhängig von der Ausdehnung der nutzbaren Prothesenfläche, vom Ventilwirkungsgrad des Prothesenrandes und von der Viskosität und der Oberflächenspannung des Speichels. Während die Qualität des Speichels im allgemeinen gegeben ist, können durch sorgfältigen Aufbau des Funktionsrandes eine Optimierung der Ex-

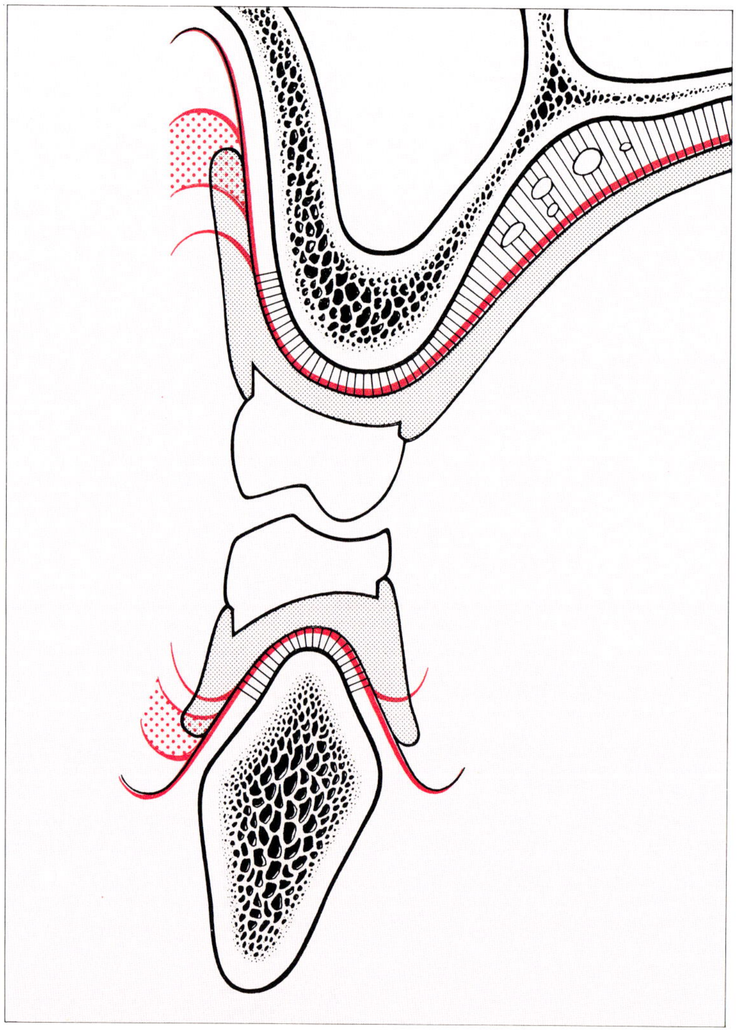

80 Lage der Funktionszone
Der künftige Prothesenrand soll im Bereich der Funktionszone (II) liegen.
Die Begrenzung des Prothesenrandes ist dann optimal, wenn die Extension der Prothesenbasis über die Grenze der angewachsenen Gingiva (I) hinausreicht, aber die normale Funktionsdynamik von Lippe und Wange gerade nicht behindert. Wird der Prothesenrand über die Funktionszone hinaus gegen die Anpreßzone (III) der beweglichen Schleimhaut extendiert, so führt dies zu Funktionsbehinderung, entzündlichen Schleimhautreizungen und im chronischen Stadium zu Lappenfibrombildung.

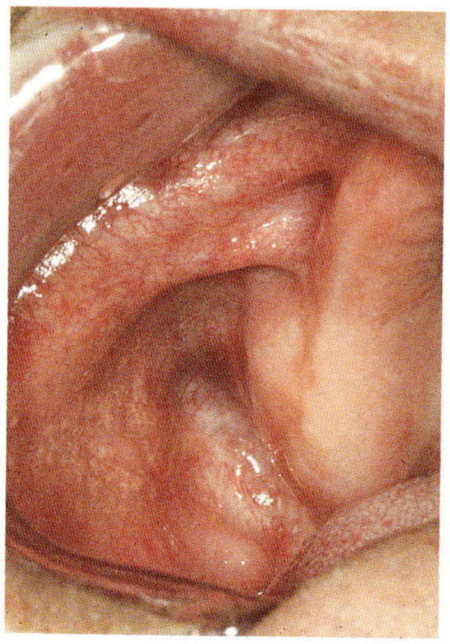

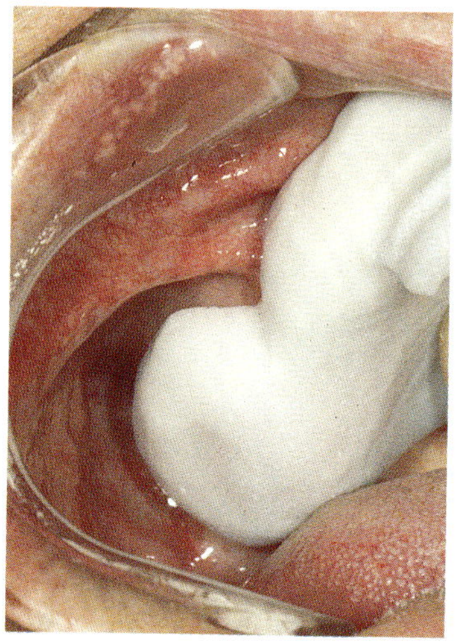

81 Wangenfalten im Oberkiefer rechts

82 Löffel gekürzt
Die Wangenfaltenpassage ist am individuellen Löffel so weit freigeschliffen, daß die Beweglichkeit der Wangenfalten nicht behindert wird.

tension der Prothesenbasis (vgl. S. 30) und ein gutes Randventil durch dichte Anlagerung der Schleimhaut durch den Prothesenrand an die knöcherne Unterlage erreicht werden.

Eine der kritischen Stellen des Randventils ist der dorsale Rand der oberen Prothese, der deshalb besonders abgedichtet werden muß. Die dorsale Abdichtung beruht primär auf einer Gewebeverdrängung im Bereich des Übergangs vom harten zum weichen Gaumen, zuerst durch das sogenannte *postdamming* des individuellen Abdrucklöffels, später durch den dorsalen Prothesenrand (vgl. S. 90). Anhaltspunkte für die distale Extension der Prothesenbasis liefern die in der Mitte der Verbindungslinie zwischen den beiden Tubera maxillae (Tubertangente) gelegenen Foveolae palatinae. Die genaue Lokalisation des Prothesenrandes und die Ausdehnung der hinteren Randabdichtung wird bestimmt durch die Vibrationslinie im Bereich der Tubertangente, die beim Aussprechen des Lautes A sichtbar wird.

Bei hohen Gaumengewölben findet sich meist eine relativ weit anterior liegende und klar definierte A-Linie, bei flachen Gaumenformen sind breite, nicht genau abgrenzbare und relativ weit hinten verlaufende Vibrationszonen die Regel.

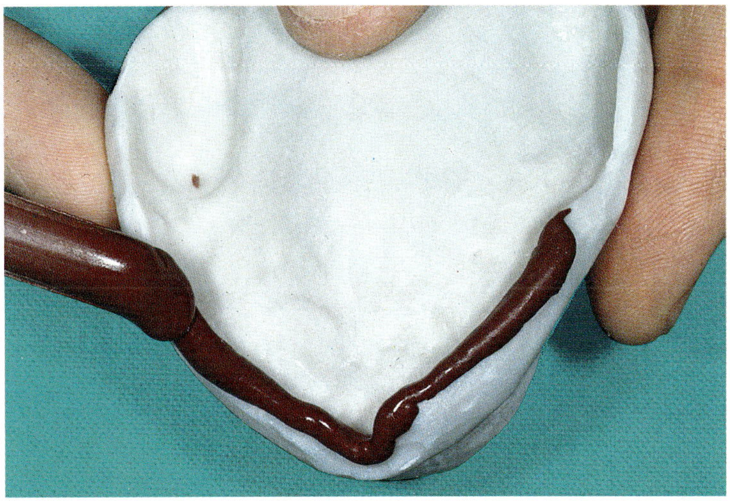

83 Aufbau des Funktionsrandes mit Kompositionsmasse
Der Funktionsrand wird schrittweise aufgebaut. Da die vestibuläre Schleimhaut bei der Erstabformung häufig von der knöchernen Unterlage abgespannt wird, ist der individuelle Löffel im Randbereich zu weit. Deshalb wird die Masse auf dem Löffelrand kieferkammwärts aufgetragen. Damit kann die spätere Prothesenbasis bezüglich Extension und Reliefgriffigkeit optimiert werden.

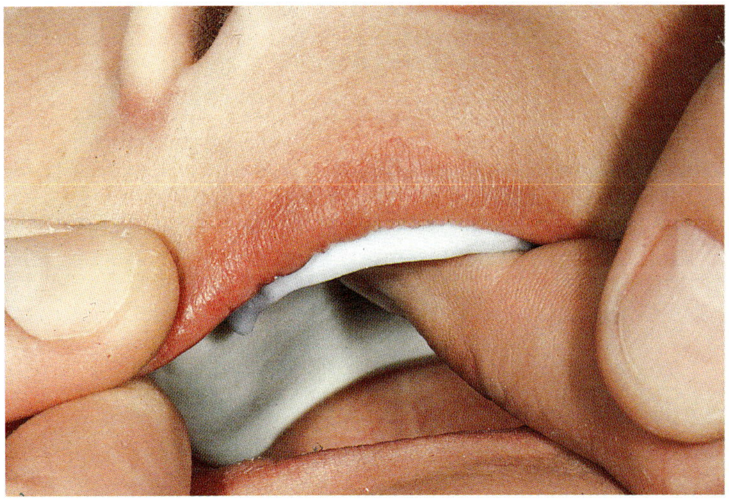

84 Gezieltes Einarbeiten der Funktion
Durch den *Zahnarzt* wird die Funktion gezielt in den Löffelrand eingearbeitet. Dazu zieht er in Funktionsrichtung der Wangenmuskulatur an der Wange. Er muß dabei zwei Forderungen zu erfüllen suchen, nämlich *unbehinderte normale Funktion und größtmögliche Ausdehnung* (Randlänge) der Prothesenbasis mit satter Anlagerung der beweglichen Schleimhaut auf der knöchernen Unterlage.

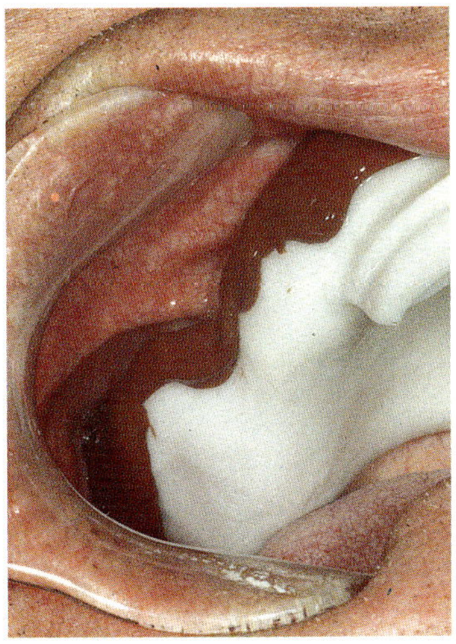

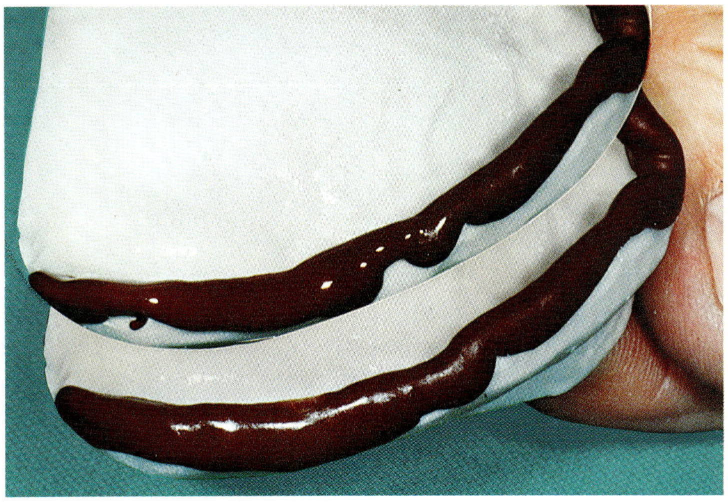

85 Wangenbandpassage im Funktionsrand (links)
Die Wangenfalten sind zu einem größeren Paket gebündelt. Ihre Bewegungsfreiheit ist auf den normalen Gebrauch eingeschränkt. Damit ist der Funktionsrand optimal extendiert.

86 Funktionsrand der rechten Seite (rechts)
Oben im Bild (glänzend) *vor*, unten im Bild (matt) *nach* der vollständigen Ausformung mit Kompositionsmasse. Sind Ergänzungen nötig, muß das bereits aufgetragene Material zuvor wieder erwärmt werden.

87 Dorsaler Abschlußrand
Im Bereich der Tubertangente wird der dorsale Abschlußrand mit leichter Kompression der Schleimhaut abgeformt. Dazu wird die Masse rund 5 mm breit auf der Gaumenseite des dorsalen Löffelrandes aufgetragen, mit Vaseline bestrichen und vor dem Einsetzen nochmals gut erwärmt.
Versucht der Patient durch die zugehaltene Nase zu blasen, verhindert dies, daß das Gaumensegel von der Abformmasse nach oben verdrängt wird.

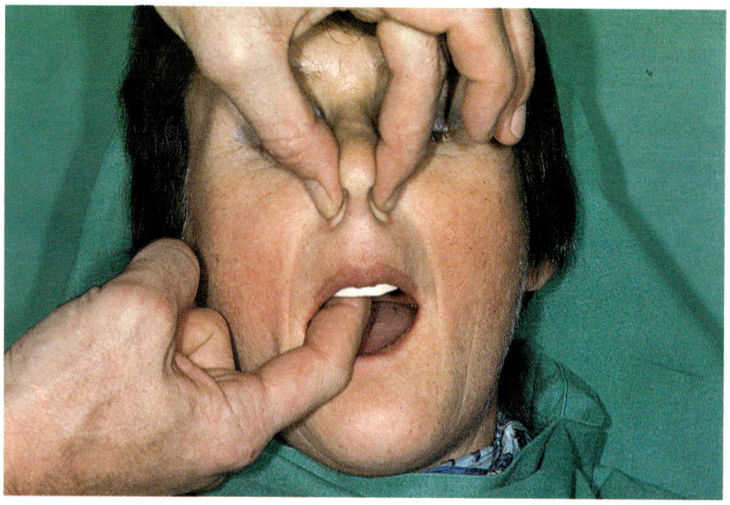

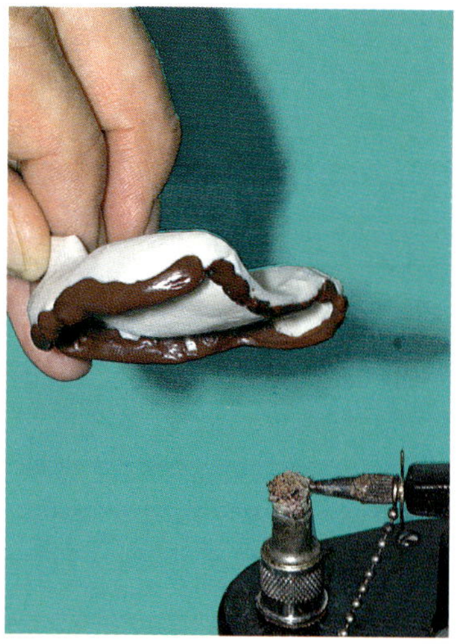

88 Fertig aufgebauter Funktionsrand am individuellen Löffel
Es sollen rundum sanft gerundete Formen vorherrschen. Der schrittweise Aufbau des Funktionsrandes darf nicht erkennbar sein. Die Oberfläche der Kompositionsmasse ist matt. Die optimale Randlänge ist gegeben, wenn sich der Patient in der normalen Funktion gerade nicht behindert fühlt.

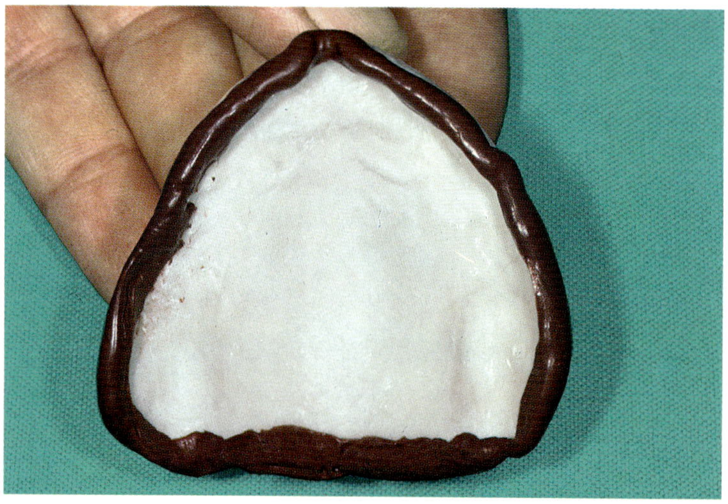

89 Kompressibilität des Oberkieferprothesenlagers
Die unterschiedliche Kompressibilität des Prothesenlagers im Oberkiefer muß schon bei der Abformung berücksichtigt werden. Sie ist entlang der Raphe mediana (Torus palatinus) und auf dem Kieferkamm gering (blau). Eine Ausnahme bildet der Schlotterkamm. Im Bereich der Foramina palatina ist die Kompressibilität erhöht (rot). Eine besonders empfindliche Stelle ist die Papilla incisiva (▽); sie muß oft zusätzlich durch Ausschleifen entlastet werden.

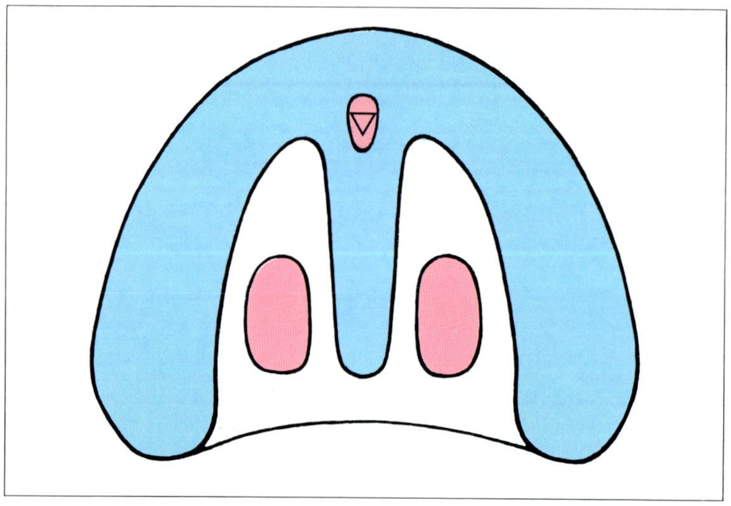

90 Perforierung des Löffels
Überall dort, wo vorauszusehen ist, daß überschüssige Abformpaste nicht abfließen und damit die Schleimhaut komprimieren könnte, werden mit einem kleinen Rosenbohrer (Nr. 6) Entlastungslöcher angebracht, vornehmlich im Bereich der Foramina palatina, der Raphe mediana (langer Abflußweg) und über Kammabschnitten mit großer Geweberesilienz (z. B. Schlotterkamm).

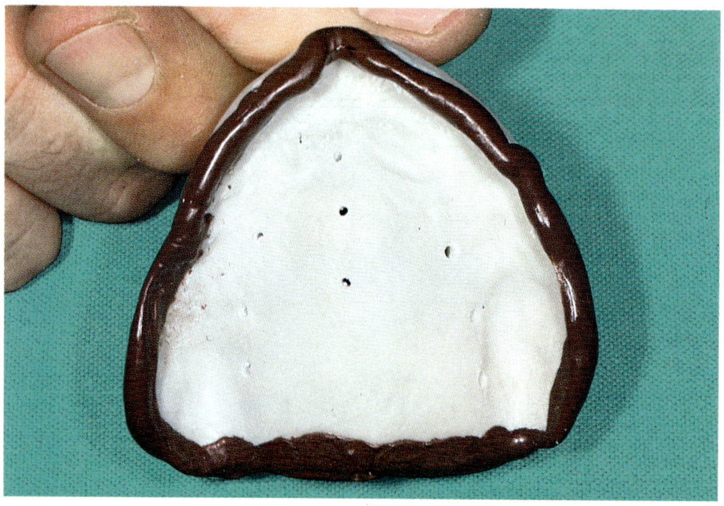

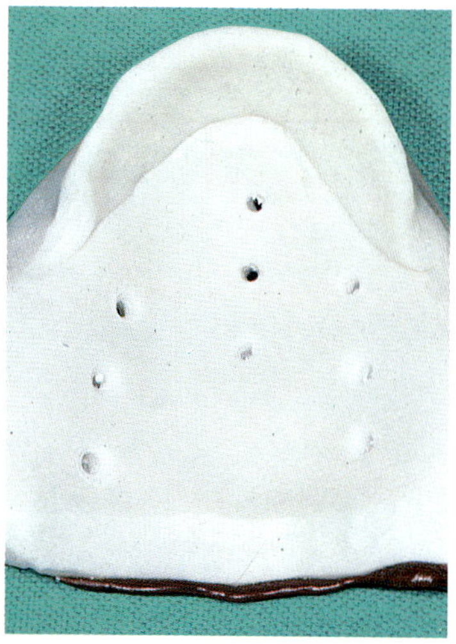

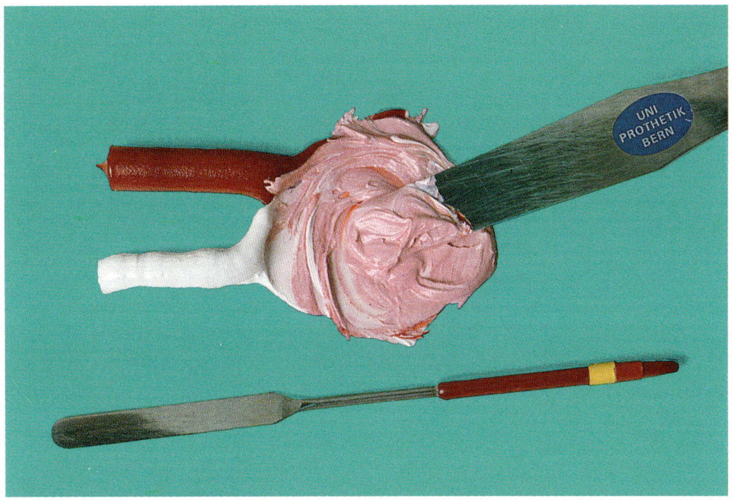

91 Anmischen der Zinkoxid-Eugenol-Paste
Für den Oberkiefer verwenden wir eine Paste niedriger Viskosität (z. B. Kelly's). Grundmasse und Katalysator werden zu einer homogenen Paste gemischt.

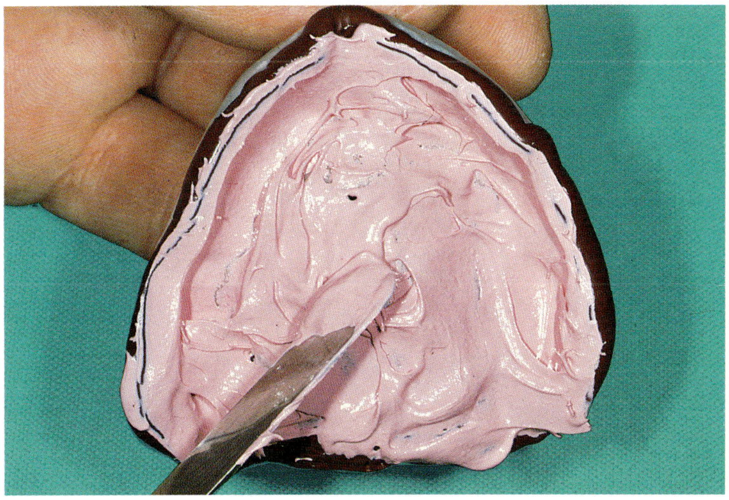

92 Aufbringen der Paste
Mit einem zweiten, sauberen Spatel oder einem breiten Pinsel wird die Paste möglichst gleichmäßig auf dem Löffel verteilt. Auch der Funktionsrand wird bestrichen. Schichtdicke 1–2 mm.

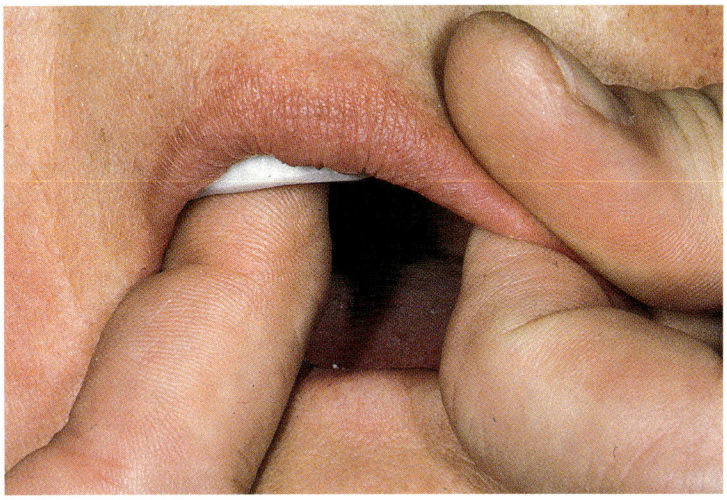

93 Funktionen durchspielen
Nach dem Zentrieren des Löffels, vor dem Abbinden der Abformmasse, werden die Funktionen der Wange, Lippe und Zunge nochmals kurz durchgespielt, analog dem Vorgehen beim Aufbau des Funktionsrandes (s. S. 31).

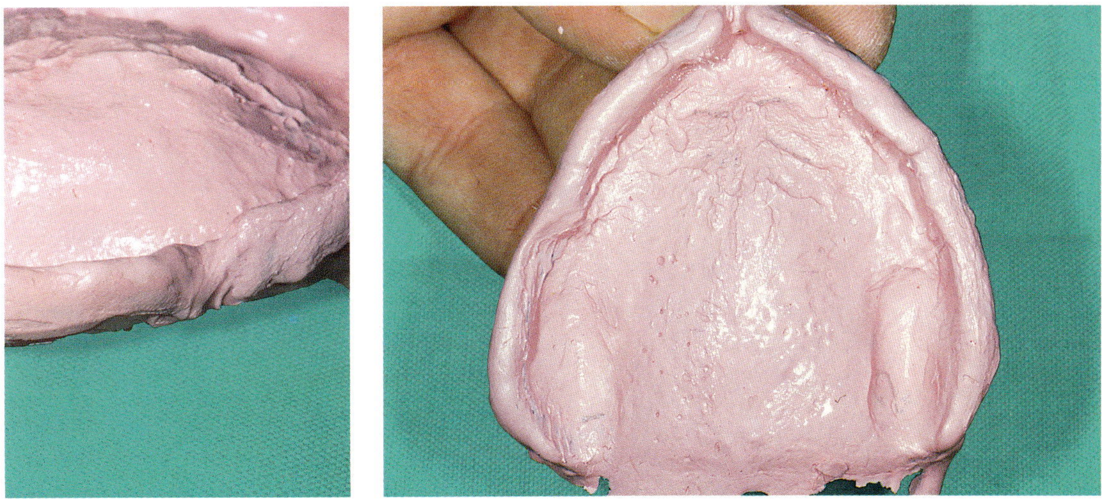

94 Fertige Oberkieferabformung
Der Abdruck zeigt das formgetreue, detailreiche Negativ des zukünftigen Prothesenlagers. Die Wangenfaltenpassagen sind gut zu erkennen. Die kleinen Eindellungen im hinteren Gaumenbereich sind durch Speichelsekretion der Glandulae palatinae entstanden. Abdrücke, bei denen der individuelle Löffel über Arealen von mehr als 5% der Gesamtoberfläche durchscheint, sind nicht akzeptierbar, weil dort das Gewebe bei der Abformung komprimiert worden ist.

Aufbau des Funktionsrandes und Abformung des Unterkiefers

Der Unterkieferlöffel soll bei allen funktionellen Bewegungen von Zunge, Wangen und Lippe, aber auch beim weiten Mundöffnen ruhig liegen bleiben. Wo der Rand zu lang ist und dadurch der Löffel mobilisiert wird, muß er getrimmt werden. An den Stellen, wo der Löffel zu kurz erscheint, wird mit Kompositionsmasse ergänzt.

In jedem Fall wird der sublinguale Rand bis in den Prämolarenbereich durch den Aufbau einer *Sublingualrolle* funktionell ausgeformt. Diese spielt für die „Saughaftung" der unteren Prothese eine wesentliche Rolle. Mehrere nebeneinander liegende Wangenfalten lassen sich oft zu einem Bündel zusammenfassen.

Da unsere Patientin wenig ausgeprägte, in der Funktion völlig unbedeutende Wangenfalten hat, wird hier an einem anderen Fall die Löffeleinprobe gezeigt.

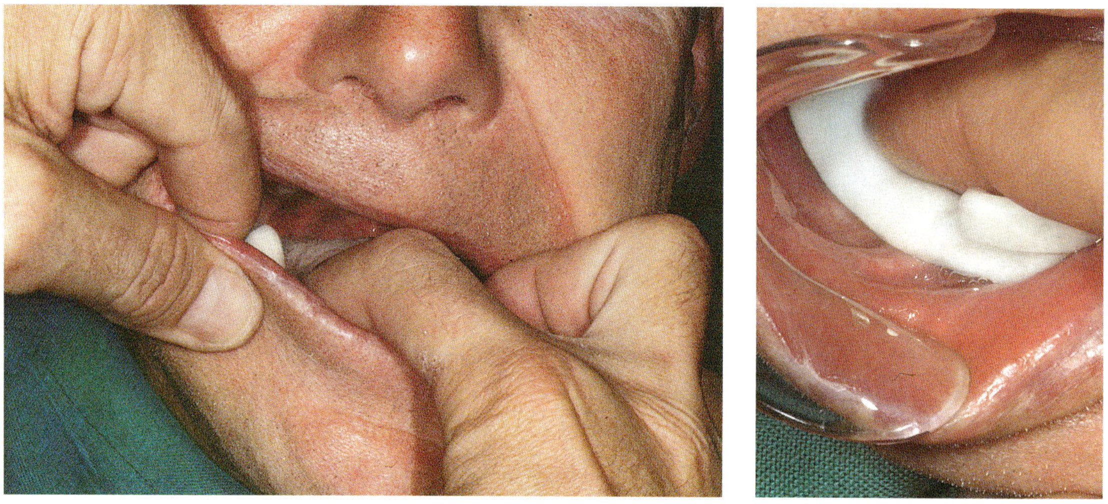

95 Löffeleinprobe
Der Löffel darf durch Zug an der Wange und beim Mundöffnen nicht vom Kiefer abgehoben werden. Wangenfalten, Lippen- und Zungenbändchen müssen entsprechend freigeschliffen werden.

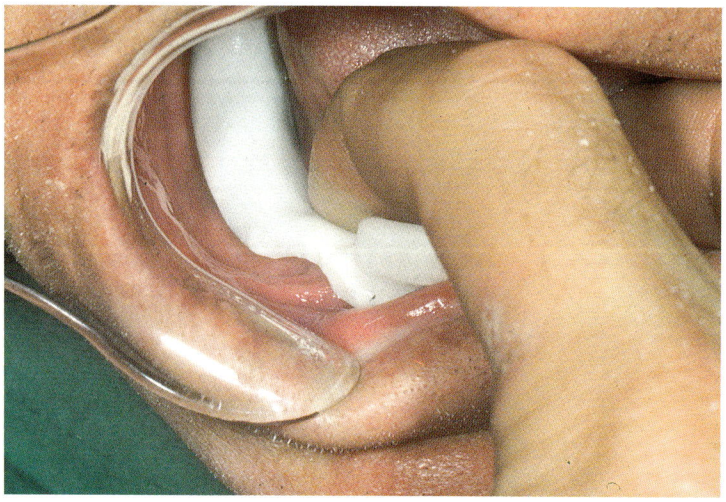

96 Getrimmter Löffelrand
Durch Trimmen des Löffelrandes wurde für die Wangenfalte eine Passage freigegeben, so daß sie in ihrer Funktionsdynamik unbehindert ist.

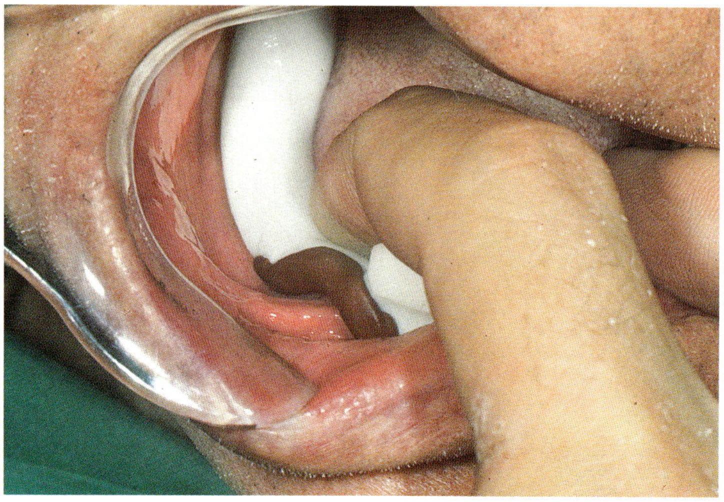

97 Partielles Ausformen des Funktionsrandes
Im Unterkiefer werden nur diejenigen Stellen lokal mit braunem Stangenkerr funktionell ausgeformt, wo der individuelle Löffel zu ungenau ist, z. B. bei den Wangenfalten, beim Lippen- und beim Zungenbändchen, oder wo die Schleimhaut bei der Erstabformung massiv abgespannt wurde (Überextension der meisten konfektionierten Abformlöffel).

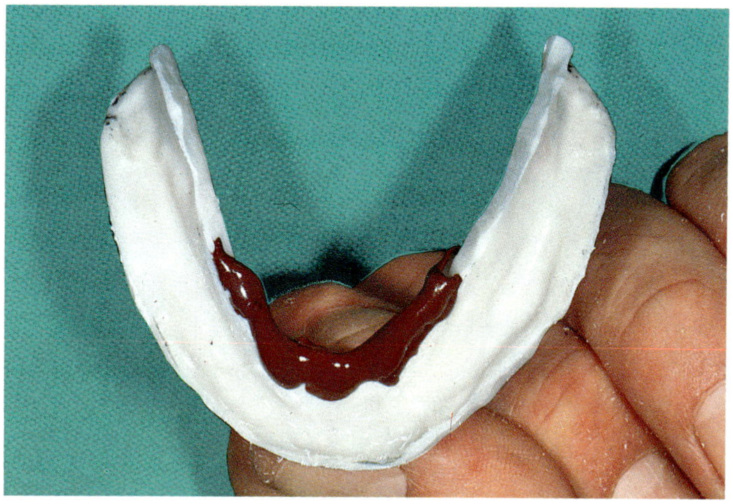

98 Sublingualrolle
Durch Auftragen von Kompositionsmasse im Sublingualbereich wird der Rand des individuellen Löffels verlängert und verdickt. Diese im Querschnitt 3–6 mm dicke Sublingualrolle darf die Carunculae salivales nicht überdekken. Sie ermöglicht in dieser durch große Bewegungsamplituden des Mundbodens und der Zunge charakterisierten Region eine gewisse Extension des Prothesenrandes, ohne die Funktion zu behindern. Daraus resultiert eine für den Prothesenhalt wichtige Ventilwirkung.

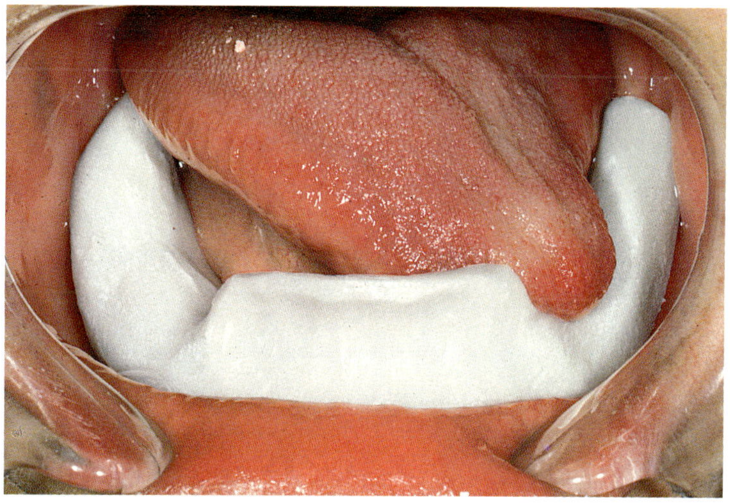

99 Funktionskontrolle
Der Löffel sollte jetzt bei normaler Zungen-, Lippen- und Wangenfunktion ruhig liegen bleiben.

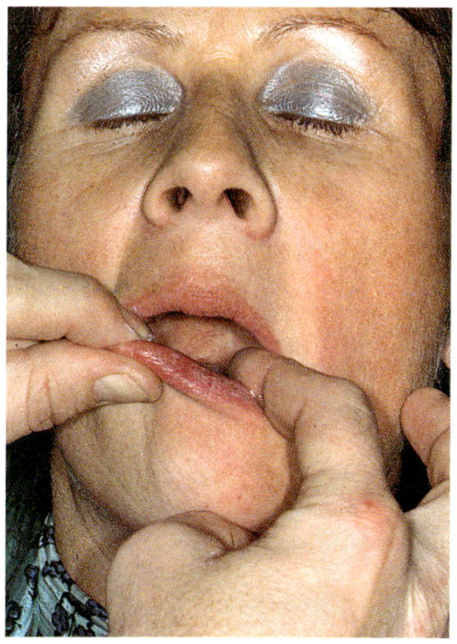

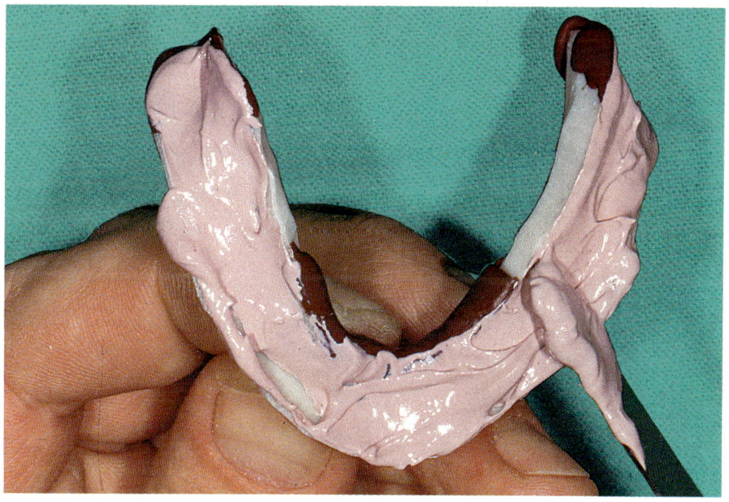

100 Abformpaste auftragen
Das Abformmaterial für den Unterkiefer soll eine höhere Viskosität aufweisen als dasjenige für den Oberkiefer (z. B. S. S. White Zinkoxid-Eugenol-Paste). Dadurch werden Schleimhautfalten längs dem Kieferkamm ausgestrichen.

101 Funktionen durchspielen
Bevor die Abformpaste aushärtet, werden die Wangenbandpassagen eingearbeitet, mit der Zunge die Unterlippe befeuchtet und der Mund kurz weit geöffnet. Anschließend wird der Unterkiefer in normaler vertikaler Dimension ruhig gehalten.

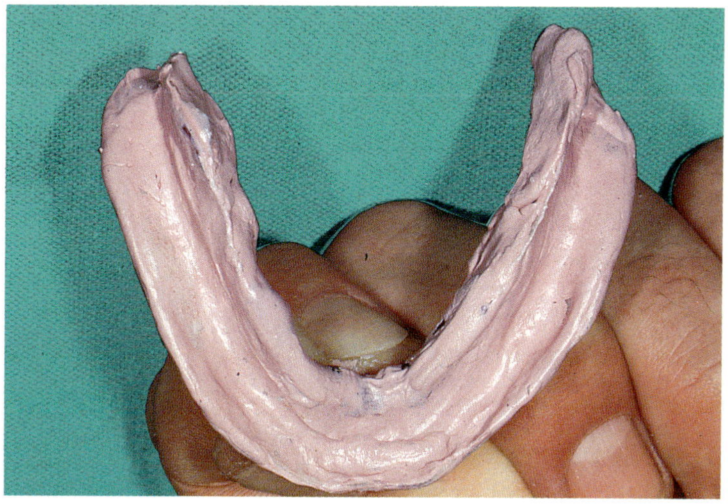

102 Fertige Unterkieferabformung mit Zinkoxid-Eugenol-Paste
Die Beurteilungskriterien sind die gleichen wie für den Oberkiefer.

Mukodynamische Abformung

Das Ziel der mukodynamischen Abformung im Unterkiefer, wie es von Beyeler u. Jahn (1964) beschrieben wurde, ist einerseits die Extension der Auflagefläche für die Prothesenbasis über die knöchern unterlegten Kammpartien hinaus in die von der Muskulatur bewegte Schleimhaut hinein, ohne daß dadurch die Funktion eingeschränkt oder der Halt der Prothese gefährdet würde. Andererseits wird die optimale Ausnützung des sublingualen und paralingualen Raumes angestrebt, um einen wirksamen Ventilrand zu erreichen. Entscheidend ist dabei, daß die Basiserweiterung in diesen beiden Bereichen ausschließlich durch die Funktion während des Abformens begrenzt wird.
Voraussetzungen für die definitive funktionelle Abformung sind ein individueller Löffel, der aufgrund der funktionellen Situationsabformung hergestellt wurde (s. S. 20 u. 24), und ein Abformmaterial, das sowohl ein hohes Fließvermögen wie eine gute Standfestigkeit zeigt und dessen Konsistenz auf die jeweilige gegebene Tonuslage der Muskulatur abgestimmt werden kann.
Der *individuelle Löffel* muß so dimensioniert sein, daß es gelingt, ihn auch über einem stark atrophischen Kieferkamm während den Funktionsbewegungen ohne Verschiebung festzuhalten.
Die reversibel thermoplastische *Abformmasse* „Ex-3-N“ (Meist) besitzt bei Mundtemperatur das geforderte hohe Fließvermögen und gleichzeitig eine gute Standfestigkeit. Ihre zähfließende Konsistenz kann durch Zugabe einer Weichhalteflüssigkeit auf die gegebene Tonuslage der Muskulatur abgestimmt werden. Der Zeitpunkt ihres Erhärtens kann durch Abkühlen mit kaltem Wasser willkürlich gewählt werden.

Um die funktionsarmen, aber prothetisch nutzbaren Randgebiete zuverlässig erfassen und abformen zu können, wird bei starkem Tonus und straffer Schleimhaut die zähfließende Masse aufgetragen, während bei schwachem Muskeltonus und schlaffer Schleimhaut mit stark unterschiedlicher Kompressibilität die Abformmasse entsprechend leichter fließend gemacht wird.
Für die *Abformung* wird der individuelle Löffel mit Ex-3-N-Masse beschickt, gut auf den Kiefer adaptiert und dann während den Funktionsbewegungen unter gleichmäßigem leichtem Druck auf den Kieferkamm gehalten.
Die *Funktionsbewegungen* sind: Mund weit öffnen und schließen, Zunge nach rechts und links bewegen wie zum Befeuchten der Lippen, Saugen und Schlucken und mimische Bewegungen wie „Kußmündchen“ etc. Es ist jederzeit möglich, den Grad und die Qualität der Abformung zu kontrollieren und gegebenenfalls zu korrigieren. Wenn die gesamte Oberfläche glatt und die Funktionsränder bukkal und lingual bis zur äußersten Zirkumferenz faltenlos ausgeformt sind, ist die Abformung beendet.
Als *Vorteile* der hier dargestellten mukodynamischen Abformung können der geringe Zeitaufwand bei der Eingliederung der fertigen Prothese – die Funktionsränder sollten nicht nachgearbeitet werden müssen – und das für den Patienten von Anfang an angenehme Tragen der Prothesen angesehen werden.
Als *nachteilig* kann sich eine allfällige Überextension der Prothesenränder auswirken. Diese kann bereits bei der funktionellen Situationsabformung (vgl. S. 20 ff.) vorgegeben werden, wenn zuviel Abformmasse verwendet wird. Der individuelle Löffel wird dadurch gegen die Randzonen hin zu weit, was sich mit der Zweit-

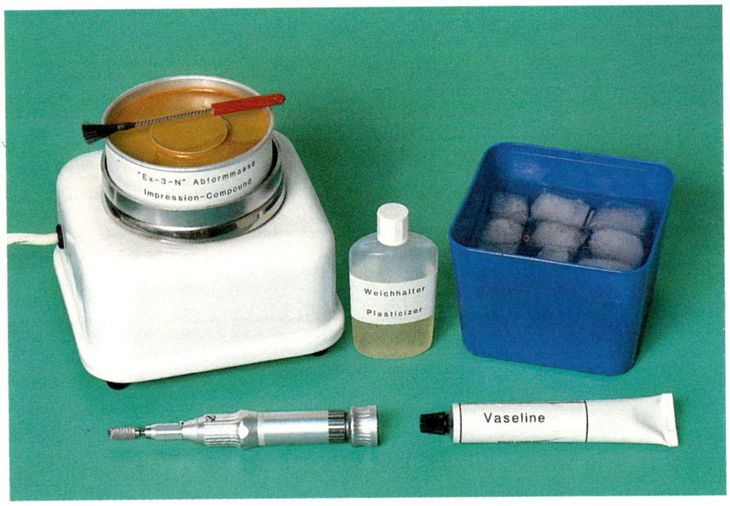

103 Material und Instrumentarium für die Zweitabformung mit thermoplastischem Material
Für die mukodynamische Abformung werden bereitgestellt:
- thermoplastische Masse (Ex-3-N),
- Weichmacher (Silikonöl),
- Elektro-Rechaud mit Thermostat,
- Eiswasser,
- Handstück mit Fräsen.

abformung kaum korrigieren läßt. In der Folge liegt die fertige Prothesenbasis in den Randzonen dem knöchernen Kammprofil nur ungenau auf. Die Druckübertragung wird hauptsächlich auf die Firstlinie des Alveolarkammes konzentriert, wo kaum eine kortikale Verstärkung des Knochens vorhanden ist. Der Abbau des Kieferkammes kann beschleunigt werden.

Eine *Indikation* hat die mukodynamische Abformung beim atrophisch flachen Unterkiefer, wo durch funktionelle Ausformung der Prothesenbasis eine gute Lagesicherung der Prothese erreicht werden kann.

Am gleichen Unterkiefer, an dem die Erstabformung mit thermoplastischem Material (HM) gezeigt wurde (s. S. 19), wird die mukodynamische Zweitabformung durchgeführt.

Die Form des Kieferkammes ließe ohne weiteres auch eine mukostatische Abformung mit Zinkoxid-Eugenol-Paste zu. Es wurde jedoch kein speziell schwieriger Fall gewählt, damit das klassische Vorgehen deutlich gezeigt und das Resultat mit der mukostatischen Abformung verglichen werden kann.

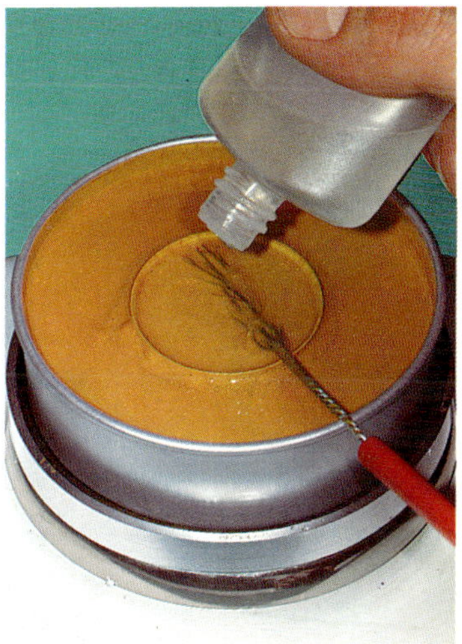

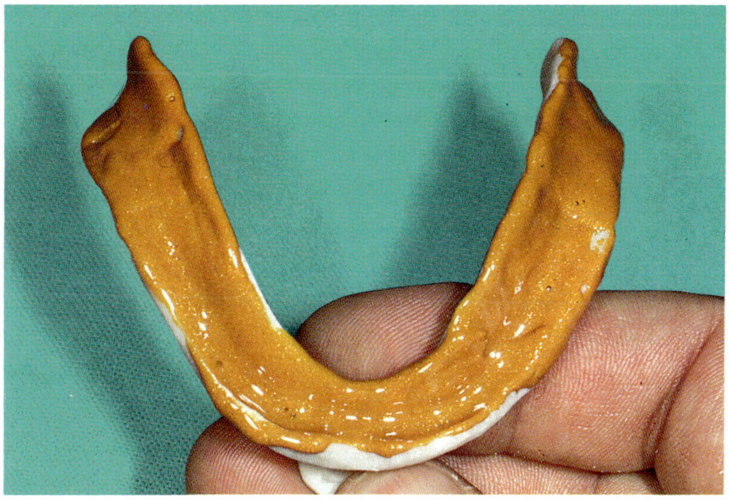

Abformung des Unterkiefers mit thermoplastischem Material

104 Vorbereiten der Abformung
Die Ex-3-N-Masse wird im inneren Teil des Pfännchens mit 3–5 Tropfen Silikonöl verdünnt. Je kräftiger der Muskeltonus ist, desto weniger Verdünner wird zugegeben.
Eine erste Schicht wird auf den Löffel aufgetragen.

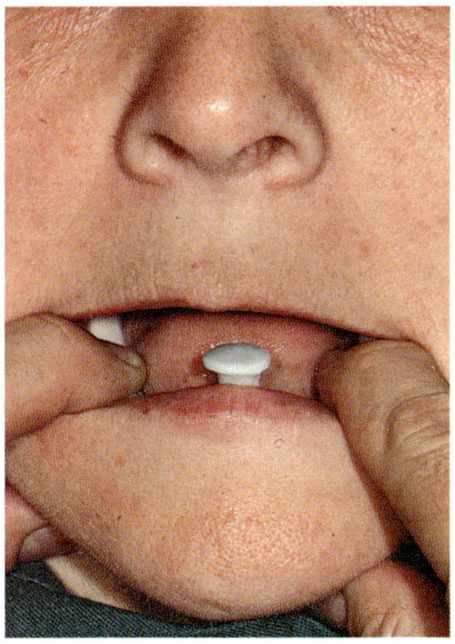

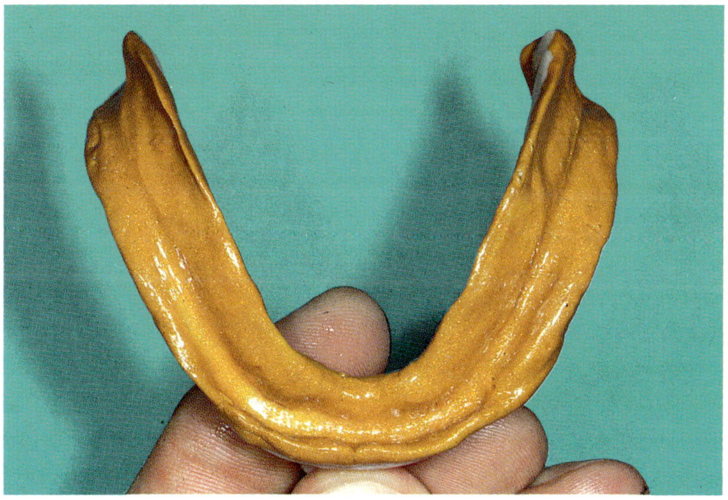

105 Erste Oberflächenabformung
Der Löffel wird im Munde zentriert auf den Kieferkamm gebracht. (Dieser individuelle Löffel hat eine andere, ebenfalls zweckmäßige Grifform, die es erlaubt, auch mit vaselinierten Fingern den Löffel sicher zu führen.)

106 Kontrolle der Zentrierung
Nach der ersten Oberflächenabformung zeigt sich, wo noch mehr Masse aufgebracht werden muß, z. B. paralingual und im Vestibulum beidseits.

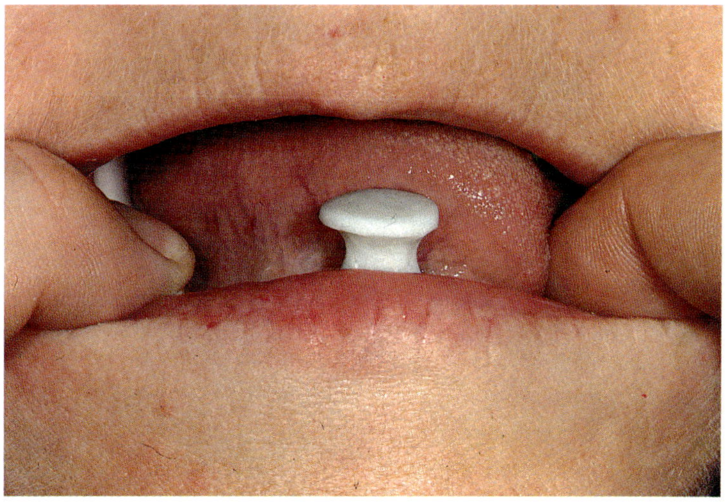

107 Erste Funktionsabformung
Mit der Zunge werden Bewegungen nach vorne, rechts und links ausgeführt.

108 Funktionsabformung
Mit gezielter Abformung der Wangenfalten und des Vestibulums *durch den Zahnarzt* einerseits und kontrolliert-dosierten Bewegungen *durch den Patienten* anderseits (Saugbewegung) wird der Funktionsrand ausgearbeitet.

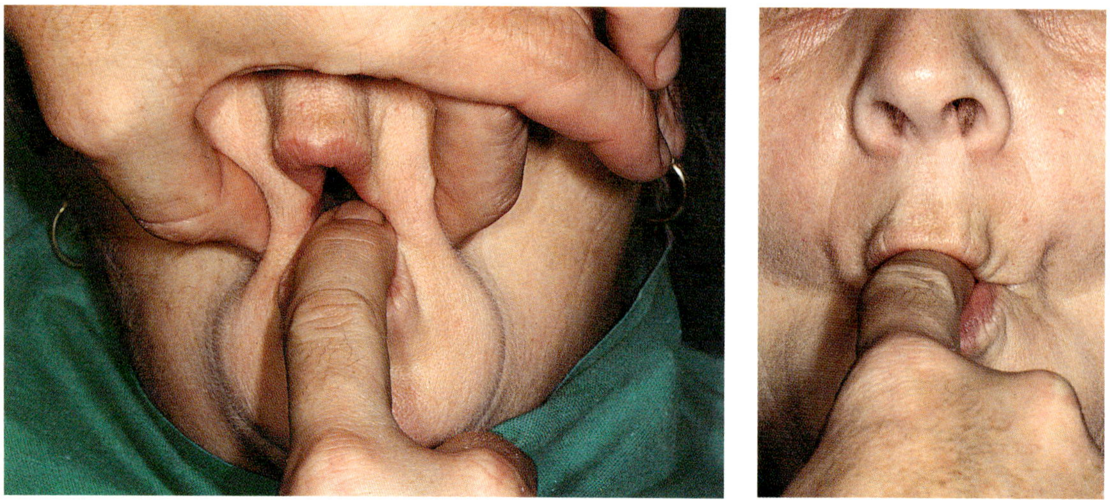

109 Kontrollieren
Eine Zwischenkontrolle zeigt, daß an einer Stelle noch zu wenig Material aufgetragen ist, sog. Minusstelle, und an einer anderen Stelle der Löffel durchdrückt, sog. Plusstelle.

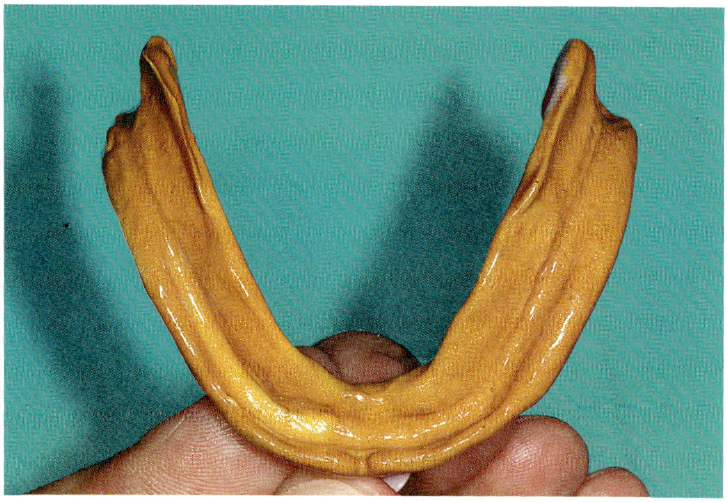

110 Korrigieren
Die Minusstellen (–) werden durch Auftragen von mehr Abformmasse korrigiert.

Die Plusstellen (+) werden durch Ausschleifen des Löffels und erneutes Auftragen von Abformmasse verbessert (vgl. auch Abb. 114).

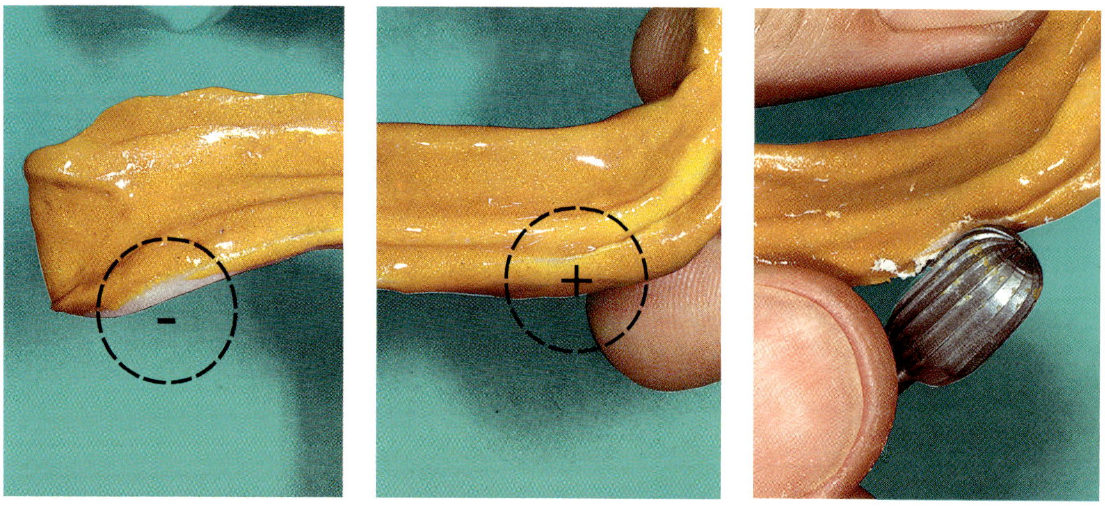

111 Wiederholen der funktionellen Bewegungen
Nach erneutem Auftragen von Abformmasse werden die funktionellen Bewegungen, wie sie in den Abb. 107 und 108 gezeigt werden, nochmals wiederholt.

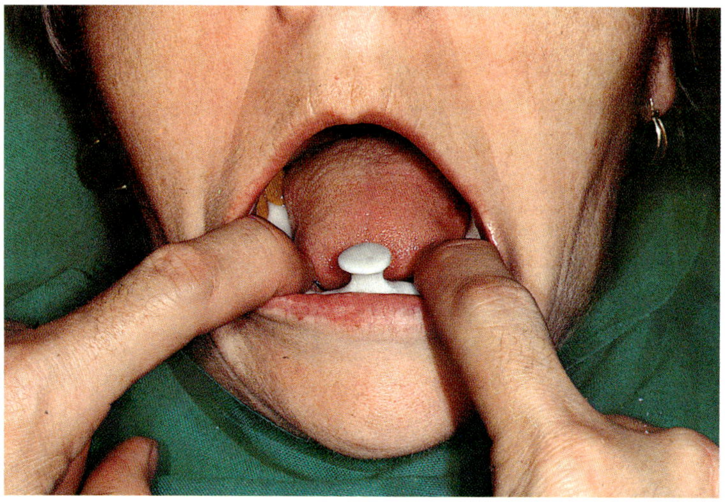

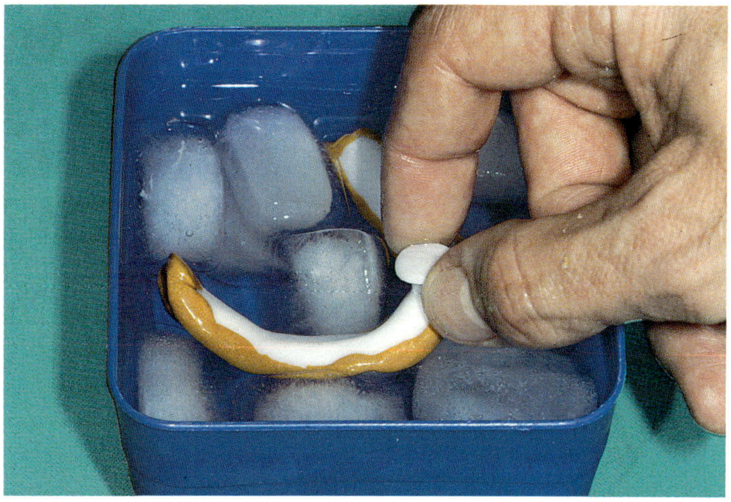

112 Auskühlen
Ist die Abformung nach den Korrekturen zufriedenstellend, wird der Abdruck gründlich ausgekühlt.

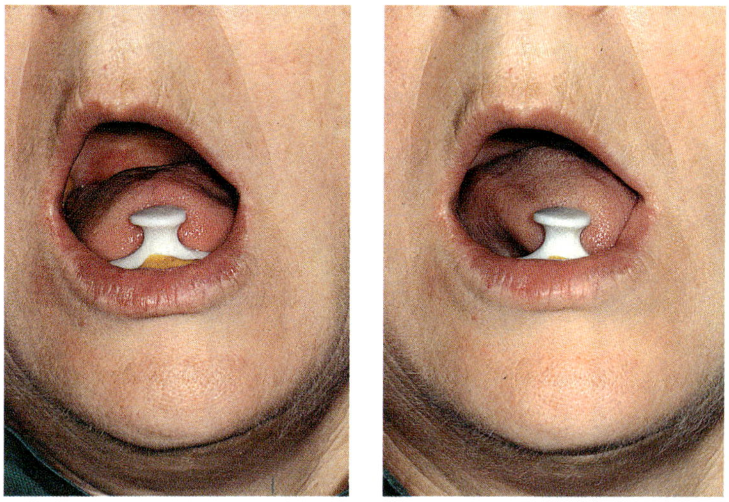

113 Funktionskontrolle
Alle funktionellen Bewegungen werden zur Kontrolle des guten Sitzes des Abdrucks wiederholt. Der Abdruck muß dabei ruhig im Munde liegen bleiben.

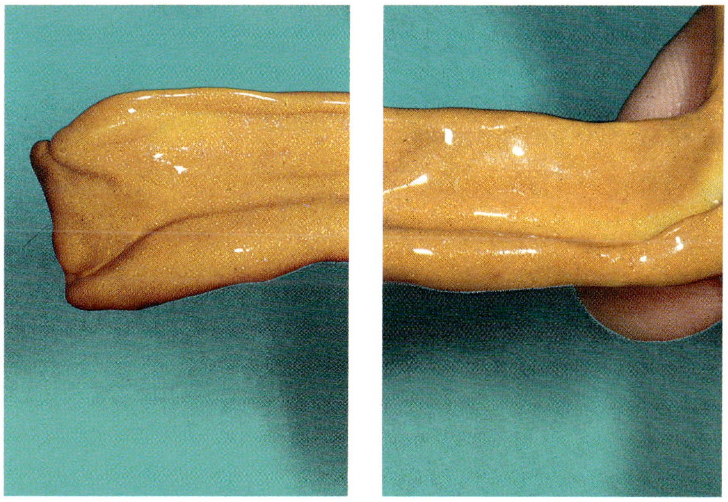

114 Plus- und Minusstellen korrigiert
Die Minusstelle (links) und die Plusstelle (rechts) sind nach der Korrektur sauber in die gesamte Abformung integriert (vgl. auch Abb. 110).

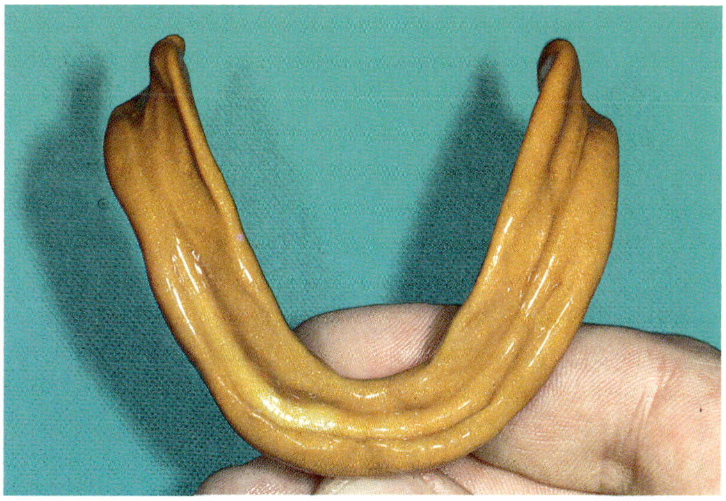

115 Der fertige Abdruck nach Abformung mit thermoplastischer Masse
Er zeigt eine ebenmäßige formgetreue Oberfläche mit schön gerundeten Funktionsrändern.

Herstellen der definitiven Modelle

Das definitive Modell (auch Arbeits- oder Meistermodell genannt) ist der form- und maßgetreue Abguß des zahnlosen Kiefers, den wir aufgrund der Zweitabformung erhalten. Die definitiven Modelle dienen als Grundlage für die weiteren Arbeitsschritte, zunächst für die Herstellung der Bißschablonen und schließlich für die Fertigstellung der Prothesen.

Prinzipielles zur Modellherstellung

Arbeitsmodelle für die Total- und Hybridprothetik müssen (mit Ausnahme der Erstmodelle für die Herstellung des individuellen Löffels), unabhängig von der Abformmethode, immer mit Hartgips und in einem Guß (also Kieferkamm und Modellbasis gleichzeitig) hergestellt werden.
Da es unter normalen Arbeitsbedingungen unmöglich ist, zwei oder gar mehrere qualitativ identische Gipsportionen anzumischen, zeigt jede der verschiedenen Portionen ein geringfügig anderes Dimensionsverhalten. Modelle, die aus mehreren Gipsschichten bestehen, sind daher der Beanspruchung durch die Wasseraufnahme und die Hitzeeinwirkung beim Ausbrühen des Wachses und dem Druck beim Pressen des Kunststoffs nicht gewachsen. Risse im Modell oder gar Trennung der einzelnen Schichten voneinander sind die Folge unsorgfältiger Modellherstellung und oft Ursache dafür, daß die fertige Prothese im Munde des Patienten „einfach nicht richtig passen will".
Die Härte des Modellgipses hängt u. a. vom Verhältnis Pulver zu Wasser, das für normalen Hartgips 3:1 beträgt, und von der Intensität des Anrührens ab. Die Verwendung eines Vakuum-Mischapparates und eines Vibrators erleichtern die Herstellung blasenfreier Modelle. Diese wiederum sind eine Voraussetzung für glatte, gewebeschonende Innenflächen der fertigen Prothesen.

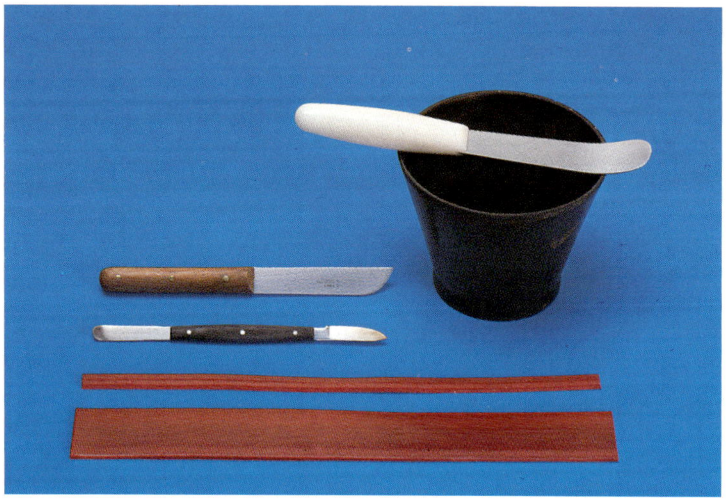

116 Material und Instrumentarium
Für die Herstellung der Modelle werden benötigt:
- Eiswasser (nach Abformung mit thermoplastischem Material),
- Wachsstangen (∅ 4–5 mm) und -manschetten (nach Abformung mit Zinkoxid-Eugenol),
- Wachsmesser,
- Hartgips,
- Gipsnapf und Spatel oder Vakuum-Mischapparat,
- Vibrator (nicht im Bild),
- Gipsmesser.

Modellherstellung nach Abformung mit thermoplastischem Material

Nach Abformung mit thermoplastischem Material muß der Abdruck im Eiswasserbad ins Labor gebracht, kühl gelagert und möglichst bald ausgegossen werden. Auch während der Abbindephase des Gipses muß mit Eiswasser gekühlt werden. Da der Abdruck durch jedes Erwärmen Schaden nehmen könnte, ist die klassische Modellherstellung mit einer Wachsmanschette nicht möglich. Das Modell wird also mit Hartgips und der gleichen Technik hergestellt, wie sie für das Erstmodell angewendet wurde.

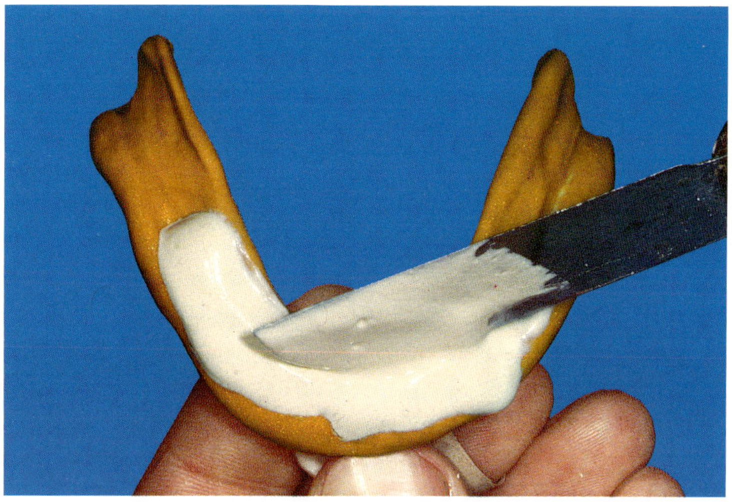

117 Abdruck in gut ausgekühltem Zustand mit Hartgips blasenfrei ausgießen
Die Verwendung eines Vibrators ist empfehlenswert.

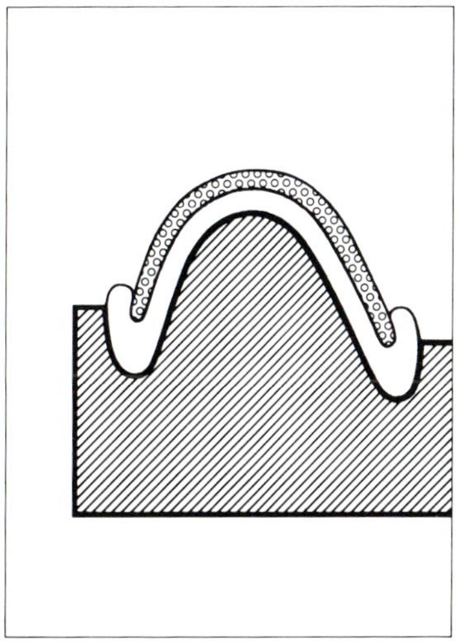

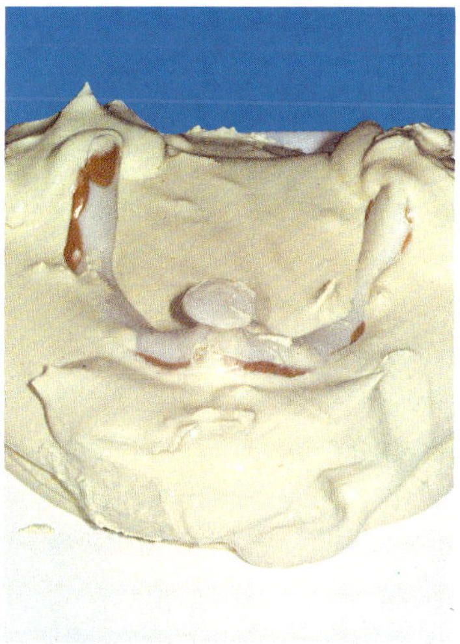

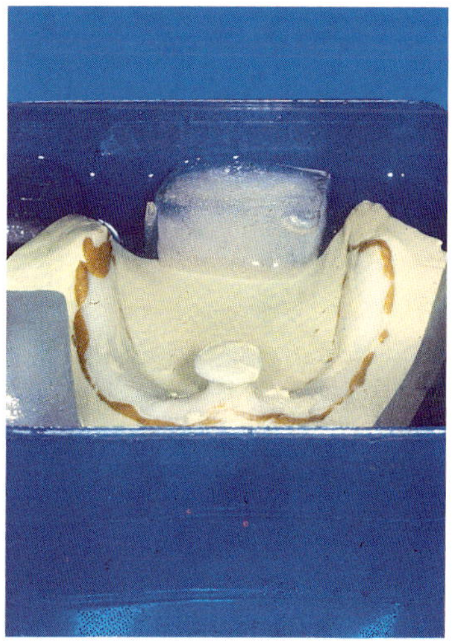

118 Modell und Sockel in ein und demselben Arbeitsgang herstellen und im Eiswasser kühlen
Hier wird besonders Wert darauf gelegt, daß *Modell und Sockel aus einem Stück* und nicht mehrschichtig aufgebaut sind.
Der Funktionsrand muß 2 mm über die größte Zirkumferenz hinaus von Gips umfaßt werden.
Noch bevor die exotherme Phase des Abbindens Körpertemperatur erreicht hat, muß in Eiswasser gekühlt werden.

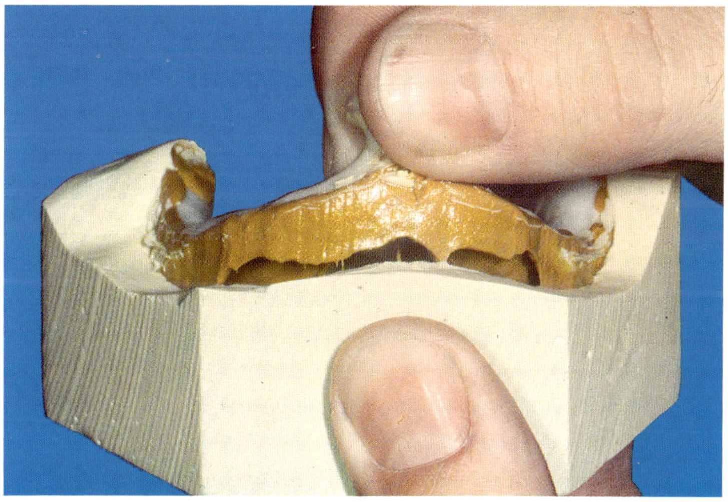

119 Löffel entfernen
Ist der Gips richtig erhärtet, kann der Löffel nach kurzer Erwärmung im Wasserbad mit dem größten Teil der Abformmasse abgehoben werden. Die restliche, auf dem Modell haftende Abformmasse wird mit einem Lösungsmittel entfernt.

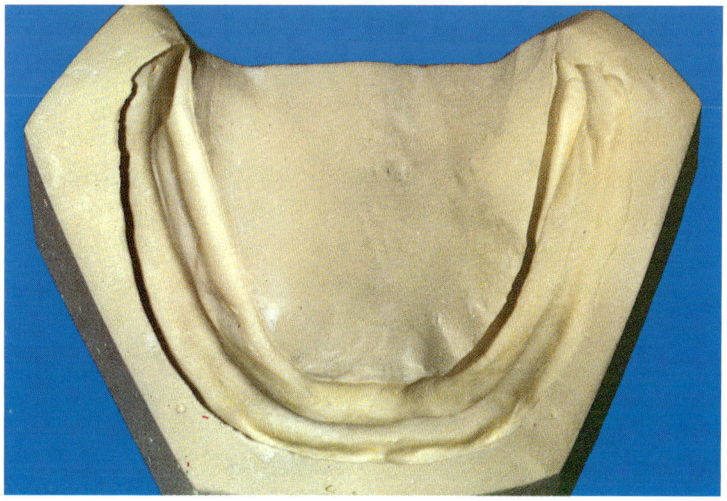

120 Fertiges Modell des Unterkiefers

Modellherstellung nach Abformung mit Zinkoxid-Eugenol

Der Zinkoxid-Eugenol-Abdruck läßt sich, im Gegensatz zum thermoplastischen Abdruck, mit einer Wachsmanschette versehen, die es erlaubt, das Modell unter optimalen Bedingungen in einem Guß herzustellen.

Durch das unterschiedliche Sedimentationsverhalten der verschiedenen Gipsanteile kann es an der Oberfläche der Gipsmasse zu einer minderwertigen Schicht kommen. Dies ist hier aber bedeutungslos, da es sich um die Unterseite des Modellsockels handelt, die beim Finieren des Modells mit dem Gipstrimmer entfernt wird.

121 Umranden des Oberkieferabdrucks
Wachsstangen werden unterhalb der größten Zirkumferenz des Abdrucks festgewachst, damit später ein mindestens 2 mm breiter Sockelrand entsteht.

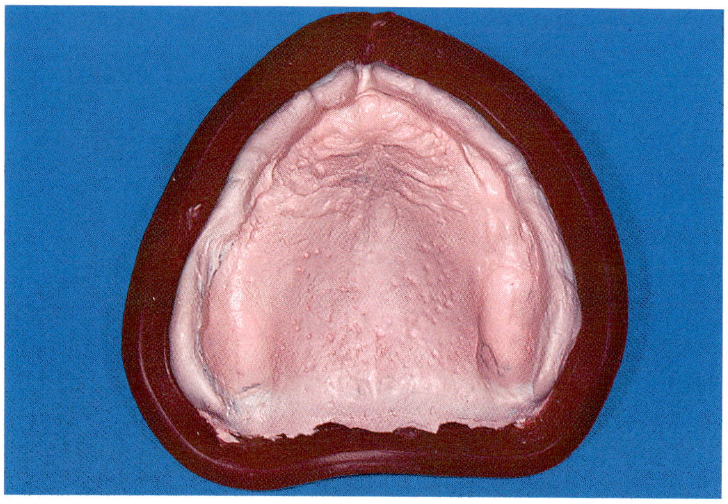

122 Ausblocken und Umranden des Unterkieferabdrucks
Der Unterkieferabdruck wird zusätzlich auf der lingualen Seite mit Wachsplatten ausgeblockt, so daß die Paralingualflügel später auf dem Modell als deutliche Rinnen erkennbar sind.

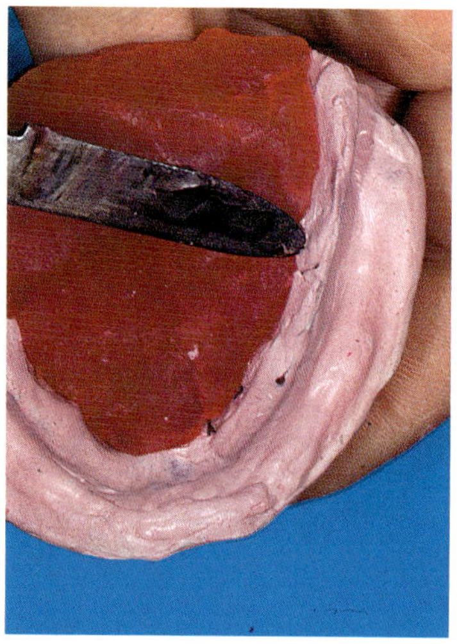

123 Umfassen mit Wachsmanschetten
Die dergestalt vorbereiteten Abdrücke werden rundum mit Wachsplatten manschettenförmig eingefaßt, so daß der Abdruck, mit seinem Hauptanteil horizontal ausgerichtet, sicher auf dem Labortisch steht. Der Abdruck wird von der Wachsmanschette um mindestens 10 mm überragt, damit die dünnste Stelle des Modells diese Schichtdicke hat.

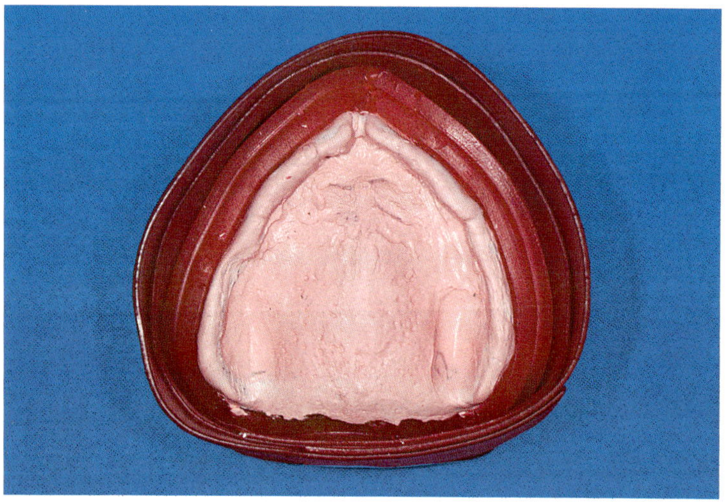

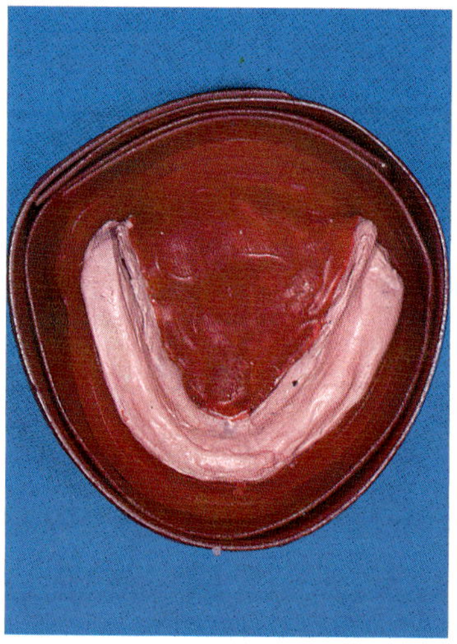

124 Ausgießen mit Hartgips
Abdruck und Manschette werden jetzt auf dem Vibrator mit blasenfreiem Hartgips sorgfältig ausgefüllt.

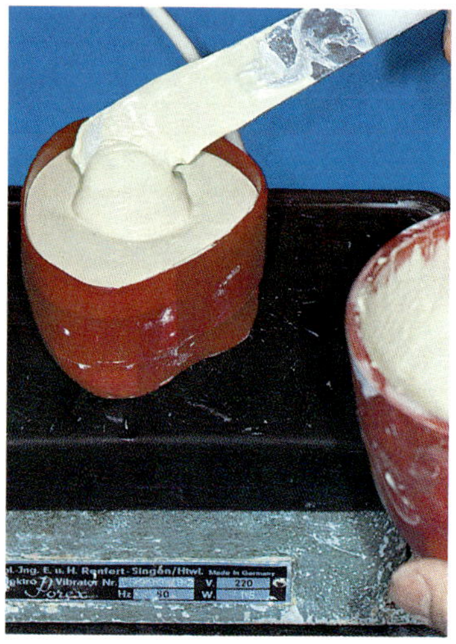

125 Querschnittzeichnung durch den ausgegossenen Abdruck
Die Wachsmanschette ist rot hervorgehoben. Der Abdrucklöffel ist punktiert dargestellt.

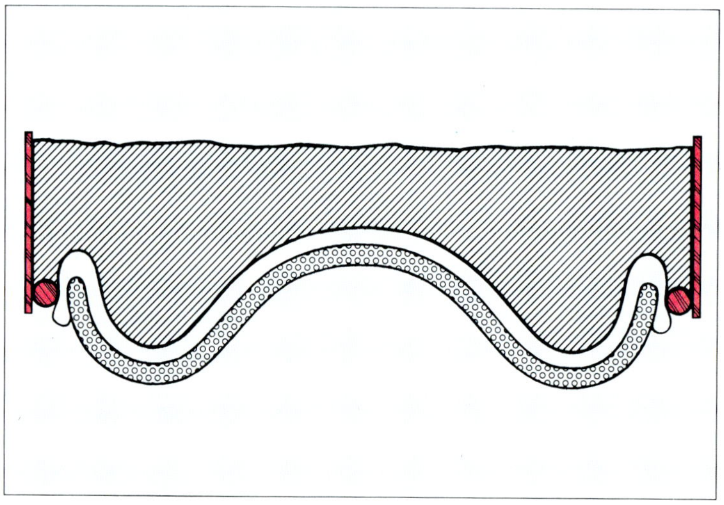

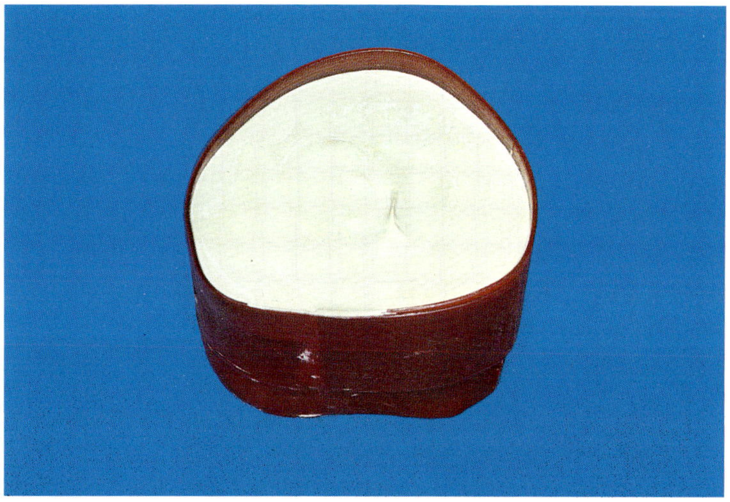

126 In einem Stück fertig ausgegossener Abdruck

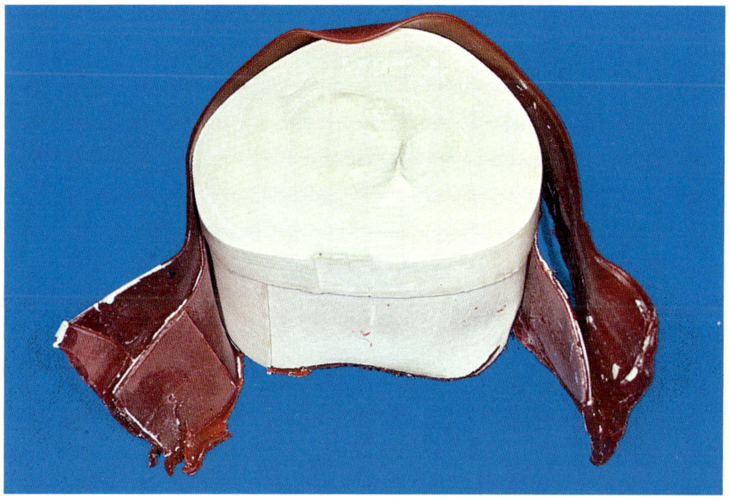

127 Entfernen der Wachsmanschette

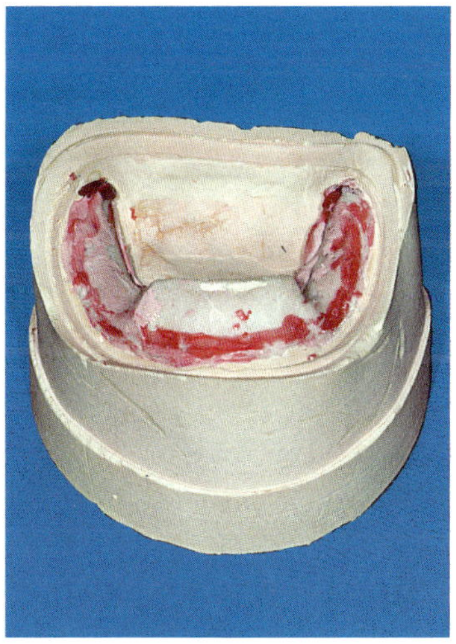

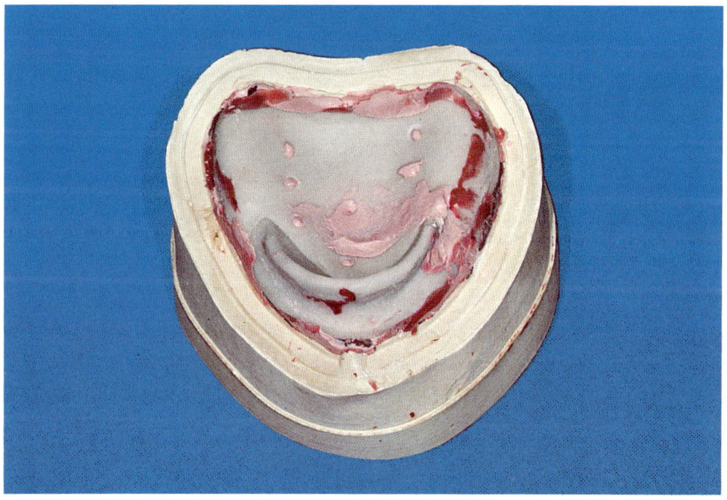

128 Vor dem Entfernen der Abdrucklöffel

Damit der Abdrucklöffel ohne Beschädigung des Modells entfernt werden kann, muß beim Vorhandensein untersichgehender Stellen der Funktionsrand (aus thermoplastischer Kompositionsmasse) im Wasserbad oder über der Flamme erwärmt werden.

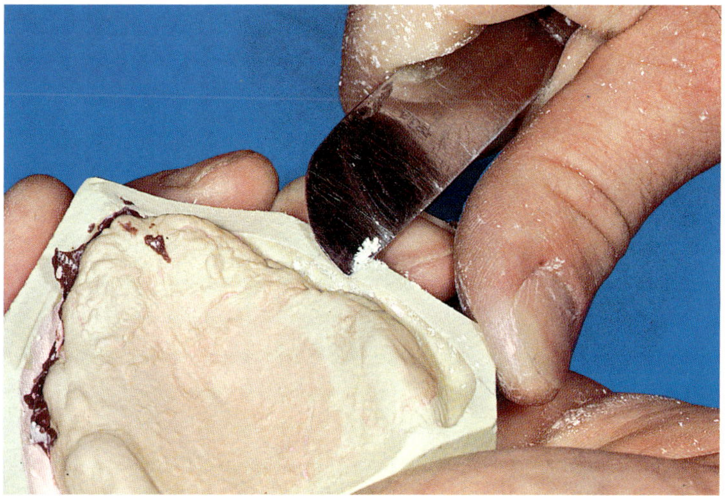

129 Modellrand finieren

Die Modelle werden auf handliche Maße getrimmt.

Zurückgebliebenes Abformmaterial kann problemlos mit einem Modellierinstrument (z. B. Le Cron) entfernt werden.

Herstellen der Bißschablonen

Die Bißschablonen müssen formstabil sein. Diese Forderung ist bei *guten* Kammverhältnissen am einfachsten mit einer dünnen Schellackplatte zu erfüllen, die mit dem Bunsenbrenner auf dem Modell adaptiert und mit einer Drahteinlage verstärkt wird.
Bei *schwierigen* Kammverhältnissen empfiehlt es sich, nicht mit Schellack, sondern mit einer Platte aus Kaltpolymerisat oder bereits mit der definitiven *Kunststoffbasis* zu arbeiten.

Die Wachswälle, aus rosa Wachsplatten (d. h. Wachs, das bei Mundtemperatur eine gute Festigkeit aufweist) geformt, werden nach den Angaben McGranes (vgl. S. 46, Abb. 131 u. 134) oder deren Modifikation mit dem Wachswallformer (rim former) zugerichtet. Auf diese Weise im Labor vorbereitete Bißschablonen ersparen dem Zahnarzt viel Arbeit bei der Bißnahme.

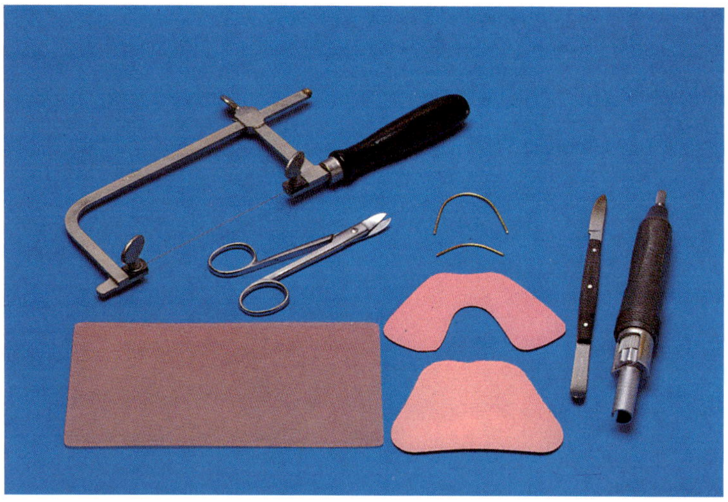

130 Material und Instrumentarium
- Schellackplatten für Ober- und Unterkiefer,
- Draht (Messing ∅ 1,5 mm),
- rosa Wachsplatten,
- Wachsmesser,
- Sägebogen oder Kronenschere,
- Handstück mit Fräsen.

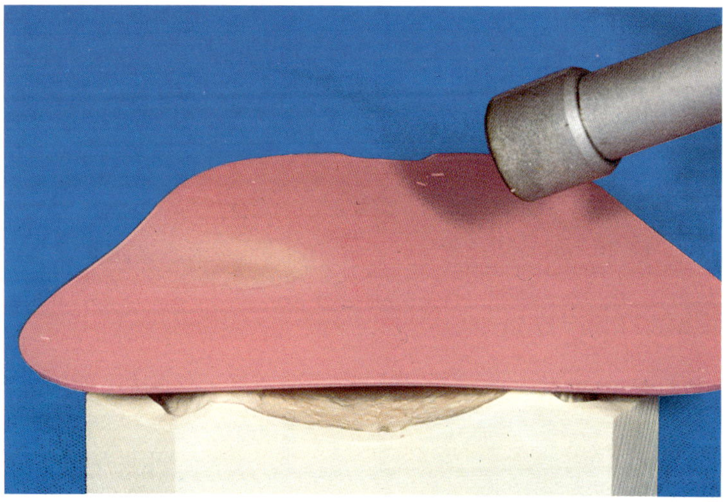

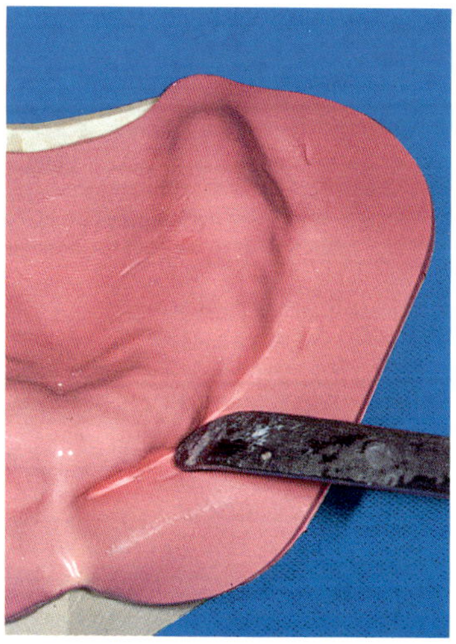

131 Schellackplatte mit dem Bunsenbrenner weichmachen

132 Mit Radiergummi oder Wachsmesser bis in die Umschlagfalte sauber adaptieren

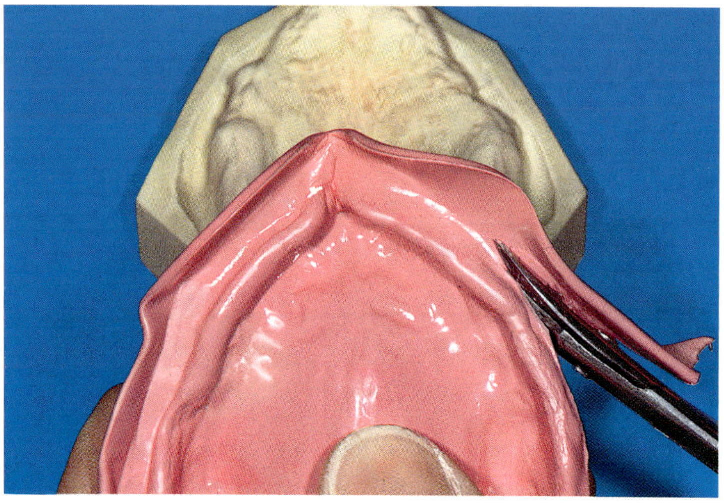

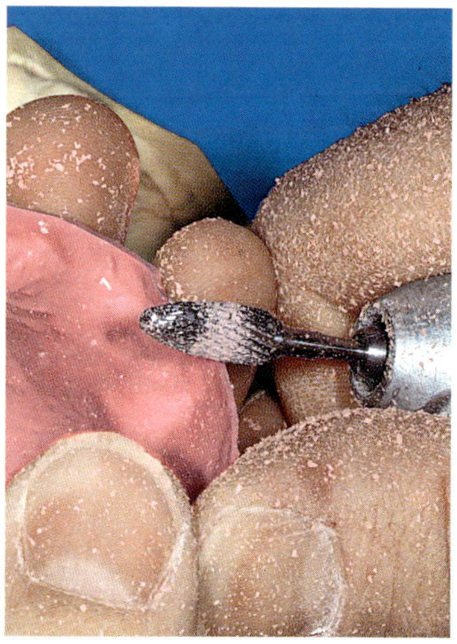

133 Überschuß mit Säge oder Kronenschere wegschneiden

134 Rand finieren

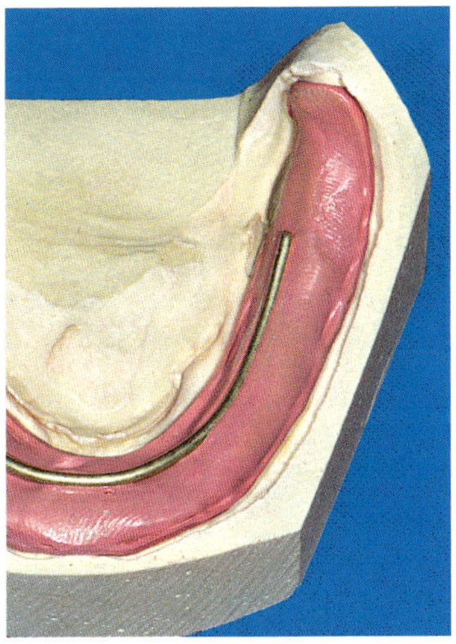

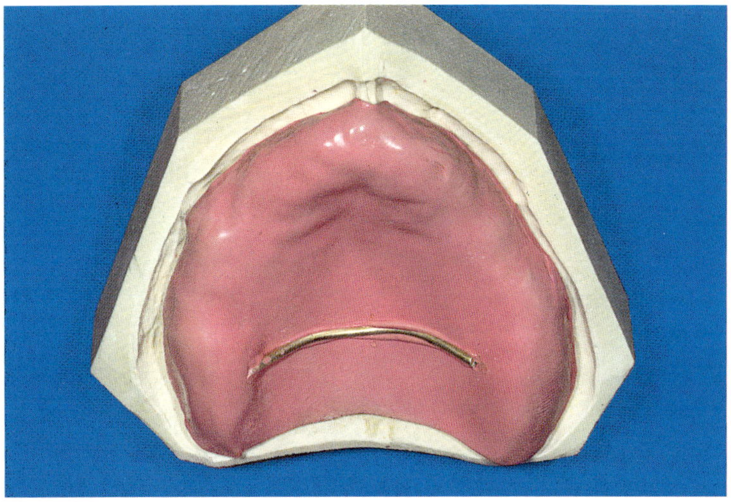

135 Verstärkungsdraht einlegen

Im hinteren Drittel der Oberkieferplatte wird ein Verstärkungsdraht aus Messing (∅ 1,5 mm) durch kurzes Erhitzen eingeschmolzen, um der Schellackplatte mehr Stabilität zu geben.

Auf der Unterkieferplatte wird der Verstärkungsdraht lingual der Kammitte des Alveolarfortsatzes eingelegt, um das Aufstellen der Zähne nicht zu erschweren.

Die Zungenfunktion darf bei der Sprechprobe (vgl. S. 47 u. 91) durch den Draht nicht behindert werden.

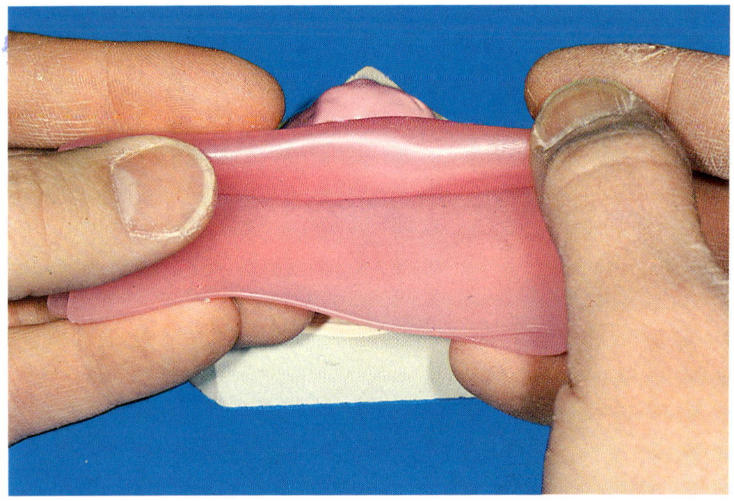

136 Wachswall formen

Eine rosa Wachsplatte wird zu einer Rolle geformt und diese auf der Kammitte angewachst.

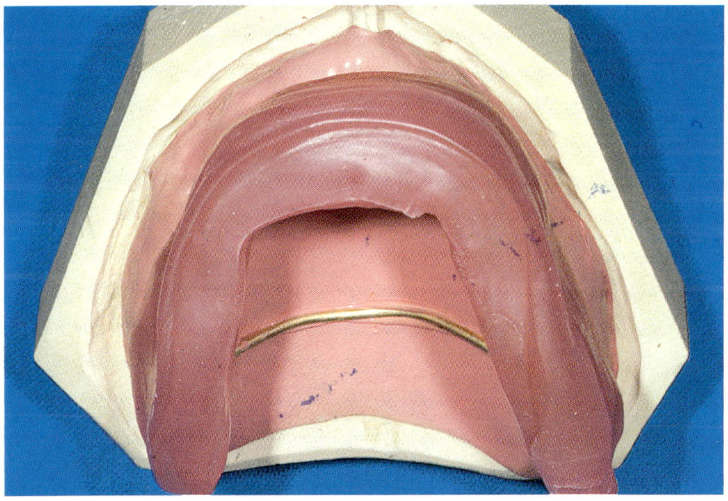

137 Rohform des Wachswalls

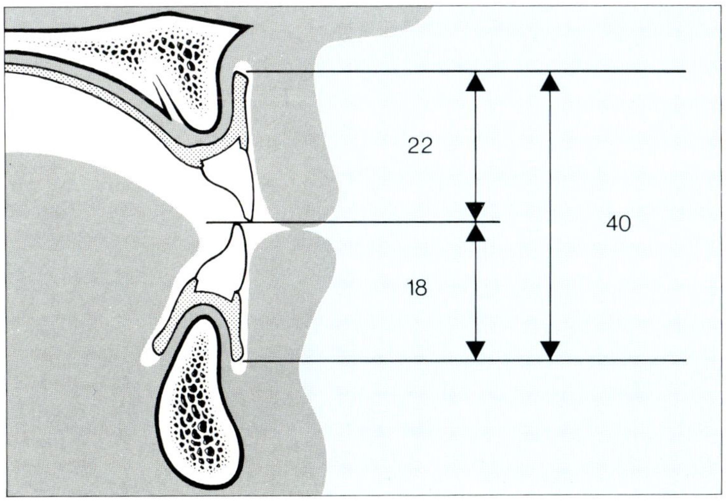

138 Vertikale Dimension nach *McGrane*

Nach *McGrane* wird der obere Wachswall mit einer Höhe von 22 mm, gemessen von der höchsten Stelle der Umschlagfalte neben dem Lippenbändchen bis zur unteren Kante des Wachswalls, aufgebaut.

Der untere Wachswall hat eine Höhe von 18 mm, gemessen von der tiefsten Stelle der Umschlagfalte neben dem Lippenbändchen.

Diese Maße mit einer Gesamthöhe von 40 mm gelten für den nordamerikanischen Langschädel.

139 Modifikation
Für unsere Breitengrade hat sich die Faustregel bewährt: Bei einer Gesamthöhe von weniger als 40 mm soll der obere Wachswall ungefähr 20 mm hoch und der untere Wachswall weniger als 20 mm hoch sein.

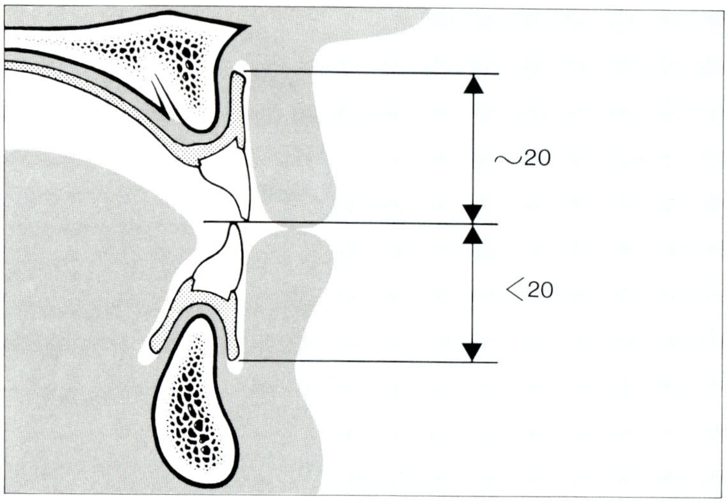

140 Zurichten des Wachswalls
Der über der Flamme erwärmte Wachswallformer wird so auf den Wachswall gepreßt, daß sein erhöhter Rand (5 mm) direkt hinter den Tubera auf dem Modell abgestützt ist. So wird nun Wachs abgeschmolzen, bis eine Gesamthöhe des Walls von der Umschlagfalte bis zur Wachswallkante von ca. 20 mm resultiert.

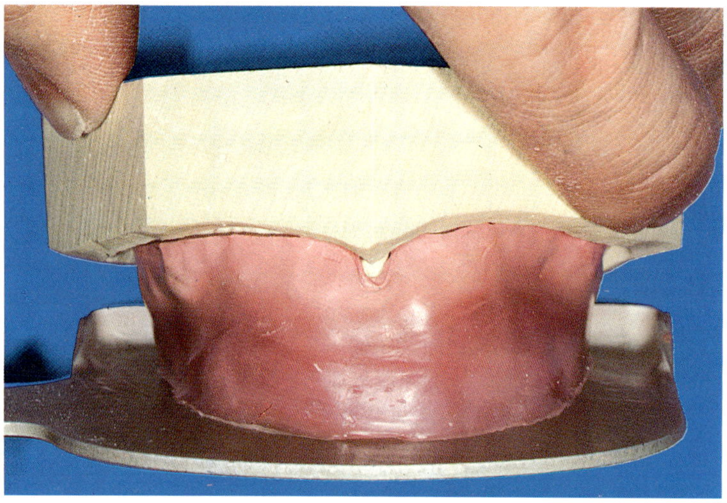

141 Wachswallformer (rim former)

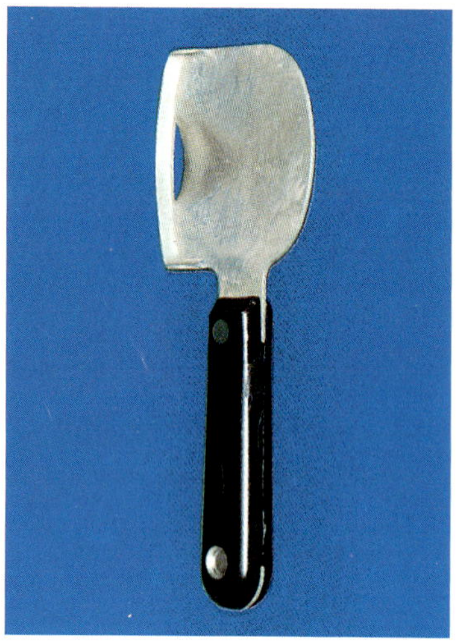

142 Fertige Oberkieferschablone

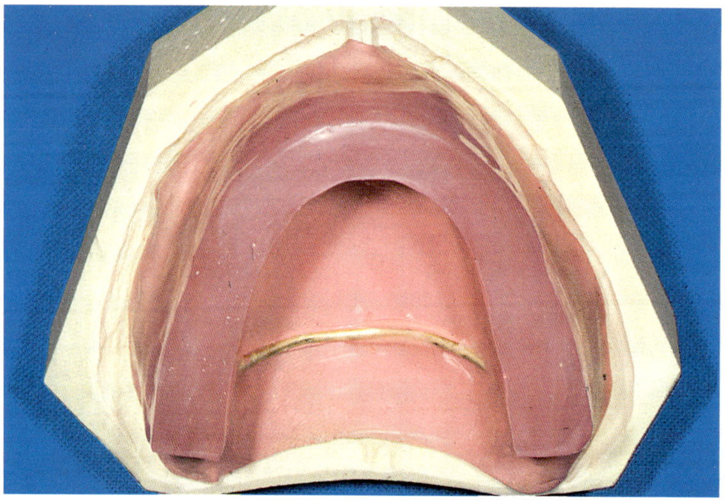

143 Fertige Unterkieferschablone
Für den Unterkiefer hat der Wachswall, gemessen von der Umschlagfalte, vorne eine Höhe von ca. 18 mm. Hinten läuft der Wachswall auf der Mitte der Trigona retromolares aus.

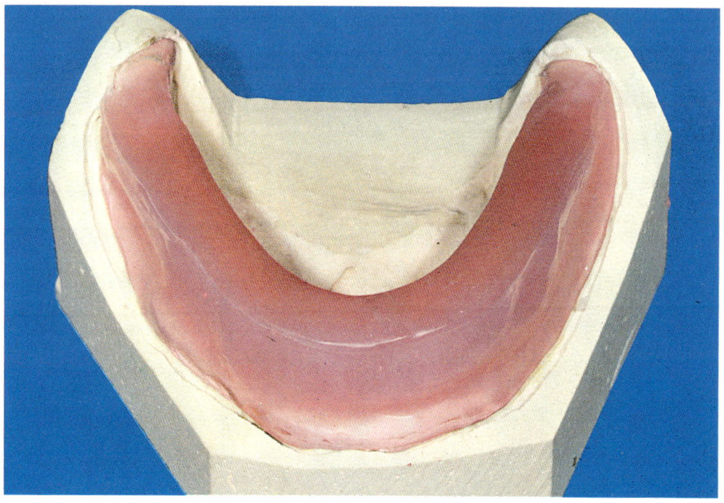

Bestimmung der intermaxillären Relation (Bißnahme)

Als physiologische Ausgangslage für die Rekonstruktion der Okklusion beim Zahnlosen kann diejenige Lage des Unterkiefers zum Oberkiefer akzeptiert werden, in der bei aufrechter Kopfhaltung und normalem Kieferabstand die beiden Gelenkköpfchen im Zentrum ihrer Gelenkgruben stehen.

Beim bezahnten Individuum kann die Lage des Unterkiefers zum Oberkiefer entweder von der Okklusion der Zähne (maximale Interkuspidation, IK, centric occlusion) oder von den Kiefergelenken her (Retrusionskontaktstellung, RK, centric relation) beschrieben werden. In maximaler Interkuspidation befindet sich der Unterkiefer in den meisten Fällen rund 1 mm anterior von der Retrusionskontaktstellung. In beiden Positionen ist die vertikale Dimension durch das Vorhandensein der Zähne gegeben. Beim Zahnlosen bleibt nur die gelenkbezügliche Definition der intermaxillären Relation. Gerber (1964) nennt sie die *gelenkbezügliche Zentrallage des Unterkiefers.* Die beiden Kondylen sollen im Zenit der Fossae glenoidales stehen. Die Gewebe in und um die Gelenkräume dürfen dabei weder traumatogen komprimiert noch distrahiert werden. Weil die vertikale Dimension nicht gegeben ist, muß sie individuell bestimmt werden.

Vertikale Relation

Die kontinuierlichen Veränderungen von Okklusionshöhe, Ruhelage und Interokklusalabstand sowie das Fehlen eindeutig determinierter und klinisch zugänglicher Bezugspunkte nach dem Verlust der Zähne erschweren die Bestimmung der vertikalen Kieferrelation beim Zahnlosen. Fehler sind entsprechend häufig und können zu Mißerfolg der prothetischen Versorgung führen.

Eine Möglichkeit zur Bestimmung der vertikalen Relation ist, von der *Ruhelage* auszugehen. Die Eignung der Ruhelage (Ruheschwebe) als Referenzlage ist nicht unbestritten, da sie nicht konstant ist und von vielen Faktoren wie Art, Tragdauer und Gestaltung der prothetischen Versorgung, Prothesenerfahrung usw. abhängt. Bißschablonen werden in der Ruhelage der Kiefer so eingestellt, daß zwischen den Wachswällen ein Abstand von 2–3 mm besteht. Die auf diese Weise bestimmte Okklusionshöhe wird durch eine Sprechprobe überprüft und nötigenfalls korrigiert. Der Interokklusalabstand beträgt zwar in der Regel etwa 2 mm, doch sind größere individuelle Abweichungen nicht selten. Das Einstellen der Okklusionshöhe mit Bißschablonen durch Deduktion aus der Ruhelage wird meistens anhand der Messung der Gesichtshöhe an Hautpunkten auf Nase und Kinn vorgenommen. Messungen an Hautpunkten sind jedoch unzuverlässig, da sich insbesondere die Markierung auf dem Kinn gegenüber der knöchernen Unterlage merklich verschieben kann. Sie zeigen daher in der Regel nur etwa den halben Betrag der tatsächlich stattfindenden intraoralen vertikalen Relationsänderung an.

Pound (1977) bestimmt die vertikale Relation über den *engsten Sprechabstand.* Nach seiner Ansicht ist die Lage des Unterkiefers beim Aussprechen des Lautes „S" ebenso determinier- und deduzierbar wie die terminale Scharnierachsenposition. Clemençon (1976) hat indessen bewiesen, daß der engste Sprechabstand durch Veränderungen des sogenannten S-Kanals beeinflußt werden kann (vgl. S. 91).

Die Bestimmung der vertikalen Relation durch die *Schluckbewegung,* die vor allem im angelsächsischen Bereich Anwendung findet, geht von der Annahme aus, daß der Unterkiefer beim Schlucken normalerweise durch Zahnkontakt gegen den Oberkiefer stabilisiert werde und danach in die Ruhelage zurückkehre. Nach dem Zahnverlust wird die ursprüngliche Unterkieferlage beim Schlucken als swallowing-level beibehalten. Es ist gezeigt worden, daß für die meisten Patienten über längere Zeit konstant und reproduzierbar eine solche Schlucklage festgestellt werden kann, und daß diese meist etwas niedriger oder gleich der Ruhelage ist. Timmer und Lytle haben 1964 unabhängig voneinander versucht, über das *neuromuskuläre Perzeptionsvermögen* des Patienten die vertikale Relation zu bestimmen. Es hat sich gezeigt, daß zahnlose Patienten in der Lage sind, mit einer anstelle von konventionellen Wachswällen auf den Bißschablonen montierten höhenregulierbaren Schraube eine individuelle bevorzugte Okklusionshöhe einzustellen. Diese ist allerdings keine genau determinierte Unterkieferlage, sondern eher eine Komfortzone von etwa 1 mm Höhe.

Vergleichende Untersuchungen haben keine Überlegenheit der einen gegenüber den anderen hier beschriebenen Methoden zur Bestimmung der vertikalen Relation ergeben.

Horizontale Relation

Die Zahl der zur Ermittlung der mandibulomaxillären Relation verwendeten Methoden und der zugehörigen, stützenden Theorien ist groß. Meist sind sie Ausdruck persönlicher Meinungen, die aufgrund der Beobachtungen klinischer Erfolge gebildet wurden. Die verschiedenen Methoden lassen sich drei prinzipiellen Gruppen zuordnen, nämlich 1. den statischen Relationsbestimmungen (checkbite), 2. den extra- und intraoralen grafischen Registrierungen und 3. den funktionellen Methoden.

An den Erfolgen, auf die jede der gebräuchlichen Bestimmungsmethoden hinweisen darf, ist keinesfalls zu zweifeln. Sie sind jedoch nicht unbedingt ein Beweis für die Richtigkeit der Methode, sondern vielmehr ein Zeichen der Anpassungsfähigkeit des Kausystems an veränderte Umstände.

Exakt reproduzierbare Aufzeichnungen von Unterkiefergrenzbewegungen sind möglich. Man muß sich hierbei aber bewußt sein, daß Exaktheit und Reproduzierbarkeit nicht identisch sind mit absoluter Korrektheit bezüglich der festzustellenden Unterkieferlage, weder in physiologischer noch in funktioneller Hinsicht. Bei der Ermittlung der Zentrallage am zahnlosen Patienten kommen je nach angewandter Methode neben der Geschicklichkeit des Zahnarztes und/oder der Mitarbeit des Patienten zusätzlich erschwerende Faktoren, wie die Kompressibilität der Gewebe, Stabilität der Registrierbasen, interalveoläre Beziehungen usw., mit ins Spiel.

Von Gysi (1908) kennen wir die extraorale Aufzeichnung des gotischen Bogens. Die hier gezeigte *intraorale grafische Registrierung* mit einem zentralen Stützstift geht auf McGrane (1944) zurück. Das von uns verwendete Instrumentarium wurde von Gerber entwickelt. Die Methode basiert auf der Überlegung, daß durch die Dreipunktabstützung – rechtes Kieferköpfchen, Stützstift, linkes Kieferköpfchen – bei Kieferschluß die Kondylen in ihren Fossae im höchsten Punkt zentriert werden.

Über den zentralen Stützstift werden die auftretenden Kräfte gleichmäßig auf die Schleimhautunterlage und die Kiefer verteilt.

Bei dieser Registriermethode führt der Patient seinen Unterkiefer selbst in die gelenkbezügliche Zentrallage. Der Zahnarzt soll nicht „Hand anlegen".

Die Spitze des Pfeilwinkels zeigt – gesunde Verhältnisse vorausgesetzt – die zentrale Relation des Unterkiefers zum Oberkiefer an. Aus dem Pfeilwinkelbild können Rückschlüsse auf die Funktion der Kiefergelenke und der Kaumuskulatur gezogen werden.

Eine sehr große Zunge kann die korrekte grafische Registrierung unmöglich machen. Auch haben alte oder behinderte Patienten oft Mühe, das gewünschte Resultat zu produzieren.

Neben der grafischen Registrierung können auch andere Methoden, wie die *statischen Relationsbestimmungen* (Wachsbiß, checkbite), zum gewünschten Ziel führen. Bei der sog. Handbißnahme müssen die Wachsschablonen äußerst sorgfältig eingepaßt werden, da sonst die Gefahr besteht, daß das tragende Schleimhautpolster nicht gleichmäßig belastet wird. Das kann zu Deviationen des Unterkiefers führen. Da der Zahnarzt im allgemeinen selbst „Hand anlegt", besteht außerdem die Gefahr, eine forcierte Unterkieferlage festzuhalten. Der Ungeübte verwendet also am besten eine grafische Registrierung mit zentralem Stützstift.

Die *funktionellen Methoden,* wie das Einzeichnen des Bewegungsfeldes in der Okklusionsebene usw., dienen im allgemeinen zur Übertragung der Bewegungsbahnen auf einen einstellbaren Artikulator.

Neben den klassischen Methoden zur Ermittlung der zentralen Relation als Bezugslage beim Zahnlosen soll hier noch ein Verfahren erwähnt werden, das durch unwillkürlichen, elektronisch stimulierten Kieferschluß „automatisch eine genaue und stets reproduzierbare Unterkieferposition" (myocentric, Jankelson) etablieren will. In der Praxis zeigen jedoch diese Registrierresultate eine große Streuung.

Infolge einer gewissen Unsicherheit, die bei allen Registriermethoden selbst unter guten Voraussetzungen besteht, ist es angezeigt, für Totalprothesen eine tolerante Okklusion aufzubauen, die in allen Richtungen ein hindernisfreies Gleiten der antagonistischen Zähne aufeinander gewährleistet.

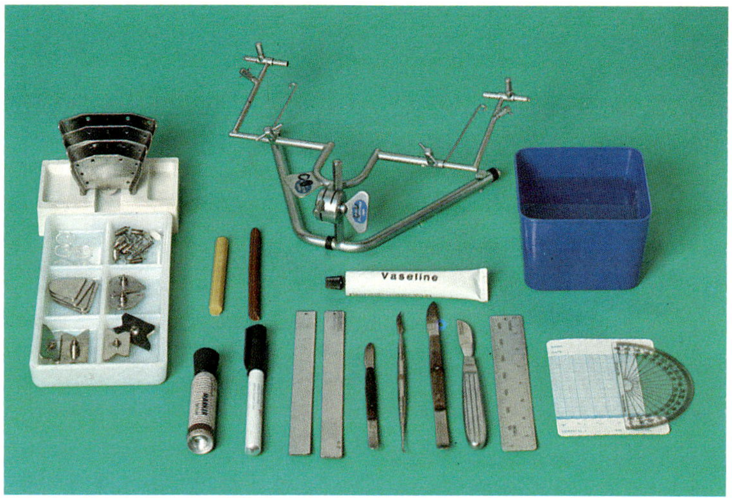

144 Material und Instrumentarium
Für die Bestimmung der intermaxillären Relation werden benötigt:
- 2 Parallelstäbe,
- Wachsmesser, Kerr-Messer,
- Alkoholbrenner,
- kaltes Wasser,
- *Gerber*-Registrierset (Gesichtsbogen, Übertragungsplatten, Stützstift, Registrierkarte),
- Kompositionsmasse in Stangenform und Klebwachs,
- Filzstift,
- Transporteur,
- rosa Gips zum Verschlüsseln.

Parallelisieren der Wachswälle zu den Bezugsebenen

Als Faustregel gilt, daß die Okklusionsebene parallel zur Ohr-Nasen-Ebene (Camper-Ebene), parallel zur Bipupillarlinie und auf Höhe der größten Zirkumferenz der Zunge liegen soll. Die Orientierung der zahnlosen Modelle im Artikulator richtet sich am besten nach diesen Bezugslinien. Bei Gesichtsasymmetrien muß unter Umständen zugunsten der Funktion oder der Ästhetik von dieser Regel abgewichen werden.

Der obere Wachswall wird zur Ohr-Nasen-Ebene und zur Bipupillarlinie parallel ausgerichtet. Der untere Wachswall wird zuerst auf die größte Zirkumferenz der Zunge (Zungenäquator) eingestellt. Es bereitet den Patienten oft Mühe, die Zunge in eine Ruheposition zu bringen, so daß die Lage der Okklusionsebene zum Zungenäquator – sie soll auf gleicher Höhe oder knapp darunter liegen – in Funktion beobachtet werden muß. Die nach McGrane vorbereiteten Wachswälle sind im allgemeinen bereits weit besser auf die Bezugsebenen ausgerichtet, als dies bei unserer Patientin augenfällig demonstriert wird. Auch die sogenannte Bißhöhe ist nicht weit von der gesuchten Dimension entfernt.

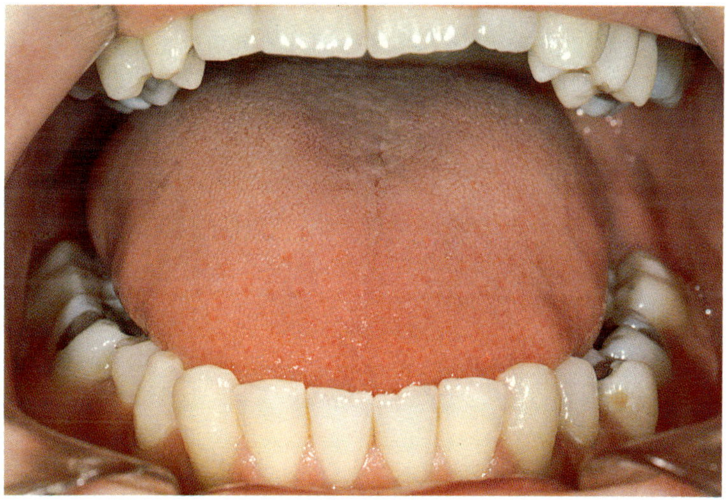

145 Lage der Zunge beim Bezahnten

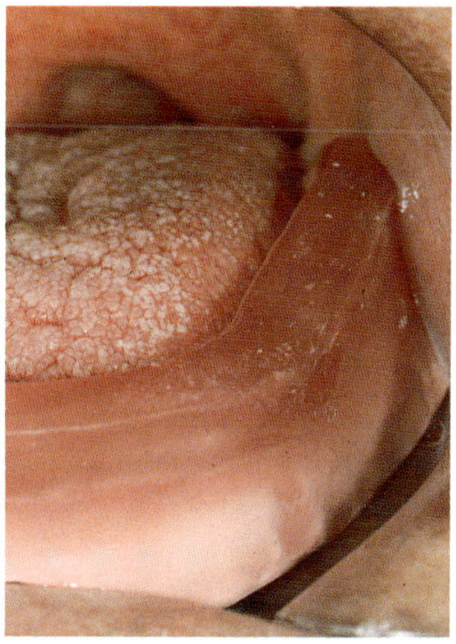

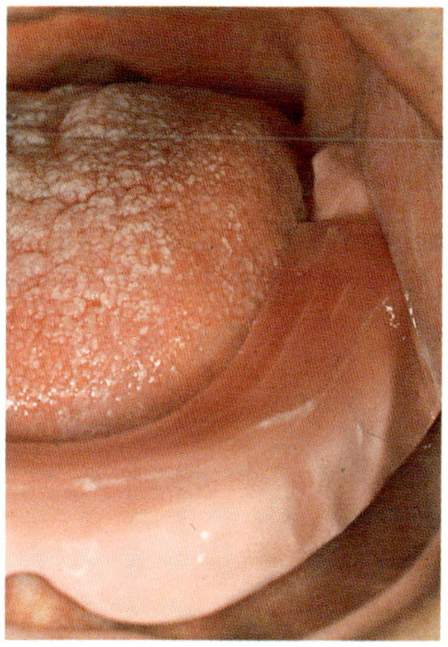

Einstellen der Bißwälle auf den Zungenäquator

146 Bißwall zu hoch (links)

147 Bißwall auf den Zungenäquator eingestellt (rechts)

148 Lage der Okklusionsebene
Die Okklusionsebene wird, wie die klinischen Bilder auf dieser Seite zeigen, parallel zur Ohr-Nasen-Ebene (links) und parallel zur Bipupillarlinie ausgerichtet (rechts).

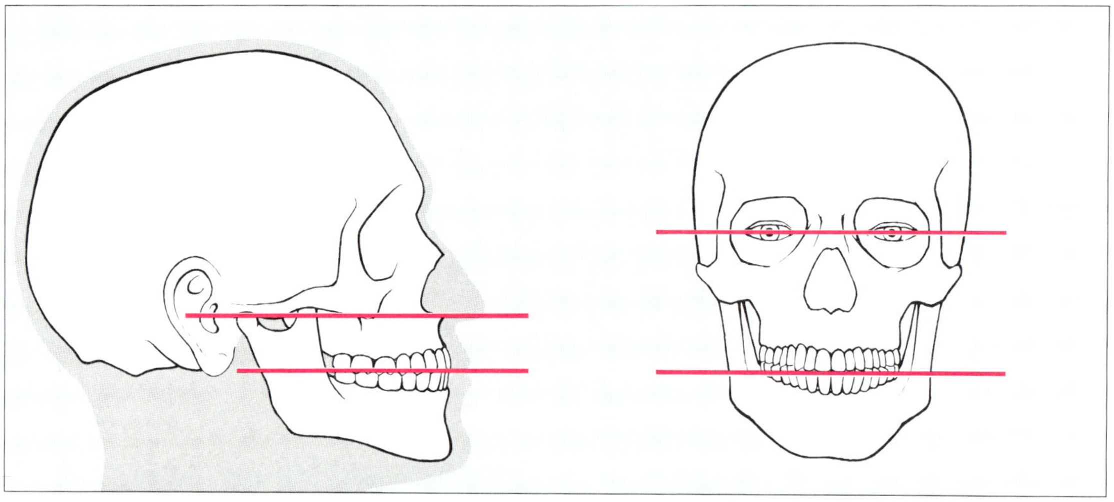

149 Ausgangslage mit Bißschablonen
Die vom Labor vorbereiteten Wachswälle korrespondieren noch nicht optimal mit den Bezugsebenen.

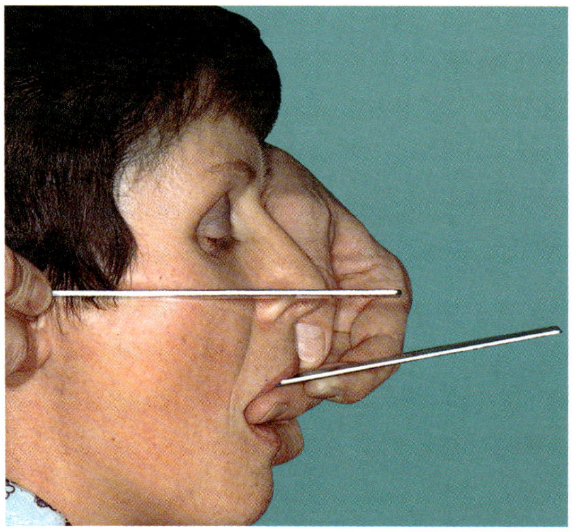

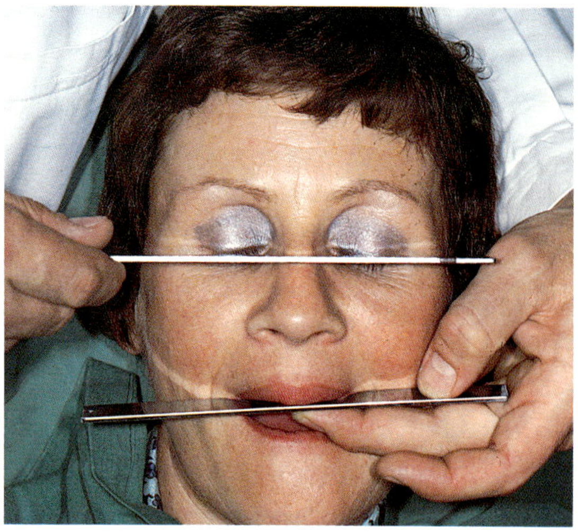

150 Wachswälle zu den Bezugsebenen parallelisiert

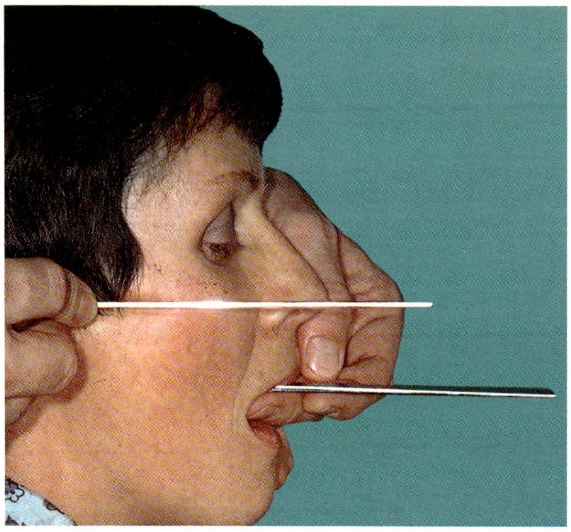

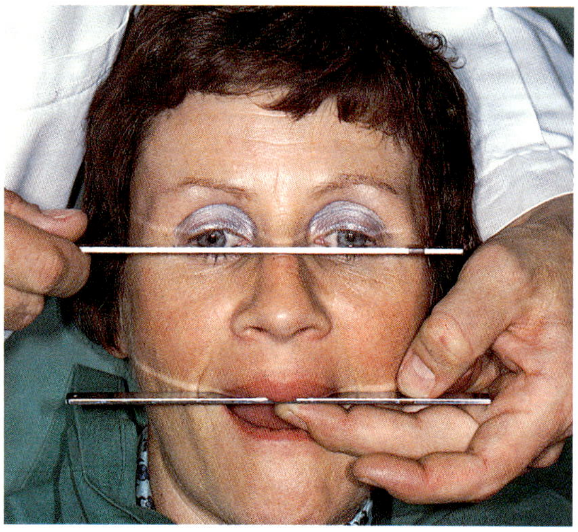

151 Fertig angepaßte Bißschablonen

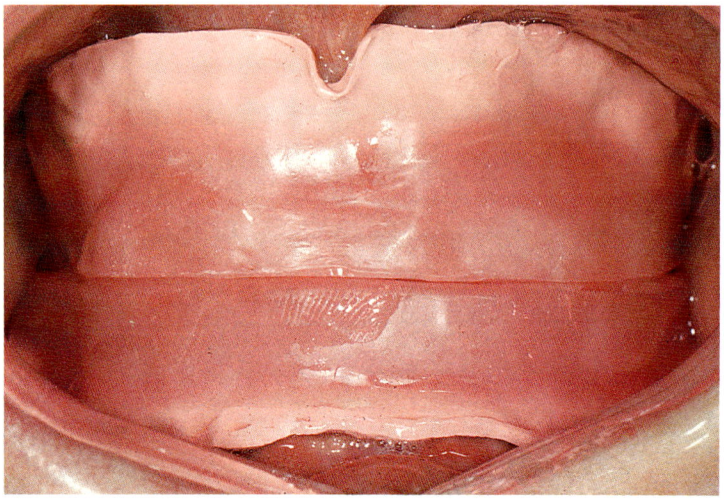

Bestimmung der vertikalen Dimension

Der Patient ist im allgemeinen wohl selbst am besten in der Lage, die Bißhöhe zu beurteilen. Er findet sie zu hoch, zu niedrig oder eben gerade richtig.
Der Zahnarzt muß verschiedene Kriterien zu Hilfe nehmen, um die vertikale Dimension annähernd festlegen zu können. Es sind anatomisch-morphologische Merkmale sowie funktionelle und ästhetische Komponenten, die berücksichtigt werden müssen. Die Gesichtsproportionen (s. S. 65) werden oft im Goldenen Schnitt gesucht. Wir halten uns an die etwa gleichmäßige Unterteilung von Kinn-Mund-Partie, Mittelgesicht und Stirn.
Die passiv breitbasig sich berührenden Lippen, wie sie z. B. beim Summen des Konsonanten M beobachtet werden können, sind ein wesentliches Kriterium; aus dieser Ruhelage heraus sollte der Patient noch etwa um zwei Millimeter zubeißen können (free-way space), ohne daß sich dabei Form und Lage der Lippe merklich verändern. Der engste Sprechabstand, bei dem sich die Frontzähne beim Zählen von eins bis zehn bei Zischlauten gerade nicht berühren sollen, kann erst bei der Gesamteinprobe (s. S. 85 ff.) als Kontrolle herangezogen werden.
In der Bestimmung der vertikalen Dimension gehen wir von der *Ruhelage* aus. Diese wird von verschiedenen Faktoren, wie z. B. dem emotionalen Zustand, der Kopf- und Körperhaltung und der Art und Form der prothetischen Versorgung beeinflußt. Es ist daher wichtig, daß die Bißnahme in einer ruhigen, entspannten Atmosphäre stattfindet. Der Patient soll aufrecht stehen oder ohne Benützung der Kopfstütze aufrecht sitzen und mit der für ihn normalen Kopfhaltung in die Ferne blicken. Die Bißschablonen müssen bereits als „Proforma-Prothesen“ bezüglich Zungen-, Lippen-, Wangenrelation wie die späteren fertigen Prothesen gestaltet sein.

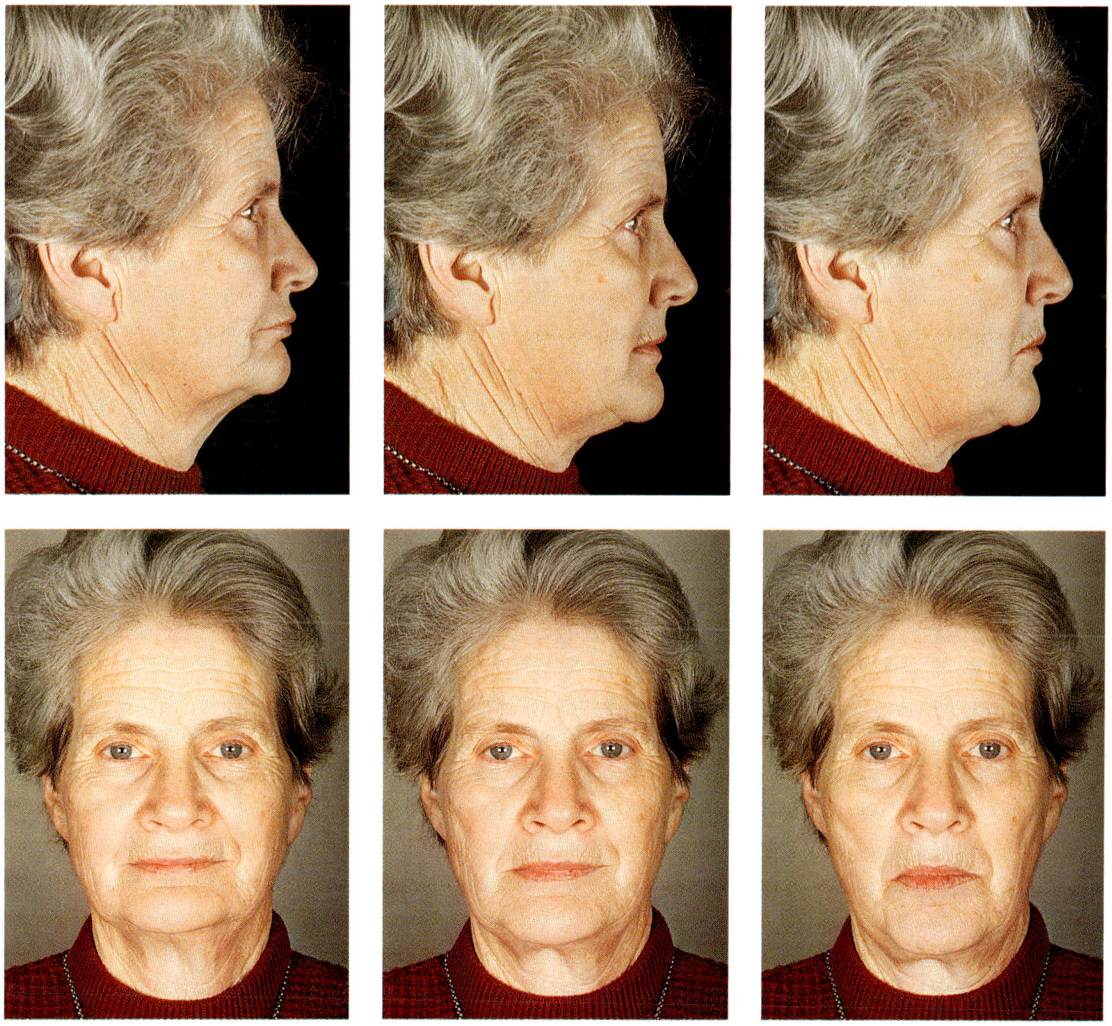

152 Bestimmung der vertikalen Dimension
Diese Profil- und Enfaceaufnahmen zeigen bei einer 65jährigen Patientin:
- Links, den zu niedrigen Biß mit aufgeworfenen Lippen. Die Patientin hat das Gefühl, aus der Ruheschwebe ins Leere zu beißen.
- Mitte, die richtige vertikale Dimension mit guter Proportionierung des Gesichts. Die Lippen sind gut gestützt. Sie berühren sich locker und breitbasig.
- Rechts, die zu große vertikale Dimension, bei der es schwerfällt, die Lippen zu schließen. Die Patientin hat das Gefühl, sie habe einen zu großen Bissen im Mund.

Extra- und intraorale Registrierung der Kieferrelationen

Für die Total- und Hybridprothetik hat sich die kombinierte Gesichtsbogen-Stützstift-Technik bewährt. Ihre Vorzüge beschreibt GERBER (1974) wie folgt (Zitat):

1. Die Vor- und Rückgleitbahn der Condylen und deren Winkelstellung zur Okklusionsebene kann genau, verzerrungsfrei und rasch registriert und auf einstellbare Artikulatorgelenke übertragen werden.
2. Die gelenkbezügliche Zentrallage des Unterkiefers zum Oberkiefer kann ohne Instrumentenwechsel nach dem Prinzip der Dreipunktabstützung ermittelt werden.
3. Der am Kopf des Patienten individuell eingestellte Gesichtsbogen ist ein einfaches und vorzügliches Instrument zum maßgenauen Einsetzen von Studien- und Arbeitsmodellen in dafür geeignete Artikulatoren. (Ende Zitat)

Extraorale Registrierung

Sie dient der Aufzeichnung der sagittalen Gelenkbahn und der schädelbezüglichen Montage der Modelle im Artikulator. Letztere ist eine methodische Voraussetzung

Montage der Registrierplatten

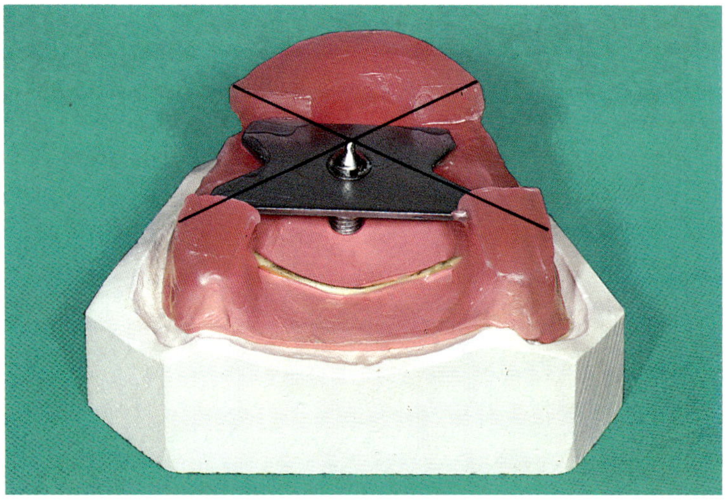

153 Zentraler Stützstift
Im oberen Wachswall wird der zentrale Stützstift so eingelassen, daß er im Munde die Übertragungsplatte über der kaustabilen Zone des Unterkiefers (s. S. 83) trifft und daß seine Spitze in der Wachswallebene liegt. Danach wird der Wachswall um ca. 3 mm gekürzt.

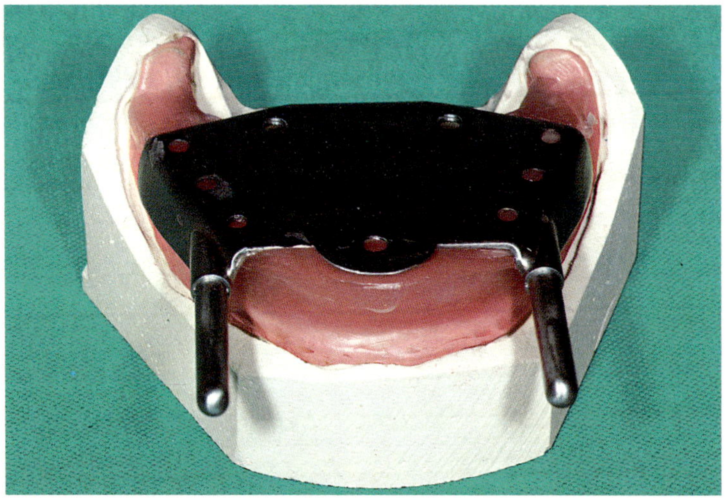

154 Übertragungsplatte
Auf dem unteren Wachswall wird die Übertragungsplatte so eingeschmolzen, daß sie in die Ebene des Wachswalls zu liegen kommt und damit die künftige Okklusionsebene übernimmt.

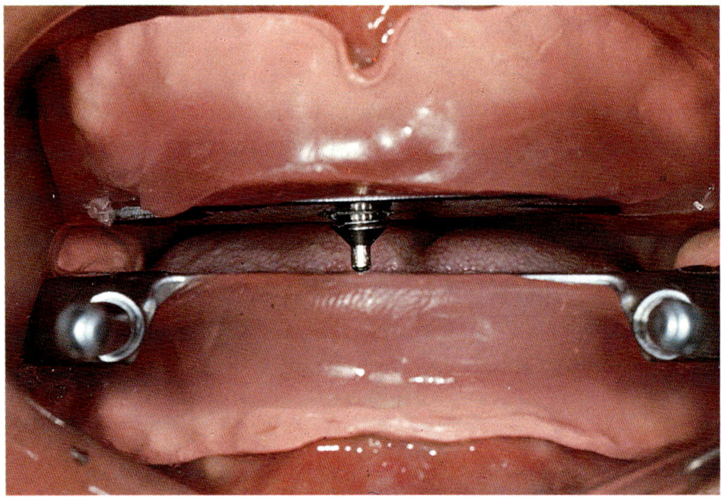

155 Registrierschablonen im Munde des Patienten
Die Übertragungsplatte im Unterkiefer liegt parallel zur Tragus-Nasion-Ebene und zur Bipupillarlinie. Der zentrale Stützstift sichert die festgelegte vertikale Dimension, denn der obere Wachswall wurde gekürzt, damit vom Patienten unbehinderte Registrierbewegungen ausgeführt werden können.

zung, wenn eine Änderung der vertikalen Dimension im Artikulator nicht zu klinisch relevanten Fehlern in der Okklusion führen soll. Im totalprothetischen Fall bleiben zwar durch sorgfältiges Montieren des zentralen Stützstiftes und der Übertragungs- bzw. Registrierplatten sowohl die Ausrichtung der Bißschablonen auf die Bezugsebenen als auch die eingestellte vertikale Dimension erhalten. Diese läßt sich jedoch erst bei der Gesamteinprobe schlüssig beurteilen und muß allenfalls noch korrigiert werden.

Jede Änderung der vertikalen Dimension ist aber mit einer horizontalen und vertikalen Verschiebung der Kiefer oder der Modelle gegeneinander verbunden. Daher muß diese Veränderung am Patienten und im Artikulator über identische Rotationsachsen erfolgen. Liegt die Lokalisation der Scharnierachse am Patienten in einem Toleranzbereich bis zu 5 mm, so lassen sich Okklusionsfehler durch Veränderungen der vertikalen Dimension im Molarenbereich von weniger als 3 mm von bloßem Auge nicht wahrnehmen. Sie sind bei einer toleranten Okklusionsgestaltung in der Totalprothetik klinisch nicht relevant.

Der Gesichtsbogen darf daher am Patienten auf die durch Palpation georteten lateralen Pole der Kieferköpfchen oder auf die arbiträre Scharnierachse eingestellt werden.

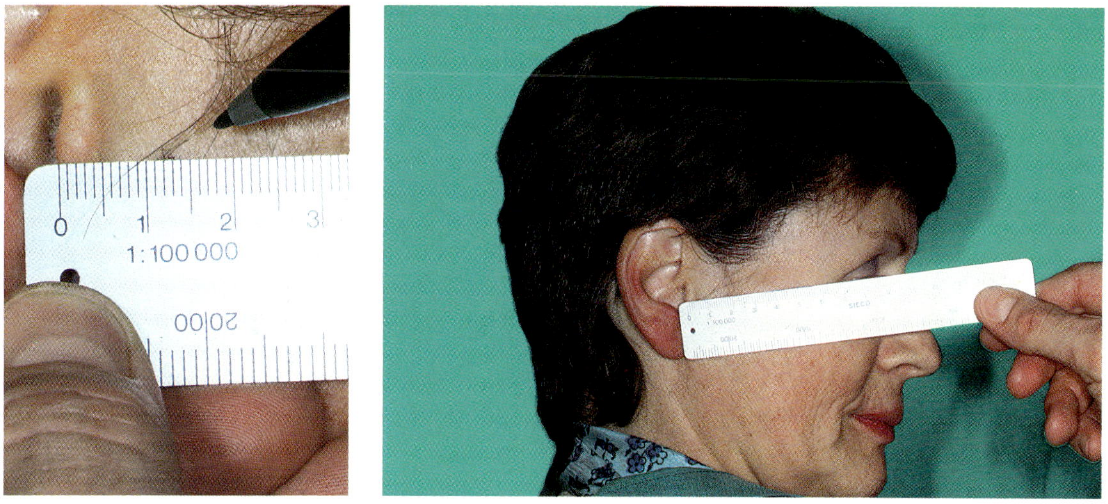

Festlegen der arbiträren Scharnierachse

156 Lage der arbiträren Scharnierachse
Auf der Linie zwischen Tragus und lateralem Augenwinkel wird 13 mm vor dem Tragusrand auf der Haut eine Markierung gesetzt. Dieser Punkt entspricht der Durchtrittsstelle der arbiträren Scharnierachse. In den meisten Fällen läßt sich hier auch der laterale Pol des Kieferköpfchens tasten.

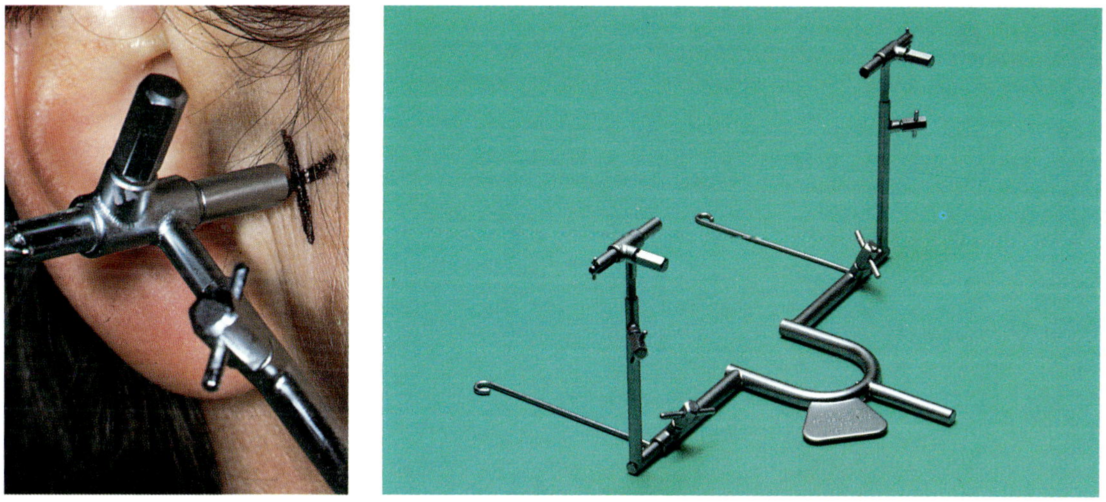

157 Gesichtsbogen
Der Gesichtsbogen wird mit senkrecht gestellten Auslegern bereitgestellt. (Damit soll der Gefahr von Augenverletzungen beim Einsetzen vorgebeugt werden.) Nach dem Einsetzen beider Registrierschablonen wird er auf die Führungsdorne der unteren Platte aufgesteckt. Der Schreibspitzenträger zeigt auf die arbiträre Scharnierachse mit einem Abstand von 3 mm zur Haut.

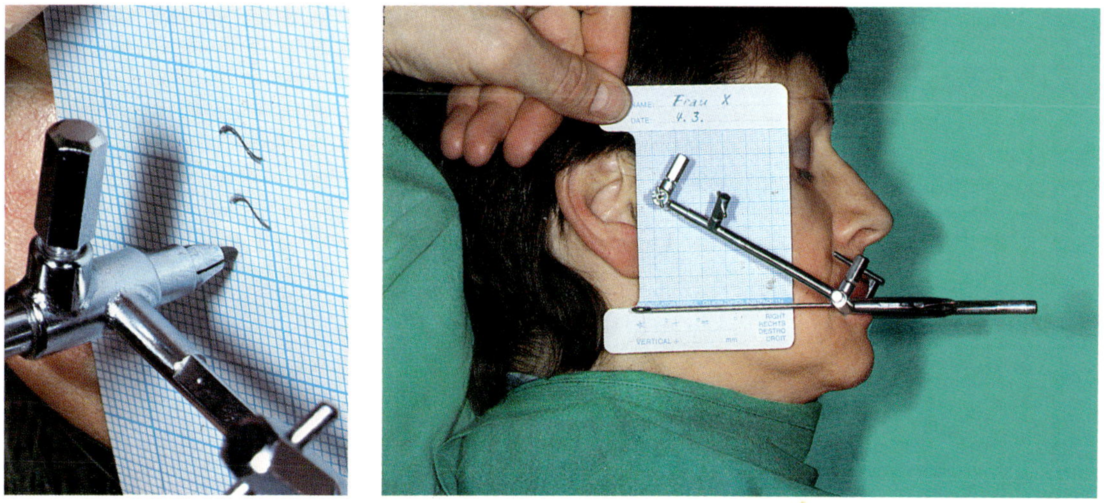

158 Aufzeichnen der sagittalen Gelenkbahn
Der Orientierungsstab des Gesichtsbogens läuft parallel zur Übertragungsplatte und damit parallel zur künftigen Okklusionsebene. Die Registrierkarte wird nun parallel zu diesem Orientierungsstab über die Scharnierachse gehalten. Dabei stützt der Zahnarzt seine Hand am Kopf der Patientin ab.
Durch Vorschieben des Unterkiefers wird hier die Vorgleitbahn des rechten Kieferköpfchens aufgezeichnet.

Die graphische Aufzeichnung der sagittalen Gelenkbahn hat den Vorteil, daß sie deren gesamten Verlauf wiedergibt. Unregelmäßigkeiten im Bahnverlauf, z.B. bei Arthropathien, werden somit sichtbar und können bei der Bestimmung der Steilheit der funktionell besonders wichtigen Bahnabschnitte berücksichtigt werden. Die Steilheit der sagittalen Gelenkbahn wird bezüglich der Okklusionsebene gemessen. Das Übertragen der sagittalen Gelenkbahnneigung auf den Artikulator ist für die optimale Äquilibrierung der Okklusion notwendig, denn diese ist ein wesentlicher Faktor für den Halt der Prothesen bei Leerbewegungen des Unterkiefers unter Zahnkontakt (s. auch S. 109).

Intraorale Registrierung

Diese dient zur Einstellung der horizontalen Kieferrelation. Die Verwendung des zentralen Stützstiftes erlaubt es, die Registrierschablonen gleichmäßig zu belasten. Die morphologischen Gegebenheiten der Kieferkämme und die Kompressibilität der Schleimhaut sind bei der Montage des Stützstiftes zu berücksichtigen. Die Spitze des aufgezeichneten Pfeilwinkels zeigt in der Regel die gelenkbezüglich zentrierte Unterkieferlage, die beiden Schenkel die Grenzen der horizontalen Unterkieferbewegungsmöglichkeit nach links und rechts an. Die kaufunktionellen Bewegungen im Nahkontakt

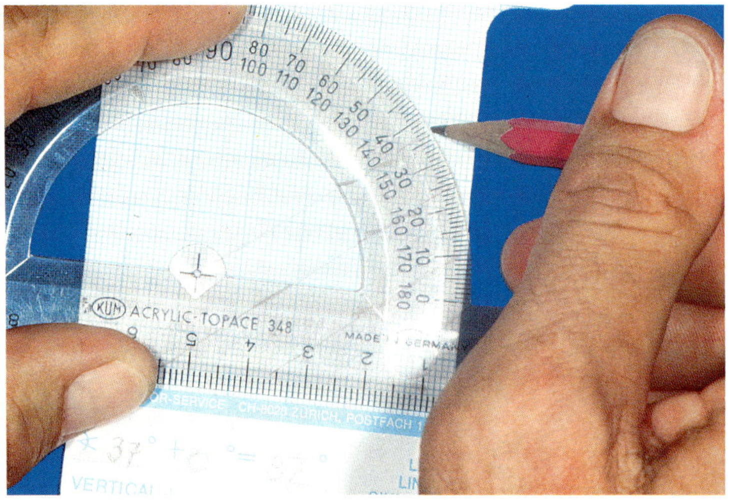

159 Winkelmaß
Der Transporteur zeigt einen Winkel von 37° an. Weichen die Winkelmaße der verschiedenen Aufzeichnungen der sagittalen Gelenkbahn etwas voneinander ab, so wird das Mittel genommen.

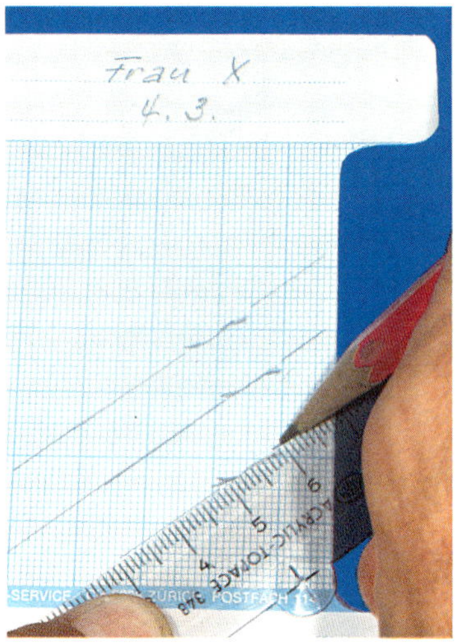

160 Steilheit der sagittalen Gelenkbahn
Bei stark geschwungener Gelenkbahn wird normalerweise eine Tangente an den steilsten Bahnabschnitt gelegt und deren Steigung gemessen. Der Winkel der Gelenkbahn bezieht sich auf die Okklusionsebene.

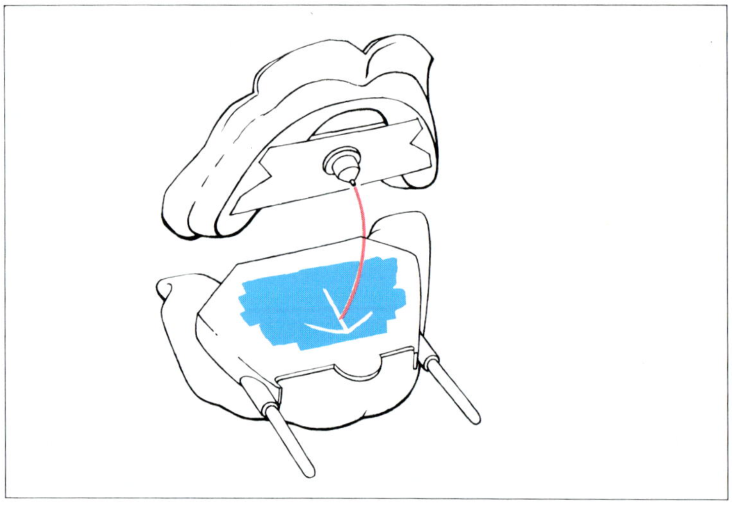

161 Intraorale grafische Registrierung mit zentralem Stützstift, Schema

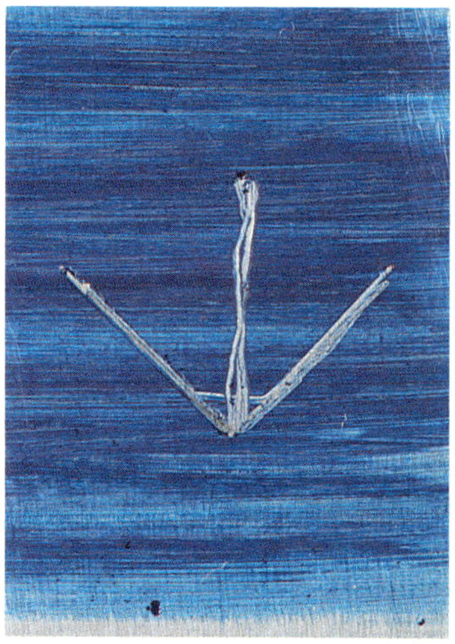

162 Korrekt aufgezeichneter Pfeilwinkel
Bei der Aufzeichnung des Pfeilwinkels mittels zentralem Stützstift entsteht ein symmetrisches Bild. Die gradlinige Vor-Rückgleitbahn wirkt wie die Winkelhalbierende zwischen den Schenkeln der Grenzbewegung nach links und rechts. Die Pfeilspitze bezeichnet die gelenkbezügliche Zentrallage des Unterkiefers.

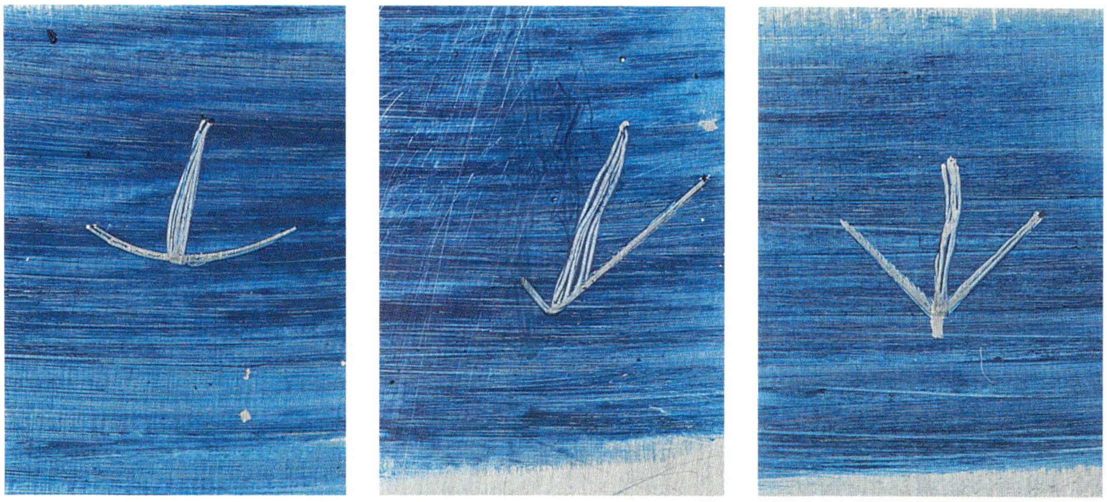

163 Interpretation irregulärer Pfeilwinkelbilder
Eine gerundete Pfeilspitze weist darauf hin, daß der Patient aus einer (habituell) vorgeschobenen Unterkieferlage heraus aufzeichnet.
Ein asymmetrisches Bild deutet auf eine Bewegungseinschränkung hin (hier im rechten Kiefergelenk).
Eine Verlängerung der Zeichnung über die Pfeilspitze hinaus kann mit einer forcierten Retrusion des Unterkiefers über die Zentrallage hinaus interpretiert werden.

der Zahnreihen spielen sich im Bereich von 1–2 mm^2 innerhalb der Pfeilspitze ab.

Die Verschlüsselung der intermaxillären Relation erfolgt in der Pfeilspitze. Bei der Okklusionsgestaltung ist zu berücksichtigen, daß dies eine Grenzposition ist, und daß zudem beim Essen der Kopf meist nicht aufrecht, sondern leicht vorgeneigt gehalten wird. Es muß also eine protrusive Bewegungsbahn eingeschliffen werden, die auch bei leicht vorgeschobener Unterkieferlage einen gleichmäßigen okklusalen Kontakt erlaubt (s. S. 102).

Aus den sagittalen Gelenkbahnen und aus dem Pfeilwinkel können Rückschlüsse auf den funktionellen Zustand des Kausystems gezogen werden. Irreguläre Gelenkbahn- oder Pfeilwinkelbilder lassen es angezeigt erscheinen, einen eingehenderen Befund über den funktionellen Zustand der Kaumuskulatur und der Kiefergelenke unter Berücksichtigung von Kiefergelenk-Röntgenaufnahmen zu erheben.

Es sei auch darauf hingewiesen, daß Patienten mit muskulären Verspannungen, insbesondere der Mm. pterygoidei laterales, schöne symmetrische Pfeilwinkelbilder in einer vorgeschobenen Unterkieferlage aufzeichnen können.

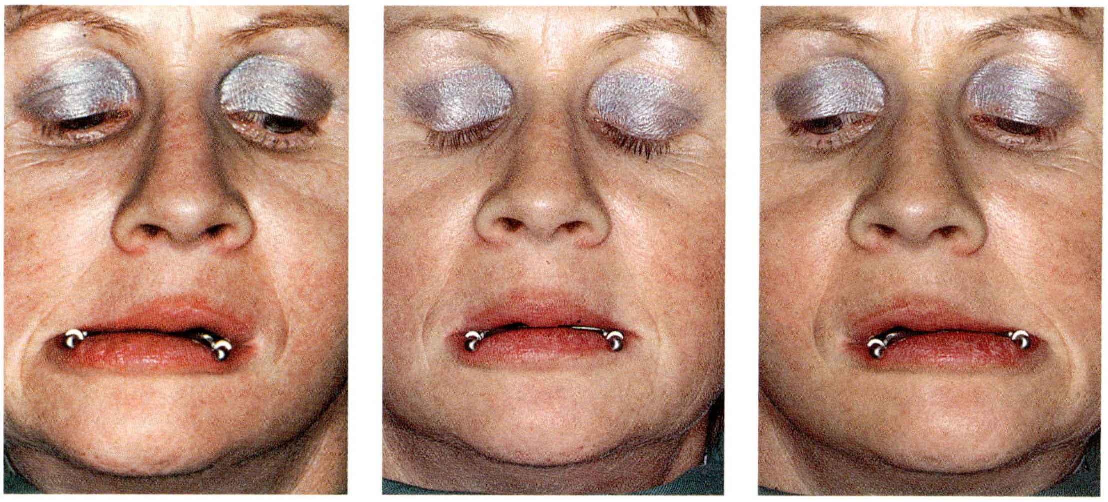

164 Aufzeichnung der horizontalen Bewegungskapazität des Unterkiefers durch die Patientin

Die Übertragungsplatte wird mit Filz- oder Fettstift angefärbt und im Munde eingesetzt. Die Patientin sitzt aufrecht im Behandlungsstuhl. Sie nimmt den Unterkiefer zurück und schließt den Mund. Nach einigen Vor-Rückgleitbewegungen (Orientierungsbewegungen) werden folgende Registrierbewegungen ausgeführt:
- nach rechts und zurück,
- nach vorn und zurück,
- nach links und zurück.

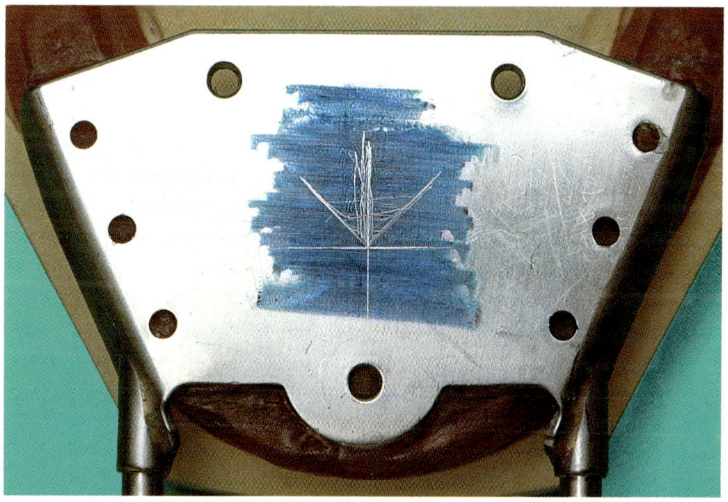

165 Kontrolle der Aufzeichnung

Zur Kontrolle wird die Pfeilspitze mit einem Fadenkreuz markiert und dann mit dem Filzstift ausgelöscht. Die Aufzeichnung wird wiederholt und das Fadenkreuz nachgezogen. Ist die zweite Aufzeichnung mit der ersten nicht identisch, müssen die Bewegungen mit dem Patienten zuerst nochmals geübt werden, bis ein klares Resultat vorliegt.

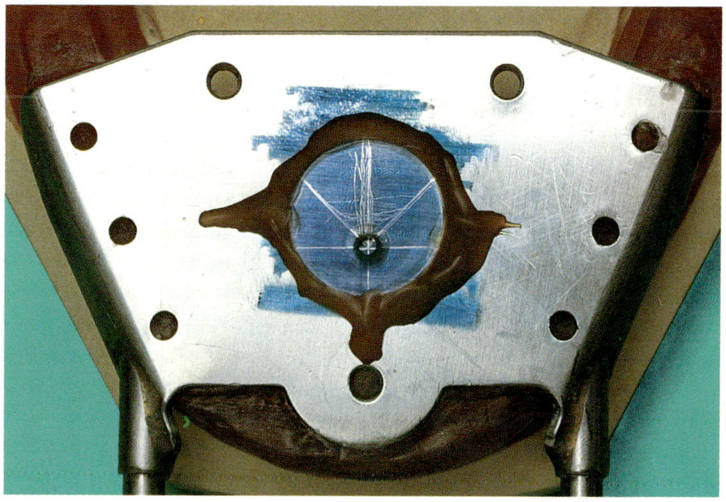

166 Lochblende zur Verschlüsselung

Über der Spitze des Pfeilwinkels wird eine Plexiglasrondelle mit Klebwachs so befestigt, daß die Bohrung über die Mitte des Fadenkreuzes (Pfeilwinkelspitze) zu liegen kommt.

167 Verschlüsseln im Munde der Patientin

Die Patientin sollte beim Schließen mit dem Stützstift spontan und ungeführt in die Bohrung der Rondelle treffen.

Die registrierte Zentrallage des Unterkiefers zum Oberkiefer wird durch Einbringen von rosa Abdruckgips zwischen die Bißschablonen verschlüsselt.

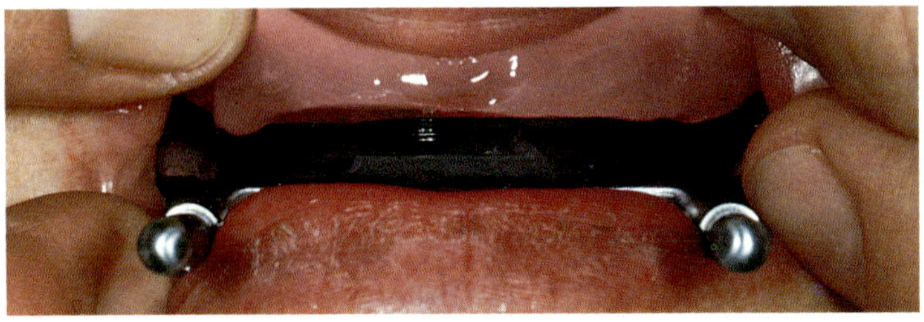

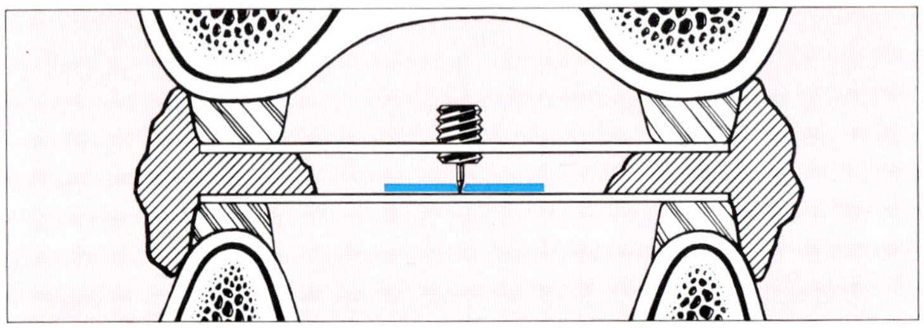

168 Verschlüsseln mit Gips

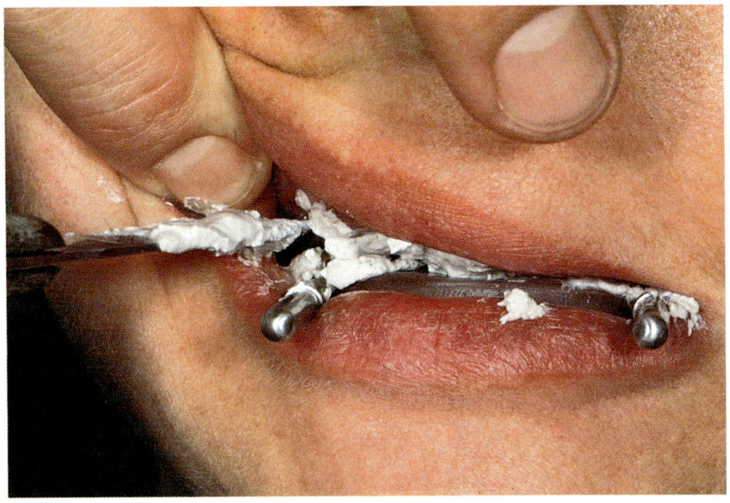

169 Verschlüsselte Bißschablonen

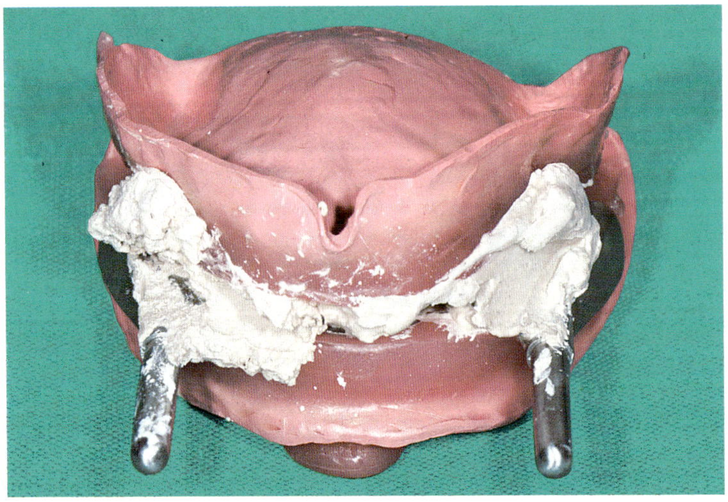

170 Gesichtsbogen und Bißschablonen sind bereit zum Montieren

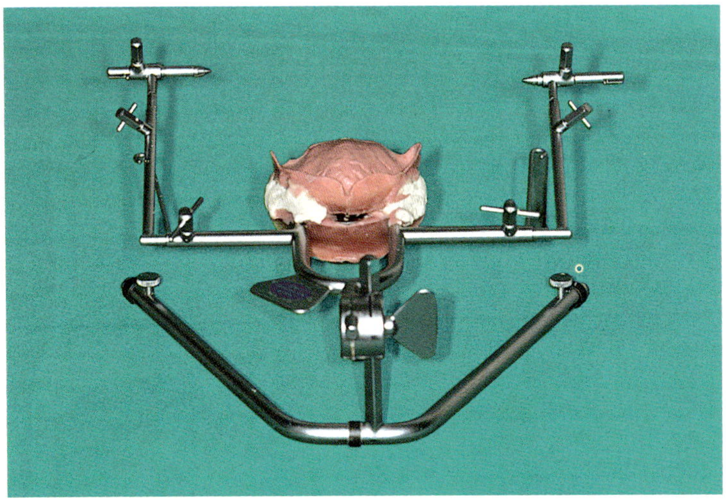

Montieren der Modelle im Artikulator

Der Artikulator ist ein technisches Gerät mit mechanischen, der Anatomie äquivalenten Elementen, mit welchen an montierten Kiefermodellen intermaxilläre Lagebeziehungen und Kieferbewegungen nachvollzogen werden können.
Das Übertragen der Daten vom Patienten auf den Artikulator geschieht mittels eines Gesichtsbogens und des Registrats der Zentrallage des Unterkiefers zum Oberkiefer.
Beim *Bezahnten* steht die *achsengerechte Übertragung* der Modelle in den Artikulator im Vordergrund, d.h., die Rotationsachse der Kondylen muß mit der Scharnierachse des Artikulators übereinstimmen. Die Stellung der Zähne zueinander, die Lage der Okklusionsebene usw. sind gegeben. Asymmetrien des Kiefer-Gesichtsschädels lassen zwar die Modelle im Artikulator „schief" montiert erscheinen, doch entspricht ihre Orientierung zur Achse der klinischen Situation.
Beim *Zahnlosen* hingegen steht die *Übertragung der Schädelebenen* in die Artikulatorebenen im Vordergrund, d.h., die Frontal-, Sagittal- und Horizontalebene des Schädels und des Artikulators müssen übereinstimmen. Denn weder die Stellung der Zähne noch die Lage der Okklusionsebene sind gegeben. Diese sollen ja aufgrund der am Patienten erhobenen Daten rekonstruiert werden. Würden die zahnlosen Kiefermodelle bei bestehender Asymmetrie des Kiefer-Gesichtsschädels achsengerecht montiert, so hingen sie wie beim Bezahnten schief im Artikulator. Nun orientieren sich aber sowohl Zahnarzt wie Zahntechniker beim Aufstellen der Prothesen unweigerlich nach den Bezugsebenen des Artikulators. Sie werden daher der Versuchung nicht widerstehen können, die am Patienten in Harmonie zu den Schädelbezugsebenen eingestellte Okklusionsebene im Artikulator wieder „geradezurichten". Groß wird dann die Enttäuschung sein, wenn das im Artikulator sich gut präsentierende Schablonenpaar bei der Registratrückkontrolle völlig schief im Munde des Patienten hängt.
Beim Montieren der Modelle mit Bezug auf die Schädelebenen wird die Lage der Rotationsachse der Kondylen und diejenige der Scharnierachse des Artikulators zwar kaum je genau übereinstimmen, aber sich doch in einer räumlich vergleichbaren Lage befinden. Praktisch wird die Achsenlage am Artikulator eingemittet. Die Fehler, die theoretisch in der Artikulation der Zähne entstehen können, sind zu vernachlässigen, da sie durch eine tolerante Okklusionsgestaltung ausgeglichen werden und im Vergleich zu einer schiefgeratenen Aufstellung der Prothesen nicht ins Gewicht fallen.
Im sehr einfachen Fall, wenn Relationsbestimmung und insbesondere die Festlegung der vertikalen Dimension keine Probleme bieten, ist es gestattet, die Modelle *mittelwertig* zu montieren. Am Condylator geben der Horizontalzeiger und die Kerben an den Seitenplatten, verbunden durch ein Gummiband, die mittelwertige Lage der Okklusionsebene an.

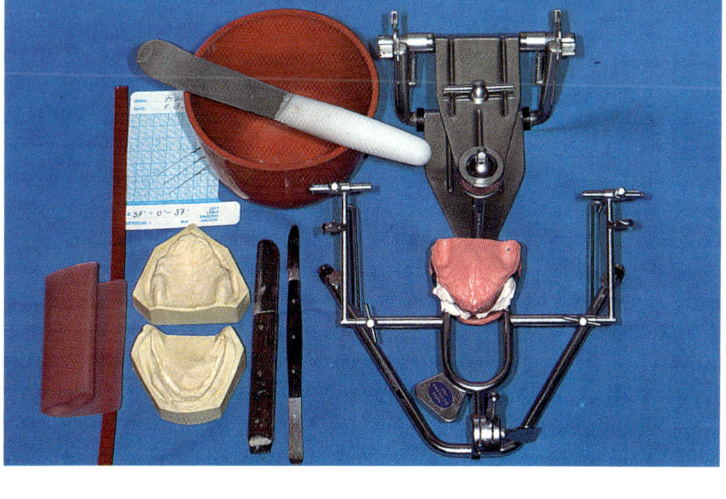

171 Material und Instrumentarium
Für das Montieren werden benötigt:
- Gipsnapf mit Spatel, Weißgips,
- Gipsmesser,
- rosa Wachs, Boxing-wax-Stangen,
- Wachsmesser,
- Gesichtsbogen mit Registrat auf Stativ,
- die definitiven Modelle,
- Condylator.

Der Condylator (Gerber)

Der *Condylator* kann als Non-arcon-Gerät bezeichnet werden, doch ist er bei näherer Betrachtung strenggenommen weder ein Non-arcon- noch ein Arcon-Artikulator, denn sowohl das Äquivalent der Gelenkpfanne – die Kondylarblende – wie auch dasjenige des Kieferköpfchens – der Kondylarkörper – haben Führungsfunktion.

Die *Kondylarblende,* in der Seitenplatte des Artikulators eingelassen, führt aus einem kurzen, gekurvten Segment, der zenitnahen Wölbung der Gelenkpfanne entsprechend, in die gerade, gestreckte Vorgleitbahn (sagittale Kondylenbahn). Diese ist im Condylator „Simplex" mit 28° gegeben, während sie in den Typen „Individual" und „Vario" von 0° bis maximal 60° zur Okklusionsebene eingestellt werden kann. Die Führung der Retralbewegung ist ebenfalls der zenitnahen Wölbung der Gelenkpfanne nachgestaltet. Die Kondylarblende begrenzt die Bewegungskapazität der Kondylarkörper auf die Werte natürlicher Kiefergelenke.

Die *Kondylarkörper* sind am oberen Teil des Artikulators auf der Öffnungsachse (Scharnierachse) angeordnet. Sie sind als Negativ dem häufigsten Querprofil natürlicher Kondylen nachgebildet und demzufolge doppelt konisch geformt. Sie übernehmen die Führung in allen lateral-exzentrischen Bewegungen. Der laterale Konus hat eine Neigung von 13° zur Horizontalen, der mediale Konus eine solche von 17°. Bei Translationsbewegungen ergibt sich daraus die Bennett-Bewegung auf der Arbeitsseite in ihrer häufigsten Form.
Für die Nicht-Arbeitsseite sind Immediate side-shift, Bennett- und Fischer-Winkel in optimaler Kombination so vorgegeben, daß das Bewegungsspektrum des Artikulators geringfügig größer ist als das Bewegungsspektrum des Unterkiefers bei der Mehrzahl der Patienten. Aus dieser Art der integrierten Bewegungsführung in den Condylator-Gelenken resultieren polyvalente Okklusionsgleitflächen in Höcker-Fossa-Relation, d.h., es entsteht eine tolerante Okklusion mit „freedom in centric". Die mit Hilfe des Condylators erzielte Okklusionsform funktioniert für die überwiegende Mehrzahl der Prothesenträger interferenzfrei.

Der *Inzisalteller* mit 15° Neigung und der *Stützstift* dienen im totalprothetischen Fall zur Kontrolle des Frontzahnüberbisses und zur Sicherung der vertikalen Dimension (vgl. S. 72 u. 92).

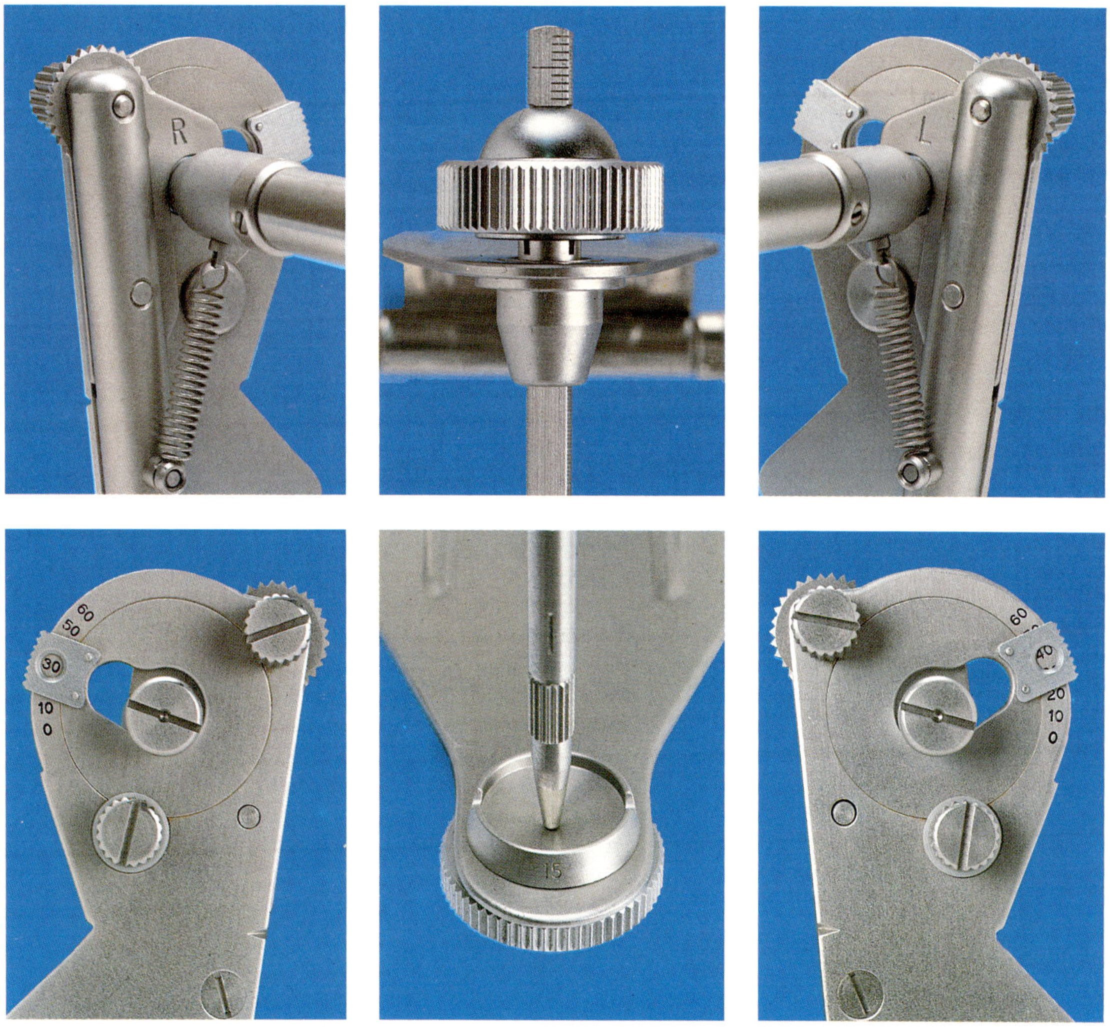

172 Bereitstellen des Artikulators
- Die Riegel der Kondylarblenden sind geschlossen.
- Der Stützstift ist auf der mittleren Markierung fixiert.
- Der Inzisalteller ist auf die Stützstiftspitze zentriert.

Die sagittale Gelenkbahn wird am Artikulator links und rechts auf die an der Patientin gemessenen Winkel eingestellt.

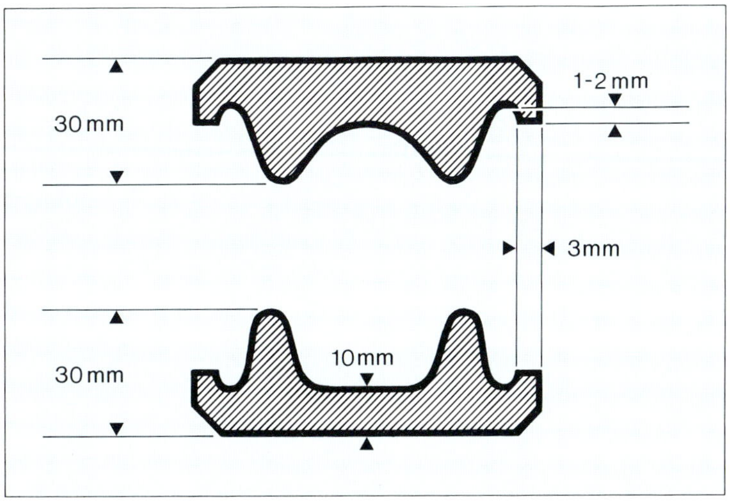

Montage der Modelle

173 Modellmaße
Die Modelle sollten die in dieser Skizze angegebenen Maße nicht überschreiten, da sonst Schwierigkeiten beim Einbetten in die Küvetten entstehen können. Die Modellsockelkanten werden, mit Ausnahme der dorsalen, 45° angeschrägt.

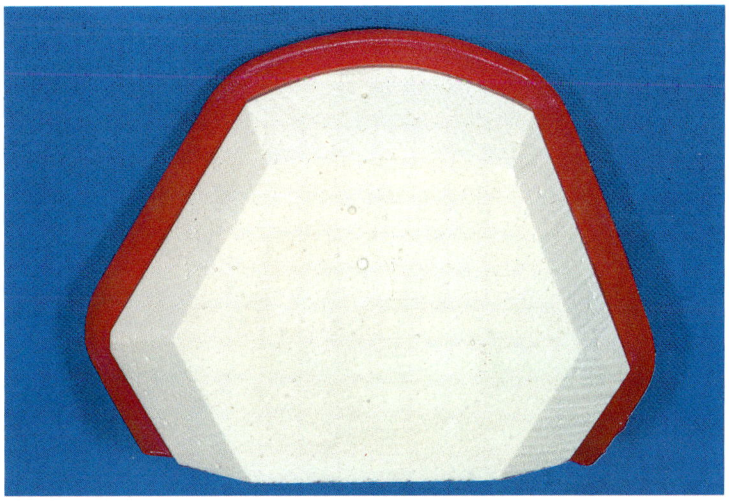

174 Abgrenzung für den Montagesockelrand
Boxing-wax-Stangen werden um die Modelle gelegt und angewachst. Damit wird das Sockeln erleichtert.

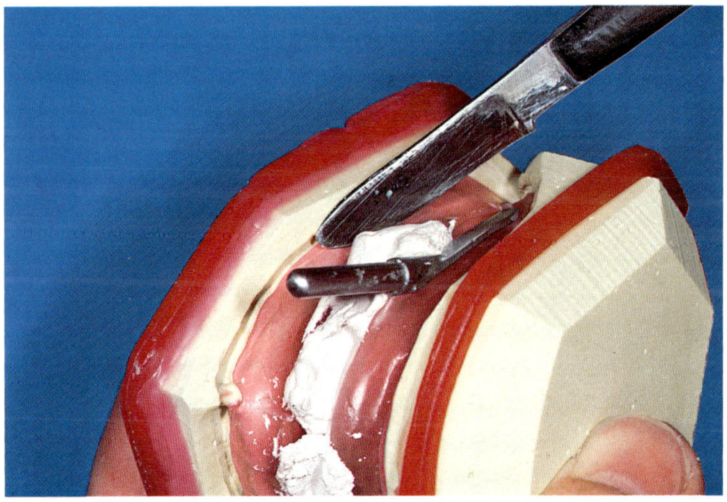

175 Fixation der Bißschablonen auf den Modellen
Die Bißschablonen werden auf den Modellen reponiert und festgewachst. Dabei ist darauf zu achten, daß die Gipsschlüssel nirgends die Modelle berühren.

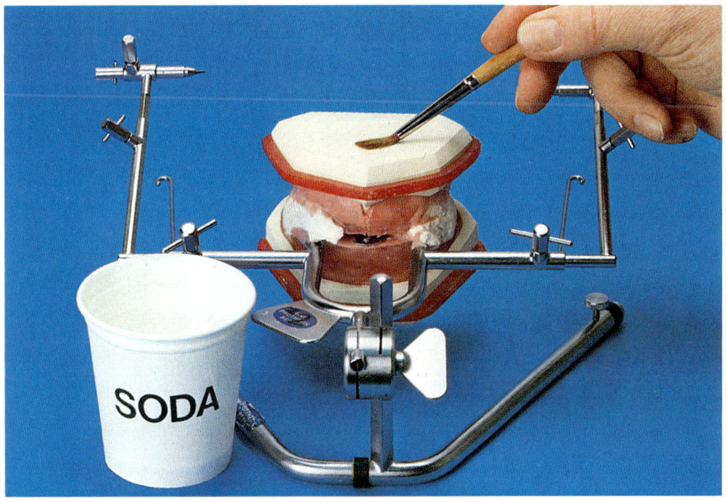

176 Isolierung der Modellsockel

177 Übertragen der Bezugsebenen auf den Artikulator
Diese Skizze von *Gerber* zeigt das gelenkbezügliche Übertragen der Lage der Okklusionsebene mit dem Gesichtsbogen vom Patienten auf den Condylator. Die Registrierspitzen zeigen exakt auf die Interkondylarachse des Artikulators, während die Okklusionsebene parallel zur Grundplatte des Artikulators ausgerichtet ist (Orientierungsebene).

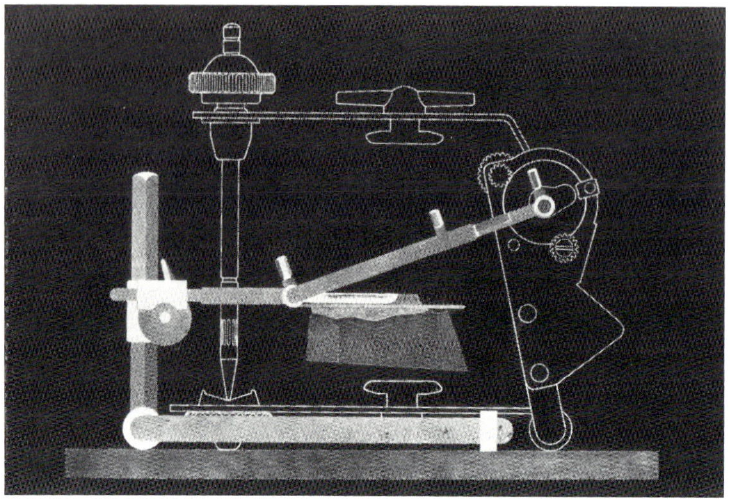

178 Übertragen der Bezugsebenen vom Unbezahnten
Beim Arbeiten mit zahnlosen Modellen ist es wesentlich, daß die Bezugsebenen der beiden Kiefer im Schädel und im Artikulator übereinstimmen. Die Lage der Scharnierachse muß daher bei Asymmetrie des Gesichtsschädels eingemittet werden.
Auf dieser Abbildung ist der Gesichtsbogen *achsengerecht* zum Artikulator eingestellt.

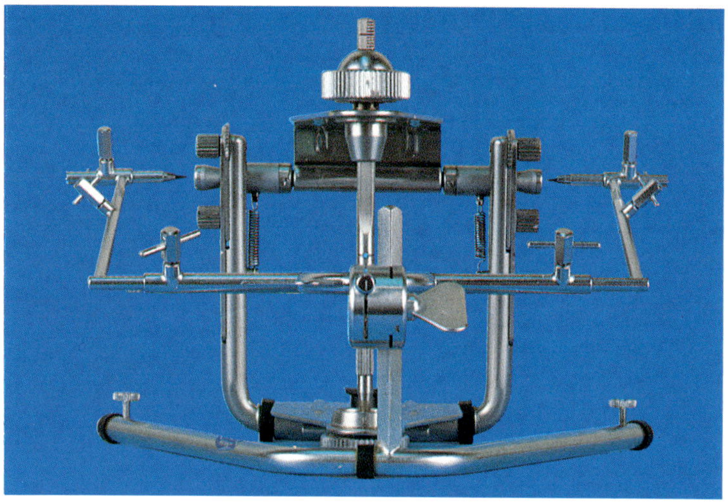

179 Einmitten der Interkondylarachse
Da der Artikulator im Gegensatz zum Kiefer-Gesichtsschädel absolut symmetrisch ist, muß die Interkondylarachse des Patienten auf die Scharnierachse des Artikulators eingemittet werden, damit die Bezugsebenen übereinstimmen. Das führt dazu, daß die eine Schreibspitze gleichviel über, wie die andere unter die Scharnierachse des Artikulators zu stehen kommt. Ebenso zeigt die eine Schreibspitze im gleichen Maße hinter wie die andere vor die Scharnierachse des Artikulators.

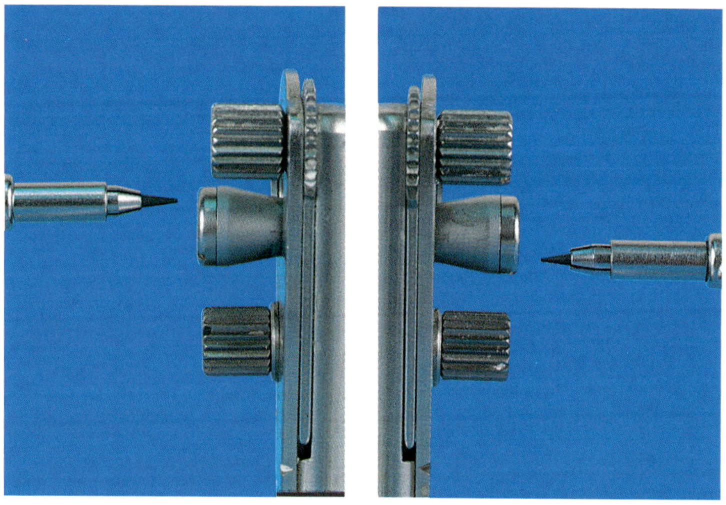

180 Montage
Unser Fall *bezugsebenengerecht* zum Artikulator eingestellt.

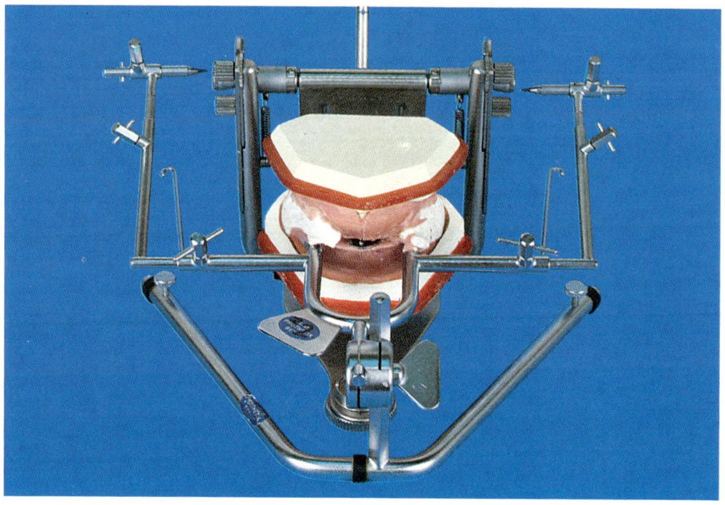

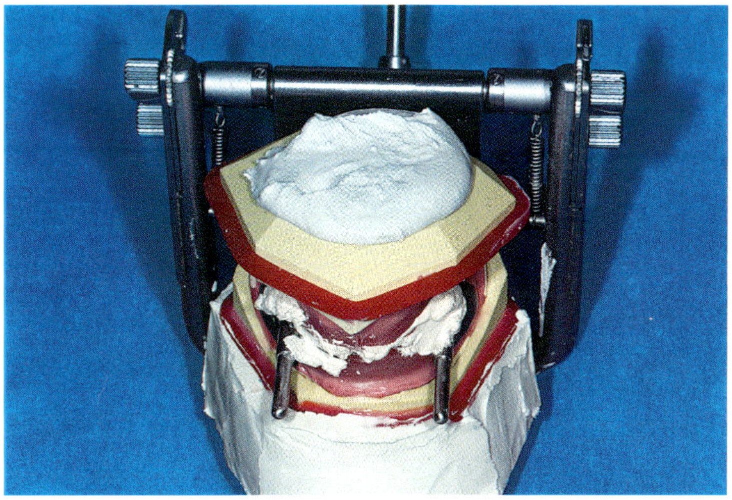

181 Unteres Modell montiert
Der Gesichtsbogen kann entfernt und das obere Modell eingegipst werden.

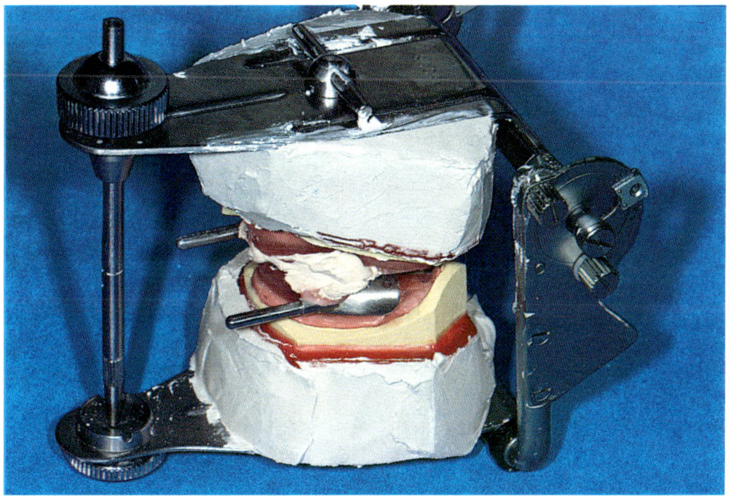

182 Beide Modelle montiert
Die Montagesockel werden jetzt noch sauber ausgearbeitet.

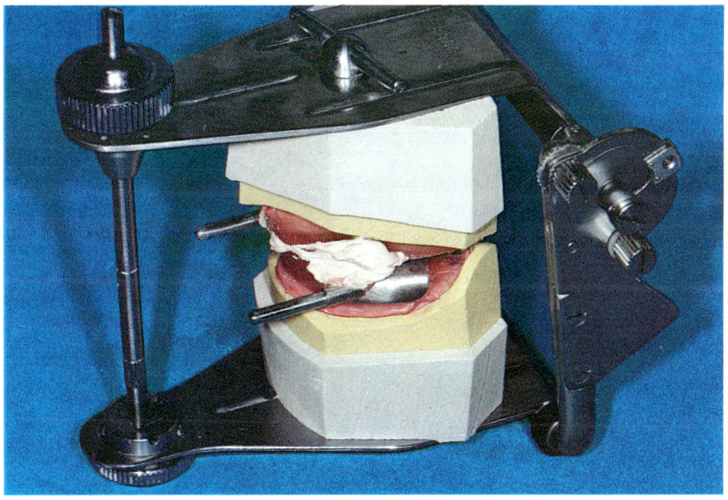

183 Montagesockel finiert

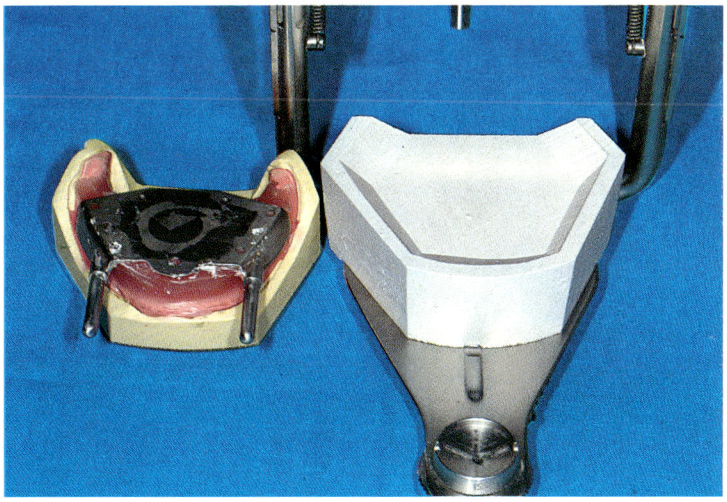

184 Wannenartiger Sockel
Diese Sockelform erleichtert das Entfernen und Remontieren des Arbeitsmodells.

Ergänzen der Wachswälle

185 Unteren Wachswall ergänzen
Die Registrierplatten sind entfernt. Der untere Wachswall ist um die Dicke der Übertragungsplatte ergänzt worden.

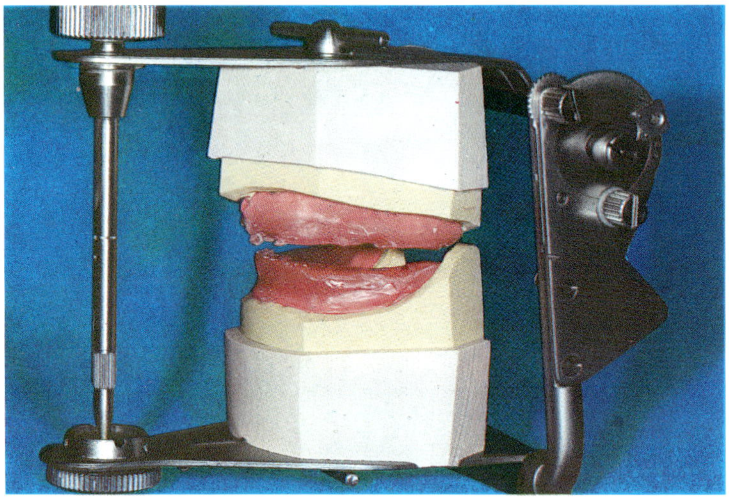

186 Oberen Wachswall ergänzen
Der obere Wachswall wird wieder aufgebaut und dem unteren angepaßt.

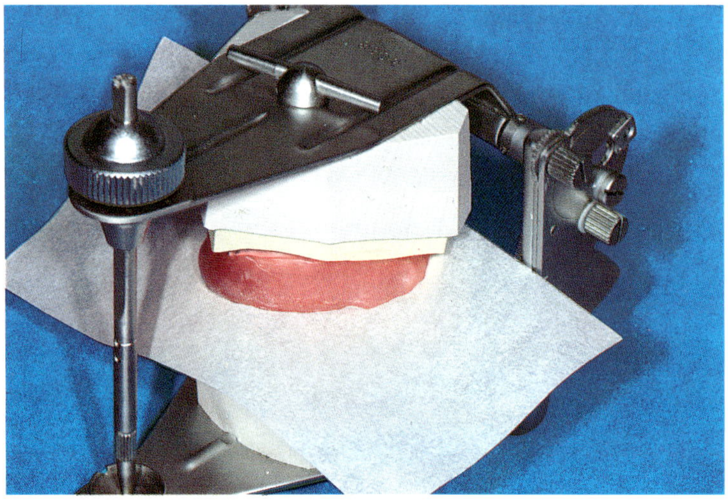

187 Wachswälle ergänzt
Die Wachswälle haben ihre ursprünglich am Patienten eingestellte Parallelität zur Tragus-Nasion-Ebene und zur Bipupillarlinie wieder erreicht. Sie sind – weil die Modelle bezugsebenengerecht einartikuliert wurden – auch parallel zur Horizontalebene des Artikulators ausgerichtet.

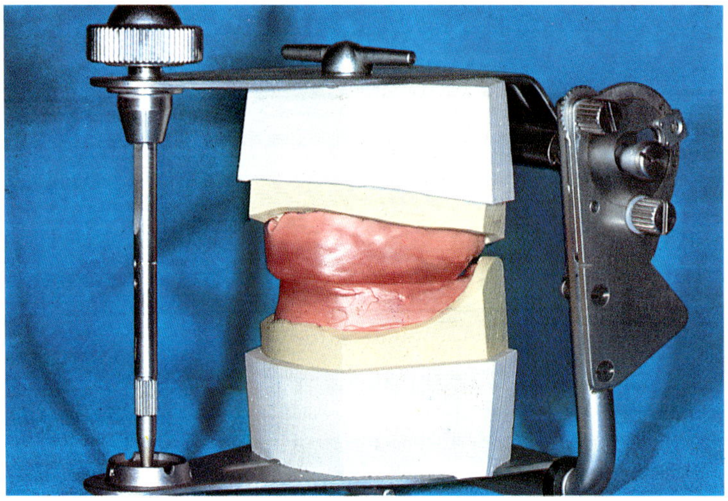

Kontrolle des Registrats

Selbst eine zuverlässige Bißregistrierung wie die grafische Methode mit dem zentralen Stützstift muß nach dem Einartikulieren überprüft und gegebenenfalls korrigiert werden. Differenzen, die zwischen der Patienten- und der Artikulatorsituation festgestellt werden, können verursacht sein durch
- unsorgfältige Registrierung,
- technische Übertragungs- oder Montagefehler,
- Registrierung einer nicht physiologischen Unterkieferlage.

Temporäre Verspannungen der Muskulatur (z.B. bei Funktionsstörungen oder wegen der Einengung des Zungenraums durch die Registrierplatte) oder momentane Verlagerung des Discus articularis können bewirken, daß das Registrat nicht der angestrebten Zentrallage des Unterkiefers zum Oberkiefer entspricht.

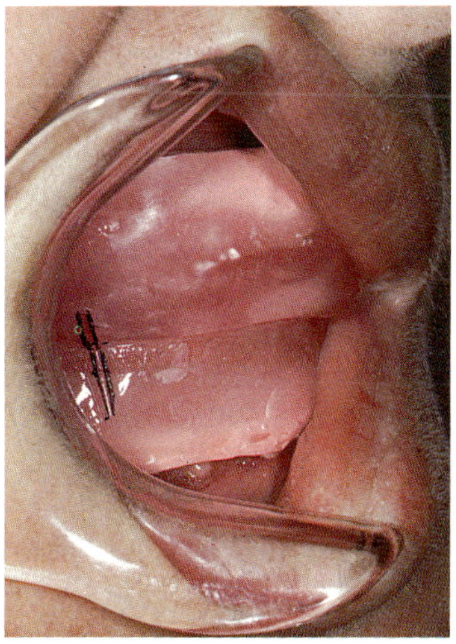
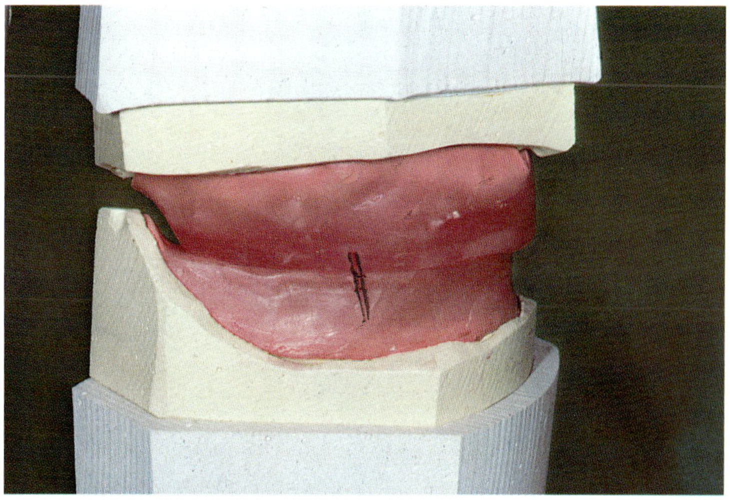

188 Kontrolle der Übertragung und der Registrierung
Am oberen und unteren Wachswall wird zu beiden Seiten und in der Frontmitte je eine Strichmarke angebracht. Diese Markierungen müssen im Munde des Patienten und im Artikulator übereinstimmen, wenn die Registrierung unter physiologischen Bedingungen stattfand und die Übertragung korrekt ausgeführt wurde.

Korrektur von Übertragungsfehlern

Zeigen sich bei der Kontrolle des Registrates Differenzen von mehr als 1 mm in sagittaler oder frontaler Richtung zwischen Patienten- und Artikulatorsituation, sollte die Registrierung unter kritischer Überprüfung aller Fehlermöglichkeiten (s. S. 63 oben) wiederholt werden. Bei kleineren Unterschieden (0,5–1 mm) ist eine Korrektur mittels Handbißnahme erlaubt. Da die Wachsschablonen im Artikulator wieder ergänzt wurden, dürften sie – trotz kleiner Differenzen in der intermaxillären Relation – gleichmäßig auf der Schleimhaut aufliegen. Die Handbißnahme genügt in solchen Fällen für das Reartikulieren des Oberkiefermodells; das Unterkiefermodell bleibt gelenkbezüglich einartikuliert.

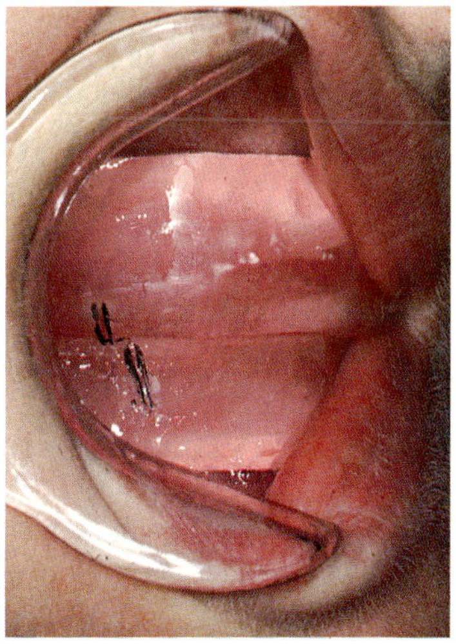
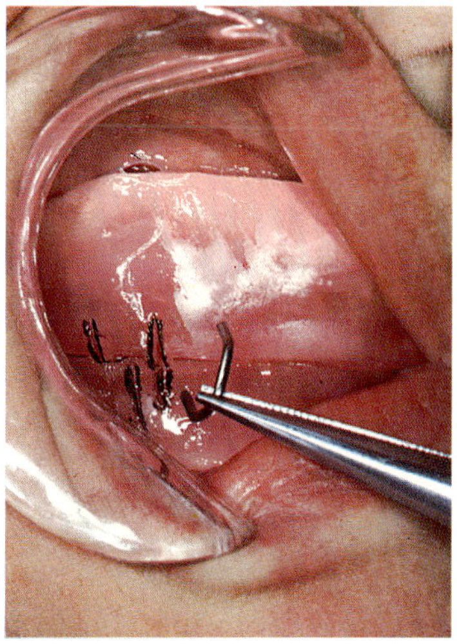
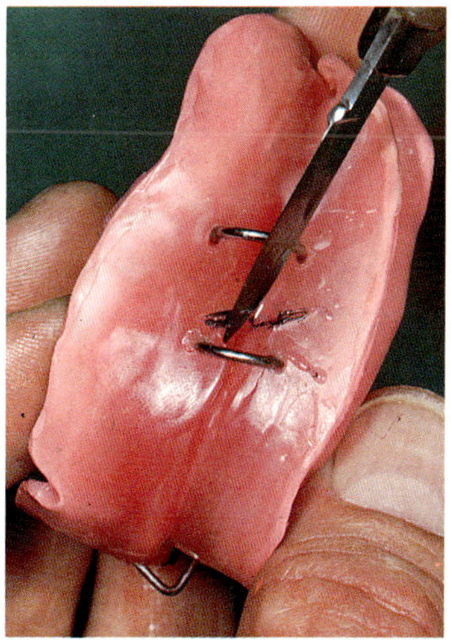

189 Korrektur mit Checkbiß
Stimmen die Strichmarkierungen zwischen oberem und unterem Wachswall nicht überein, so wird im Munde des Patienten mit einer neuen Markierung und mittels Handbißnahme die Lage des Unterkiefers zum Oberkiefer neu festgehalten und kontrolliert.
Mit erwärmten Drahtklammern wird die Situation verschlüsselt. Anschließend werden die beiden Wachswälle mit dem heißen Wachsmesser verklebt.

Aufbau eines Funktionsmusters

Um den Einfluß der künftigen Prothesenbasis und der Zahnreihe auf die Weichteile beurteilen zu können, müssen die Wachsschablonen zu „Proformaprothesen" ausgestaltet werden. Es gilt, die Lippen- und Wangenstützen aufzubauen. Die künftige Zahnreihe soll im muskulären Gleichgewicht zwischen Zunge und Wange stehen und die Okklusionsebene auf Höhe des Zungenäquators zu liegen kommen. Das vom Zahnarzt mit den Wachswällen aufgebaute *Funktionsmuster* gibt dem Zahntechniker die für die Zahnaufstellung und die Basisgestaltung notwendigen Informationen. Guter Wangenkontakt erleichtert die muskuläre Führung der Prothese. Die richtige Lage der Zahnreihe bezüglich Okklusionsebene und Zungen-Wangen-Relation ermöglicht eine gute Kaufunktion. Die Stellung der Frontzähne hinsichtlich der Lippenstützung beeinflußt das Aussehen und die Sprache.

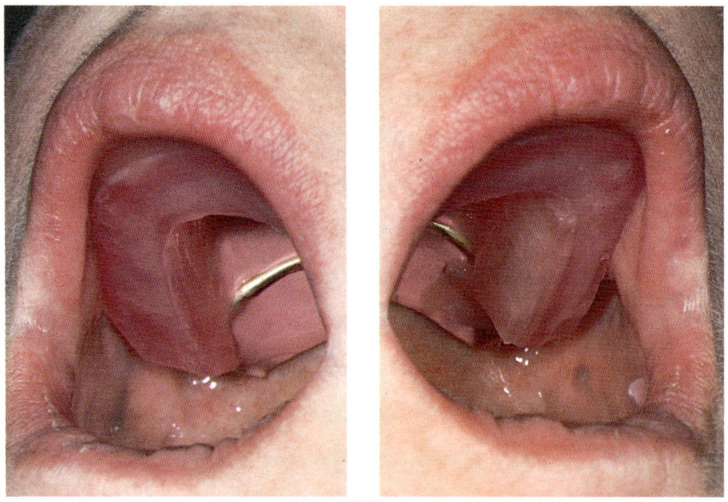

190 Wangenkontakt
Während die rechte Wange am Wachswall bereits gut anliegt, verläuft der Wachswall auf der linken Seite noch zu weit gaumenwärts auf dem Kieferkamm und verliert den Kontakt mit der Wange im lateralen Bereich.

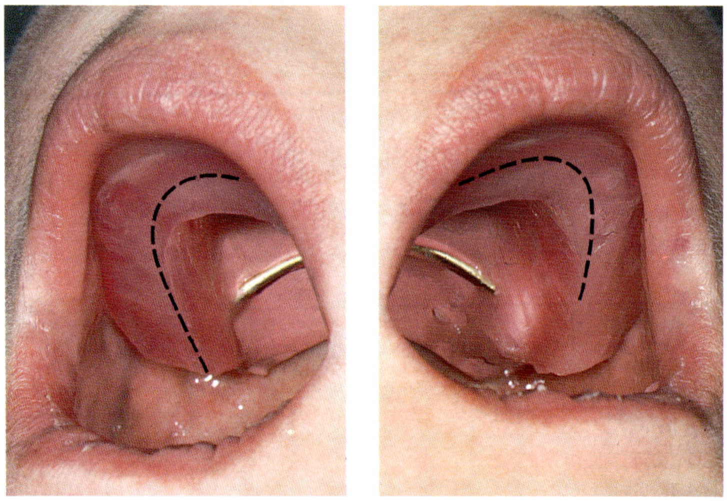

191 Korrektur des Wachswalles
Entsprechend der rechten Seite hat jetzt der Wachswall auch mit der linken Wange guten Kontakt. Er ist aber auf der ganzen Länge noch zu breit und muß auf die Dimension der zukünftigen Zahnreihe reduziert werden. (Von palatinal her bis zur gestrichelten Markierung abtragen.)

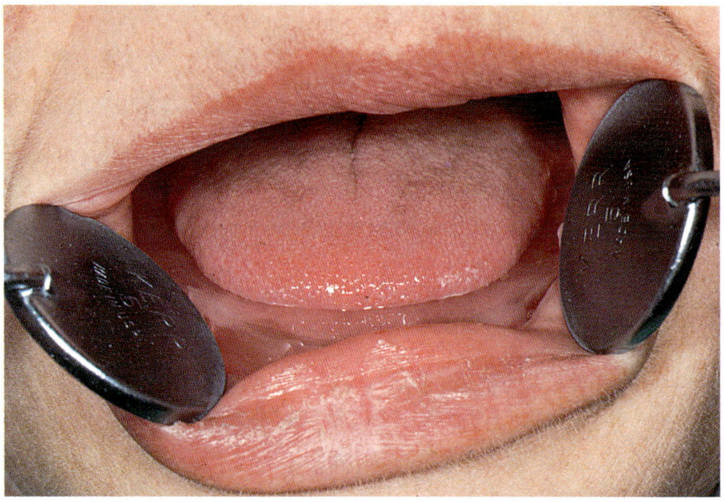

192 Zungenrelation
Der untere Wachswall liegt im *muskulären Gleichgewicht* zwischen Zunge und Wange. Er beansprucht den Platz der zukünftigen Zahnreihe.
Die Höhe des Wachswalls zeigt die Lage der Okklusionsebene an und darf den Zungenäquator nicht überragen (vgl. auch S. 49).

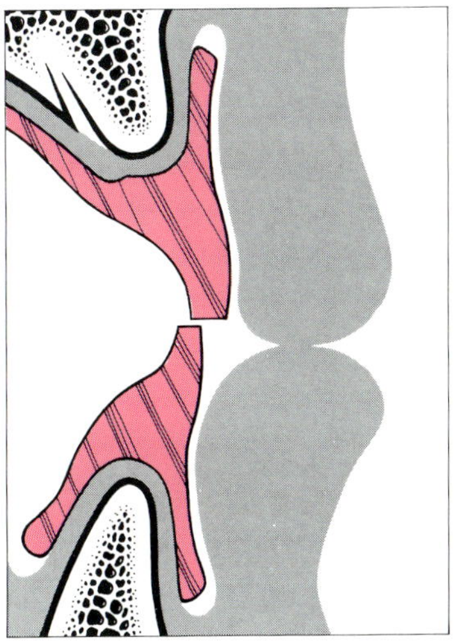

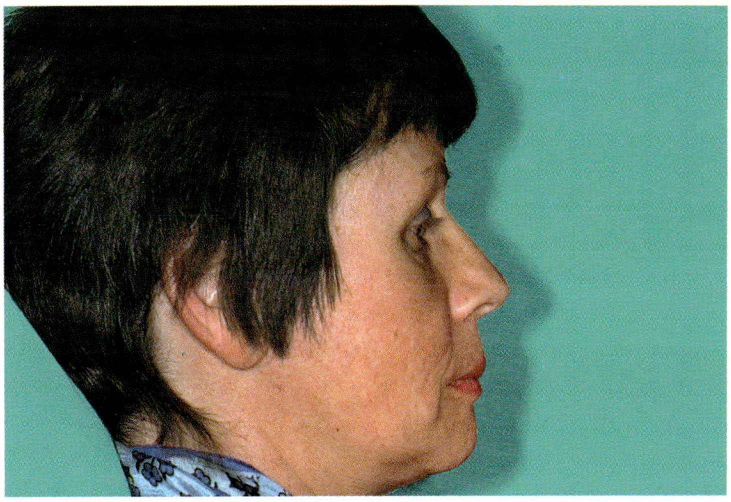

193 Vertikale Dimension
Diese ist richtig gewählt, wenn sich bei der Schließbewegung die Lippen kurz vor den Wachswällen berühren.

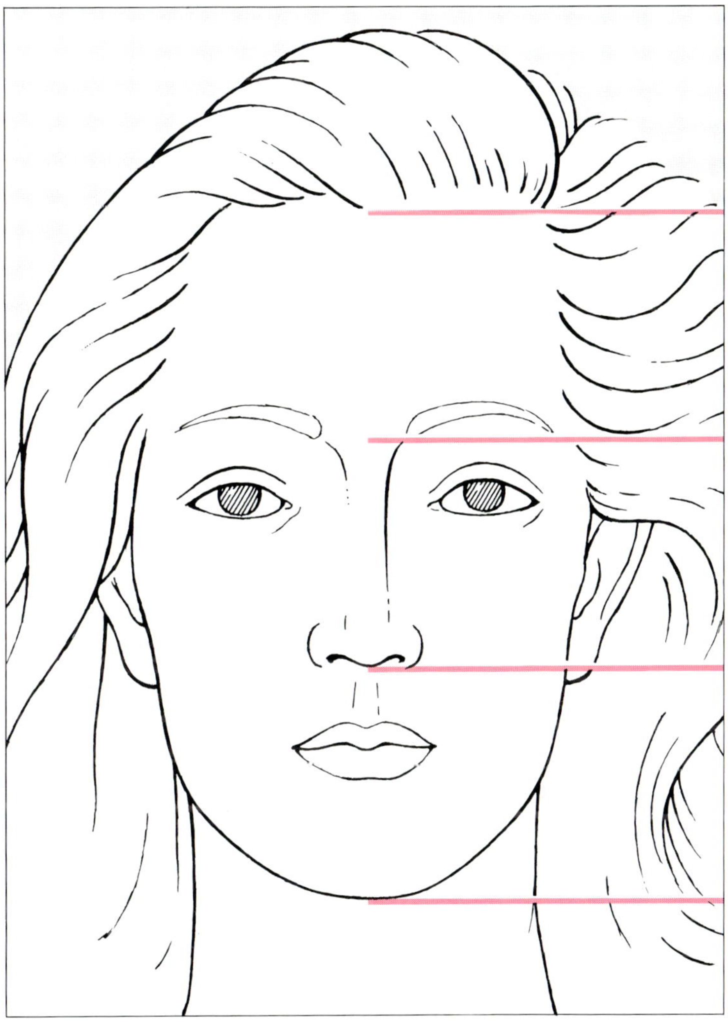

194 Proportionierung des Gesichts im Schema
Die Wahl der Bißhöhe beeinflußt die Lippenfülle, die Sichtbarkeit des Lippenrots, die Faltung der Mundwinkel sowie die Proportionierung des Gesichts als Ganzes (vgl. auch S. 51).

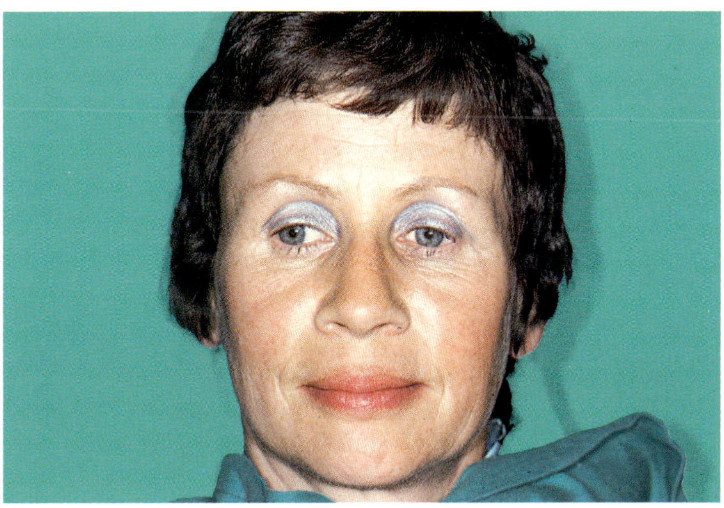

195 Proportionierung des Gesichts klinisch

196 Profilbild einer eigenbezahnten 83jährigen Frau

Beim Vollbezahnten bestimmen die eigenen Zähne die vertikale Dimension und stützen die Weichteilkontur. Diese Funktionen muß beim Zahnlosen die Prothese im Rahmen des Möglichen übernehmen.

Für die technische Herstellung einer Prothese muß das vom Zahnarzt aufgebaute Funktionsmuster alle erforderlichen Informationen enthalten.

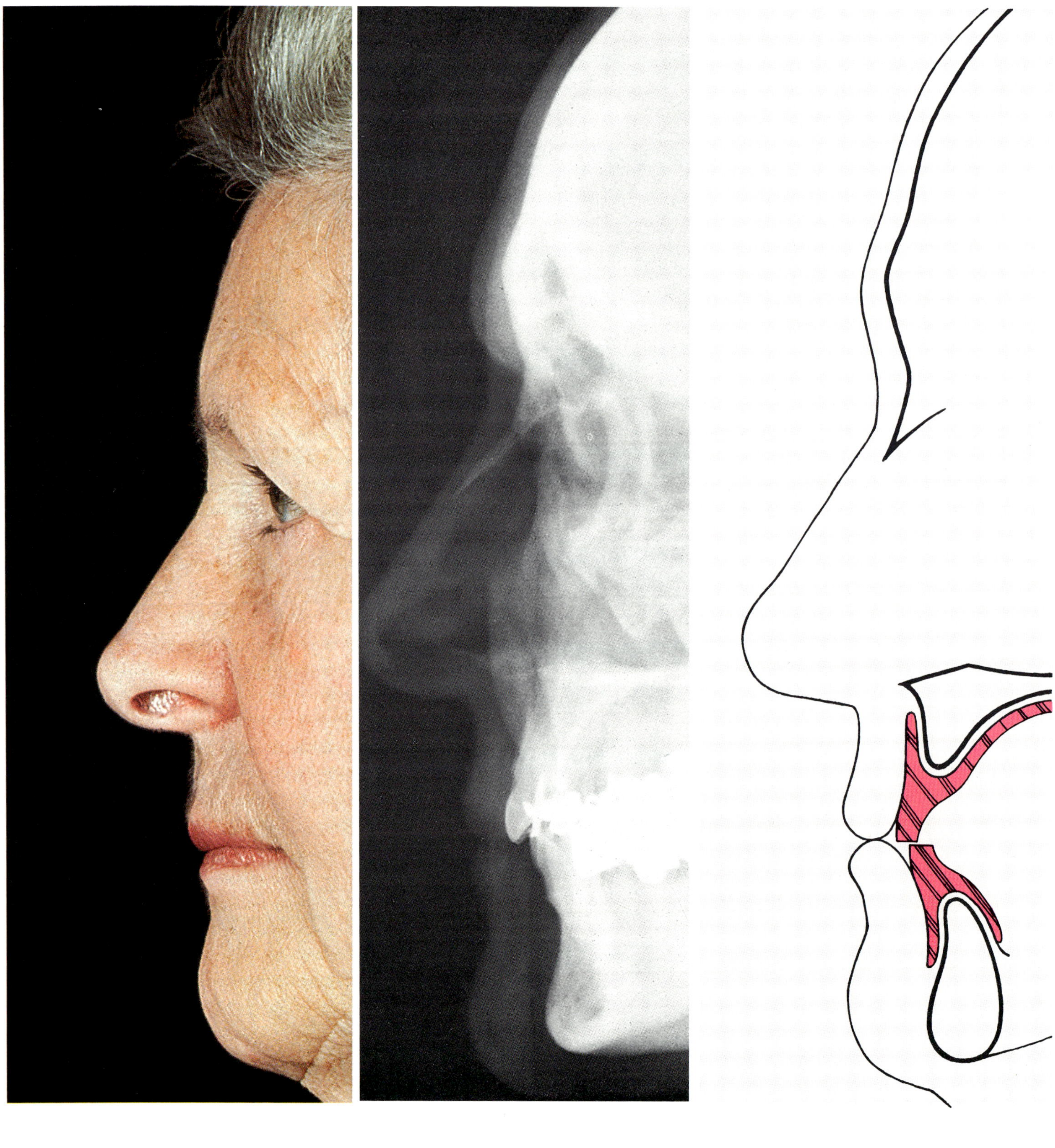

Zahnaufstellung

Die Zahnaufstellung hat wesentlich zur Erfüllung der Forderungen beizutragen, wie sie Gerber (1970) in seinem „Minimalstatus für Totalprothesen“ festgelegt hat:

- „Totalprothesen sollen mit persönlicher Note physiognomisch-ästhetisch restituieren.
- Totalprothesen sollen die residuellen geweblichen Strukturen des gnathodynamischen Systems optimal konservieren.
- Totalprothesen müssen eine angemessene Kaufunktion sicherstellen und eine deutliche Aussprache (Phonation) möglich machen.“

Ästhetik in der Totalprothetik

Der individuelle menschliche Gesichtsausdruck entsteht durch das Zusammenspiel einer Vielzahl dynamischer und statischer Komponenten, die untereinander komplexe Wechselwirkungen eingehen. Einen direkten Einfluß auf das Gesicht und dessen Erscheinungsbild üben die Frontzähne als sichtbarer Anteil z.B. des lächelnden Antlitzes aus. Indirekt nimmt das Gebiß Einfluß auf die Proportion des Gesichts (vertikale Dimension) und als stützende Struktur von Gesichtsweichteilen.

Ein zahnloses Gesicht enthält leider nicht die volle Information über Beschaffenheit und Stellung der verlorengegangenen Zähne, so daß es für eine ästhetisch ansprechende Rekonstruktion eines gewissen künstlerischen Geschicks bedarf.

Hinweise zur ästhetischen Komponente bei der Gestaltung der Totalprothesen

Auch heute noch ist die ästhetische Seite der Frontgestaltung weitgehend Gefühlssache, obwohl zahlreiche Regeln und Hinweise zur Gestaltung schöner Prothesen existieren. Sie basieren auf künstlerischen Harmoniekonzepten, subjektiven Erfahrungen, wahrnehmungspsychologischen Theorien, zum Teil auf anatomisch-morphologischen Extra- und Intrapolationen und statistischen Vergleichen. Allen Theorien gemeinsam ist jedoch die Tatsache, daß sie zwangsläufig um so allgemeiner und nichtssagender sind, je mehr sie sich auf wissenschaftliche Sachverhalte zurückführen lassen. Für den konkreten Fall wünscht sich der Praktiker klare Regeln; trotzdem bleibt es ihm nicht erspart, die individuelle Situation und die Wünsche des Patienten mit einzubeziehen.

Im folgenden eine kleine Auswahl von Regeln, die den Rahmen für die Frontgestaltung geben können.

Überlegungen zur Frontzahnauswahl und Frontzahnaufstellung

Erscheinungsbilder natürlicher oder künstlicher Frontzähne, die subjektiv und objektiv gefallen, sollen nach Möglichkeit bei einer prothetischen Neuversorgung übernommen werden. Besteht jedoch keine befriedigende dentofaziale Harmonie, stellen sich folgende Fragen:

– Was stört (Form, Farbe, Stellung der Zähne)?
– Wie kann eine Verbesserung erreicht werden?

Hinweise für eine Verbesserung können Fotos oder Modelle des Patienten mit seiner früheren, eigenen Bezahnung oder alte Prothesen, die ihm gefallen haben, geben. Sind solche Unterlagen ungenügend oder nicht vorhanden, müssen klinisch bewährte Regeln für die Zahnauswahl und die Gestaltung der Front zu Hilfe genommen werden.

Eine dieser Regeln ist das *embryogenetische Prinzip* von GERBER (1960), dem ein entwicklungsphysiologisches Konzept zugrunde liegt. Die Leitsätze von GERBER verlangen, daß sich die im Gesicht vorgefundenen Strukturen in den Frontzähnen wiederholen. Obwohl morphometrische Grundlagen für die folgenden Regeln nicht bekannt sind, kann deren Beobachtung zu einer vom ästhetischen Standpunkt aus befriedigenden Lösung führen.

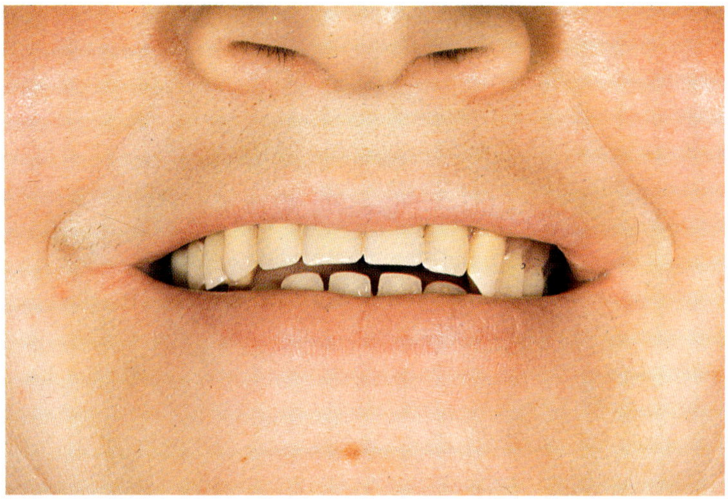
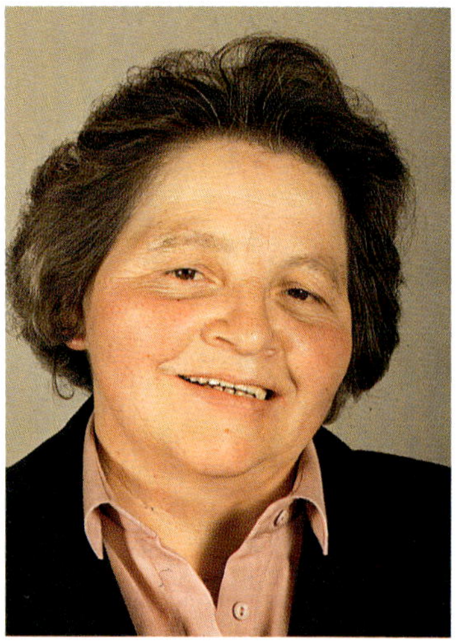

197 Was stört?
Eintönige Zahnaufstellung und Mißachtung des Verlaufs der Lippen in Funktion (Lachlinie) sind unter anderem verantwortlich für das unnatürliche Aussehen der Prothesen (der Angelsachse hat dafür den Begriff „denture look" geprägt).

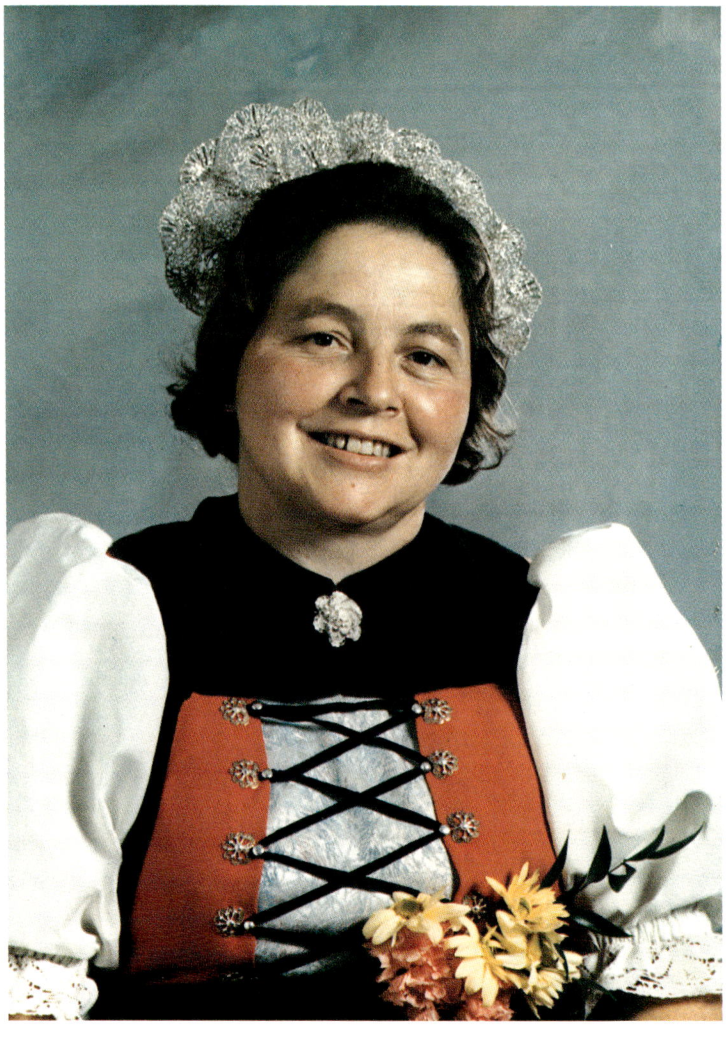
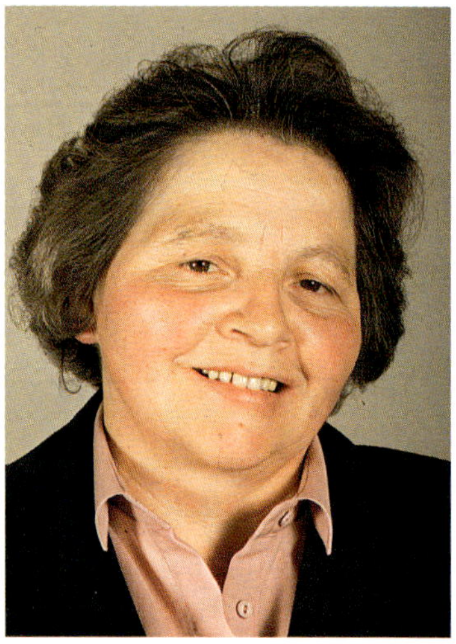

198 Wiederhergestellte dentofaziale Harmonie
Ein älteres Trachtenfoto der heute 55jährigen Patientin zeigt deren damalige eigene Frontbezahnung. Es diente als Vorlage bei der Prothesenneuanfertigung, mit der die dentofaziale Harmonie wiederhergestellt ist (kleines Bild rechts).

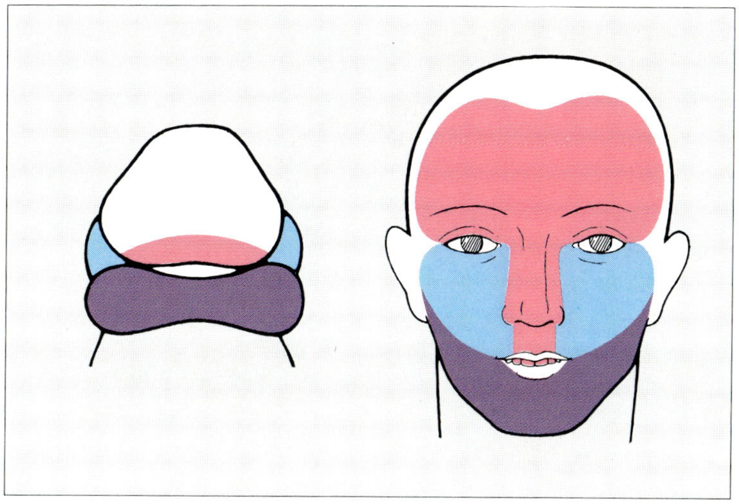

Embryogenetisches Prinzip

199 Grundlage
An der Bildung des menschlichen Gesichts sind der Stirnhöcker (rot) und der Mandibularbogen mit Ober- (blau) und Unterkieferwulst (violett) beteiligt. Aus dem Stirnhöcker entwickeln sich die Stirn, die Nase und der Zwischenkiefer mit den Anlagen der Schneidezähne. Von dieser Embryogenese des Gesichts leitet *Gerber* die formale Harmonie zwischen Stirn, Nase und den vier oberen Schneidezähnen beim erwachsenen Menschen ab.

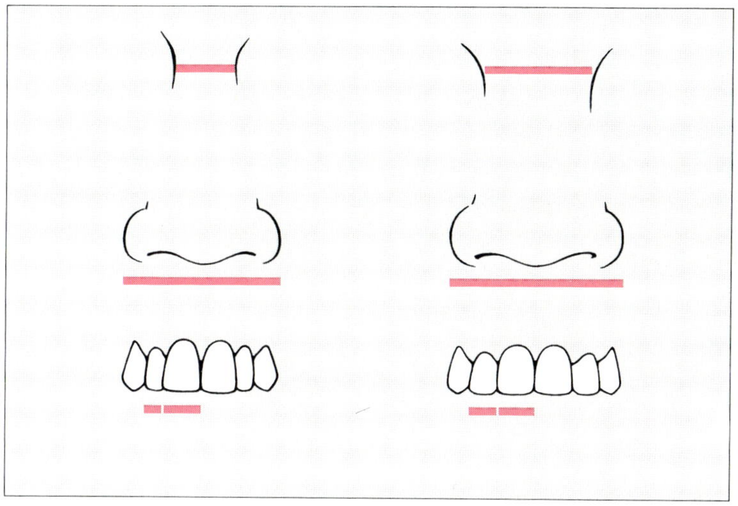

200 Zahnbreite
Es wird ein Zusammenhang zwischen der Breite der zentralen/lateralen Inzisiven und der Breite der Nasenbasis/Nasenwurzel postuliert.
(Breite Nasenbasis: breite zentrale Inzisiven;
schmale Nasenwurzel: grazile laterale Inzisiven)
(vgl. Abb. 205, S. 70).

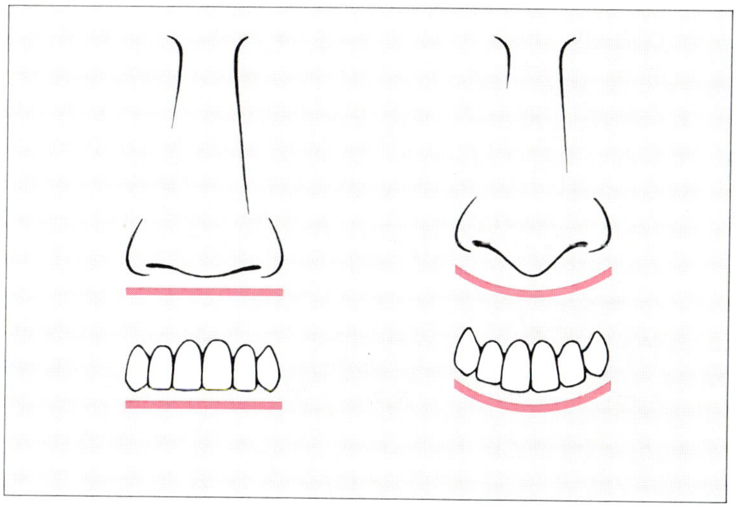

201 Schneidekantenverlauf
Die Inzisalkantenlinie soll mit der Nasenbasislinie harmonieren (vgl. Abb. 205, S. 70).

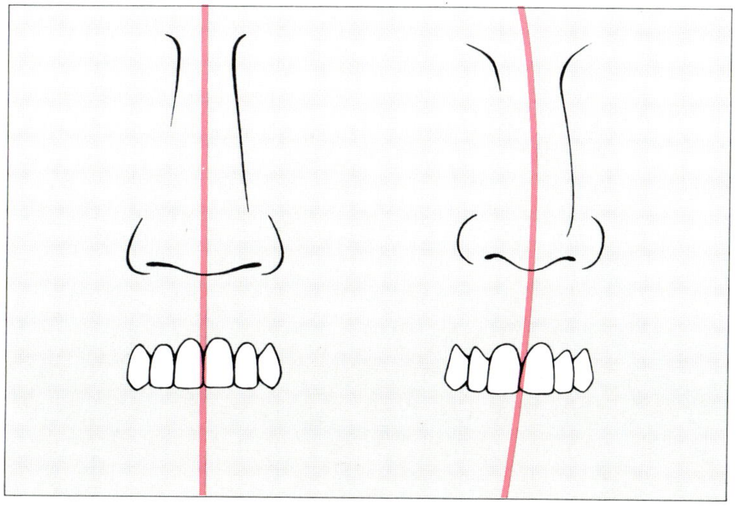

202 Achsenverlauf
Zahnachsen und Frontmitte sollen sich in die Gesichtssymmetrie einordnen (vgl. Abb. 205, S. 70).

Zahnformen

203 Gesichtsformen

Neben den von *Gerber* beschriebenen Zusammenhängen gibt es noch andere Grundsätze (*Williams, Gysi* u.a.m), welche zur Auswahl der Frontzähne dienen können. So soll die Zahnform aufgrund des Gesichtstyps ausgewählt werden:
ovales Gesicht = ovoide Formen,
rechteckiges Gesicht = gerade Formen.

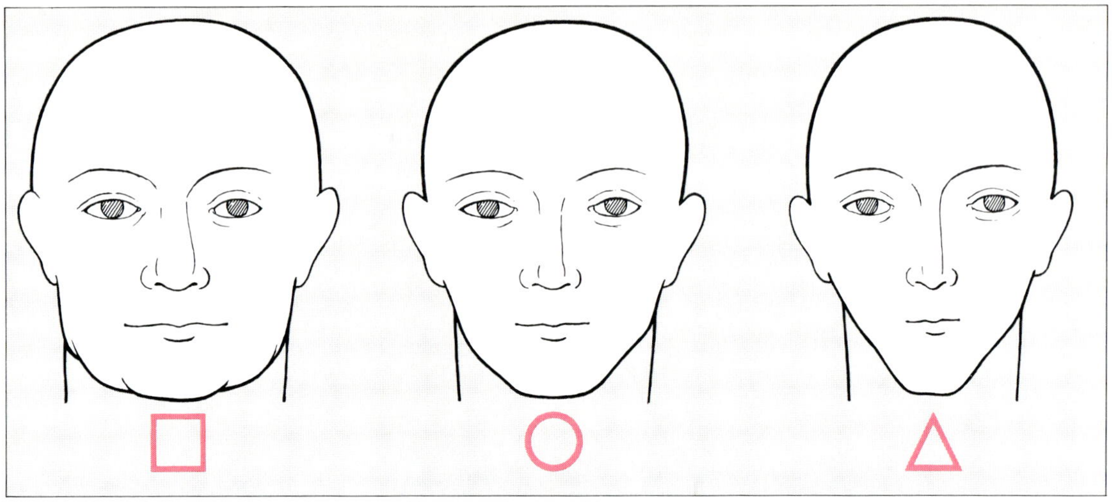

204 Entsprechende Zahnformen

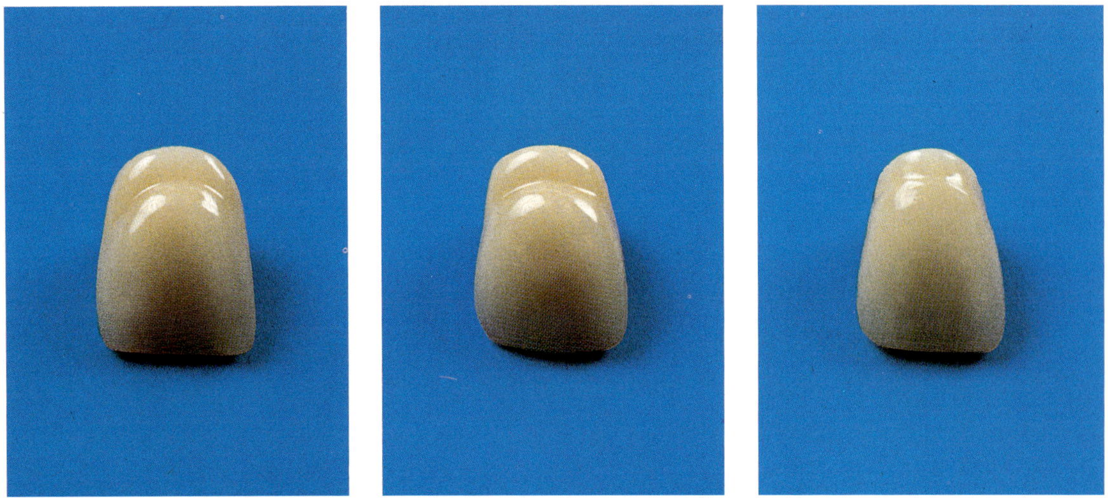

Synopsis

205 94jähriger Mann mit Eigenbezahnung in der Front

Die Situation en face (22 Stiftkrone).
Auch wenn die Leitsätze des embryogenetischen Prinzips im Detail nicht immer mit der natürlichen Situation übereinstimmen mögen, so können sie erstaunlich oft sowohl an jüngeren wie älteren Individuen bestätigt werden.
Trotz des hohen Alters ist dies *kein* „typisches Greisengesicht".

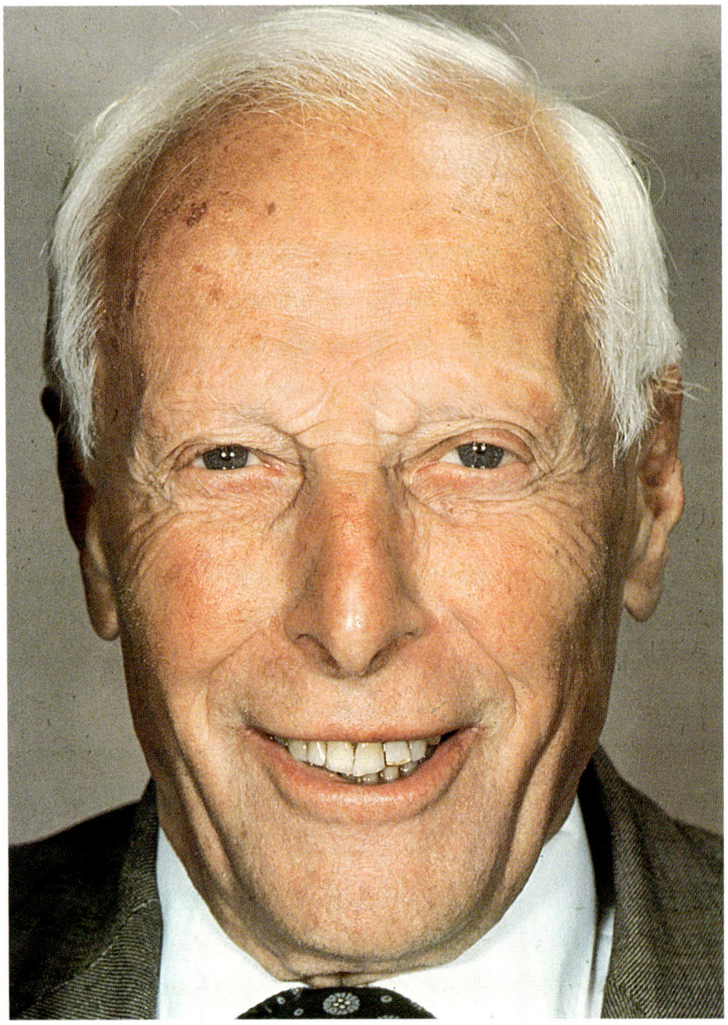

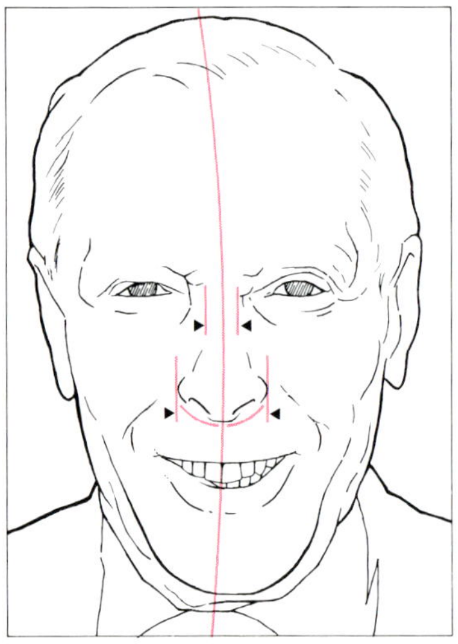

Ausnahmefälle

Außergewöhnliche Fälle verlangen außergewöhnliche Lösungen. Beim Vorliegen ausgeprägter Gesichtsasymmetrien und Gesichtsdeformitäten müssen Front- und gegebenenfalls auch Seitenzähne nach subjektivem Empfinden oft gegen die gebräuchlichen Regeln aufgestellt werden. Das Ziel ist, die Zahnreihe möglichst unauffällig ins Gesamtbild einzufügen, um die Deformität nicht zu betonen. Es betrifft dies in erster Linie Patienten mit angeborenen Mißbildungen, erworbenen Defekten, motorischen Lähmungen usw.

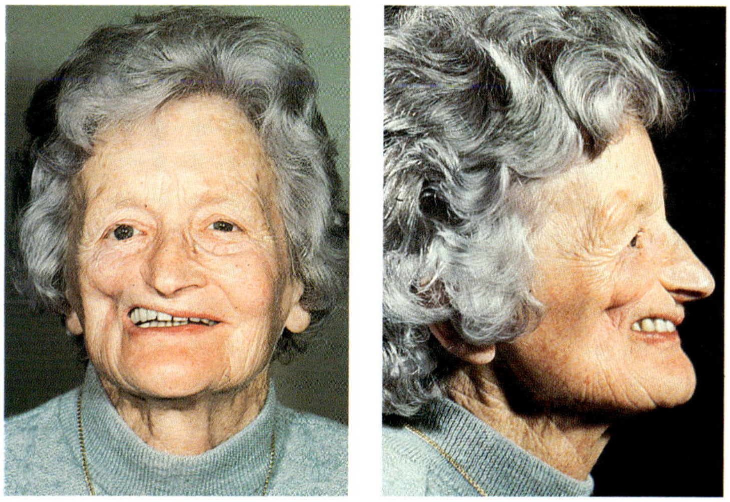

Übernahme ausgeprägter Asymmetrien

206 ... ohne Berücksichtigung der Asymmetrie
Beispiel einer Resektionsprothese in konventionellem Aufstellungsstil. Durch die Regelmäßigkeit und Symmetrie in der Prothese wird auf den Defekt in der rechten Gesichtshälfte aufmerksam gemacht.

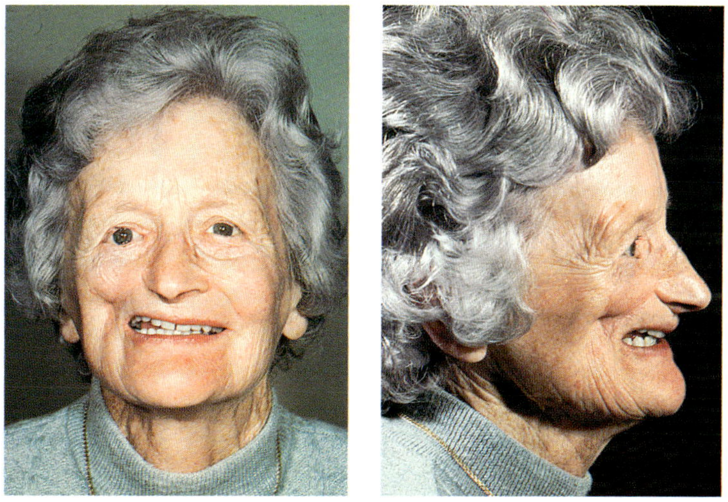

207 ... mit Berücksichtigung der Asymmetrie
Auch unter kosmetisch sehr schwierigen Bedingungen kann durch Berücksichtigung der vorgenannten Axiome eine unauffällige, ästhetisch akzeptable Lösung gefunden werden.

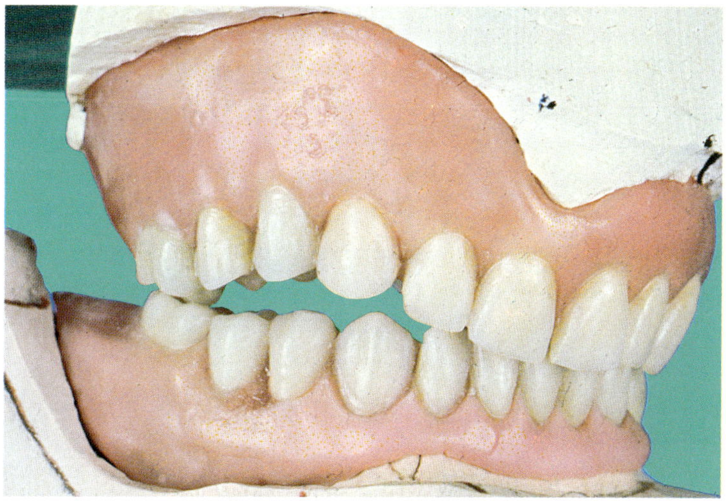

208 Aufstellung im Artikulator
Im Extremfall müssen aus kosmetischen Gründen sogar Kompromisse bezüglich Okklusion gemacht werden. In diesem Fall besteht auf der rechten Seite ein einziger antagonistischer Kontakt.

Topografische und funktionelle Richtlinien

Grundsätzlich gehen wir davon aus, daß die künstlichen Zähne dorthin zu stehen kommen sollen, wo auch die natürlichen standen, sofern dies in funktioneller Hinsicht zulässig ist. Bei der Aufstellung der Prothesenzähne muß aber beachtet werden, daß die oberen und unteren Inzisiven in der Schlußbißstellung nicht im Kontakt stehen dürfen, sondern eine *freie, anteriore Bewegungsmöglichkeit* von mindestens 1 mm zulassen müssen. In der Regel werden sie so zueinander positioniert, daß im Vorbiß eine Inzisalführung von höchstens 15° entsteht. Daraus ergibt sich, daß ein tieferes Übergreifen der Frontzähne in der Vertikalen (overbite) mit einer größeren Distanz der Zähne in der Horizontalen (overjet) kombiniert sein muß. Als weiteres Kriterium für die topografische Plazierung der Frontzähne ist die Rekonstruktion des Weichteilprofils und des Zungenraums zu berücksichtigen, wie das von Sir Wilfred Fish schon 1936 gefordert wurde.

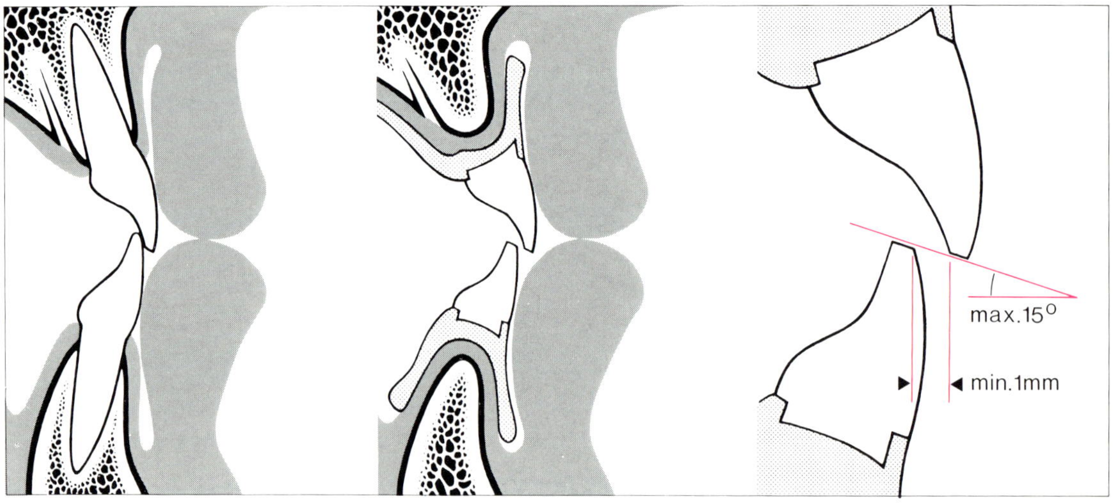

209 Overbite und Overjet
Im Gegensatz zu den natürlichen Frontzähnen dürfen sich Prothesenfrontzähne im Schlußbiß nicht berühren (Ausnahme: Kopfbiß und umgekehrter Frontzahnüberbiß). Sie müssen eine freie, anteriore Bewegungsmöglichkeit von mindestens 1 mm zulassen, weil sonst die Prothesen bei der geringsten Bewegung des Unterkiefers disloziert werden (vgl. S. 78 und 102).

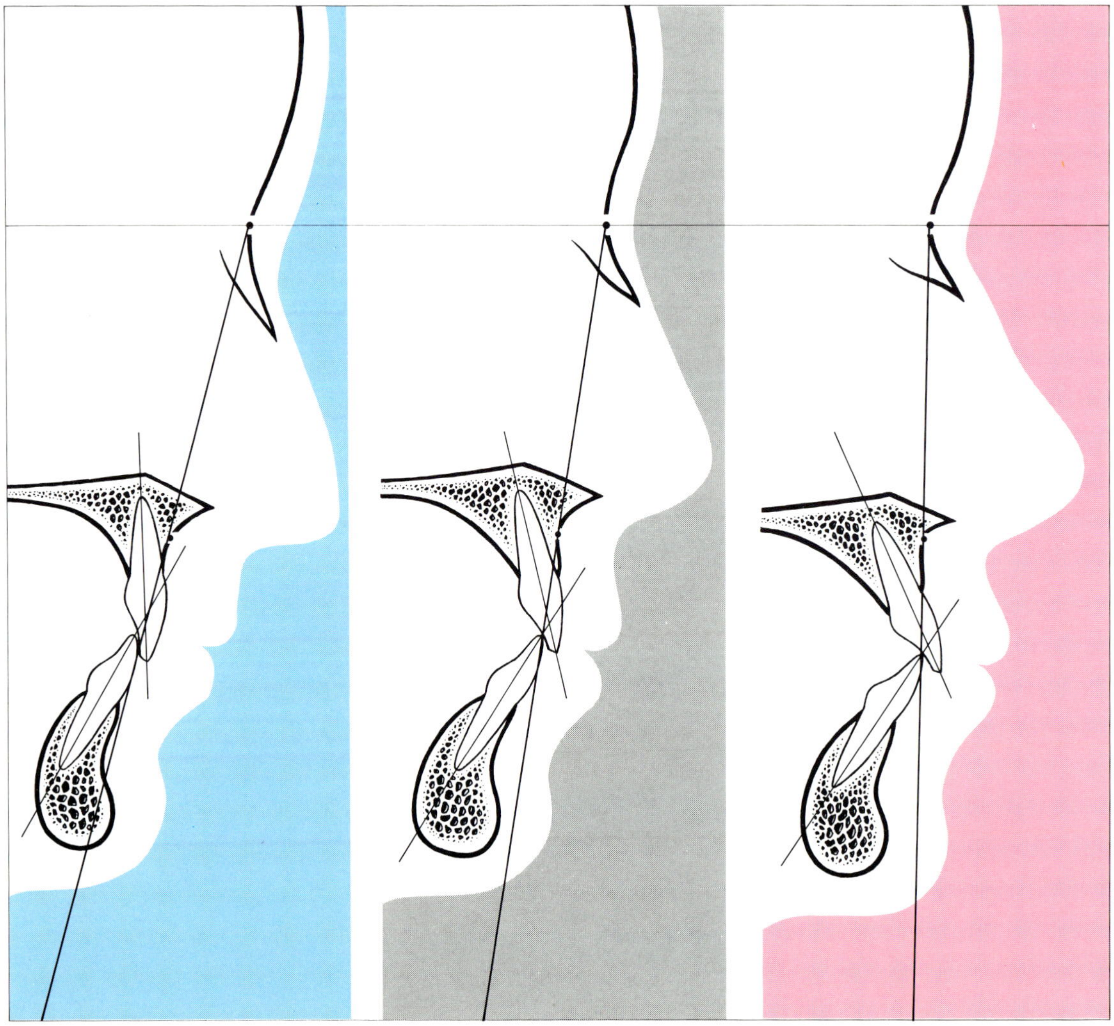

210 Zahnstellung und Weichteilprofil
Im Profil ist die Proklination der Schneidezähne um so ausgeprägter bzw. der Interinzisalwinkel um so kleiner, je konvexer das Gesichtsprofil ist. Die Kieferorthopädie kennt dafür die Begriffe des retrognathen (blau), orthognathen (schwarz) und prognathen (rot) Gesichtstyps.

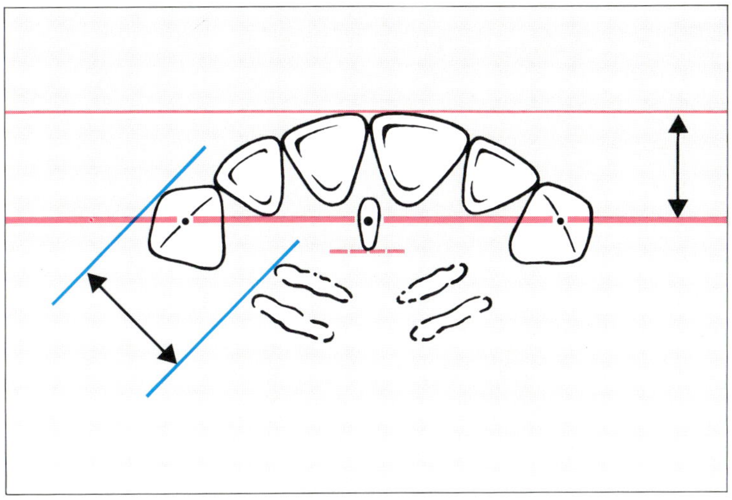

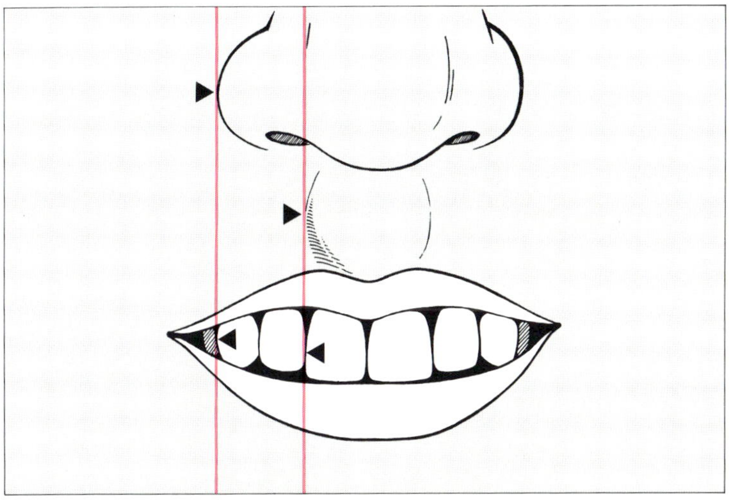

Sagittale und frontale Parameter der Frontzahnaufstellung

211 Intra- und extraorale Bezugsgrößen

1. Beim Jugendlichen verläuft die Verbindungslinie der Eckzahnspitzen durch die Mitte (beim Älteren eher distal von) der Papilla incisiva.
2. Der Abstand von der Mitte der Papilla bis zur Labialfläche des oberen zentralen Inzisiven beträgt normalerweise 8 ± 1 mm.
3. Vom lateralen Ende der anterioren Ruga mißt man 10,5 ± 1 mm bis zur Labialfläche des Eckzahns.
4. Die Distanz von Eckzahnspitze zu Eckzahnspitze ist gleich der Nasenbasisbreite.
5. Der Eckzahn sollte bei leicht lächelndem Mund nicht direkt im Mundwinkel, sondern mesial davon, etwa unter das laterale Ende des Nasenflügels, aufgestellt werden. Dadurch entsteht der optisch vorteilhafte „Bukkalkorridor".
6. Die zentralen Inzisiven sind zusammen etwa so breit wie das Philtrum.
7. Die ersten Prämolaren sind nach Möglichkeit in den Schatten der Eckzähne zu stellen.

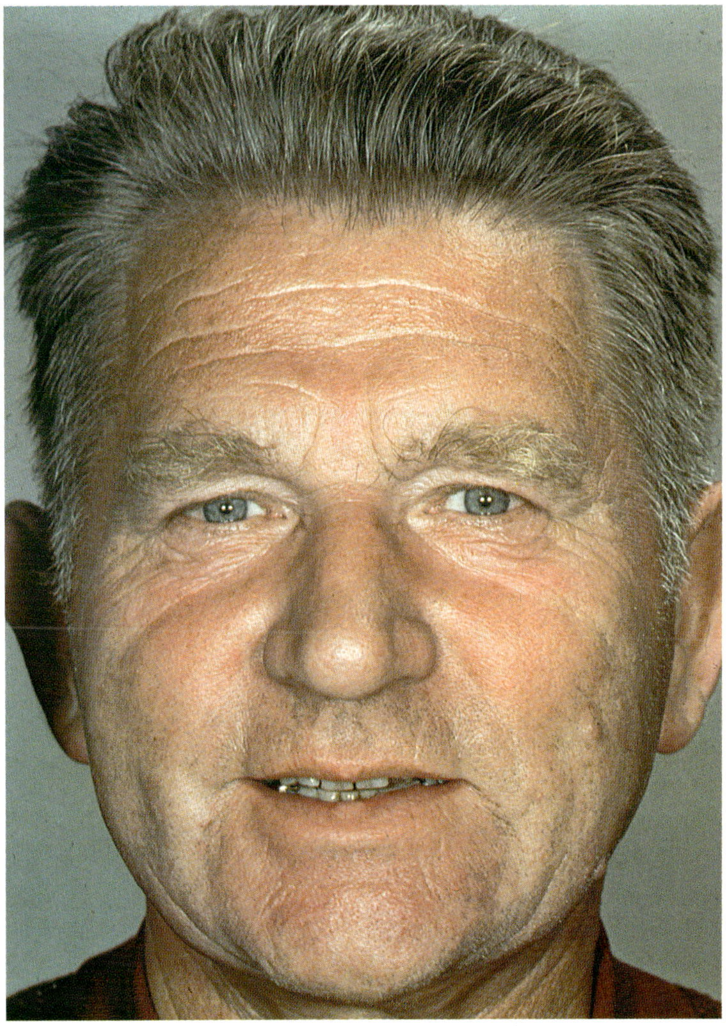

212 Frontalansicht eines eigenbezahnten 70jährigen Mannes
zur Illustration der obengenannten Parameter 4–7.

Individuelle Frontzahnaufstellung

Die konfektionierten Frontzahnsets vermögen den Ansprüchen mancher Patienten zu genügen, wenn durch sorgfältige Form- und Farbauswahl und durch entsprechende Zahnaufstellung und Gestaltung der Zahnfleischpartien eine individuelle Note erreicht wird. In vielen Fällen aber – besonders für ältere Patienten – kann durch Beschleifen der Schneidekanten oder schließlich durch individuelles Einfärben der Zähne deren natürliches Aussehen noch wesentlich verbessert werden.

Individualisierung
... durch Zahnaufstellung und Zahnfleischmodellierung

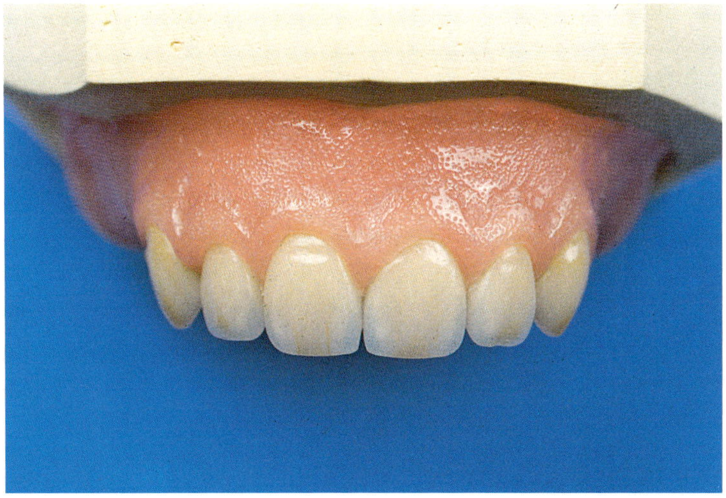

213 Konventionelle Aufstellung
Diese Zahnaufstellung und Zahnfleischmodellierung eines unveränderten Frontzahnsets mag sich für einen jugendlichen Patienten eignen.

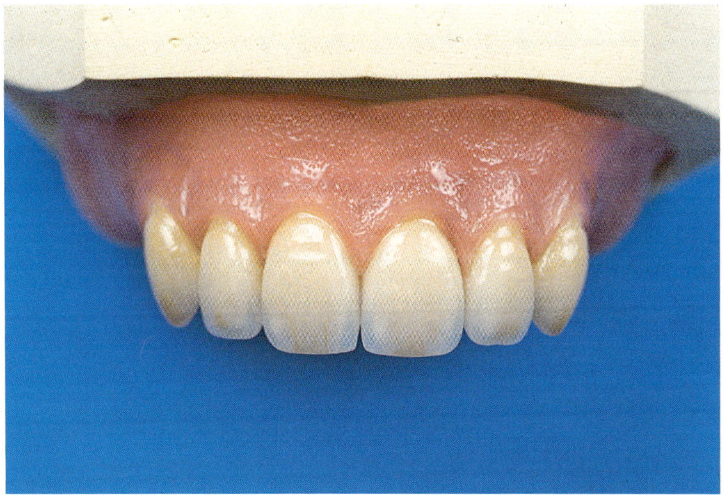

214 Änderung der Zahnfleischmodellierung
Beim Modell von Abb. 213 wurde lediglich der Marginalsaum der Zahnfleischmodellierung nach zervikal verschoben. Diese Zähne gehören zu einem „mittelalterlichen" Patienten.

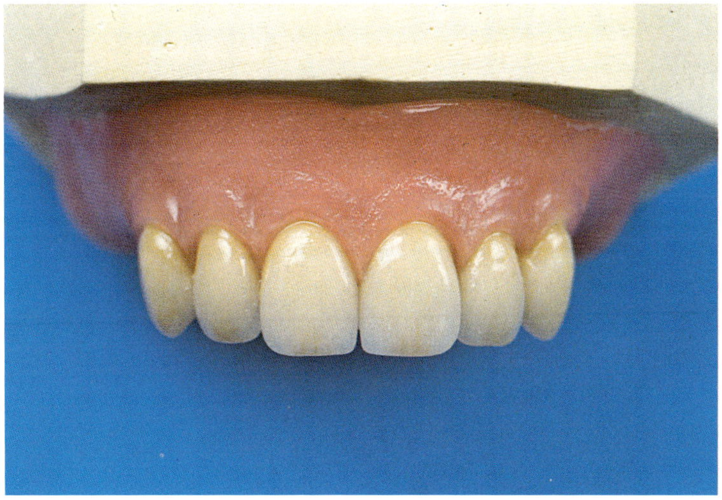

215 Änderung der Zahnaufstellung
Die gleiche Zahnform und Zahnfarbe vermittelt wieder einen anderen Eindruck durch Veränderung der Zahnstellung.

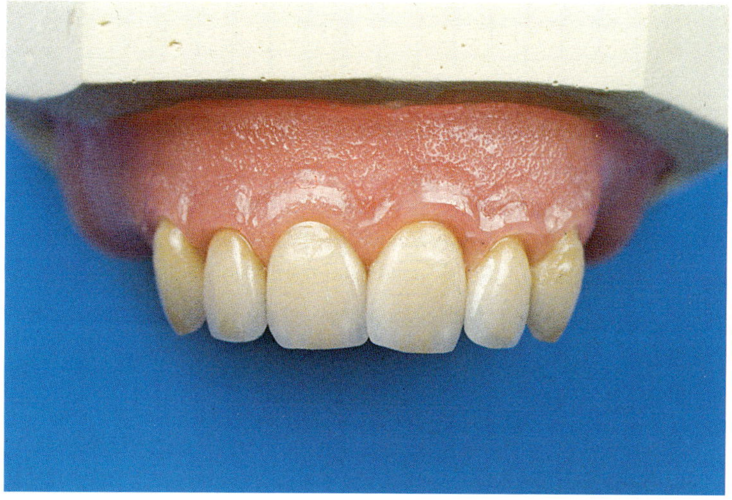

... durch Beschleifen

216 Leichtes Beschleifen der Inzisalkanten und Eckzahnspitzen
Gleiche Zahngrundform und -farbe wie in Abb. 213.

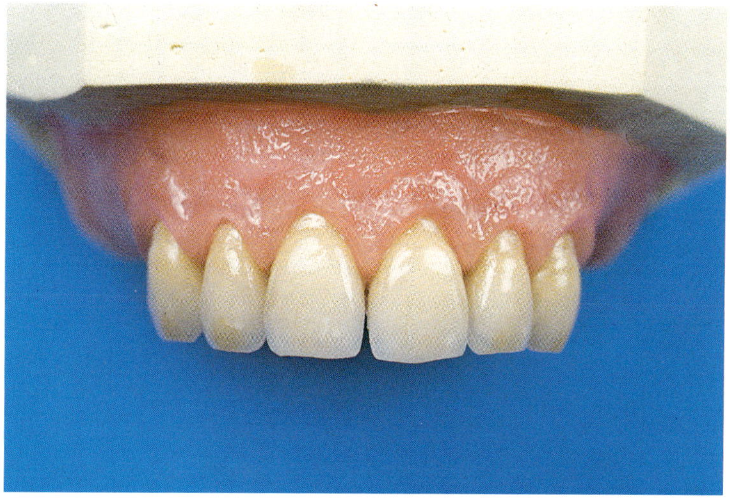

217 Beschleifen der Inzisalkanten und Modellation von Gingivarezessionen
Für ältere Patienten wirkt diese Frontzahngestaltung mit gleichem Zahnset glaubwürdiger als jene in Abb. 213.

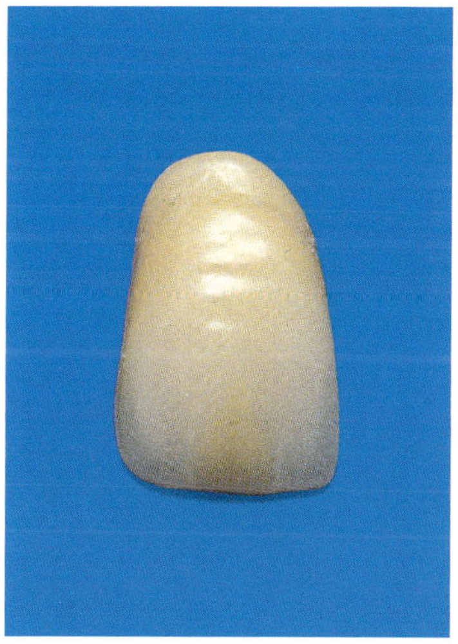

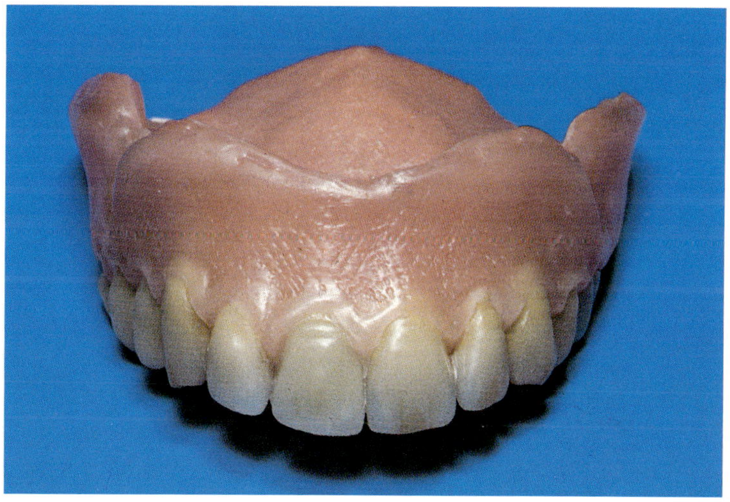

... durch Einfärben

218 Individuelle Frontzahnaufstellung
Diese Prothese gefällt dem Patienten bezüglich Zahnform und Zahnstellung, da sie der früheren Eigenbezahnung sehr nahe kommt. Die Zahnfarbe – obwohl die kräftigste, dunkelste des Sortiments – ist dem Patienten zu schön, zu sauber.

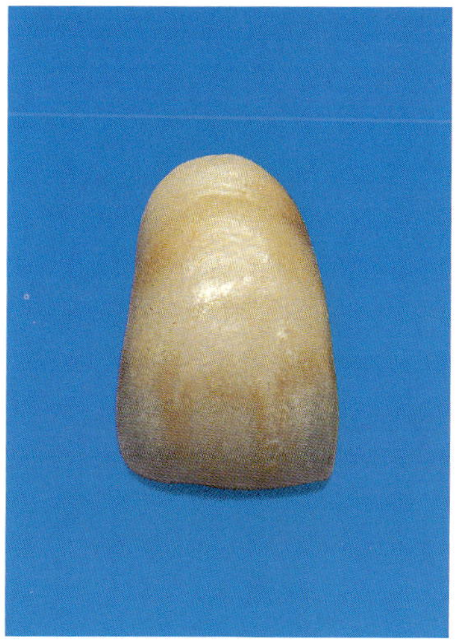

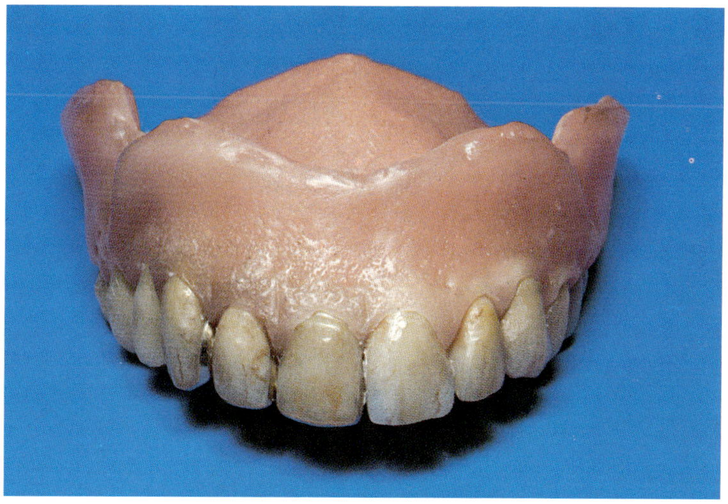

219 Individualisierung der Farbgebung
Aufgrund der alten, entfernten Kronen-Brückenversorgung wurden die Prothesenzähne durch Aufbrennen einer weiteren Porzellanschicht individuell eingefärbt (Einfärben ist auch für Kunststoffzähne oder beim Basiskunststoff möglich). Jetzt findet der Patient, niemand würde vermuten, daß er falsche Zähne trage.

Frontzahnauswahl und Frontzahnaufstellung am Patienten

Die Auswahl der Frontzähne erfolgt zusammen mit dem Patienten für den Patienten.

Wie die Erfahrung – gestützt durch verschiedene Untersuchungen, z.B. von Levin u. Mitarb. (1972) oder Winkler (1977) – zeigt, fällt die Angewöhnungszeit für einen neuen Zahnersatz kürzer und unproblematischer aus, wenn der Patient die neuen Prothesen von der ästhetischen Seite her akzeptieren kann. *„Eine Prothese, die gefällt, hält!“*

Bei der Frontzahnauswahl und Frontzahnaufstellung steht das Urteil des Patienten im Zentrum. Wichtig ist in zweiter Linie das Urteil des Zahnarztes. Sein Einfluß auf das Urteil des Patienten ist groß, weil er es ist, der die Prothese eingliedert; doch muß er sich davor hüten, den Patienten im autoritären Sinn beeinflussen zu wollen. Im übrigen darf das Gewicht der Urteile aus dem näheren und weiteren Umfeld des Patienten (Partner, Angehörige, Kollegen) keinesfalls unterschätzt werden.

Der Zahnarzt hat bei der Frontzahnauswahl also in erster Linie beratende Funktion.

Ein kleines Sortiment von Frontzähnen erlaubt es, Formen und Farben im Munde des Patienten zu prüfen. Es erleichtert die Zahnauswahl. Formenkarten überfordern im allgemeinen das dreidimensionale Vorstellungsvermögen von Patient und Zahnarzt und dienen lediglich der Auswahl und Bestellung von Frontzahnsets zur Einprobe am Patienten.

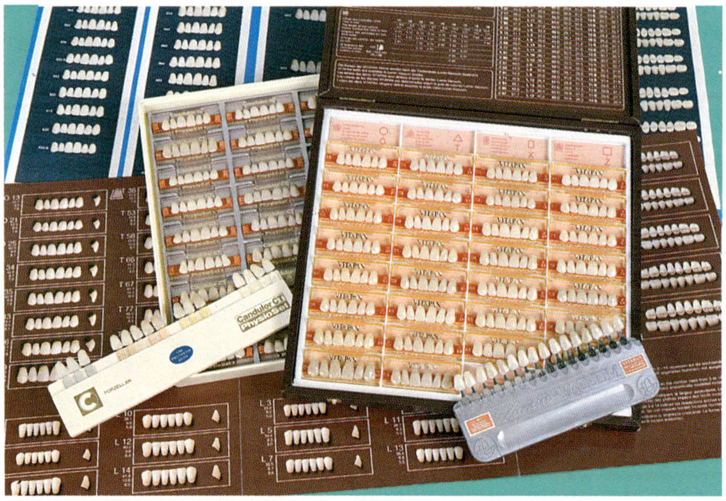

220 Zahnformen und Zahnfarben
Für die obere Front bevorzugen wir Porzellanzähne, weil diese langfristig form- und farbbeständig sind. Im Unterkiefer werden aus technischen Gründen Frontzähne aus Kunststoff verwendet. Sie erleichtern das Aufstellen und die Gestaltung der Querschnittsform der unteren Basis im Frontbereich (vgl. S.88).

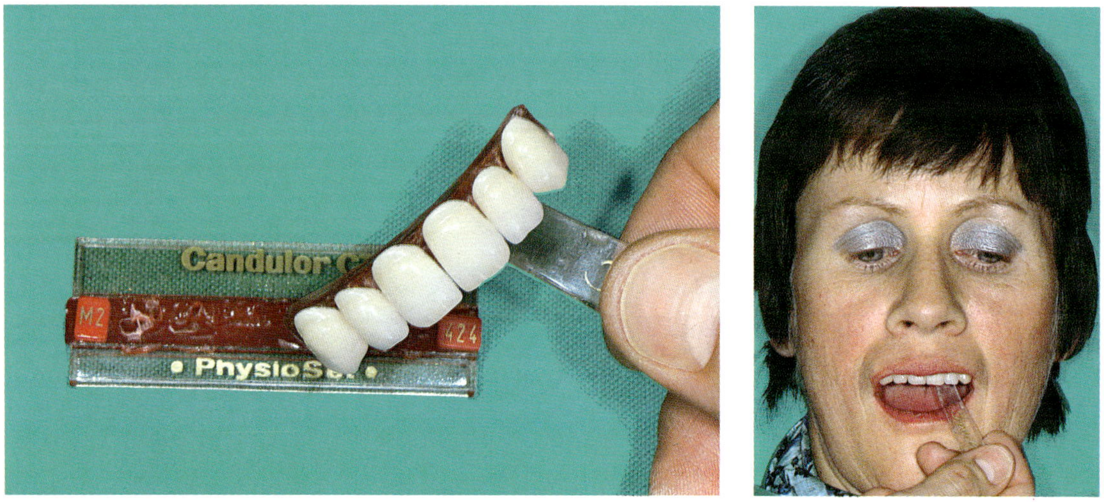

221 Auswahl der Frontzähne
Die Auswahl der Frontzähne erfolgt zusammen mit dem Patienten für den Patienten.

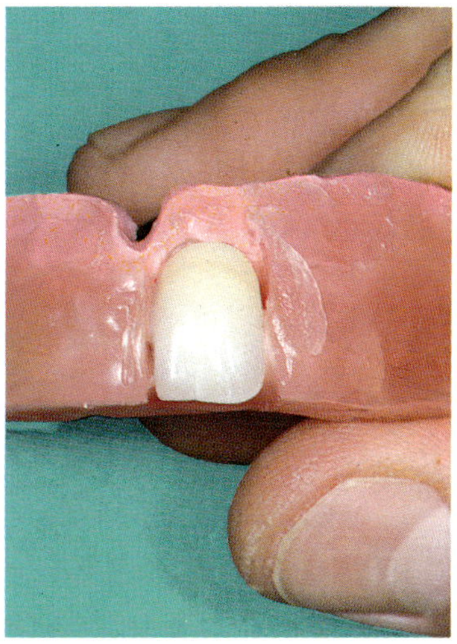

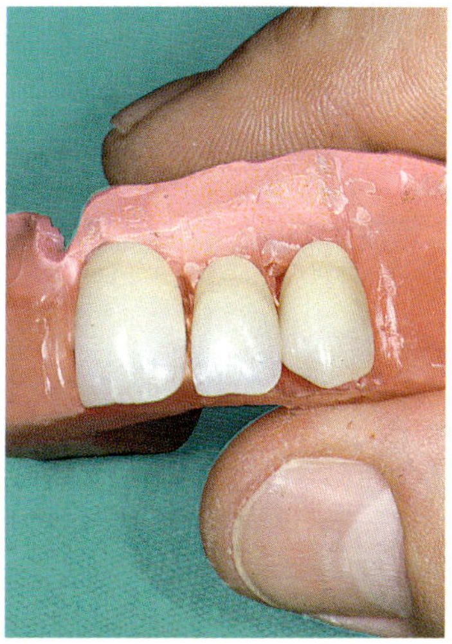

222 Aufstellen der Zähne im Funktionsmuster
Die Zähne werden so in den Wachswall integriert, daß ihre Fazialflächen die Kontur des Funktionsmusters fortsetzen.

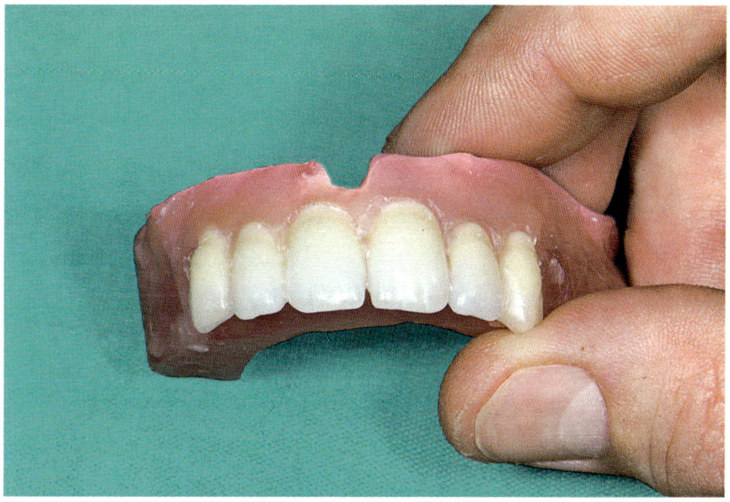

223 Ganze Front provisorisch aufgestellt

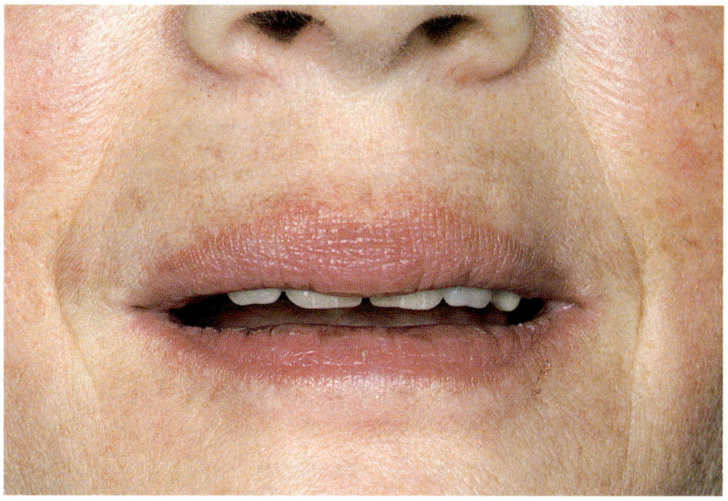

224 Länge der oberen Frontzähne
Eine Faustregel besagt, daß die Schneidekanten der oberen Frontzähne bei ruhig entspannter Oberlippe gut 1 mm sichtbar sein sollten. Das trifft im allgemeinen bei jugendlichen Probanden zu. Bei älteren Leuten sind jedoch die unteren Frontzähne oft besser sichtbar als die oberen. Die definitive Frontzahnaufstellung bezüglich Sichtbarkeit der Schneidekanten kann erst bei der Gesamteinprobe beurteilt werden.

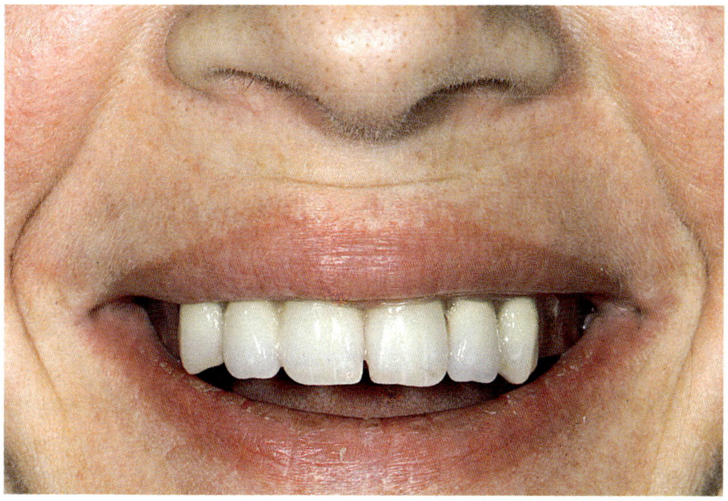

225 Lachlinie
Auch die definitive Beurteilung der Lachlinie (Gesamtlänge des sichtbaren Schneidezahns, Marginalsaum, Parallelität der Schneidekantenlinie zum Verlauf der Unterlippe) sollte besser erst bei der Gesamteinprobe erfolgen (vgl. Abb. 278 S. 91).

Selektive Gestaltung des Kauflächenkomplexes

Alle Bemühungen um die Abformung des Prothesenlagers und um die Gestaltung des Prothesenkörpers führen nicht zur Stabilität in Funktion, wenn einem dritten Faktor, der funktionsgerechten Disponierung des Kauflächenkomplexes, nicht entsprechende Aufmerksamkeit geschenkt wird.

Die künstliche Zahnreihe hat sich primär dem Kräftespiel zwischen Zunge und Wange/Lippe anzupassen. Die Okklusionsebene ist auf die Höhe des Zungenäquators einzustellen. Keinesfalls dürfen die Kauflächen den Zungenrand in der Funktion überragen, da sonst der Prothesenträger Mühe hat, das Kaugut, den Bolus, auf die Zahnreihe zu bringen (vgl. S. 64). Ferner ist auch der Verlauf der Kammlinie (Firstlinie) zu beachten. Dieser bereitet besonders beim atrophischen Kieferkamm mit einer zungenwärts verlagerten und schon in der Prämolarengegend nach hinten ansteigenden Kammlinie Schwierigkeiten.

Die *selektive Gestaltung des Kauflächenkomplexes* dient – unabhängig von der mechanischen Retention und der okklusalen Äquilibrierung – der Stabilisierung der Prothese durch das Kaugut.

Da mit dem Bolus zwischen den Zahnreihen die Äquilibrierung oder der sogenannte Vielpunktkontakt außer Funktion gesetzt ist, muß die Stabilisierung der Prothese durch jedes beliebige Antagonistenpaar im Seitenzahnbereich möglich sein. GERBER prägte dafür den Begriff *„multilokale autonome Kaustabilität"*.

Multilokale autonome Kaustabilität ist erreichbar durch

- statische Aufstellung in dem von der Zungen-Wangen-Funktion tolerierten Rahmen;
- kammadaptierte Aufstellung, d.h. Plazierung der größten Kaueinheit im tiefsten Punkt des Kieferkammes;
- gezielten Einsatz schiefer Ebenen in den Okklusionsflächen der Zähne zur Stabilisierung, z.B. im Kreuzbiß: Die fazialen Abhänge der bukkalen und palatinalen Höcker der Molaren ergeben bei Belastung der Gesamtoberfläche durch den Bolus eine nach palatinal gerichtete Kraftresultierende, die die Prothese auf ihre Unterlage andrückt;
- Eliminierung (Vermeidung) destabilisierender schiefer Ebenen in den Okklusionsflächen der Zähne, z.B. durch Kürzen bukkaler Höcker, die bei schlechten Kammverhältnissen unter Belastung zum Abheben der Prothese Anlaß geben.

Dadurch erhält der Patient die Möglichkeit, die Prothese mit dem Bolus zu stabilisieren und gleichzeitig einen guten Kaueffekt zu erzielen.

Das anatomische Vorbild natürlicher Zahnreihen hat zugunsten der Funktion im Seitenzahnbereich völlig in den Hintergrund zu treten.

Die Okklusionsgestaltung richtet sich auch nach der Erkenntnis, daß das Kauorgan vor allem dann störungsfrei arbeiten kann, wenn seine einzelnen Teile, die Kiefergelenke, die Kaumuskulatur und der Kauflächenkomplex, unter Kontrolle des Zentralnervensystems funktionell optimal aufeinander abgestimmt sind. Im gesunden Kauorgan findet eine stetige Koordination von Form und Funktion zwischen Kiefergelenken und Zahnokklusion statt. Beim zahnlosen Patienten ist der künstliche Kauflächenkomplex formal so in die bestehenden Strukturen einzuordnen, daß bei größtmöglicher Schonung der residuellen Gewebe wieder eine individuell optimale Funktion erreicht wird.

Da Prothesen schon infolge der Geweberesilienz und der Gewebeverschieblichkeit immer eine gewisse Beweglichkeit aufweisen, muß die Okklusion entsprechend gestaltet werden. Eine Punkt-Zentrik und Kauflächenformen wie im natürlichen Höckergebiß provozieren in der Kaufunktion größere Prothesenverschiebungen als Kauflächen mit Toleranz für Zentrik und Bewegungen.

Für die überwiegende Mehrzahl unserer Patienten wird daher die prothetische Okklusion im Seitenzahnbereich in einer *toleranten Höcker-Fossa-Relation* aufzubauen sein, wie das bereits vor Jahrzehnten von GERBER (1954) in seiner Kondylartheorie postuliert wurde. Die von GERBER entwickelten und von uns fast ausschließlich verwendeten semi-anatomischen Condyloform-Zähne sind nach dem Mörser-Pistill-Prinzip gestaltet. In einer weiten Mulde arbeitet ein Stößel, dessen Arbeitsende einen kleinen Krümmungsradius aufweist. Im prothetischen Normalfall ist es der obere palatinale Höcker, der in die zentrale Fossa des Antagonisten im Unterkiefer greift. Ausgenommen davon ist das erste Prämolarenpaar, bei dem der über der Kammitte stehende bukkale Höcker des unteren Vierers im mesialen Anteil des oberen Vierers seine Kaumulde findet.

Eine effiziente Kauleistung und eine gesicherte okklusale Abstützung, auch zum Schutze der Kiefergelenke, wird durch mindestens drei Antagonistenpaare pro Kieferseite erreicht. Für diese wird in der Totalprothetik eine allseitige Äquilibrierung im Leerkontakt verlangt. Von dieser Äquilibrierung sind die Front- und Eckzähne durch eine freie anteriore Bewegungsmöglichkeit von mindestens 1mm ausgenommen. Der sofortige Kontakt dieser Zähne bei geringsten Vor- und Seitbewegungen führt zu Überlastungen der anterioren Kammabschnitte und zum Abheben der Prothese. Insbesondere ist die im natürlichen jugendlichen Gebiß häufig anzutreffende Front-Eckzahnführung in der Totalprothetik unerwünscht.

Einige Prinzipien der Zahnaufstellung in der Totalprothetik

Allgemeine Forderungen:

- Die Prothesenzähne müssen im muskulären Gleichgewicht zwischen Zunge, Lippen und Wangen stehen.
- Die Okklusionsebene soll auf Höhe des Zungenäquators liegen.
- Mindestens drei Antagonistenpaare auf jeder Seite sind für eine gesicherte Okklusion und eine effiziente Kauleistung notwendig.
- Eine exakte Höcker-Fossa-Relation ist anzustreben.
- In Funktion muß die Resultierende der auf die Kaufläche des einzelnen Zahnes einwirkenden Kräfte – unabhängig von der Äquilibrierung – stabilisierend auf die Prothese wirken.
- Durch kammadaptiertes Aufstellen ist jede Schubwirkung (Proglissement) auf das Prothesenlager zu vermeiden.
- Der schlechtere Kieferkamm muß durch selektive Okklusionsgestaltung begünstigt werden.
- In der Totalprothetik wird in der Leerfunktion im Seitenzahnbereich eine allseitig äquilibrierte Okklusion verlangt.
- Die Eckzahnführung ist in der Totalprothetik verpönt.
- Die unteren Frontzähne müssen eine freie anteriore Bewegungsmöglichkeit haben.

Prothetische Schlagworte zur Gesamtaufstellung „cum grano salis"

Oberkiefer

Front: Allgemeine Gesichtszüge en face und im Profil in Zahnform und -stellung übernehmen!

3+3: Die bukkale Fläche des Dreiers verläuft en face parallel zur Außenfläche der Wange. Im Profil steht er jedoch senkrecht zur Okklusionsebene.

4+4: Der Vierer steht im Schatten des Dreiers. Er bildet die Fossa für den bukkalen Höcker des unteren Vierers.

5+5: Bukkaler und palatinaler Höcker stehen auf gleicher Höhe.

6+6: Der palatomesiale Höcker „hängt" tiefer als die übrigen Höcker.

7+7: Die Siebener werden wenn möglich als Abstützung für die Zunge bei der reflektorischen Lagesicherung der Prothese aufgestellt. Der palatinale Höcker „hängt" tiefer als die bukkalen Höcker.

Unterkiefer

Front: Untere Frontzähne und Prothesenbasis stehen so zueinander, daß sie einen Sulkus für die Einlagerung des M. orbicularis oris bilden.

3–3: Der Dreier wirkt mit seiner Achse leicht nach vorne-innen gekippt.

4–4: Die bukkale Höckerspitze des unteren Vierers steht senkrecht über dem Alveolarkamm. Sie greift in die mesiale Fossa des oberen Vierers.

5–5: Bukkale und linguale Höckerspitze liegen auf gleicher Höhe.

6–6: Die Okklusalflächen der Condyloform-Sechser liegen links und rechts in der gleichen Ebene, sonst wird die Balance zu steil.

7–7: Der Siebener steht oft an Stelle des Sechsers.

–4/4–: Ein Vierer der Gegenseite dient oft zur Verlängerung der Spee-Kurve (Kompensationskurve). Er ist durch Kaugut kaum belastbar.

Spee: Die „tiefste Stelle" der Spee-Kurve liegt meist zwischen Fünfer und Sechser (kaustabile Zone).

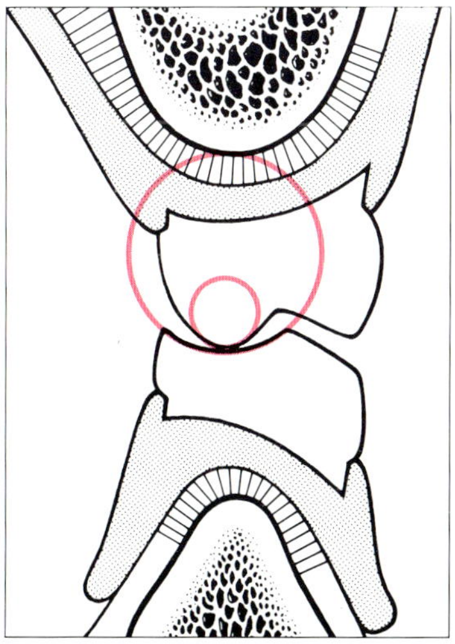

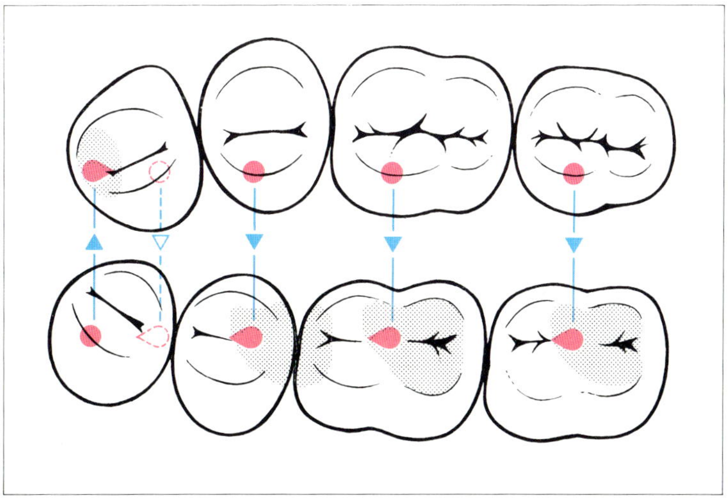

226 **Mörser-Pistill-Prinzip**

227 **Höcker-Fossa-Relation**

Normalokklusion

Die Höcker-Fossa-Relation mit der Betonung des palatinalen Höckers wird im englischen Sprachbereich treffend als "lingualized occlusion" bezeichnet. Die Bemühungen der Zahnaufstellung zielen dahin, für Leerbewegungen zwischen den Prothesen eine Äquilibrierung sowohl über die einzelne Kaufläche als auch über die ganzen Zahnbögen zu erreichen. Bei schwierigen Kieferkammrelationen kann sie durch Reduktion des bukkalen Höckers des oberen Zahnes und Verlagerung der Fossa des unteren Antagonisten nach lingual akzentuiert werden (vgl. nebenstehende Schemata).

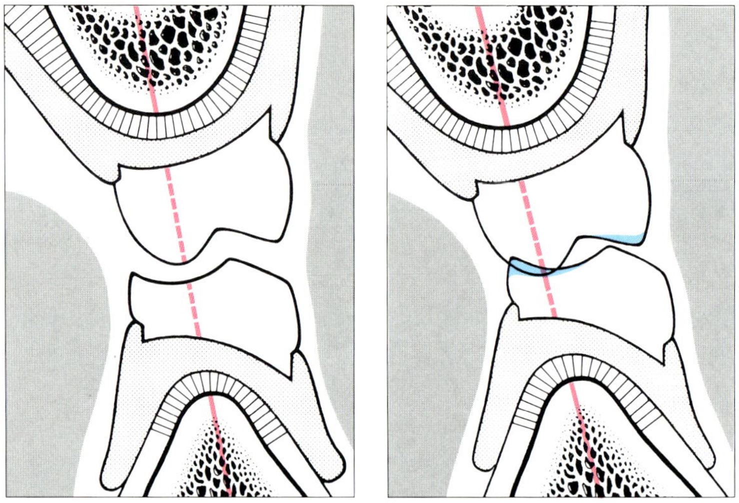

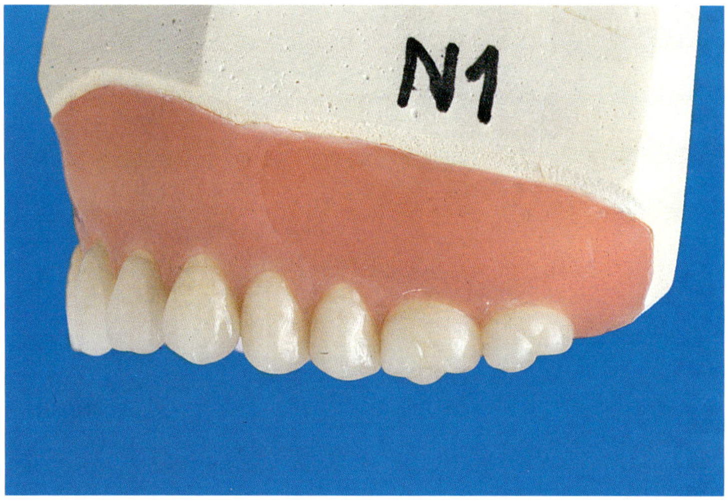

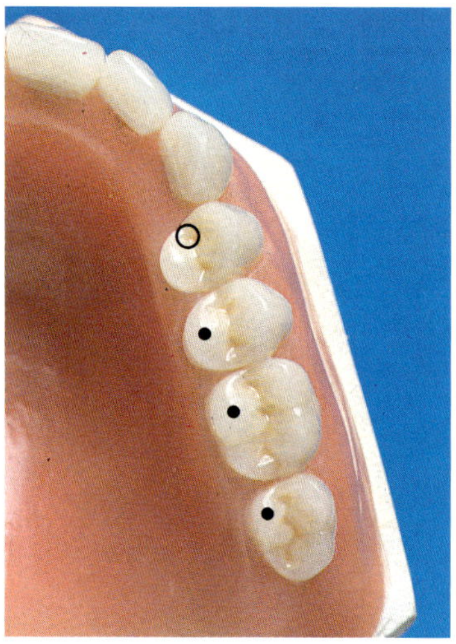

228 Harmonische Zahnaufstellung im Oberkiefer
Der palatinale Höcker des zweiten Prämolaren und die mesiopalatinalen Höcker der beiden Molaren stehen etwas tiefer (ad linguam) als die entsprechenden bukkalen Höcker.

229 Aufsicht auf die obere Zahnreihe
Die Kaugrube (Fossa) mesial am ersten Prämolaren und die betonten palatinalen Höcker bei den übrigen Seitenzähnen liegen auf oder innerhalb der Kammlinie.

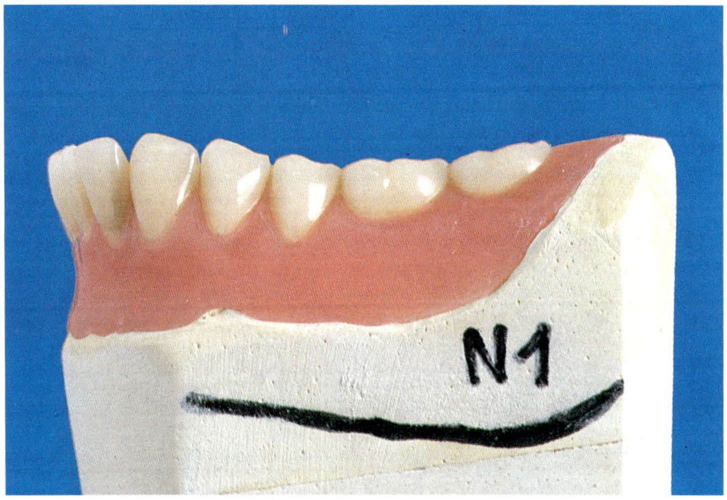

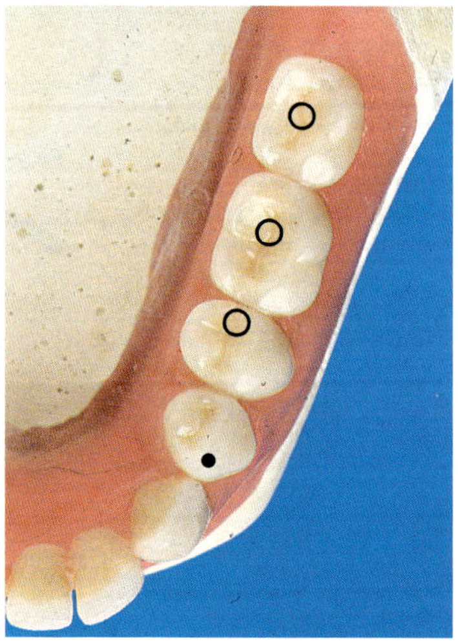

230 Harmonische Zahnaufstellung im Unterkiefer
Die bukkalen und lingualen Höcker stehen annähernd auf der gleichen Höhe. Beachte den sanften Schwung der Spee-Kurve.

231 Aufsicht auf die untere Zahnreihe
Die bukkale Höckerspitze des ersten Prämolaren und die Kaugruben der übrigen Seitenzähne liegen über der Kammlinie.

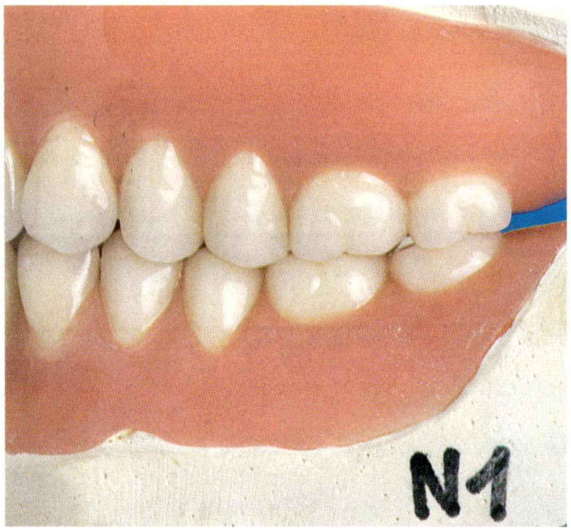

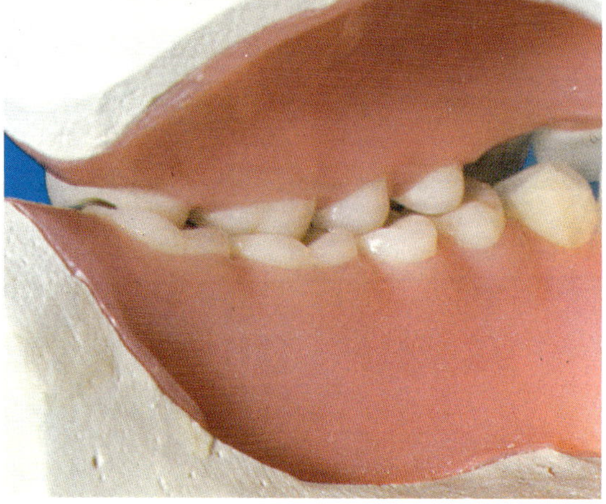

232 Geschlossene Zahnreihe von bukkal gesehen

233 Höcker-Fossa-Relation von lingual gesehen

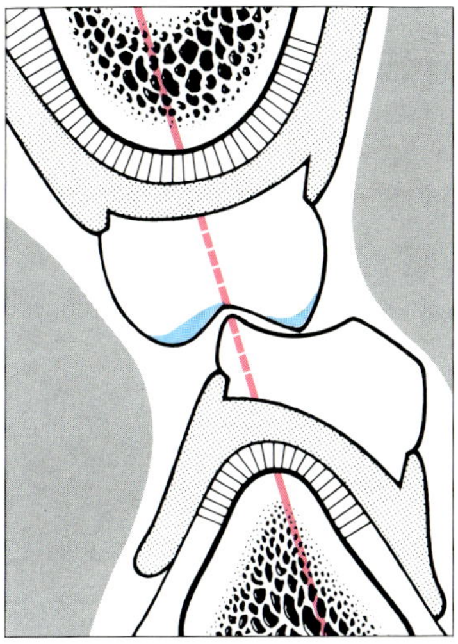

Kreuzbiß

Die Kreuzbißsituation läßt sich im Molarenbereich oft nicht vermeiden. Sie engt zwar lokal den Zungenraum im Oberkiefer etwas ein, gestattet aber immer noch eine allseitige Äquilibrierung in der Leerfunktion. Der etwas tiefer als der bukkale Höcker stehende palatinale Höcker des oberen Zahnes sorgt für eine generell ad linguam geneigte Okklusionsfläche. Mit interponiertem Bolus wirkt diese stabilisierend auf die Prothese. Im Gegensatz zur Kalottenaufstellung (Abb. 242) gestattet die Kreuzbißaufstellung dem Patienten den normalen Seitbißkauschlag.

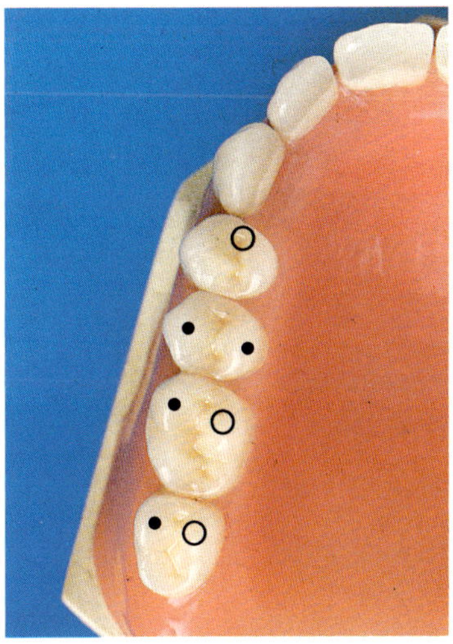

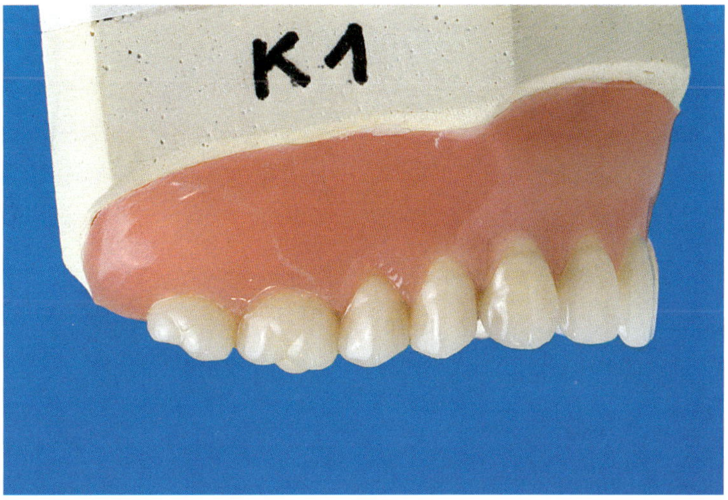

234 Harmonische Zahnaufstellung im Oberkiefer
Der palatinale Höcker des zweiten Prämolaren und die mesiopalatinalen Höcker der beiden Molaren stehen etwas tiefer (ad linguam) als die entsprechenden bukkalen Höcker.

235 Aufsicht auf die obere Zahnreihe
Die Fossa mesial am ersten Prämolaren liegt über der Kammlinie (*Normalstellung*).
Der zweite Prämolar steht mit zwei tragenden Höckern in *Übergangsstellung*.
Die Molaren stehen im *Kreuzbiß*.

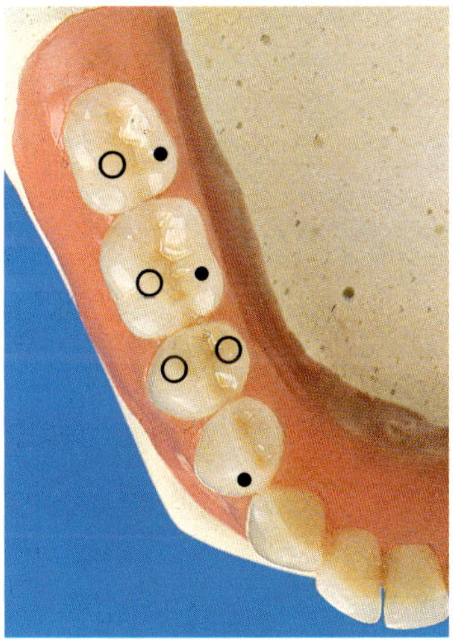

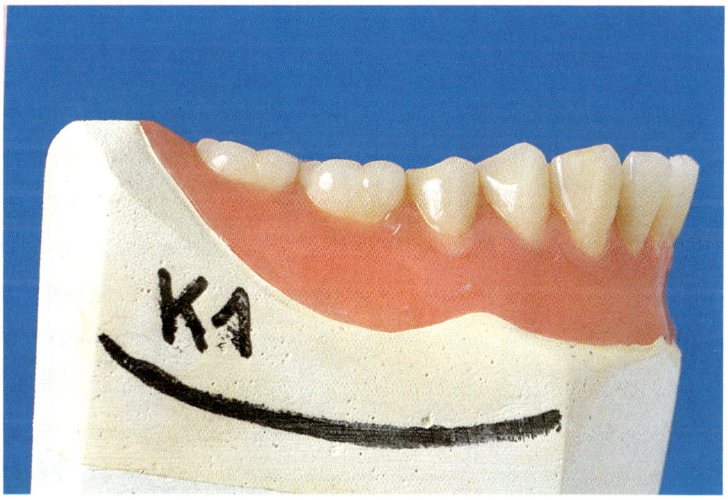

236 Harmonische Zahnaufstellung im Unterkiefer
Die bukkalen und lingualen Höcker stehen annähernd auf der gleichen Höhe.

237 Aufsicht auf die untere Zahnreihe
Der bukkale Höcker des ersten Prämolaren steht über der Kammlinie.
Dem zweiten Prämolaren wurde eine zusätzliche Fossa eingeschliffen.
Bei den Molaren sind die lingualen Höcker tragende Höcker.

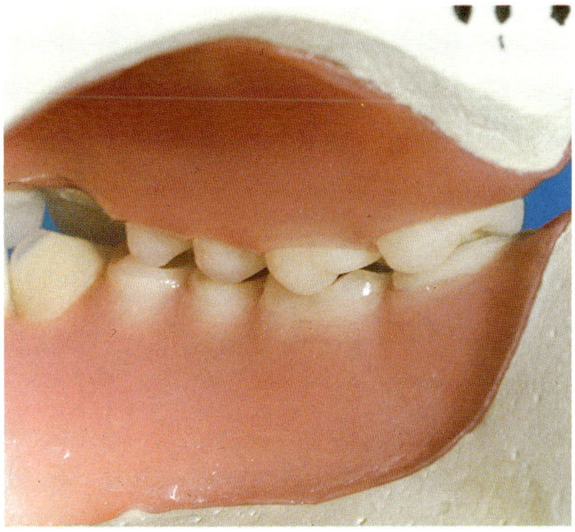

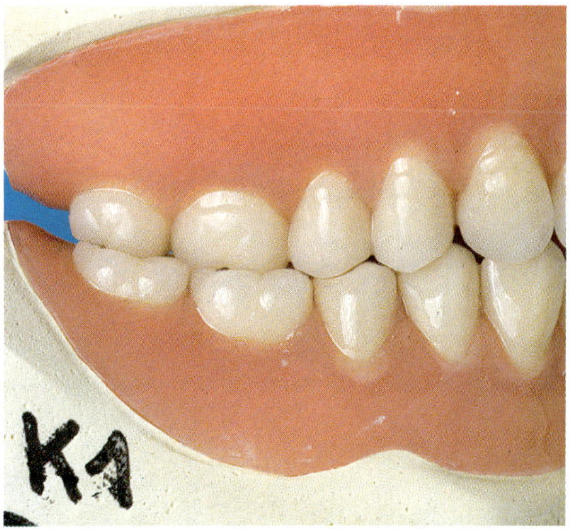

238 Kreuzbißaufstellung von bukkal gesehen

239 Höcker-Fossa-Relation von lingual gesehen
Normalstellung der ersten Prämolaren.
Übergangsstellung der zweiten Prämolaren.
Kreuzbißstellung der beiden Molaren.

Spezialaufstellungen

240 Proglissement, Ausgleiten der unteren Prothese
Normal- oder Kreuzbißaufstellung mit zwei Prämolaren und zwei Molaren führt bei früh ansteigendem Kieferast unter Kaubelastung manchmal zum Ausgleiten der unteren Prothese nach vorne und zur gegenüberliegenden Seite. Oft zeigt sich dann dort das pathognomonische Druckulkus lingual in der Eckzahngegend.

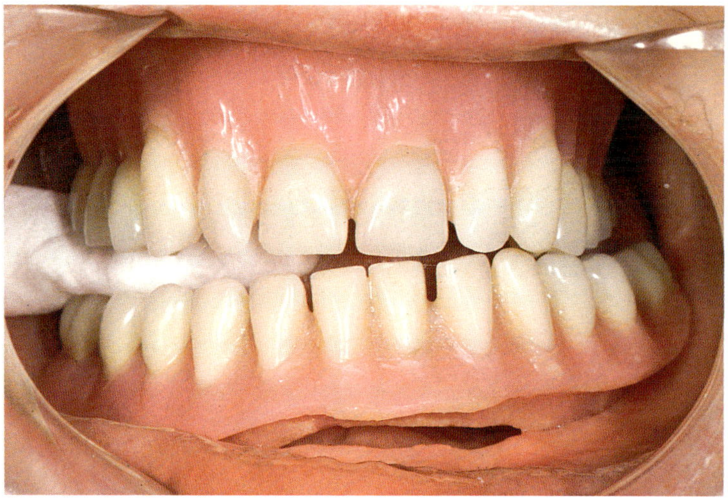

241 Kammadaptierte Aufstellung
Gleicher Fall wie oben nach Änderung der Aufstellung entsprechend der anatomischen Gegebenheiten. Im Unterkiefer steht jetzt nach dem ersten Prämolaren der zweite Molar und ein erster Prämolar der Gegenseite (s. S. 79: –4/4–). Im Oberkiefer normale Zahnreihenfolge. Die verkürzte Zahnreihe trägt dem steil ansteigenden Unterkieferkamm Rechnung; die Okklusionsflächen der Zähne liegen ungefähr parallel zum Kieferkamm.

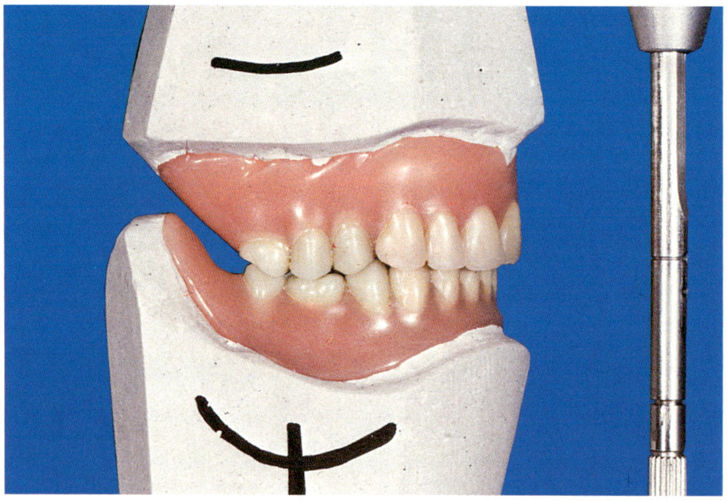

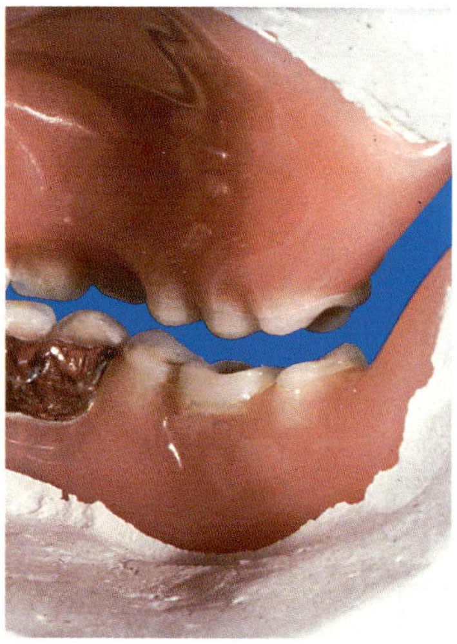

242 Kalotte
Bei kleinem Oberkiefer und weitem Unterkiefer empfiehlt es sich, statt eines zirkulären Kreuzbisses eine Kalottenokklusion (Neigung der Okklusionsflächen ad linguam) aufzustellen. Der Zungenraum wird dadurch weniger eingeengt.
Allerdings kann der Patient praktisch nur im Hackbiß kauen.

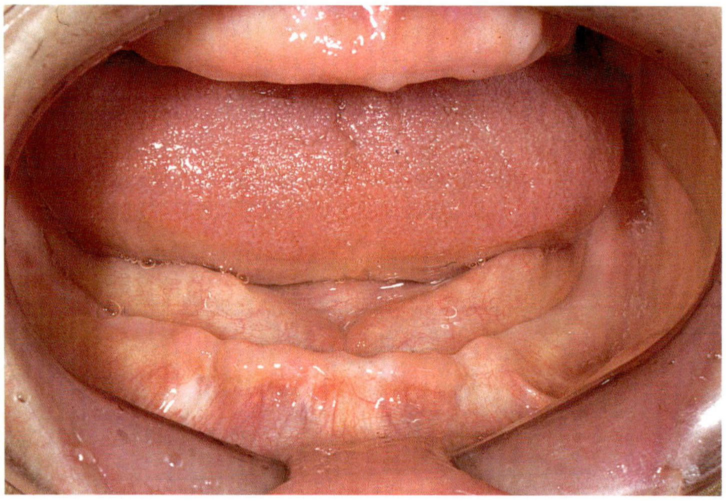

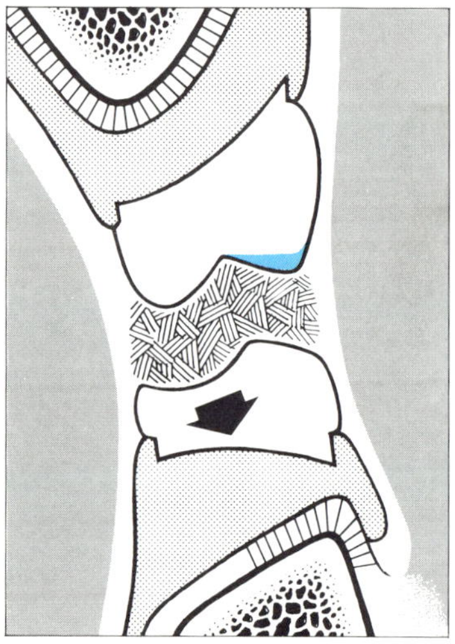

243 Antikalotte
Bei zentral (lingual) verlaufendem Unterkieferkamm müssen die Okklusionsflächen der unteren Seitenzähne ad palatum ausgerichtet werden, damit der Kaudruck keine Verschiebungen der Basis auf der Unterlage auslöst, sondern stabilisierend wirkt. Das ist allerdings nur dann möglich, wenn der Patient im Hackbiß kaut.

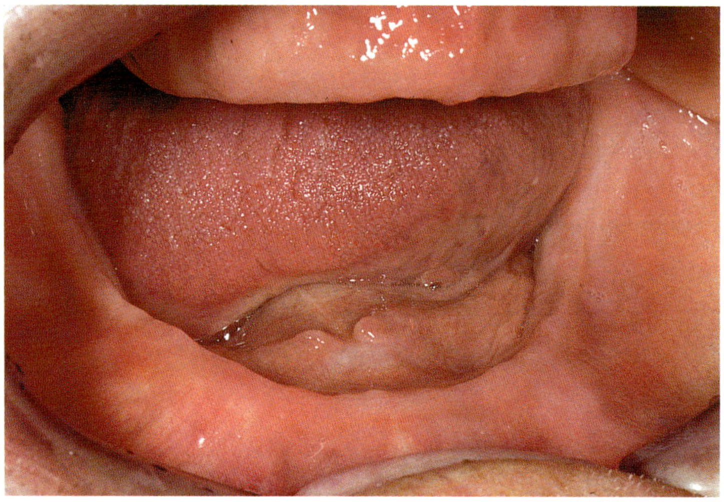

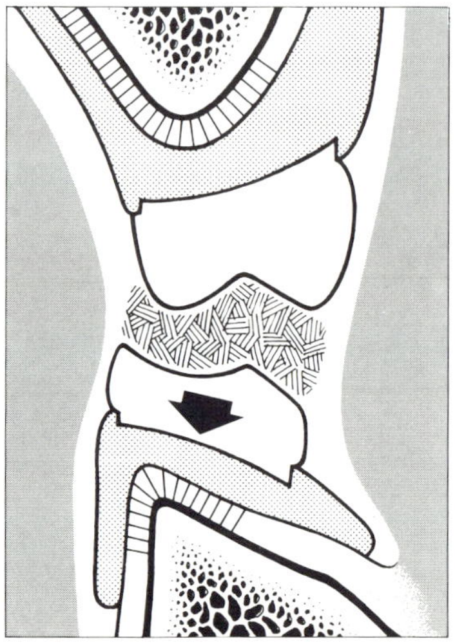

Aufstellen der Seitenzähne im Labor

Für die Verwendung von *(semi-)anatomischen Porzellanzähnen* im Seitenzahnbereich gibt es verschiedene Gründe: der *Höhenverlust durch Abrasion von Acrylzähnen* gegeneinander ist um etwa einen Faktor 10 größer als bei Porzellanzähnen. Die kombinierte Verwendung von Acryl- und Porzellanzähnen im Seitenzahnbereich führt zu einer Abrasion der Acrylzähne, die etwa das Doppelte der Abrasion von Acrylzähnen gegeneinander beträgt.
Der *Verlust an Okklusionshöhe durch Kammresorption* unter Prothesen mit anatomischen Zähnen ist signifikant geringer als mit nichtanatomischen Zähnen. Winter (1974) und Woelfel (1976) stellten fest, daß mit Höckerzähnen vor allem im Unterkiefer sehr viel weniger *Druckstellen* auftreten als mit höckerlosen Zähnen, auch wenn diese balanciert aufgestellt werden. Kelsey (1976) wies nach, daß der *Kaudruck* unter totalen Prothesen im Bereich der ersten Molaren mit flachen Zähnen größer ist als mit anatomischen. Da flache Kauflächen weniger ein Zerschneiden der Nahrung als vielmehr ein Zerquetschen bewirken, ist zur Nahrungszerkleinerung mehr Kaudruck notwendig.

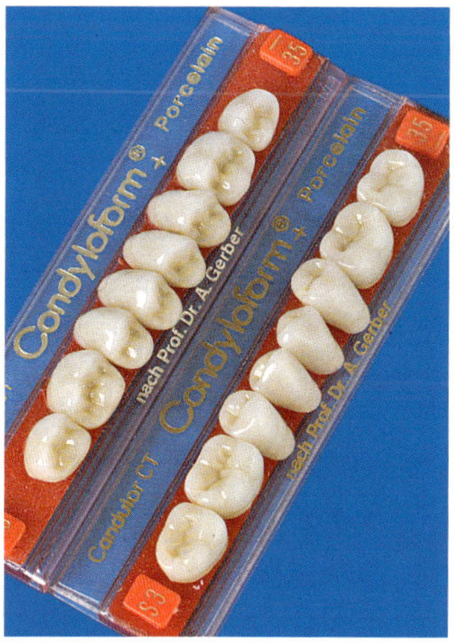

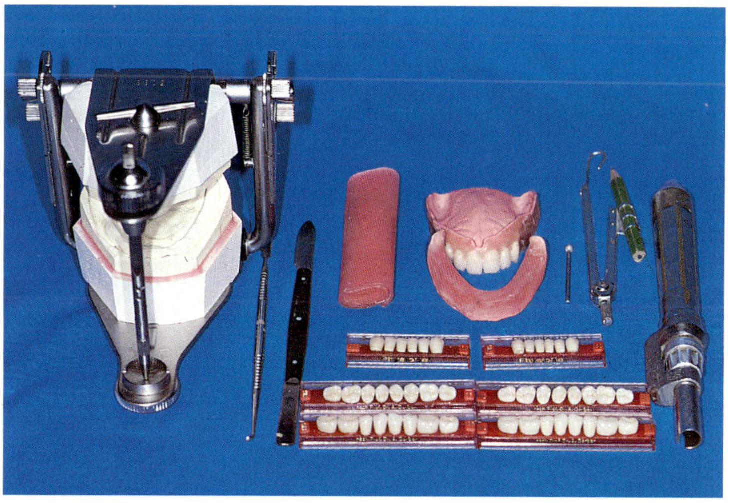

244 Material und Instrumentarium
Für das Aufstellen der Seitenzähne werden benötigt:
- Artikulator und Funktionsmuster,
- rosa Wachs, Wachsmesser, Le-Cron-Modellierinstrument,
- Tastzirkel,
- untere Frontzähne (Acryl),
- obere und untere Seitenzähne (Condyloform Gerber).

Wir verwenden für den Seitenzahnbereich wenn immer möglich Porzellanzähne, um die okklusale Relation stabil zu halten.

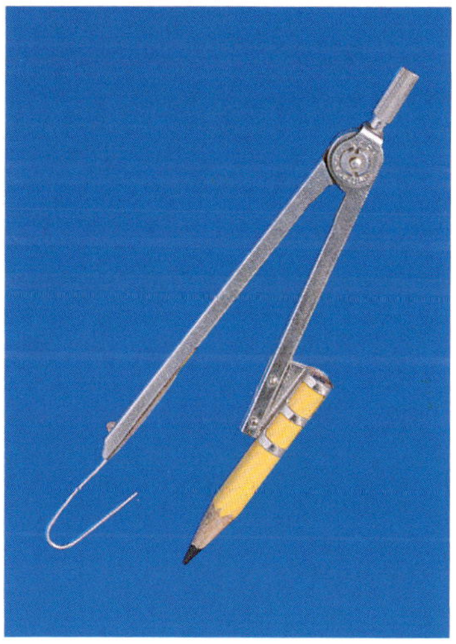

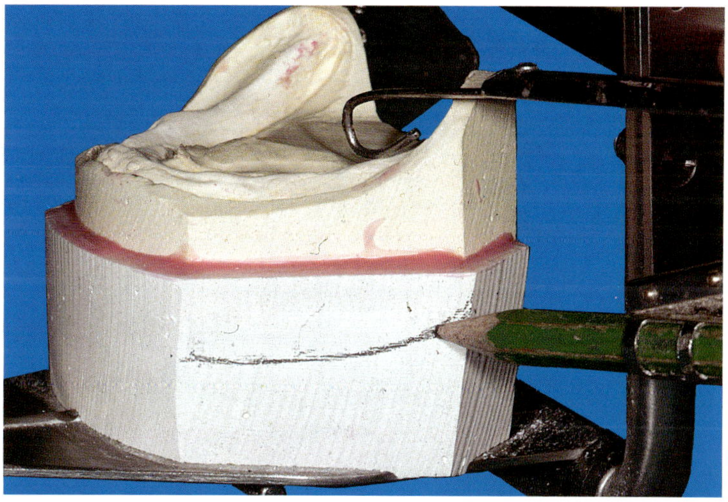

245 Einzeichnen des sagittalen Kammverlaufes
Mit dem Tastzirkel, einem mit einem Stück Stahldraht modifizierten einfachen Zirkel, wird auf dem Montagesockel der sagittale Kammverlauf aufgezeichnet, damit dieser auch bei aufgesetzten Wachsschablonen leicht zu erkennen ist.

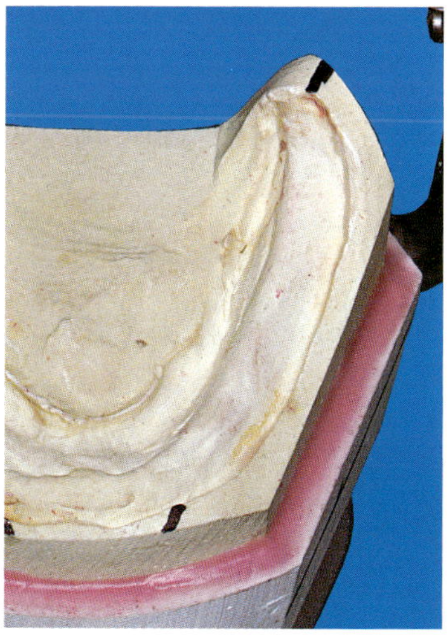

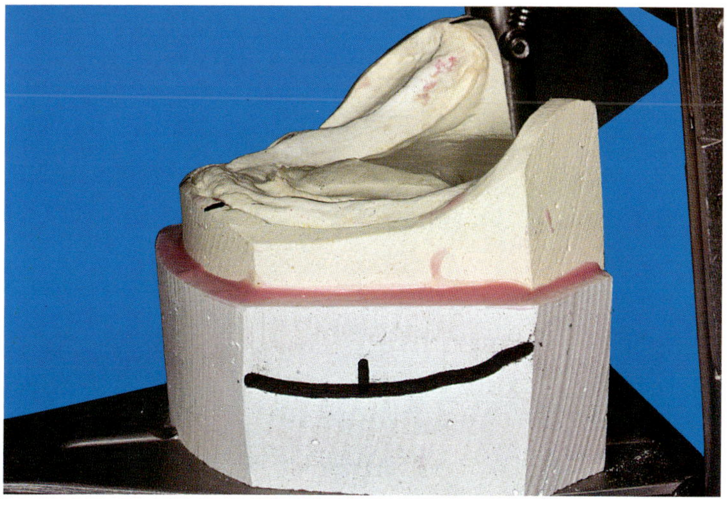

246 Einzeichnen der Kammfirstlinie
Die Hauptverlaufsrichtung der Kammittellinie wird auf dem Modellsockel markiert, so daß der Kammverlauf auch bei aufgesetzten Wachsschablonen leicht zu erkennen ist.

247 Einzeichnen des Kauzentrums
An der tiefsten Stelle des Unterkieferkammes sollte das künftige Kauzentrum, die kaustabile Zone mit den größten Kaueinheiten, zu liegen kommen.

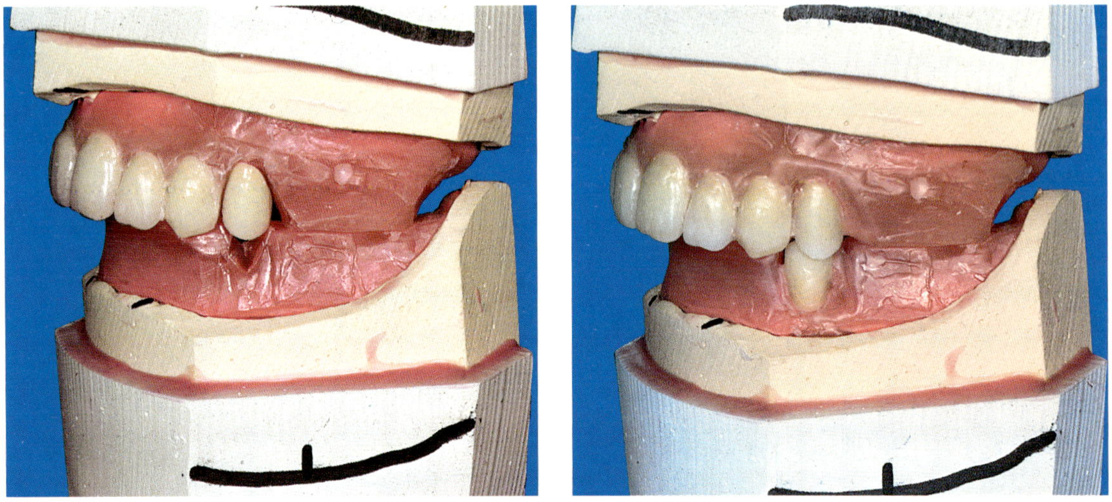

248 Zahnaufstellung
Es gibt verschiedene Möglichkeiten, zielstrebig die Prämolaren und Molaren aufzustellen. Unser Fall bietet keine besonderen Schwierigkeiten. So beginnen wir mit der Aufstellung beim ersten Prämolaren oben links (Bild links) und setzen darauf den Antagonisten im Unterkiefer ein (Bild rechts).

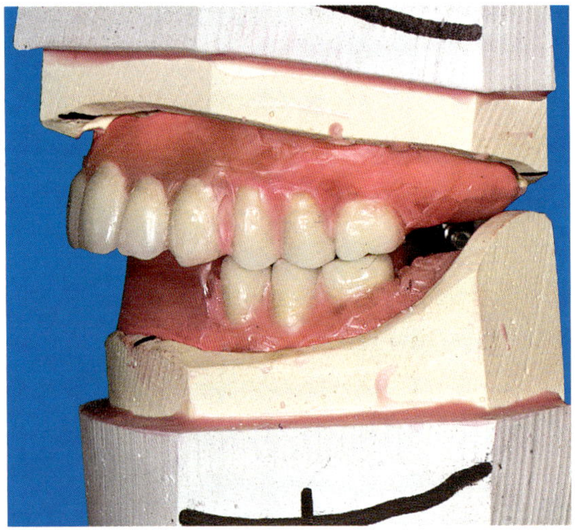

249 Linke Seite aufgestellt
Der zweite untere Prämolar und der erste untere Molar stehen im Kauzentrum und bilden den tiefsten Punkt in der Spee-Kurve. Die Kaufläche des ersten Molars liegt parallel zum Kammverlauf.

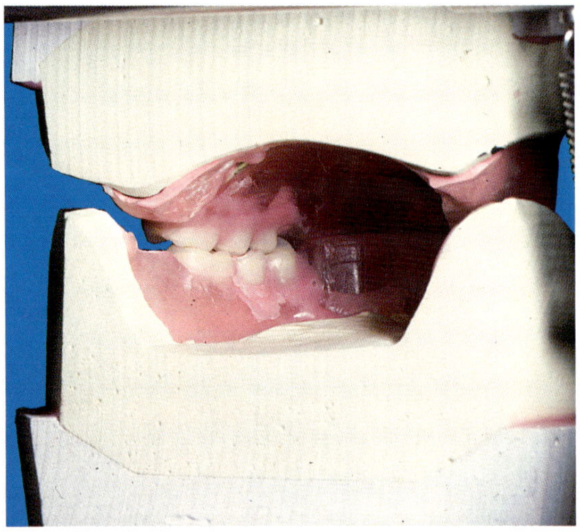

250 Höcker-Fossa-Relation
von lingual her gesehen.
Es gibt zu wenig Platz, um auch den zweiten unteren Molaren aufzustellen. Hingegen ließe sich die Aufstellung eines 7ers im Oberkiefer zur Stabilisierung der Prothese durch die Zunge diskutieren.

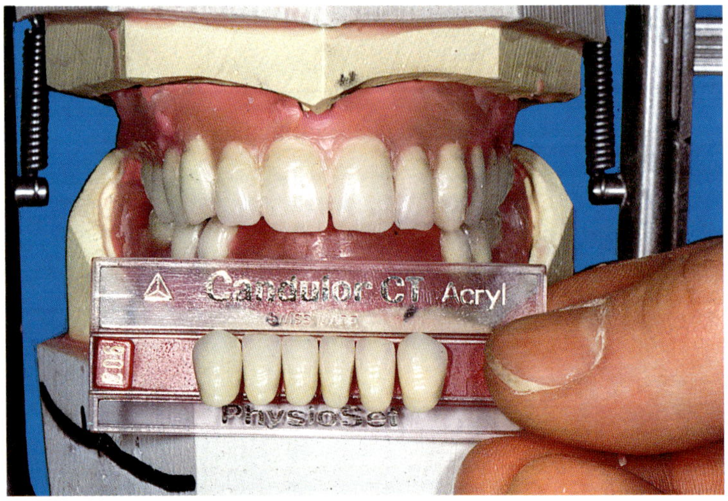

251 Auswahl der unteren Frontzähne
Sind die Seitenzähne aufgestellt, ist auch das Platzangebot für die untere Front bekannt. Diese Platzverhältnisse diktieren Länge und Breite der Zähne. Um die linguolabiale Dimension möglichst schlank zu halten, wählen wir Kunststoffzähne.

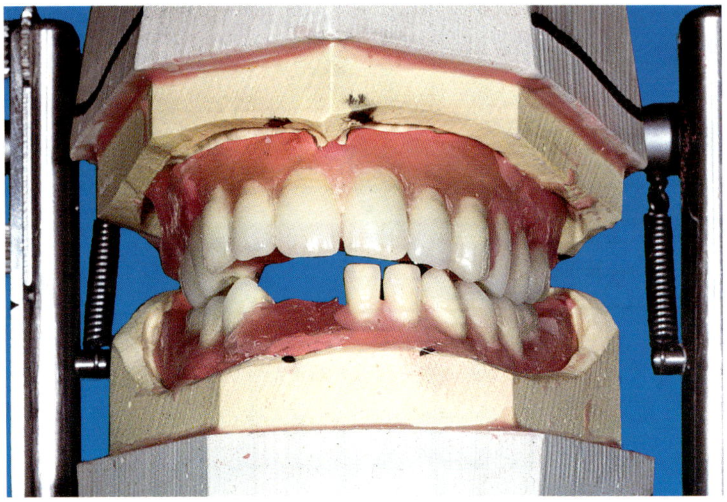

252 Aufstellung der unteren Frontzähne
Der Überbiß der Frontzähne wird so gestaltet, daß die Frontzahnführung nicht steiler als 15° zur Okklusionsebene wird. Die unteren Frontzähne übernehmen in der Profilansicht mit ihrer Stellung den Schwung der oberen Front und stehen so zur Basis, daß ein Sulkus für den M. orbicularis oris gebildet wird.

253 Fertige Aufstellung
(siehe S. 85 ▶)

Gesamteinprobe

Die Gesamteinprobe gestattet dem Zahnarzt und dem Patienten, die Prothesen in Wachs, also in einer noch veränderbaren Form, zu überprüfen und gegebenenfalls zu korrigieren.

Checkliste für den Zahnarzt:

1. **Modellkontrolle**
   Sind die Modelle bis in die Umschlagsfalten noch intakt? Sind Kammlinien, sagittaler Kammverlauf und kaustabile Zone richtig eingezeichnet?

2. **Zahnaufstellung im Artikulator**
   Es werden die Höcker-Fossa-Relation der Antagonistenpaare im Seitenzahnbereich, der harmonische Verlauf des Zahnbogens und der Spee-Kurve, die Äquilibrierung bilateral und posteroanterior und schließlich der Überbiß der Frontzähne horizontal und vertikal geprüft.

3. **Frontzähne**
   Wichtig ist der Gesamteindruck, der am besten am stehenden oder aufrecht sitzenden Patienten beurteilt wird. Im einzelnen gilt es, die Zahnfarbe und Zahnform, den Verlauf der Mittellinie, der Schneidekantenlinie, den Kontakt mit den Lippen, die Stellung der Zähne (Achse, Torsion) in Ruhe und in Funktion (Sprechen, Lachen usw.) zu kontrollieren.

4. **Seitenzähne**
   Stimmt die Zentrik, d.h., ist es dem Patienten möglich, ohne weiteres in maximale Interkuspidation zu schließen? Es werden die Lage der Okklusionsebene bezüglich Zungenäquator, die Zungen-Wangen-Relation und die Kaustabilität kontrolliert.

5. **Basisgestaltung**
   Die Länge der Ränder im Vestibulum, der dorsale Abschlußrand im Oberkiefer (A-Linie) und im Bereich der Trigona retromolares im Unterkiefer müssen geprüft werden. Eine eventuelle Entlastung für den Torus palatinus muß eingezeichnet werden.
   Randlänge und Muskelstütze bzw. der Sulkus für den M. orbicularis oris müssen so angelegt sein, daß die Mimik unbehindert ist und das Lippenrot im Rahmen des Möglichen voll zur Entfaltung kommt.

6. **Sprechprobe**
   Die funktionelle Gesamtkontrolle gibt uns Hinweise auf die vertikale Dimension (engster Sprechabstand), die Gestaltung des Zungenraums, Lippenstütze usw.

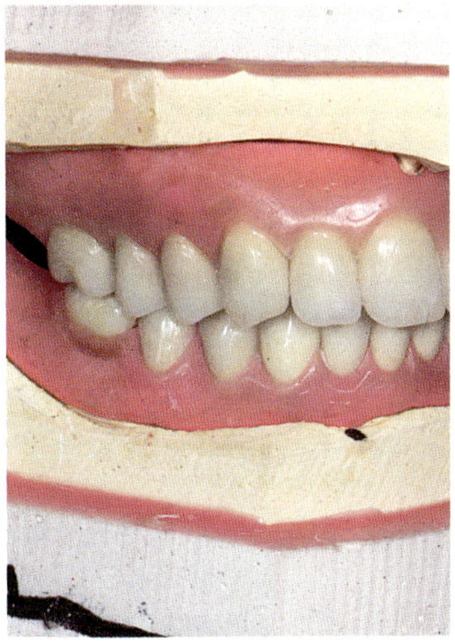

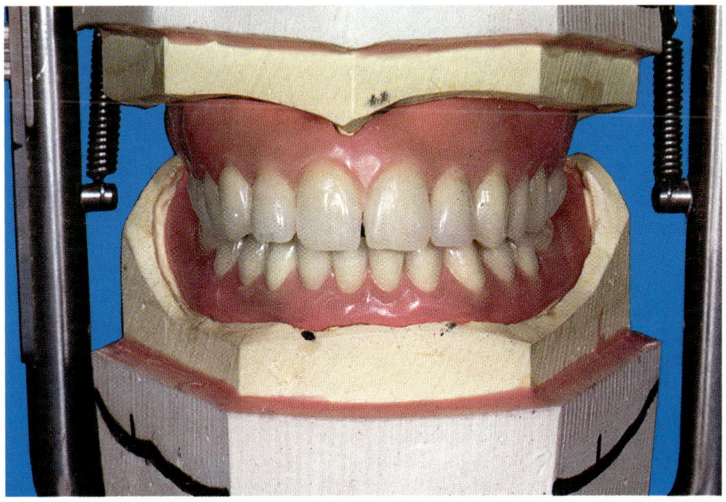

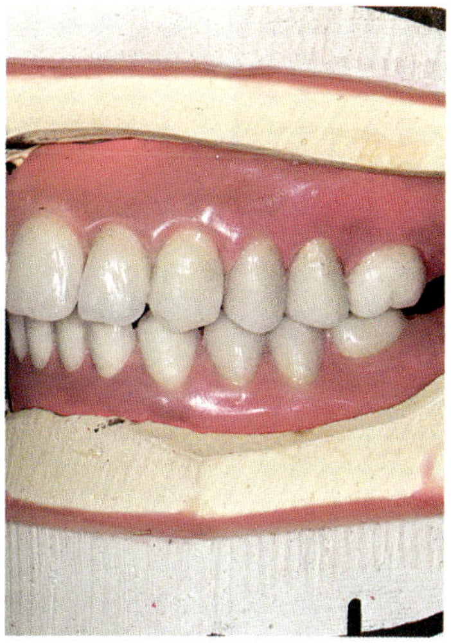

Kontrolle der Aufstellung im Artikulator

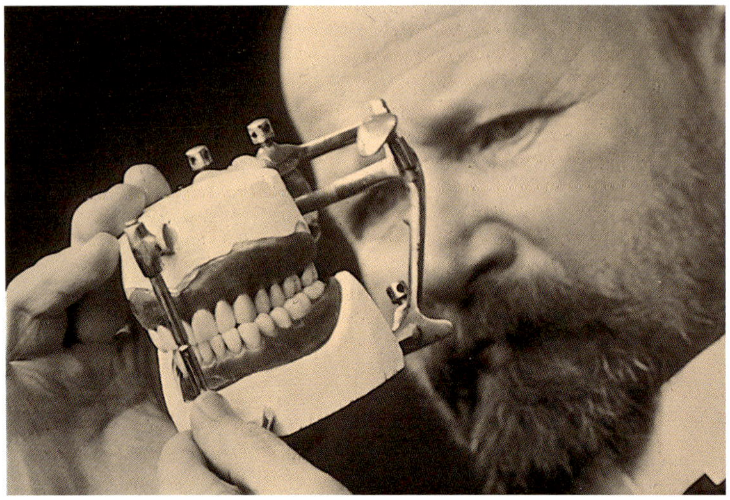

254 Blick von oral
Diese historische Aufnahme zeigt Professor *A. Gysi* bei der Kontrolle der Artikulation von Totalprothesen im Gysi-Simplex-Artikulator (1912). Er nützt die im Artikulator gegebene Möglichkeit aus, die Höcker-Fossa-Relation von oral zu prüfen.

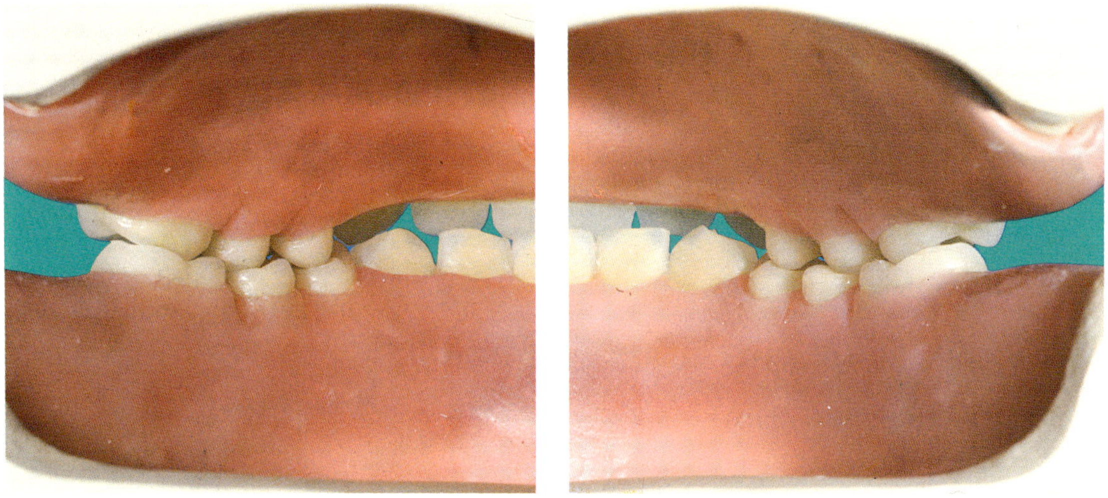

255 Maximale Interkuspidation
Bei der Kontrolle der maximalen Interkuspidation in der Zentrallage des Unterkiefers interessiert nicht so sehr die schön geordnete Zahnreihe von außen gesehen, als vielmehr die Höcker-Fossa-Relation von innen betrachtet. Die palatinalen Höcker sollen sicher in den zentralen Kaugruben der Antagonisten stehen.

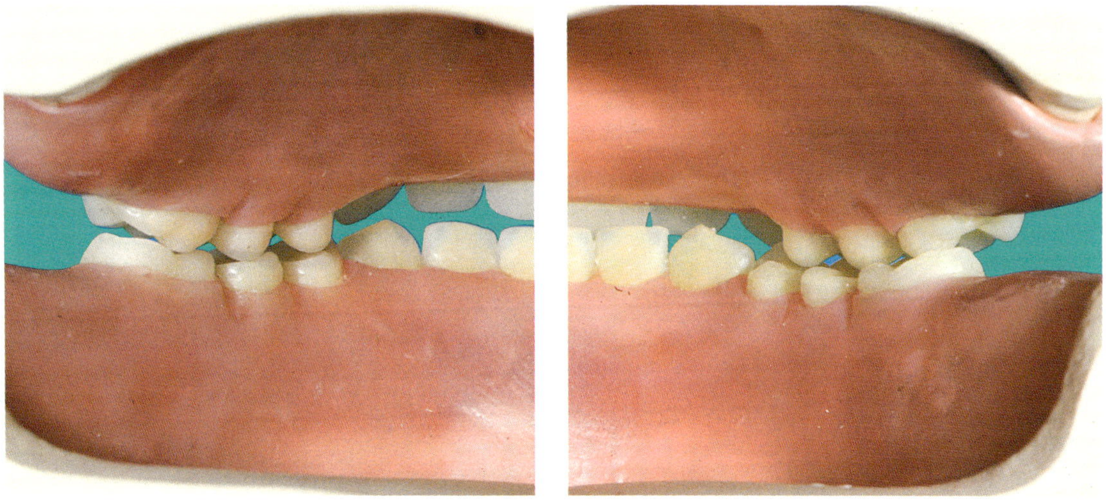

256 Äquilibrierung im Seitbiß nach links
Auf der Arbeitsseite links stehen die palatinalen Höcker am lingualen Rand der zugehörigen Fossae, während auf der Nicht-Arbeitsseite rechts die Balancekontakte bei allen Leerbewegungen für die Stabilisierung der oberen Prothese sorgen. In der Kaufunktion haben die Balancekontakte jedoch kaum eine Bedeutung.

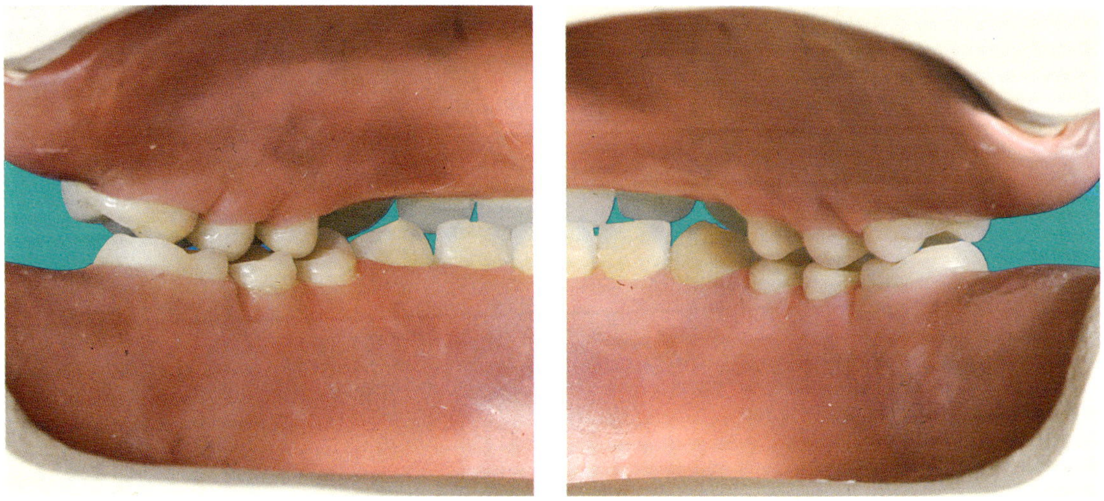

257 Äquilibrierung im Seitbiß nach rechts
Sinngemäß gilt hier das gleiche wie für den Seitbiß nach links.
Für die *Äquilibrierung im Vorbiß* muß die Krümmung der Spee-Kurve in der Okklusionsebene mit den Höckerwinkeln der Prothesenzähne auf die Führung in den Kiefergelenken und den Frontzahnüberbiß abgestimmt sein.

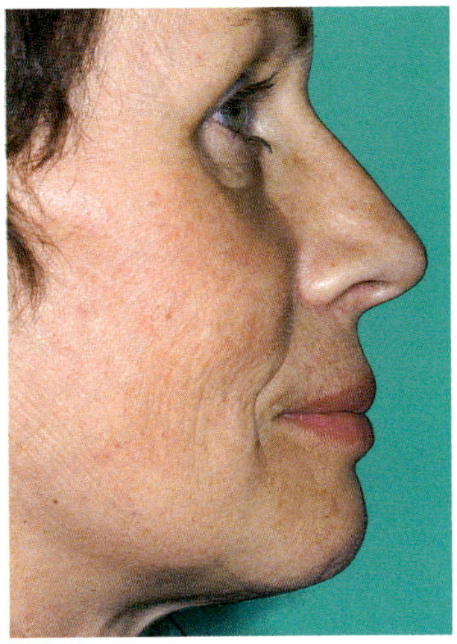

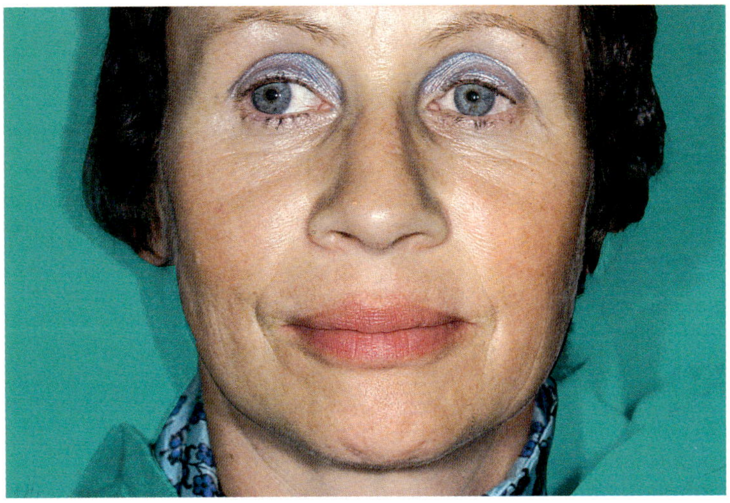

Gesamteinprobe am Patienten

258 Gesichtsproportionen
Am aufrecht sitzenden Patienten richtet sich das Augenmerk immer wieder auf den *Gesamteindruck* mit den eingesetzten, in Wachs aufgestellten Prothesen. Bei Betrachtung des Patienten im *Profil* und *en face* fragen wir uns, ob die Gesichtsproportionen stimmen. Sind die Lippen richtig gestützt, so daß sich das Lippenrot dem Alter entsprechend entfaltet?

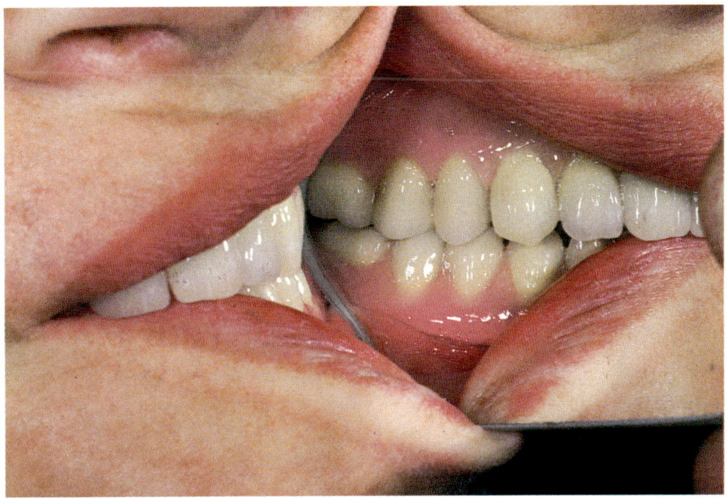

259 Maximale Interkuspidation
Die Zentrallage des Unterkiefers soll mit der Situation im Artikulator übereinstimmen.

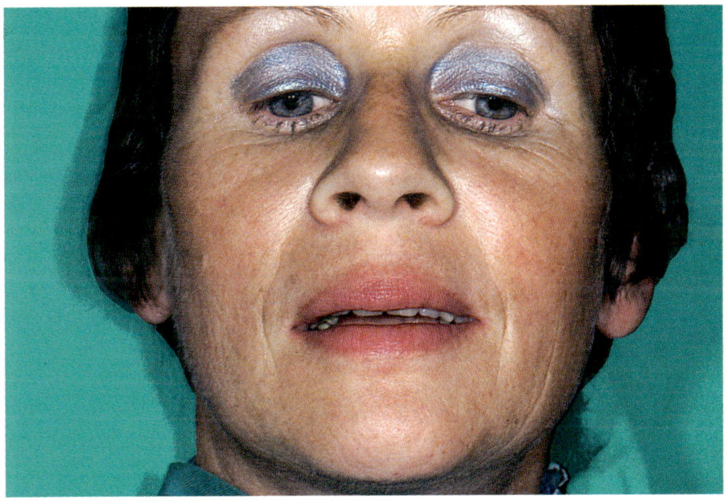

260 Frontzähne
Bei leicht geöffnetem Mund sind die Frontzähne knapp sichtbar. Die Lippen sollen von den Zähnen und nicht vom Prothesenkörper gestützt werden.

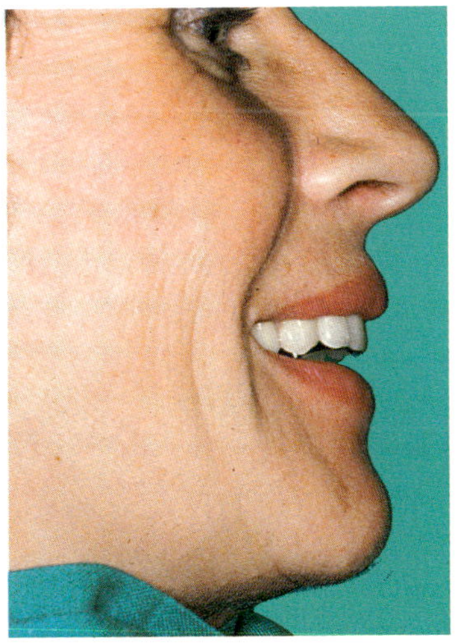

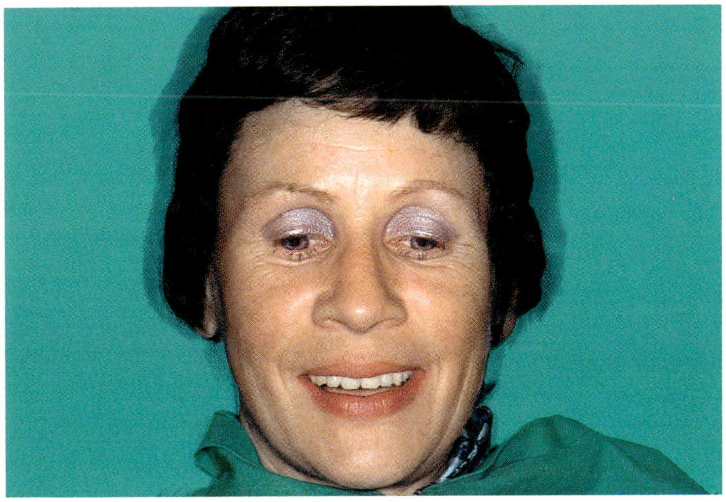

261 Zahnfarbe, Zahnform, Stellung der Zähne
Diese lassen sich jetzt besser beurteilen als bei der Zahnauswahl, als die Seitenzähne noch fehlten. Stimmt der Verlauf der Mittellinie, der Schneidekantenlinie?

262 Lage der unteren Zahnreihe zur Lippe
Die unteren Frontzähne werden in Kontakt zur Unterlippe gestellt. Die Lage der Unterlippe wird wesentlich durch die Stellung des M. orbicularis oris beeinflußt, der durch die *oberen Frontzähne* gestützt wird.

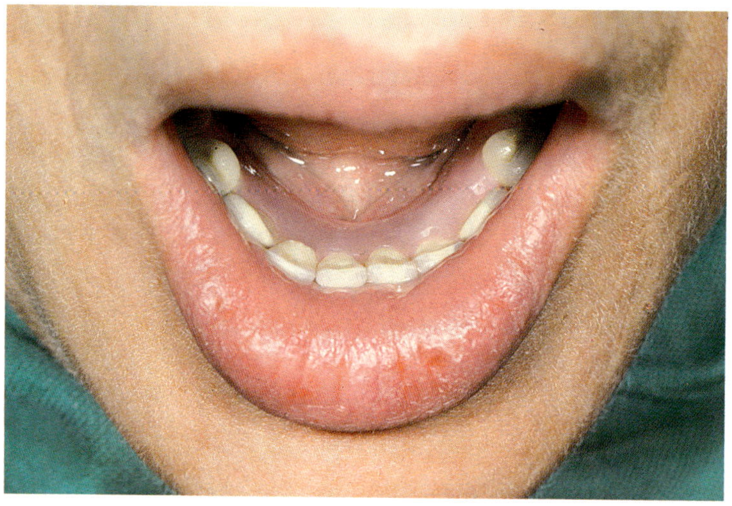

263 Kontakt zur Wange
Die Seitenzahnreihe steht im muskulären Gleichgewicht zwischen Zunge und Wange. Fehlt der Wangenkontakt, weicht der Speisebrei beim Kauen ins Vestibulum aus.

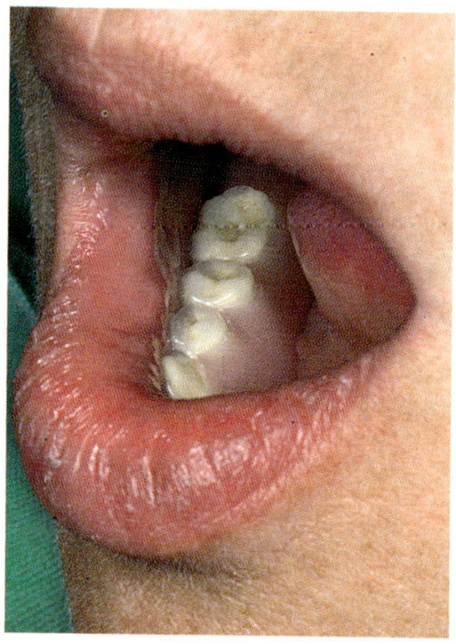

264 Stellung der Inzisivenachse zum Prothesenkörper
Die Inzisiven müssen durch ihre Stellung zur Prothesenbasis die Ausgestaltung eines Sulkus für den M. orbicularis oris ermöglichen.

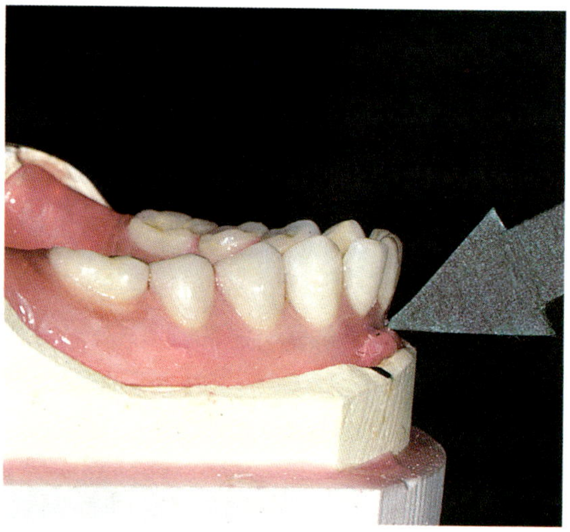

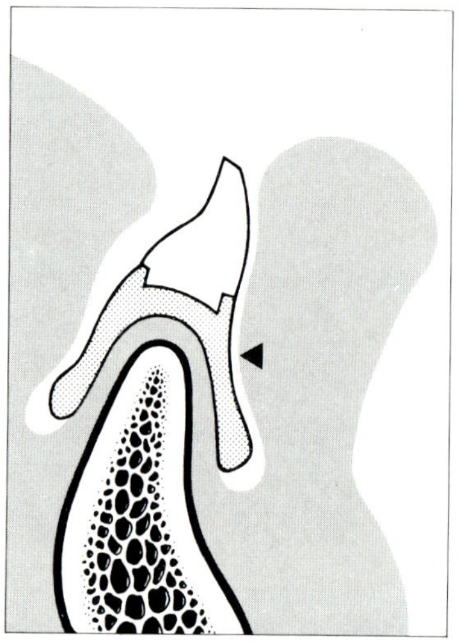

265 Lage der Zahnreihe zur Zunge
Diese Relation ist schwer zu beurteilen, weil die *Dynamik* in der Kaufunktion mit der Zahnaufstellung in Wachs nicht geprüft werden kann. Der Zungenraum soll nicht eingeengt sein, und der Zungenäquator soll auf Höhe der Okklusionsebene oder leicht darüber liegen.

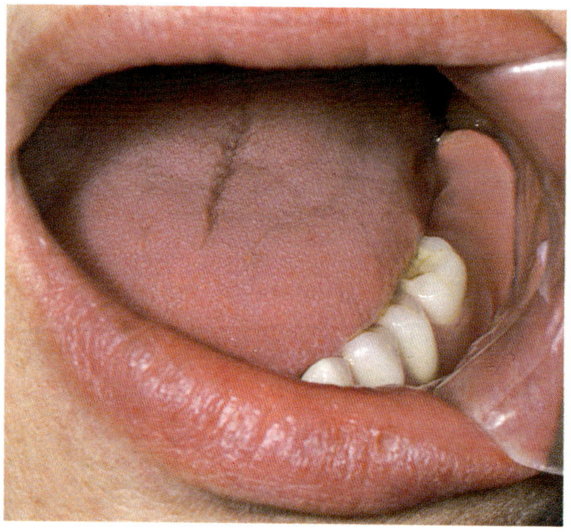

266 Kaustabilität und Statik
Sie wird durch Druck in die zentrale Fossa der Seitenzähne geprüft. Gibt es Kippmomente oder gar ein Proglissement?

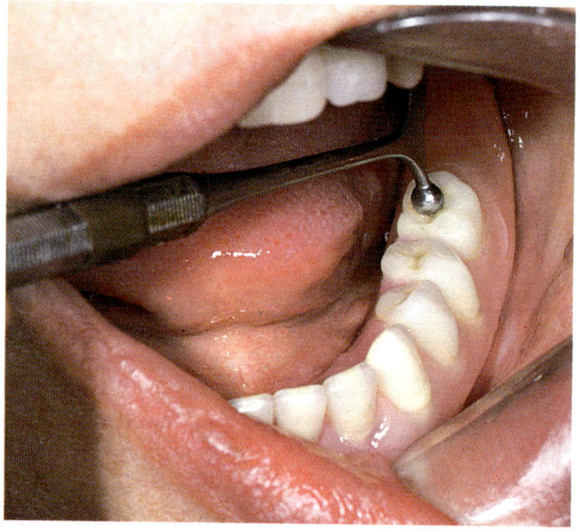

267 Kaustabilität im Oberkiefer
Hier sind es die einzelnen palatinalen Höcker, die bei Belastung durch den Bolus stabilisierend wirken sollen. Diese dynamische Komponente wird mit dem Finger getestet.

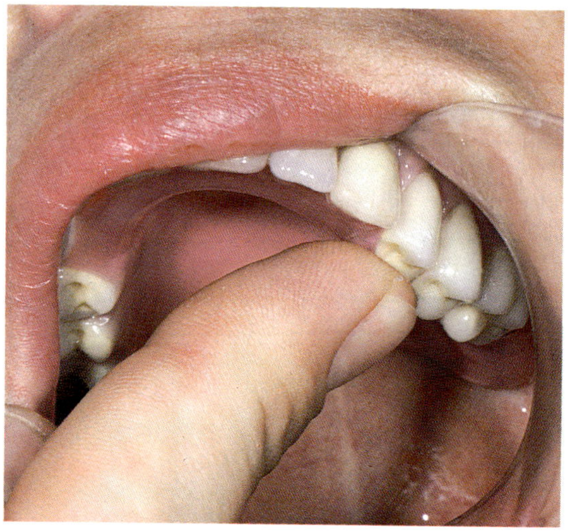

268 Statik im Oberkiefer
Mit dem Kugelinstrument läßt sich die Statik der Aufstellung prüfen.

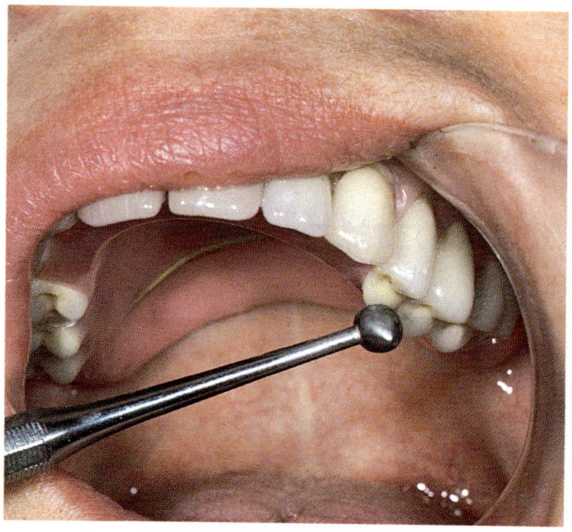

Prothesenkörpergestaltung

Sind es anfänglich die Form des Kieferkammes, die Adhäsions- und Kohäsionskräfte, die Viskosität des Speichels und intermittierend auch die Luftdruckdifferenz, die den Halt der Prothese gewährleisten, so werden diese Faktoren allmählich durch die *akzessorische Kaumuskulatur* in Wange, Lippe und Zunge abgelöst. Unter Umständen ist es sogar die akzessorische Kaumuskulatur allein, die dem Prothesenträger eine zufriedenstellende Funktion seiner – vom zahnärztlichen Standpunkt aus „völlig" insuffizienten – Prothesen ermöglicht.

Da die Aktivität der akzessorischen Kaumuskulatur eine hervorragende Rolle für die Funktionstüchtigkeit, insbesondere der unteren Totalprothese, spielt, machten Villain und Fish schon 1936 darauf aufmerksam, daß der Prothesenkörper entsprechend zu gestalten sei. Die Totalprothese ist in ein muskuläres Gleichgewicht zwischen Zunge und Wange / Lippe einzulagern. Gleichzeitig ist die Prothesenaußenfläche, vestibulär und lingual, *„muskelgriffig"* (Gerber) zu gestalten, damit dem Prothesenträger die Möglichkeit gegeben wird, durch Aktivierung der akzessorischen Kaumuskulatur die Prothese zu stabilisieren.

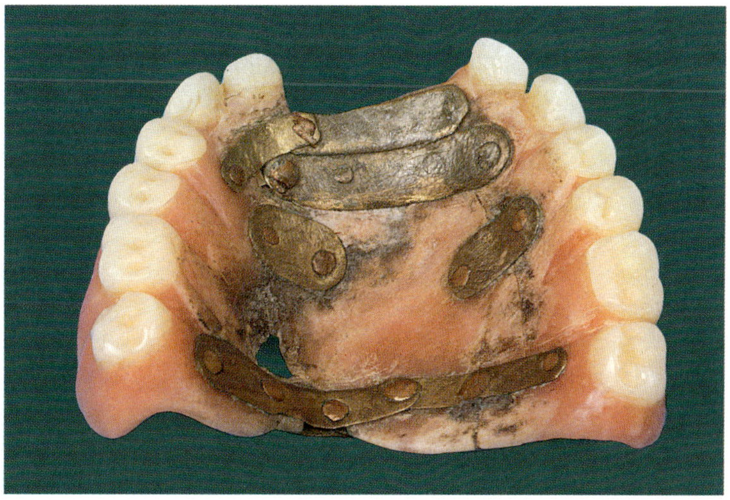

269 Prothesenartistik
Der Patient (Spenglermeister) hat seine Prothese über Jahre immer wieder selbst mit Kupferplättchen und Nieten repariert. Er kam mit diesem „Ersatz", dank muskulärer Führung, in geradezu artistischer Weise zurecht. Als die Frontzähne wegbrachen, gab sich der Patient geschlagen und ersuchte um eine Neuanfertigung durch den Zahnarzt.

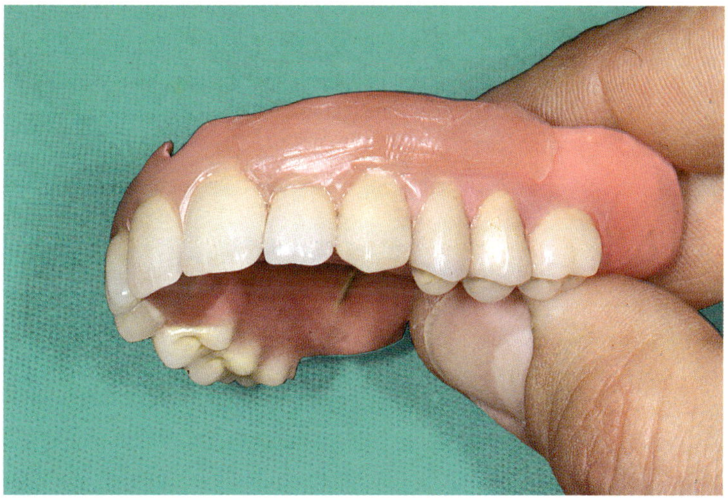

270 Gestaltung des Prothesenkörpers im Oberkiefer
Mit Wachsstreifen wird die notwendige Weichteilstützung im Oberkiefer „simuliert".

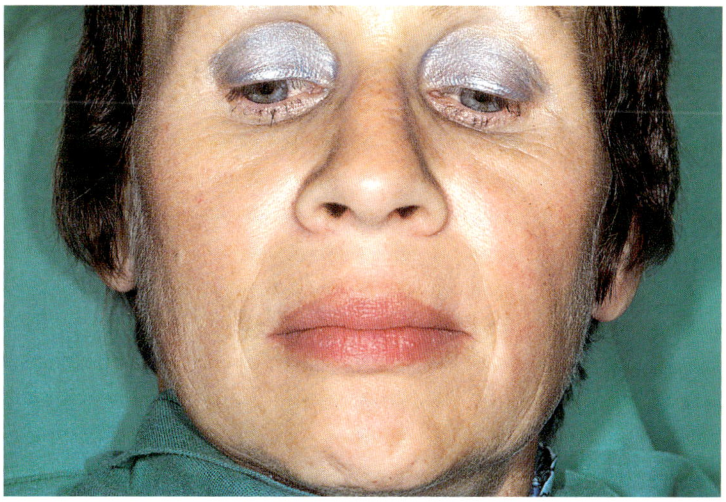

271 Lippenstütze
Die Lippen sind primär mit den Labialflächen der Frontzähne zu stützen. Versuche, mit dem Prothesenkörper mehr Lippenfülle vorzutäuschen, schlagen meistens fehl. Ein ausgestrichenes Philtrum wirkt unnatürlich, und die senkrechte Fältelung über dem Lippenrot kann selbst mit einem Face-lifting nicht zum Verschwinden gebracht werden. Der Sulkus für den M. orbicularis oris wird nicht, wie im Unterkiefer, zwischen Zahnreihe und Prothesenkörper gebildet, sondern im Prothesenkörper allein ausgeformt.

Dorsaler Abschlußrand

272 Bestimmen der A-Linie
Im Bereich der Tubertangente findet sich der Übergang zwischen hartem und weichem Gaumen. Der dorsale Abschlußrand der Prothesenbasis reicht über den harten Gaumen hinaus in die Zone hinein, wo sich das Gaumensegel – z. B. bei der Aussprache des Lautes A nach oben oder beim Durch-die-Nase-Blasen nach unten – bewegt.
Die A-Linie wird mit einem giftfreien Tintenstift markiert.

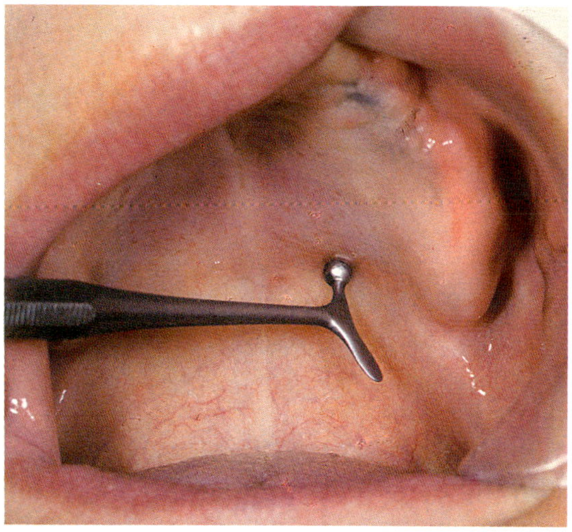

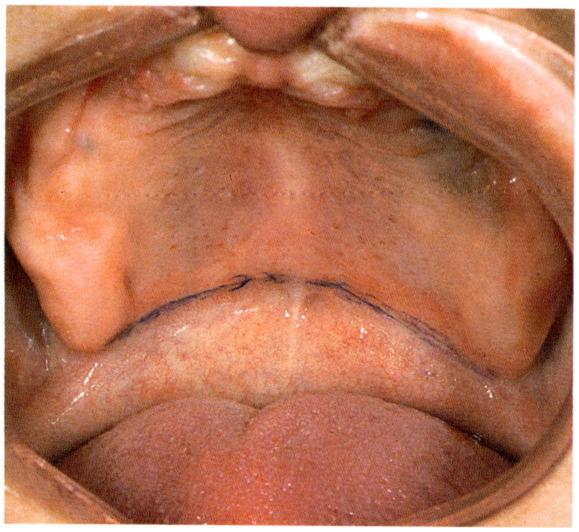

273 Kürzen des Schablonenrandes
Die Markierung wird von der Gaumenschleimhaut als Abklatsch auf die Schellackplatte übertragen. Diese wird auf die richtige Länge gekürzt.
Im Mund wird die Randlänge durch Palpieren mit dem Finger kontrolliert (der harte Gaumen ist nicht mehr tastbar).

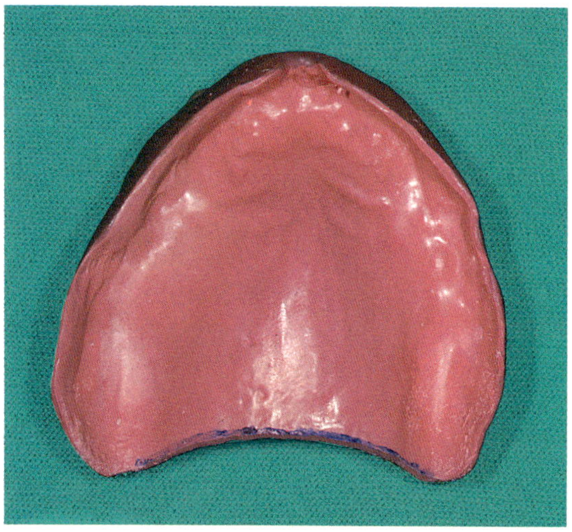

274 Übertragen der Randlänge auf das Modell

275 Einzeichnen der Radierung
Die Radierung am Modell im Bereich des dorsalen Abschlußrandes dient in erster Linie zur Kompensation der Polymerisationsschrumpfung des Prothesenkunststoffs. Sie nützt zudem die Resilienz der Schleimhaut zur Verbesserung des Randventils aus. Die flächenhafte Ausdehnung soll die dauernde Verformung des Gewebes im Bereich der Radierung verhindern.

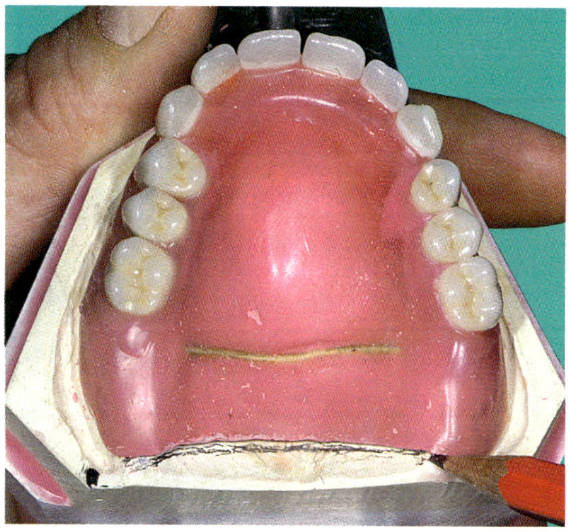

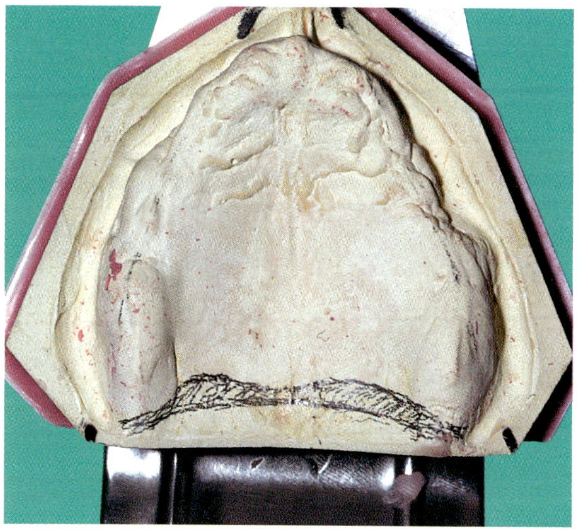

276 Radieren der Abdämmung
Eine nach ventral auslaufende Radierung wird gemacht. In den kompressiblen Schleimhautbereichen links und rechts der Raphe mediana ist sie bis zu 5 mm breit und am dorsalen Abschlußrand bis 0,5 mm tief. Rund um die Tubera wird eine 0,2 mm tiefe, halbrunde Radierung gezogen. Der Zahnarzt führt die Radierung in Kenntnis der jeweiligen klinischen Situation am besten selbst aus.

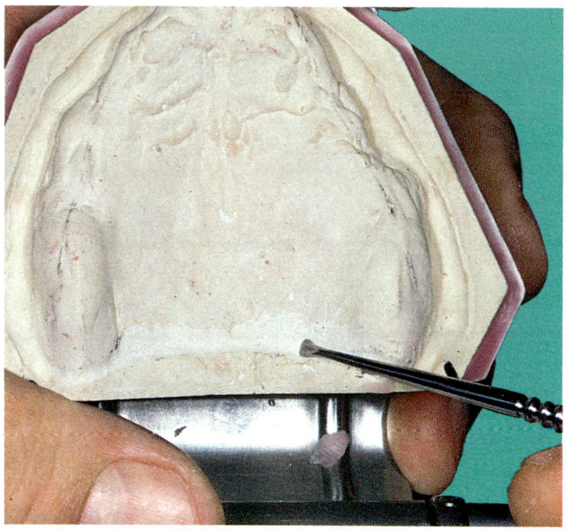

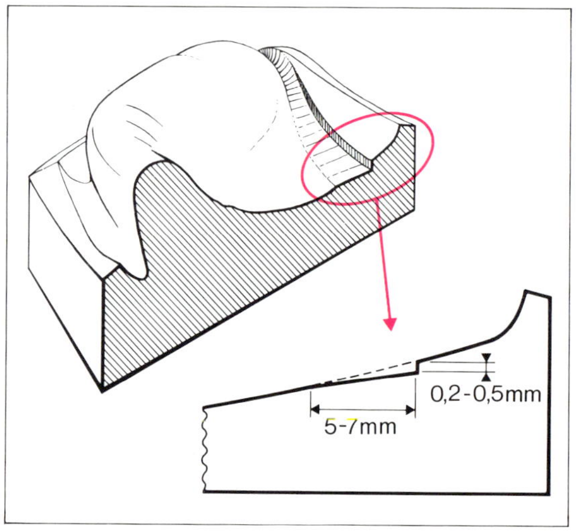

Kontrolle der vertikalen Dimension, Sprechprobe

Bei der Aussprache des Konsonanten S und des Vokals I nähern sich die beiden Zahnreihen im allgemeinen so weit, daß sich die Zähne gerade nicht berühren. Zur Kontrolle dieses engsten Sprechabstandes lassen wir den Patienten möglichst schnell von eins bis zehn zählen. Die einfache Zahlenreihe wird ohne besondere Anstrengung beherrscht, und die geforderte Schnelligkeit beim Zählen soll verhindern, daß Fehler in der Bißhöhe oder S-Wall-Gestaltung durch Geschicklichkeit des Patienten wettgemacht werden. Berühren sich die Zähne beim Sprechen oder „klappert das Gebiß", so ist die vertikale Dimension dann zu groß, wenn auch die Gesichtsproportionen nicht stimmen. Ist nun die gewählte Bißhöhe aus ästhetischen Gründen wünschbar, so kann man versuchen, durch Verdicken der Gaumenplatte der Zunge entgegenzukommen und dadurch den Sprechabstand zu erweitern.
Diastemata zwischen den Frontzähnen verkleinern den Sprechabstand.
Besondere Schwierigkeiten können sich bei Patienten ergeben, die eine Sprache mit vielen Zischlauten (wie das th im Englischen) sprechen. Zur Lösung solcher Probleme sei auf die einschlägige Literatur verwiesen.

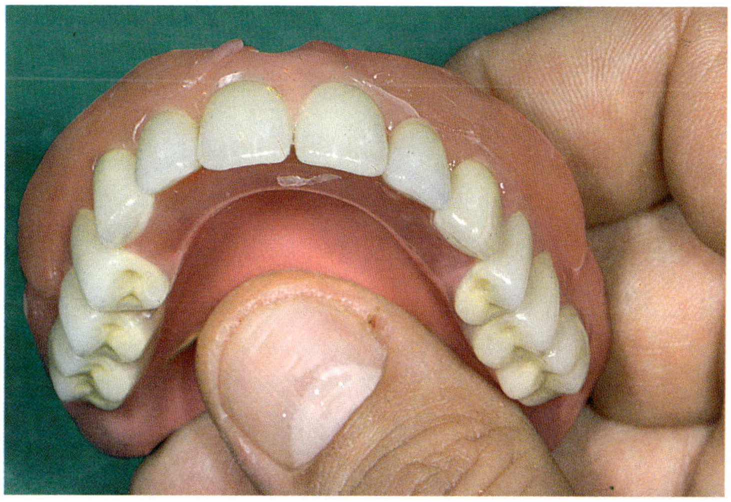

277 S-Wall
Für die saubere Aussprache der Zischlaute ist hinter den Frontzähnen das „natürliche" Profil des Gaumens wieder aufzubauen. Durch Auf- und Abtragen von Wachs wird schnell die optimale Form gefunden, die die Zunge zur Bildung des S-Kanals benötigt.

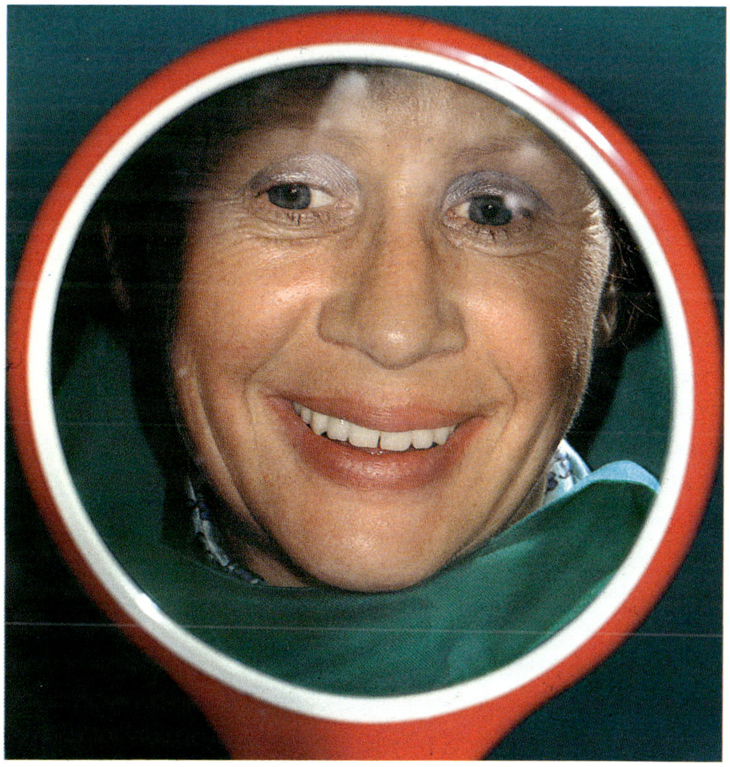

278 Spieglein, Spieglein...
Nach einem letzten prüfenden Blick in den Spiegel gibt die Patientin ihre Zustimmung zum Fertigstellen der Prothesen.

Fertigstellen der Prothesen im Labor

Erst wenn Zahnarzt und Patient mit dem Ergebnis der Gesamteinprobe in jeder Beziehung zufrieden sind, werden die Prothesen zur Fertigstellung ins Labor gegeben.

Definitives Ausarbeiten der Aufstellung in Wachs

279 Ausgangslage kontrollieren
Im Labor werden zuerst die Okklusion, die Position des Stützstiftes usw. kontrolliert, weil sich durch die Einprobe im Munde und durch den Transport ins Labor Veränderungen eingeschlichen haben könnten.

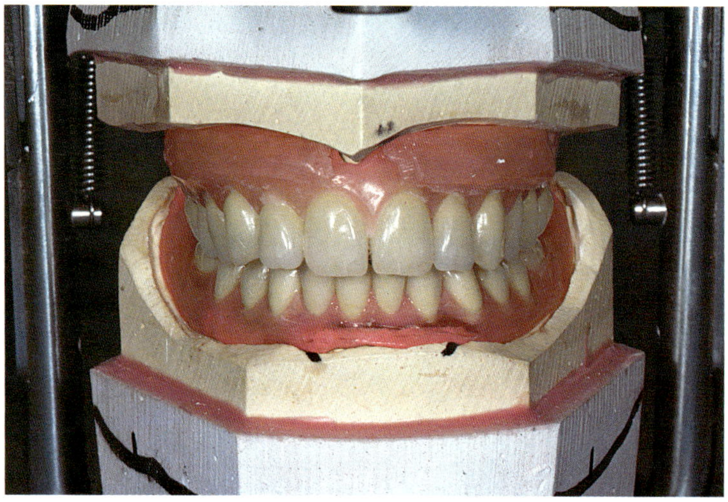

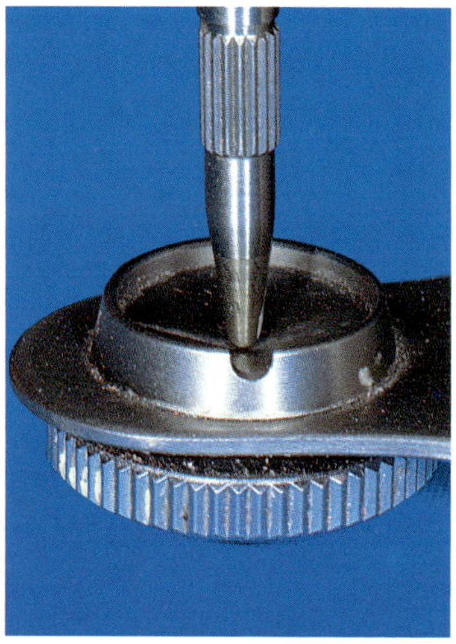

280 Ausarbeiten der Wachsschablonen
Je sorgfältiger das Ausarbeiten erfolgt, desto weniger Arbeit fällt nach dem Polymerisieren an.

Damit beim Einbetten kein Gips in die Interdentalräume eindringen kann, müssen diese mit Wachs gut verschlossen werden.

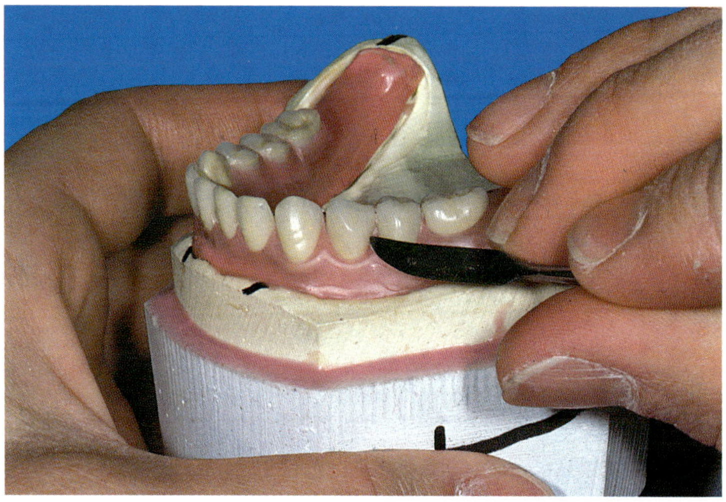

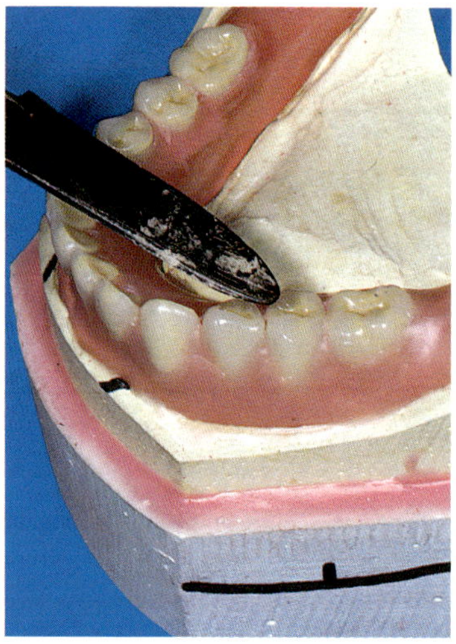

281 Modellation des Zahnfleisches
An der Oberkieferprothese steht die Modellation des Zahnfleisches, insbesondere des Marginalsaums und der Juga alveolaria, von Eckzahn bis zu Eckzahn im Vordergrund. Man achte dabei auf eine dem Alter des Patienten entsprechende Zahnfleischmodellierung. Die Vestibularflächen des Prothesenkörpers im Bereiche der Prämolaren und Molaren bleiben glatt. Die vom Zahnarzt bei der Einprobe aufgetragene Weichteilstütze wird selbstverständlich miteingearbeitet.

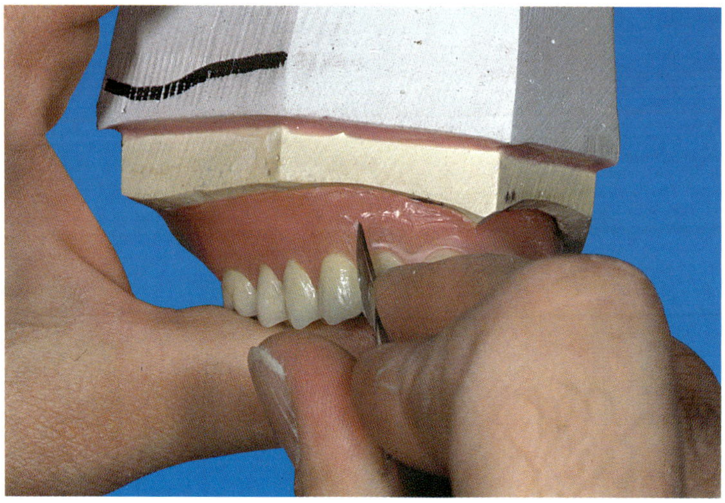

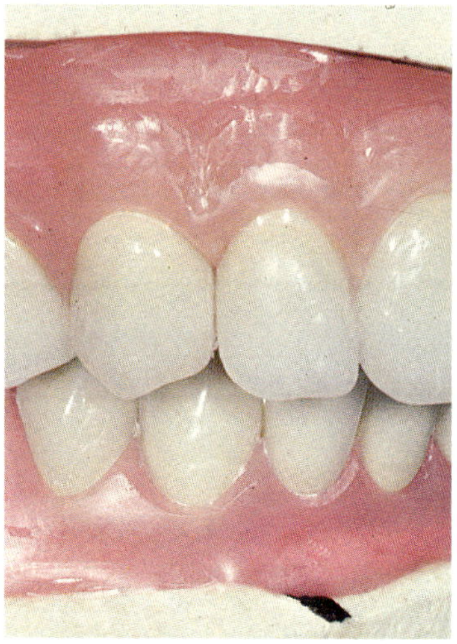

Einbetten

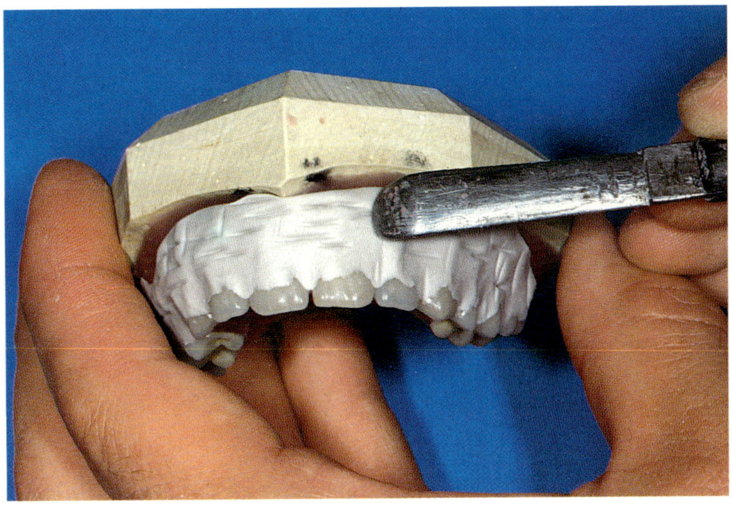

282 Schlüssel aus Silikonmasse
Beim Einbetten bringt ein Schlüssel aus Silikonmasse die bessere Wiedergabe der Zahnfleischmodellation im Kunststoff als der bloße Gipsüberguß.

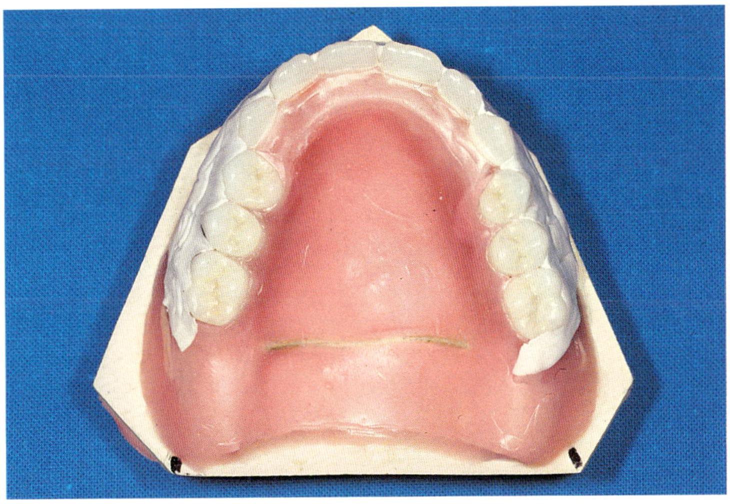

283 Begrenzung des Schlüssels
Schneidekanten und Okklusalflächen sind vom Schlüssel freizuhalten, damit die Prothesenzähne vom Gipsüberguß sicher gefaßt werden.

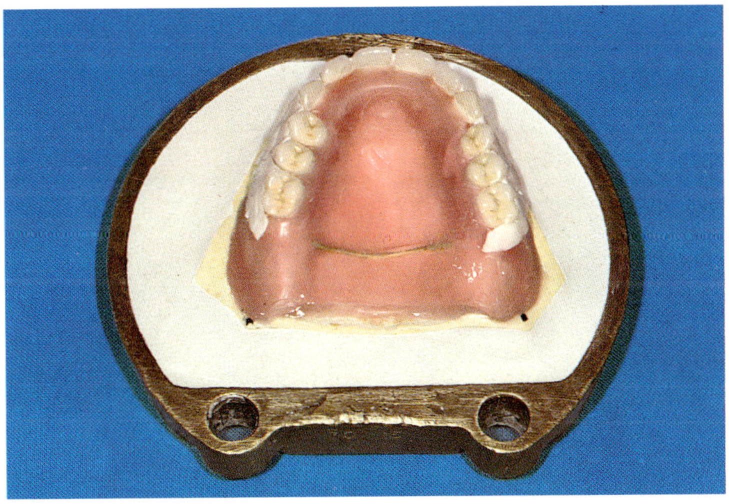

284 Obere Prothese verschlüsselt und modellseitig eingebettet
Der Gips wird hauchdünn vaseliniert. Dann wird der Ring des Küvettenoberteils aufgesetzt und mit Weißgips ein Überguß (Konter) gemacht.

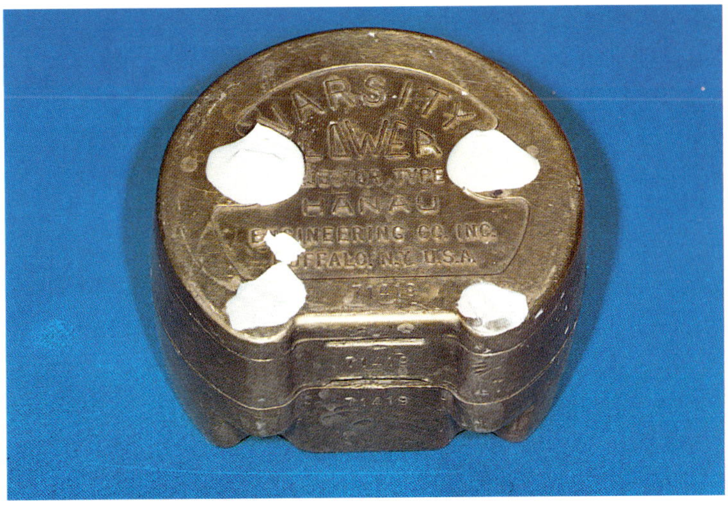

285 Geschlossene Küvette
Löcher im Deckel des Küvettenoberteils lassen den überschüssigen Gips des Konters entweichen. Wenn der Gips abgebunden hat und die Küvette noch handwarm ist, steht sie bereit zum Ausschwemmen des Wachses.

Ausschwemmen, Ausbrühen

286 Küvette durchwärmen
Die Küvette wird zuerst in heißem Wasser durchgewärmt, um Wachs und Schellack weich zu machen. Hier geschieht dies im Ausbrühgerät.

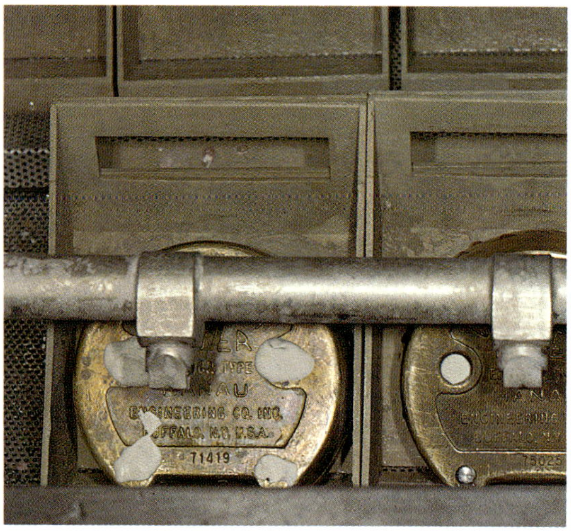

287 Ausschwemmen
Wenn Wachs und Schellack gut durchgewärmt sind, kann die Küvette geöffnet werden.
Die Zähne sind sicher im Konter gefaßt.
Die Schellackplatte ist weich und läßt sich zusammen mit dem restlichen Wachs mühelos entfernen.

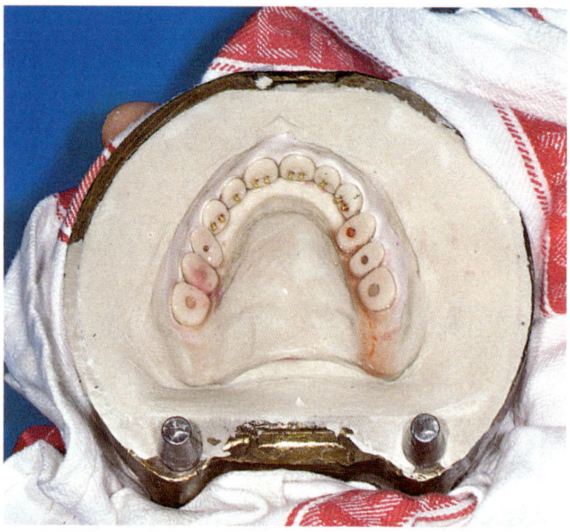

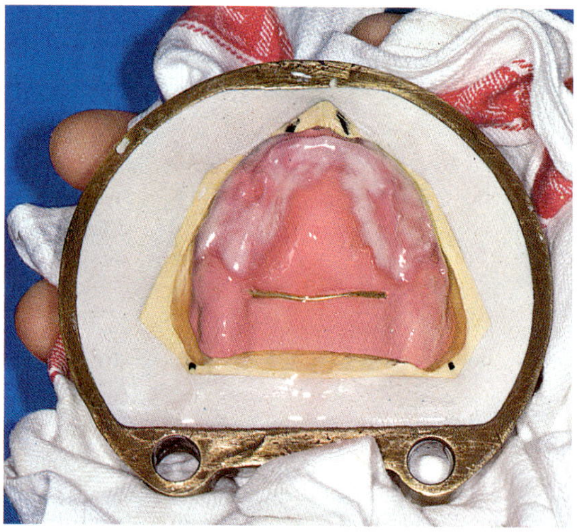

288 Ausbrühen
Die beiden Küvettenhälften werden mit kochendem Wasser sauber ausgebrüht.
Die Zähne werden entfernt und ebenfalls ausgebrüht. Man achte darauf, daß auch der feinste Wachsfilm gründlich entfernt wird.

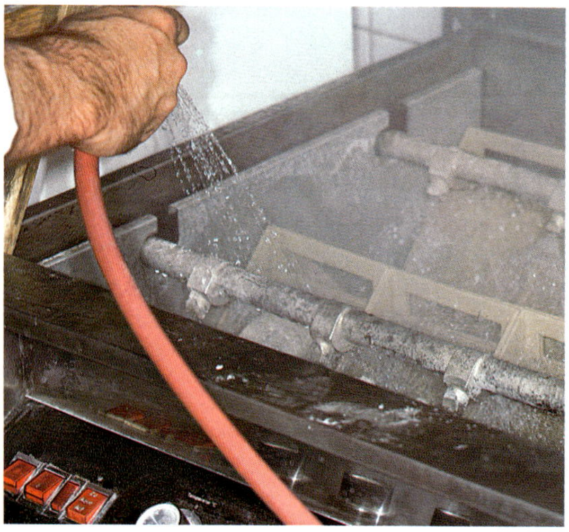

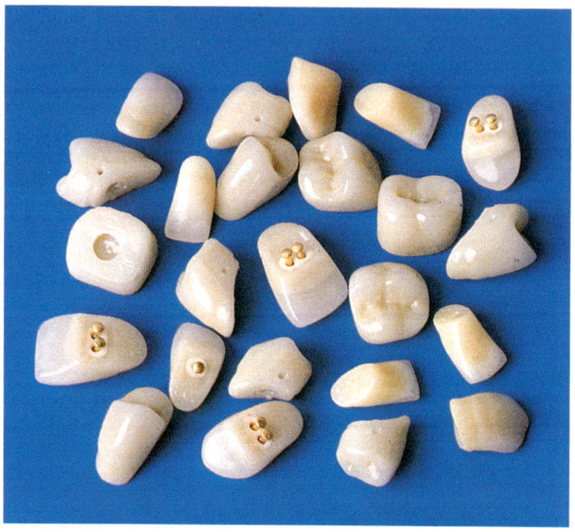

289 Scharfe Kanten brechen, Abflußrinne schaffen
Gipsfederrändchen, die leicht brechen und in den Kunststoff der Basis gepreßt werden könnten, müssen entfernt werden.
Rund um das Modell herum wird eine Abflußrinne für den überschüssigen Kunststoff angelegt.

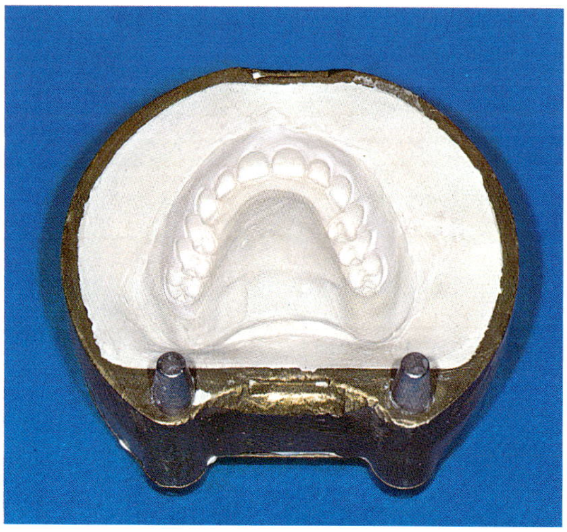

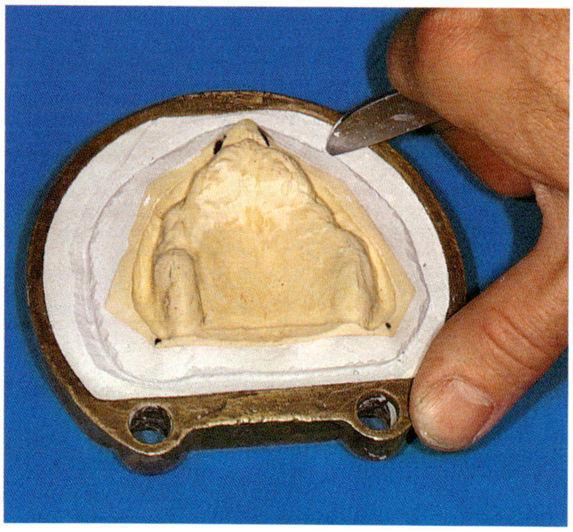

Prothesenkunststoff

Seit langen Jahren verwenden wir für die Prothesenbasen ein kaltpolymerisierendes Polymethylmethacrylat (PMMA).
MARX (1975) konnte zeigen, daß die Gesamtdimensionsveränderungen bei Kaltpolymerisaten geringer sind als bei Heißpolymerisaten.
Nebst der Polymerisationsschrumpfung erfährt die Prothesenbasis Dimensionsveränderungen, die in Abhängigkeit vom umgebenden Milieu und von der funktionellen Beanspruchung stehen. Werden Kunststoffprothesen trocken aufbewahrt, so führt das zu einer Schrumpfung, die sich klinisch bei der Oberkieferprothese in einer Vergrößerung der dorsalen Randspalte äußert. Im Mundmilieu nimmt der Kunststoff wieder Wasser auf und quillt. Diese Volumenzunahme kann jedoch die vorangegangene Schrumpfung nicht voll kompensieren.
Die Prothesenbasis im Unterkiefer erfährt durch die funktionelle und parafunktionelle Beanspruchung auf Druck und Torsion, in Abhängigkeit von der Tragdauer, eine Verformung im Sinne der Ausweitung, die nach BAWENDI (1976) vom Herstellungsverfahren des Kunststoffs unabhängig ist.

Stopfen

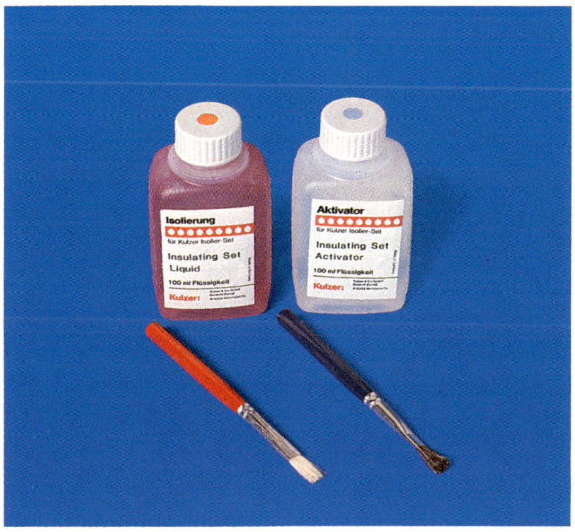

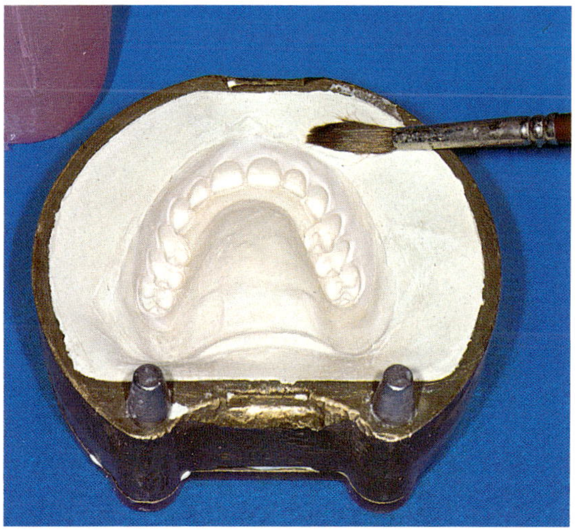

290 Gips isolieren
Die Gipsoberflächen in beiden Küvettenhälften werden nach Vorschrift des Kunststoffherstellers isoliert. Dadurch werden die Gipsporen versiegelt und der Kunststoff gegen Feuchtigkeit aus dem Gips geschützt. Schließlich läßt sich der polymerisierte Kunststoff beim Ausbetten leichter vom Gips trennen.

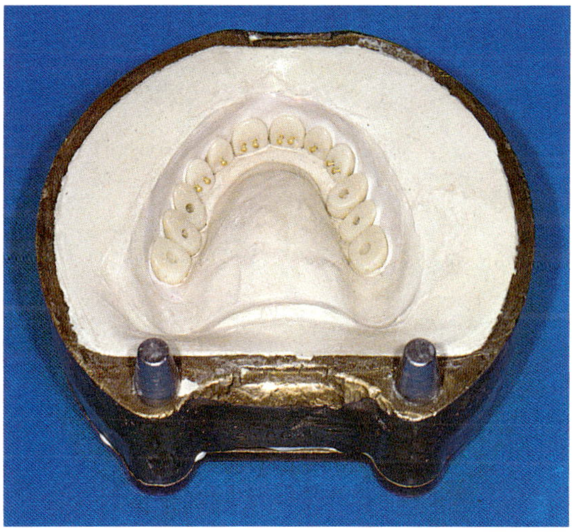

291 Prothesenzähne exakt reponieren
(Kunststoffzähne lassen sich anpolymerisieren, doch ist es ratsam, sie zur Verbesserung des Haltes mit geeigneten Retentionen – unterschnittigen Rillen oder Grübchen, wie bei den Porzellan-Diatorics – zu versehen.)

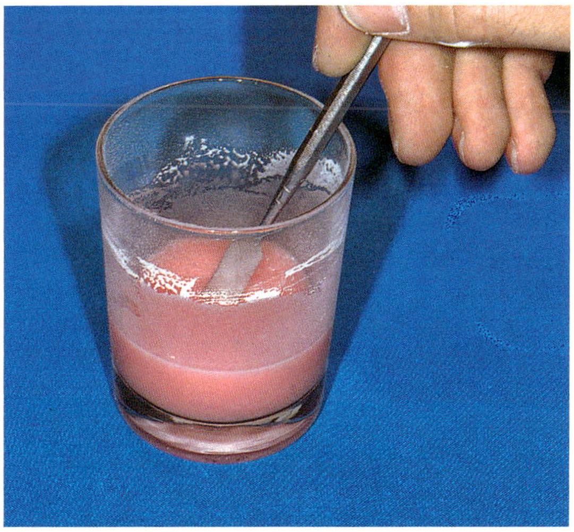

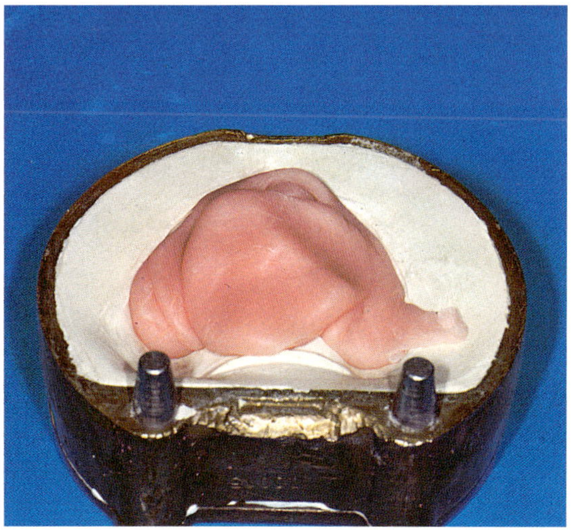

292 Kunststoff anmischen und stopfen
Nach Vorschrift des Herstellers wird der kaltpolymerisierende Kunststoff zu einem knetbaren Teig angemischt (meist im Volumenverhältnis von Pulver zu Flüssigkeit 3:1) und in die *kalte* Küvettenhälfte mit den Prothesenzähnen gebracht. Die beiden Küvettenhälften werden von Hand gut verschlossen und im Küvettenbügel unter die Presse gegeben.

Pressen

293 Pressen des Kunststoffes
Es wird durch das *langsame* Schließen der Küvettenhälften eingeleitet. Ebenso langsam wird überschüssiger Kunststoff bis zum vollständigen Schließen der Küvette weggepreßt.

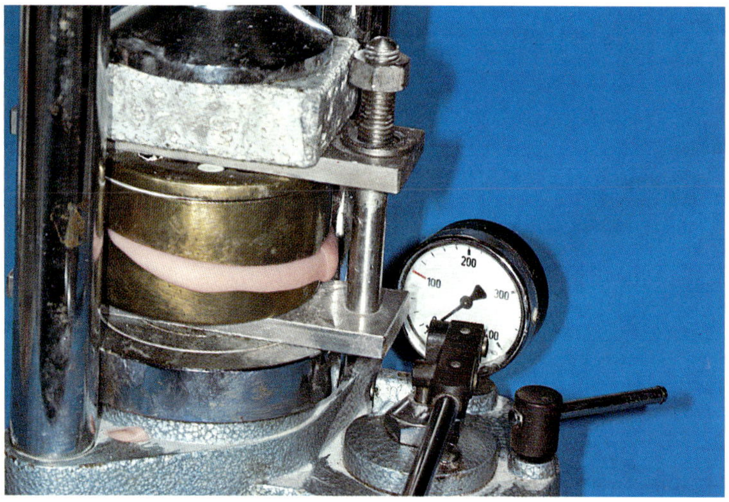

294 Preßdruck
Über langsamen Druckanstieg wird der Kunststoffteig schließlich mit 200 bar bis in die feinsten Details der Form hineingepreßt. Damit wird gleichzeitig die im Teig enthaltene Luft eliminiert und Poren- oder Blasenbildung durch Monomerdampfdruck verhindert. Es muß so lange nachgepreßt werden, bis der Druck nicht mehr abfällt.
Probepressungen werden nur bei extrem dicken Prothesenbasen mit etwa 100 bar gemacht.

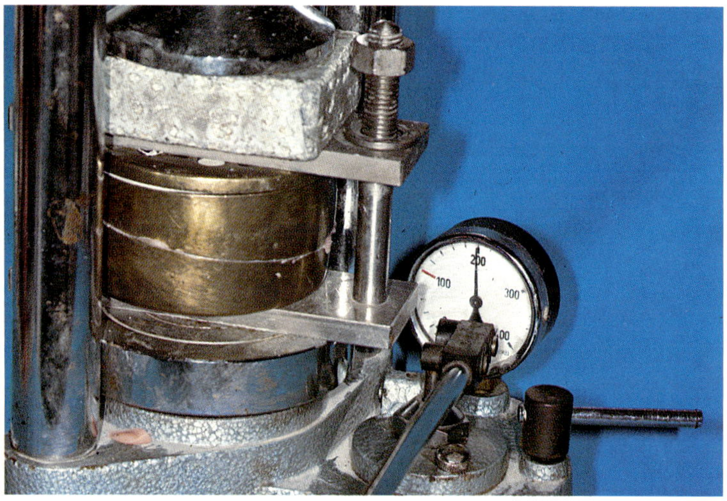

295 Küvettenbügel verschließen
Bei konstantem Preßdruck wird der Küvettenbügel verschlossen.

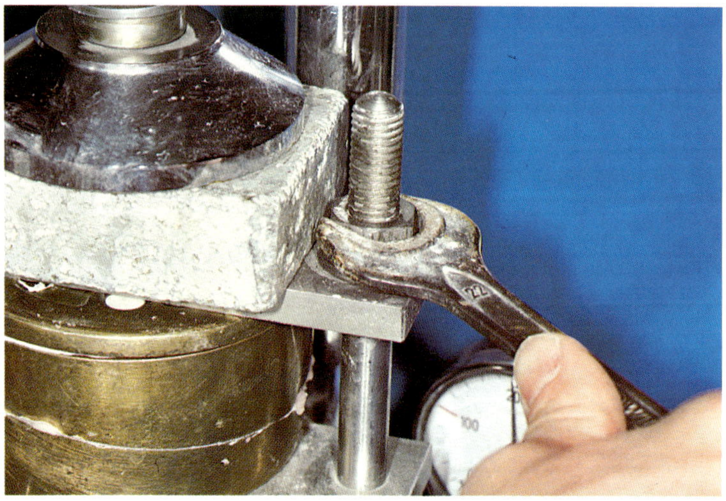

296 Küvette in verschlossenem Bügel zum Polymerisieren bereit

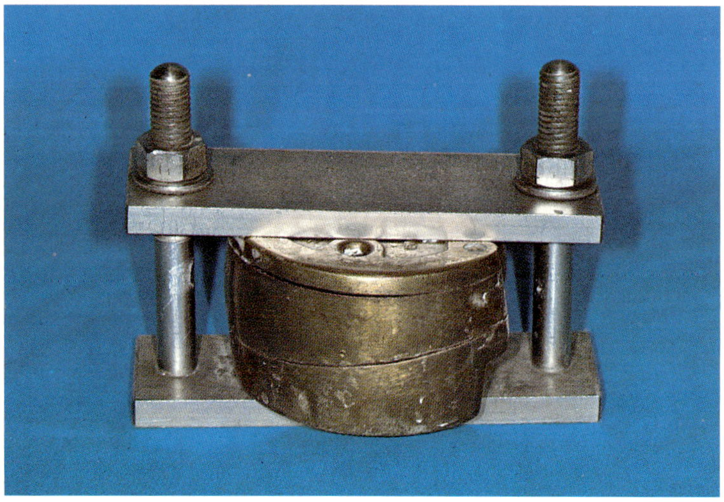

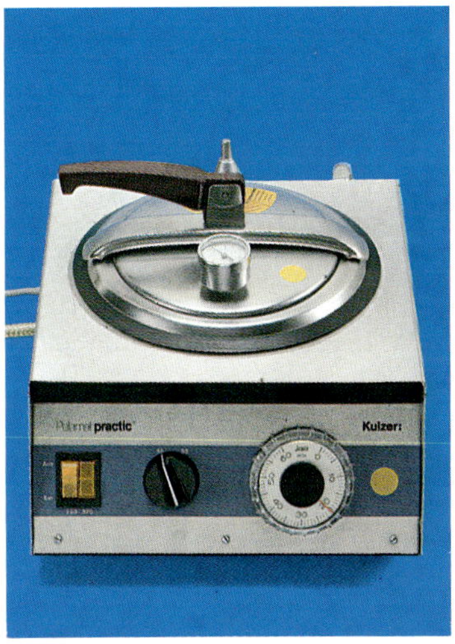

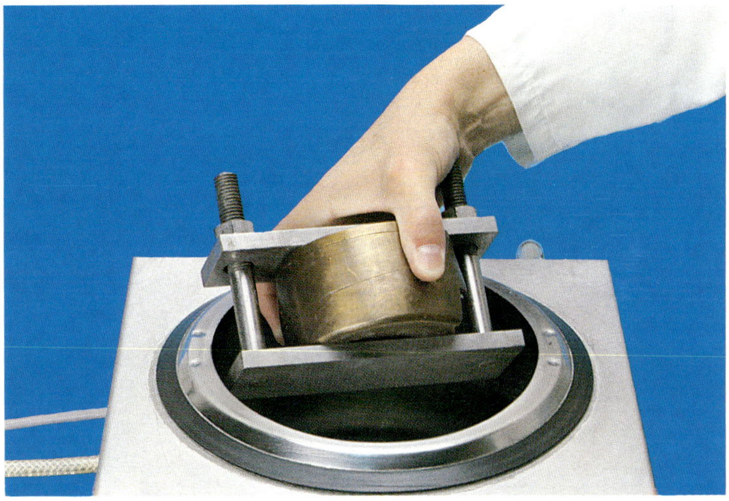

Polymerisieren

297 Polymerisation
Durch die Polymerisation unter Druck im Warmwasserbad erreicht das Kaltpolymerisat gleich gute physikalische Eigenschaften wie heißpolymerisierter Kunststoff. Die Paßgenauigkeit ist jedoch besser.
Die Küvette wird während 20 Minuten bei 45°C und 2 bar im Polymerisationstopf belassen.

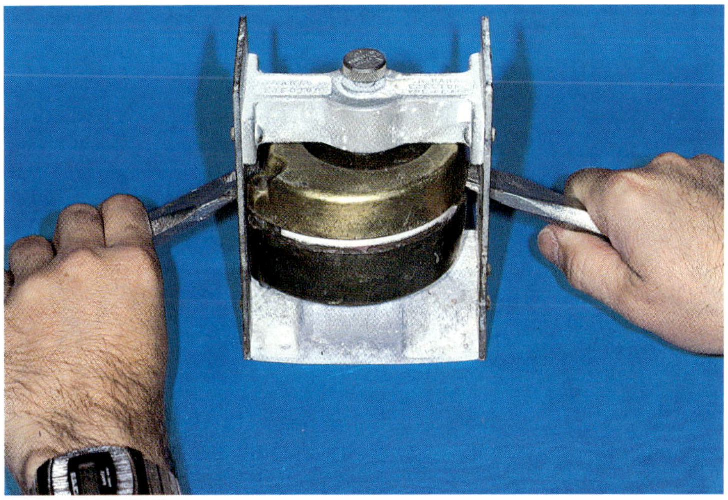

Ausbetten

298 Küvette öffnen

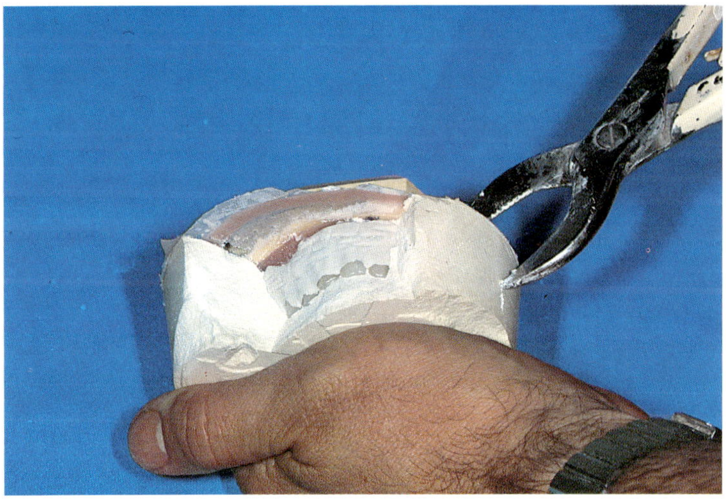

299 Entfernen des Übergusses
Auf die gezeigte Art kann die Prothese ohne Gefahr ausgebettet werden. Der Silikonschlüssel läßt sich problemlos entfernen.

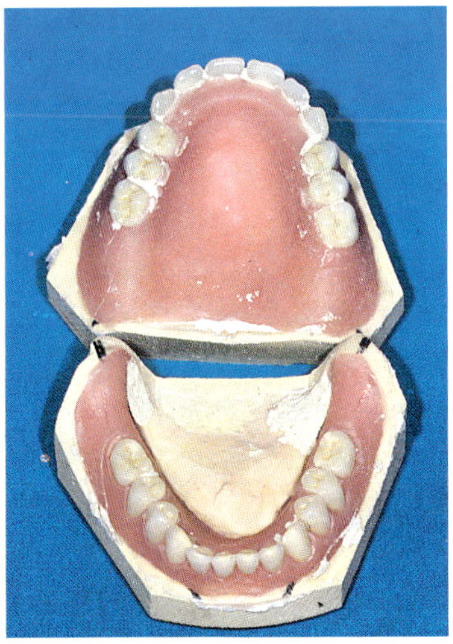

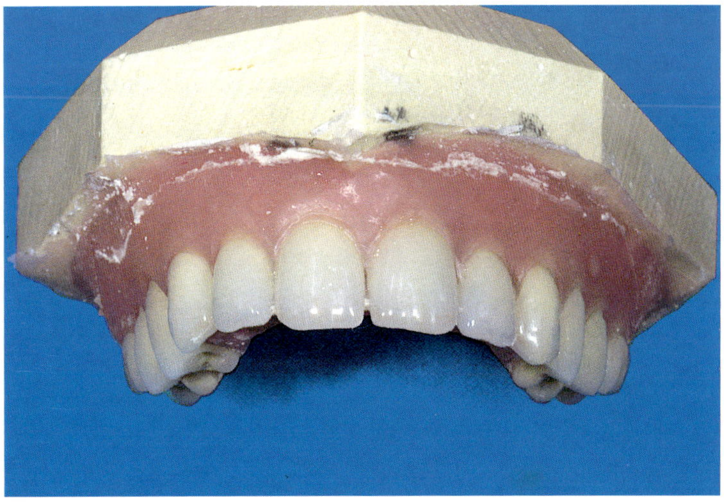

300 Prothesen ausgebettet
Dank sauberem Auswachsen und der Verwendung eines Silikonschlüssels bereitet später das Ausarbeiten im Bereich der Zähne keine Mühe.

Remontieren und Einschleifen

Nach dem Ausbetten werden die Prothesen wieder im Artikulator montiert, ohne daß sie vom Modell getrennt werden. Jetzt zeigen sich kleine Fehler, die durch das Einbetten, Stopfen und Polymerisieren entstehen. Die Polymerisationsschrumpfung ist beim Kaltpolymerisat zwar äußerst gering, kann aber doch zu kleinen Verschiebungen der Okklusionskontakte führen. Die Okklusion wird deshalb erst jetzt definitiv eingeschliffen, wobei eine *eindeutige Höcker-Fossa-Relation erhalten* bleiben muß. Sind alle zentrischen Kontakte etabliert, die exzentrischen Exkursionen äquilibriert und die Protrusions- wie auch die Retralbewegung freigeschliffen, wird die Okklusion mit Karborundumpaste finiert. Erst jetzt werden die Prothesen vom Modell getrennt.

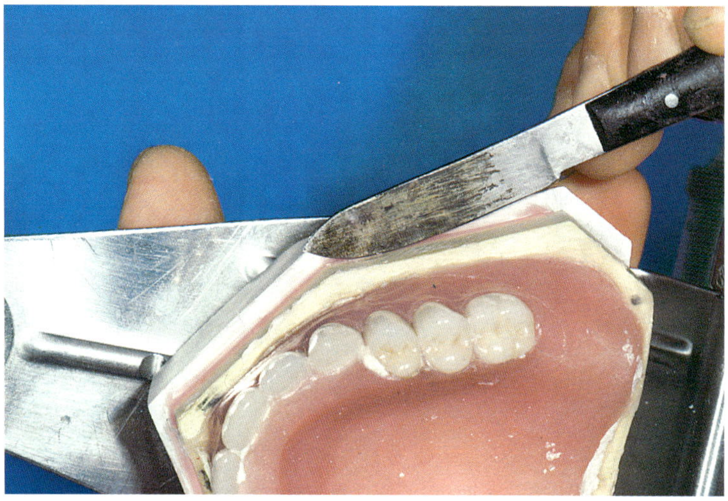

301 Remontieren
Die Prothesen werden noch nicht vom Modell getrennt, sondern mit diesem remontiert.

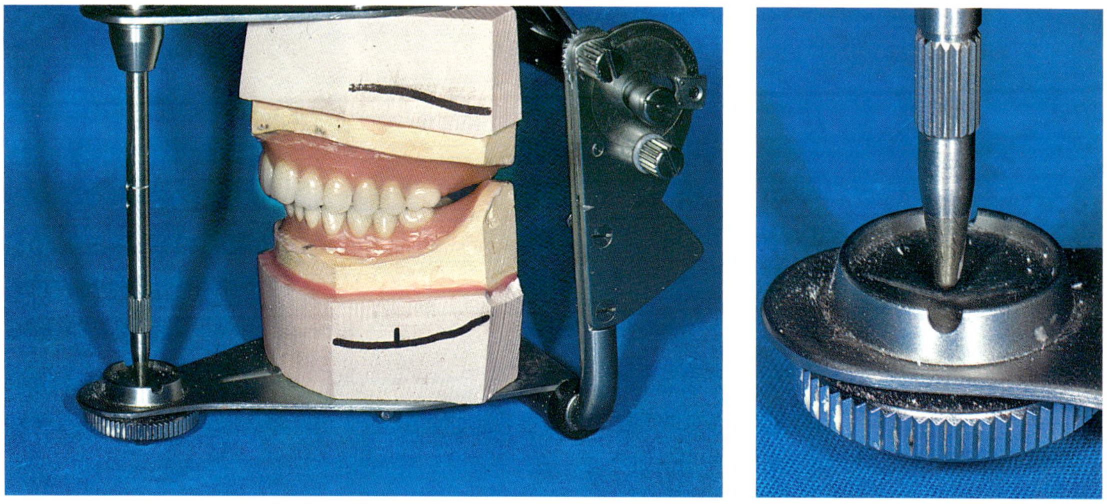

302 Kontrolle der Bißhöhe
Durch das Polymerisieren kann eine geringe Bißerhöhung entstehen, die meist auf Verschiebungen in der Höcker-Fossa-Relation zurückzuführen ist.
Der Stützstift berührt den Teller nicht mehr.

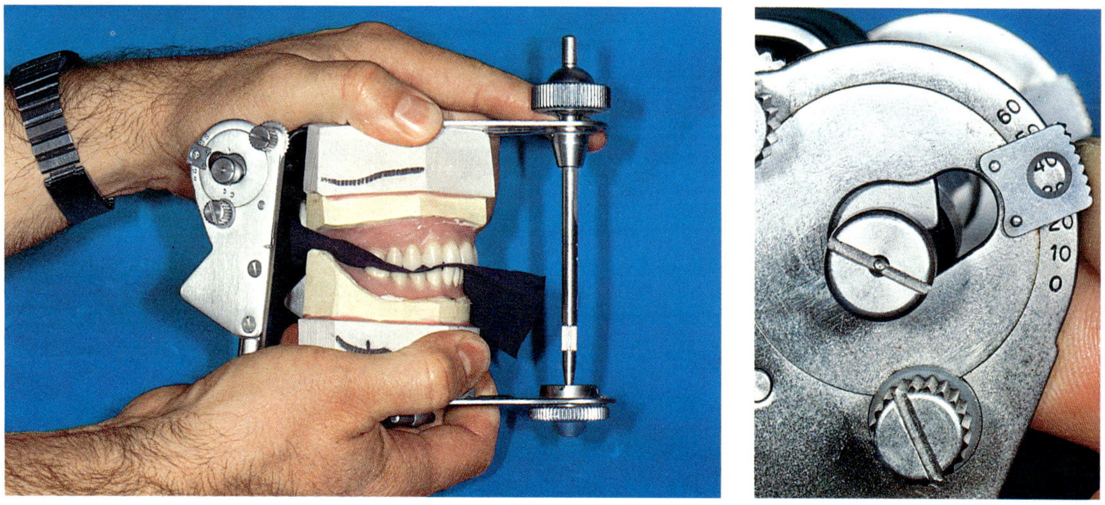

303 Kontrolle der Zentrik
Bei geschlossenen Kondylarblenden werden die zentrischen Kontakte mit blauem Okklusionsfarbband markiert. (Die Farbkodierung der Zahnkontakte ist eine Frage der persönlichen Präferenz.) Der Artikulator wird zum Markieren der Zentrik mit beiden Händen geführt.
Die Kondylarblenden sind immer noch auf die individuellen Kondylenbahnwinkel eingestelt.

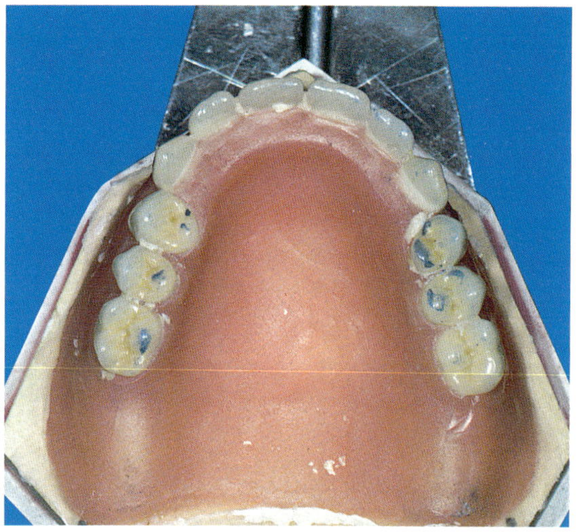

Einschleifen der Zentrik

304 Erste Kontakte in der Zentrik

Sie liegen nicht immer ganz dort, wo sie sollten, da die Polymerisationsschrumpfung geringe Verschiebungen in der Höcker-Fossa-Relation mit sich bringt.

Bei den Korrekturen mit dem kugelförmigen Diamanten vermeiden wir es, tragende Höcker zu beschleifen. In der Totalprothetik sind dies primär die palatinalen Höcker der oberen Zähne und auch die bukkalen Höcker der unteren Zähne.

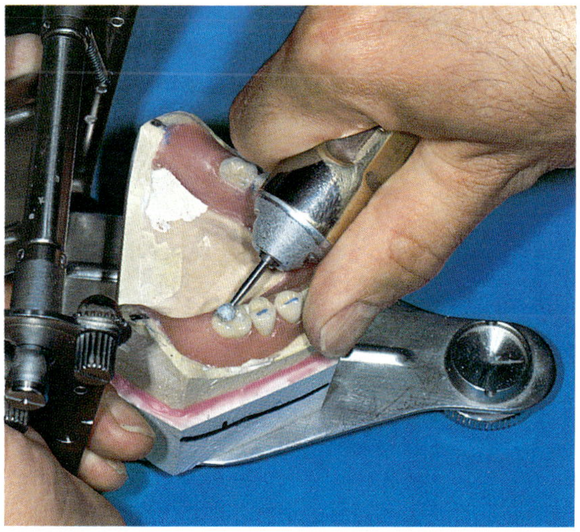

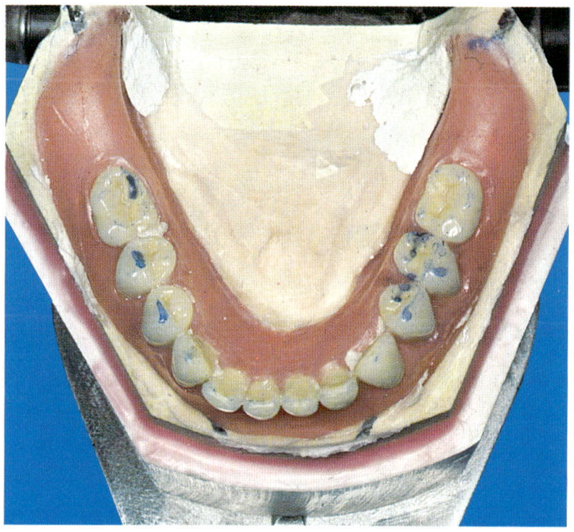

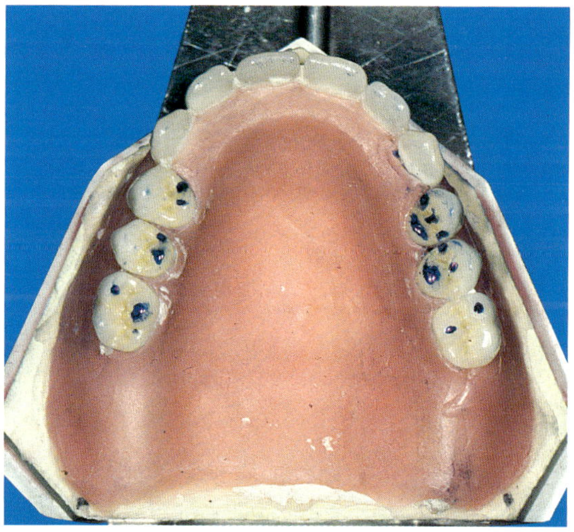

305 Zentrische Kontakte

Sie sind im Seitenzahnbereich als sichere Höcker-Fossa-Kontakte wieder hergestellt. Damit ist auch die vertikale Ausgangslage wieder erreicht. Die Stützstiftspitze steht im Zentrum des Stiftauflagetellers.

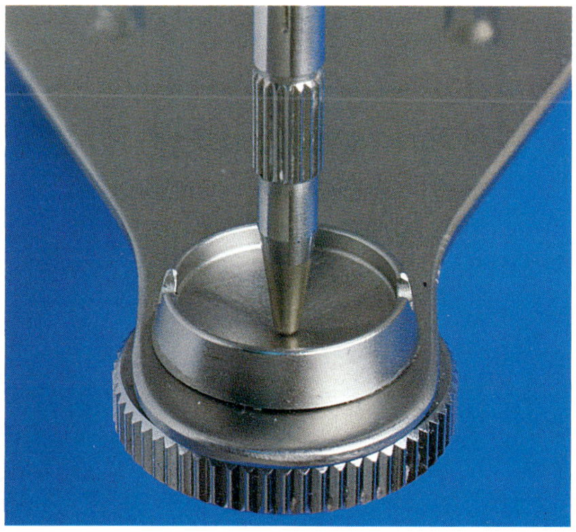

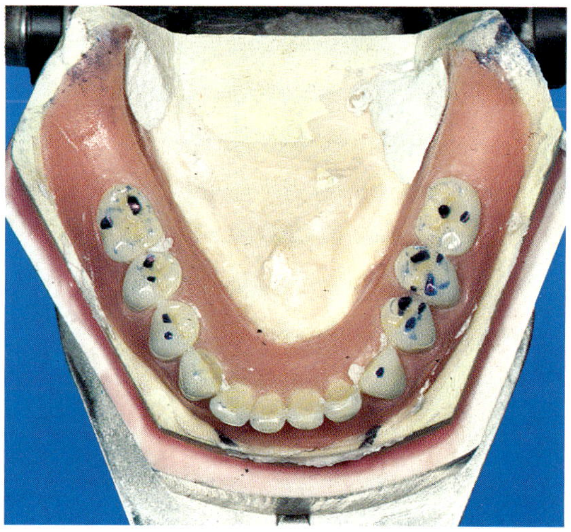

Seitbiß nach rechts

306 Kontrolle mit Farbband
Der Seitbiß nach rechts wird mit rotem Farbband markiert. Für die Kontrollbewegung (die funktionelle Kaubewegung erfolgt ja gegenläufig) führen wir das Artikulatoroberteil und den balanceseitigen Kondylarkörper wie im Bilde dargestellt. Die Kondylarblende ist ganz geöffnet (Riegel nach vorne gelegt). Damit sind auch die Retralbewegungen auf der Arbeitsseite freigegeben, was zwangsläufig zu einem toleranteren Bewegungsspektrum führt.

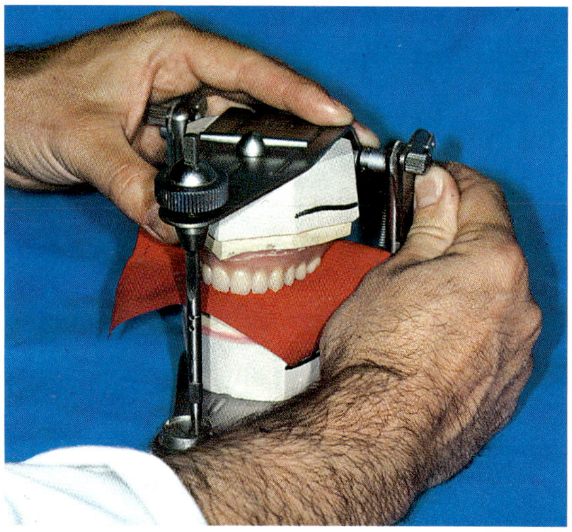

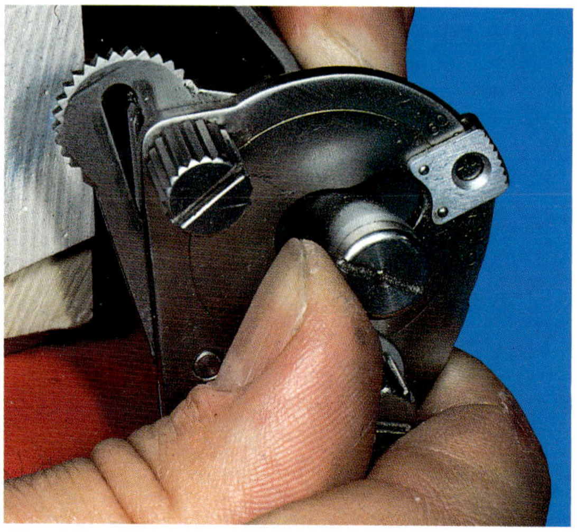

307 Seitbiß nach rechts mit Arbeitsseite rechts und Balanceseite links eingeschliffen
Alle Kontakte im Seitbiß nach rechts sind rot markiert.
Der Stützstift gleitet mit 15° zur Okklusionsebene nach links.

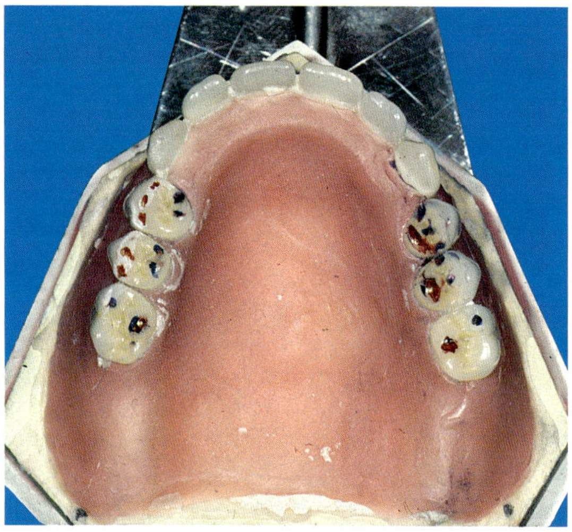

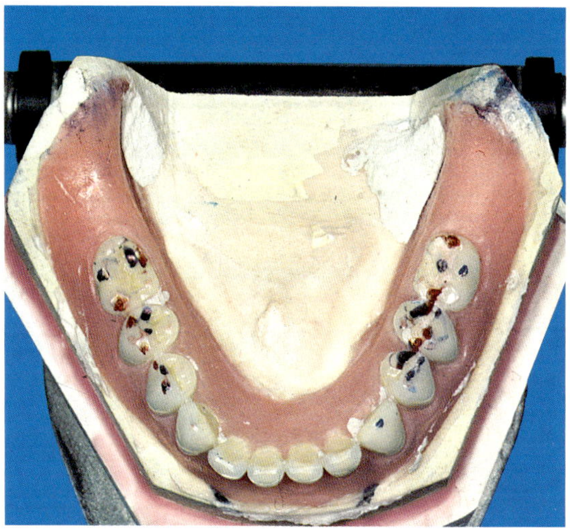

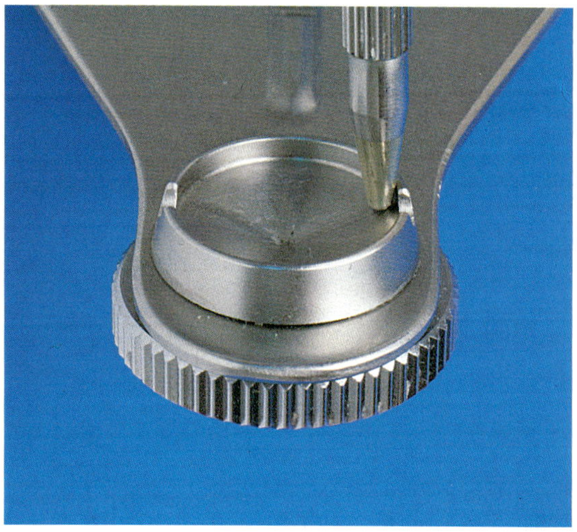

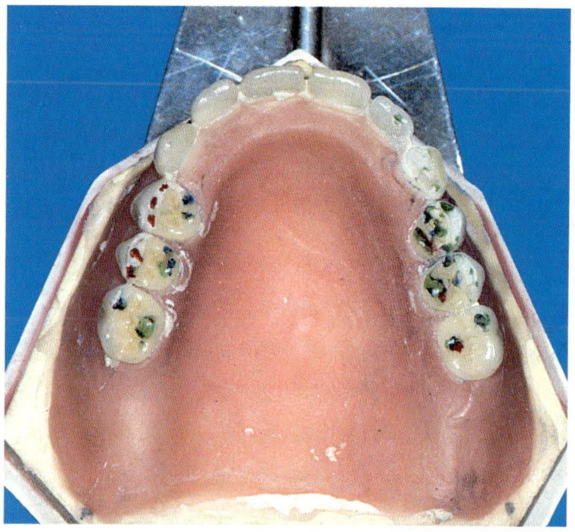

Seitbiß nach links

308 Seitbiß nach links fertig eingeschliffen (grün markiert)
Rot: Seitbiß nach rechts, Blau: zentrische Kontakte.
Die Okklusion ist jetzt bilateral äquilibriert.

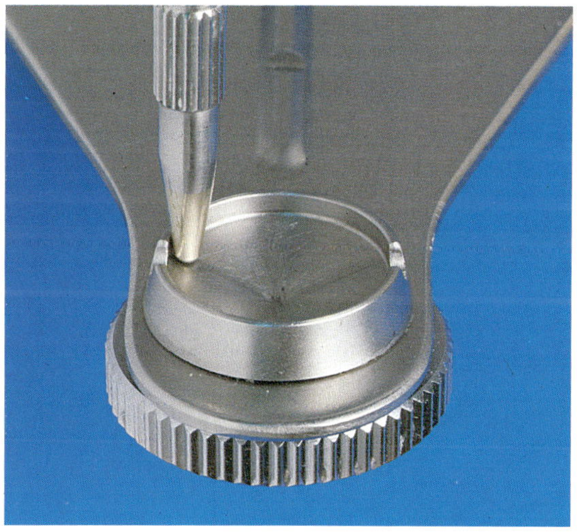

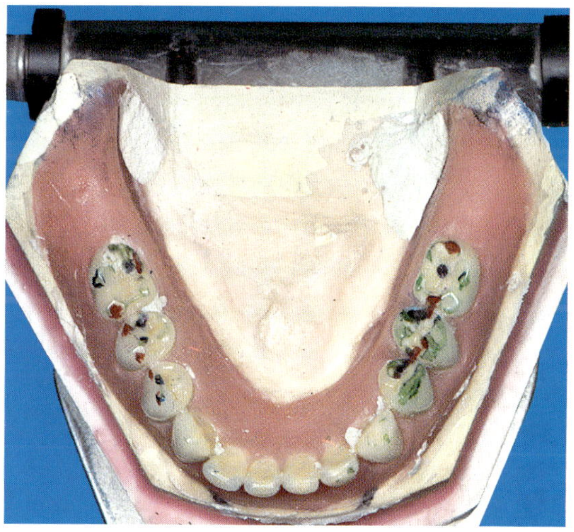

Vorbiß, Protrusion

309 Kontrolle der Protrusion durch beidseitige Führung der Kondylarkörper

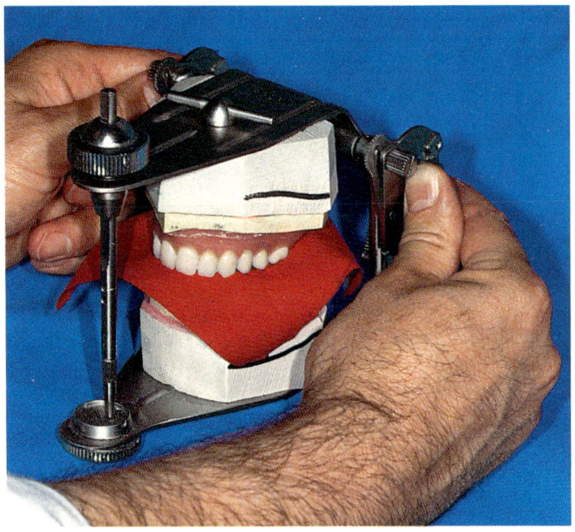

310 Markierung der Kontakte
Auf den Okklusionsflächen sind jetzt nur die zentrischen Kontakte (blau) und neu die Kontakte im Kopfbiß (rot) angegeben. Die Okklusion ist mit einer Gelenkführung von 43° rechts und 37° links und einer Frontzahnführung von 15° anteroposterior äquilibriert.

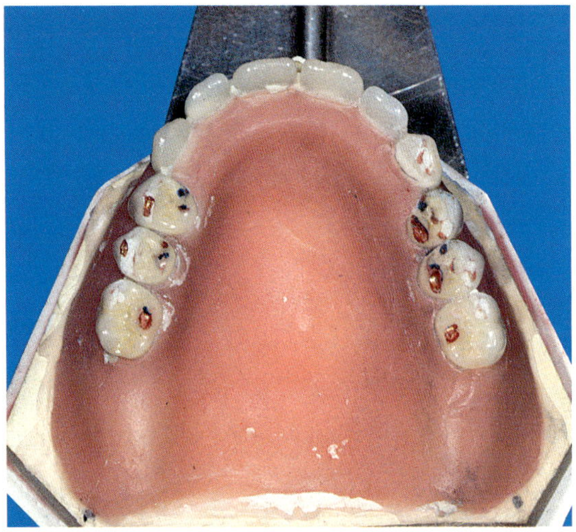

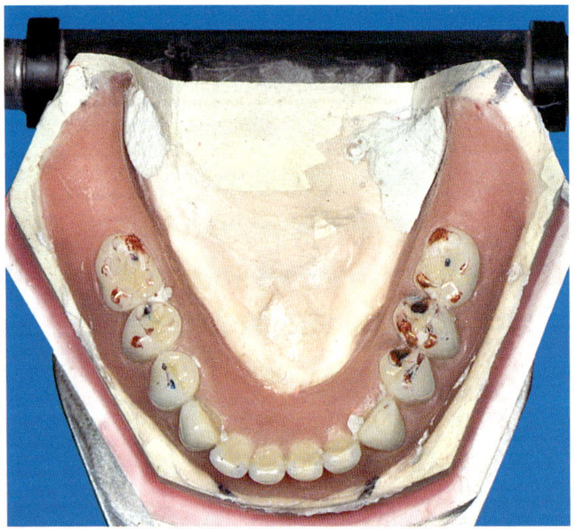

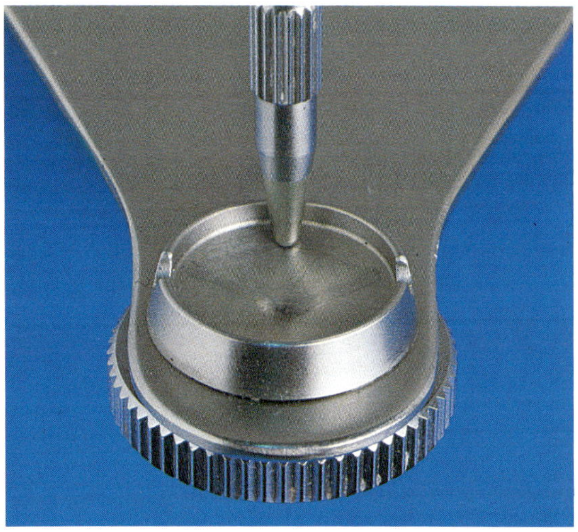

Polyvalenz

311 Finieren der Okklusion
Mit Karborundumpaste zwischen den Zähnen werden nach links und rechts kreisende Bewegungen ausgeführt, wobei der Artikulator, mit beiden Händen geführt wird, wie die Abbildung rechts zeigt. Nach je 10 kleinen Kreisbewegungen sollte eine *„leichtgängige", polyvalente, allseitig äquilibrierte Okklusion in Höcker-Fossa-Relation* erreicht sein.

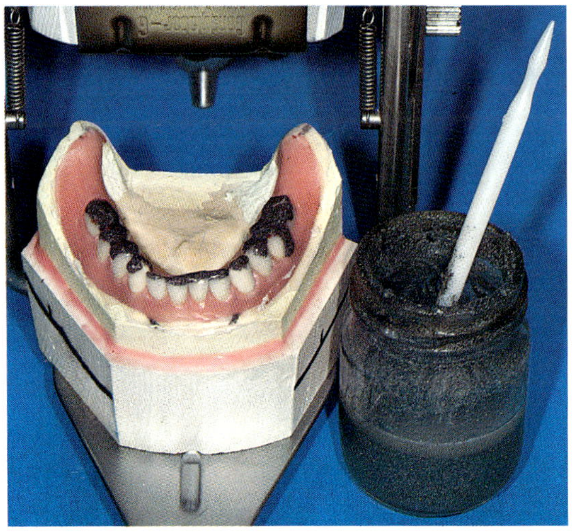

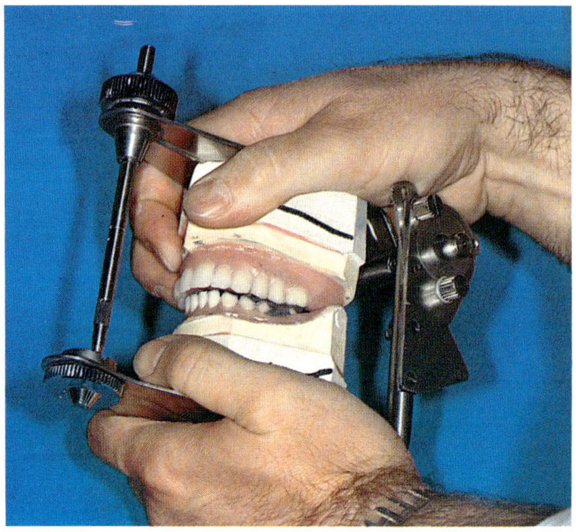

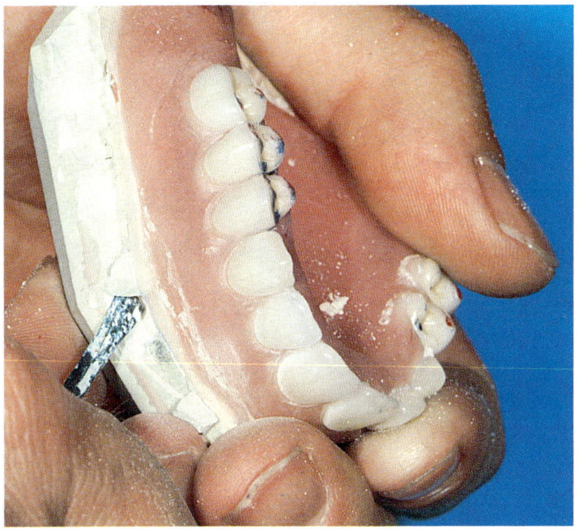

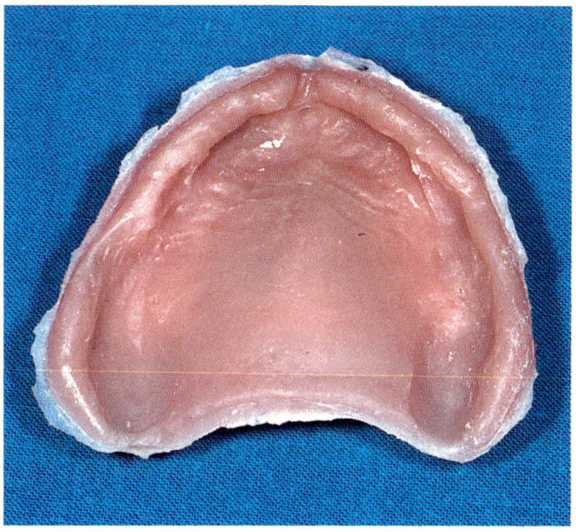

Ausarbeiten der Prothesenbasis

312 Rohform der Prothesenbasis
Mit dem pneumatischen Hammer werden die Prothesen von den Gipsmodellen gelöst. Die minimale Preßfahne deutet auf sauberes Arbeiten beim Umsetzen der Wachsschablonen in Kunststoff hin.

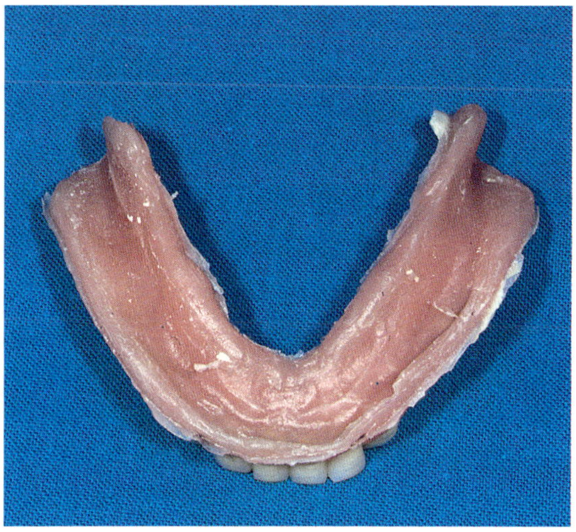

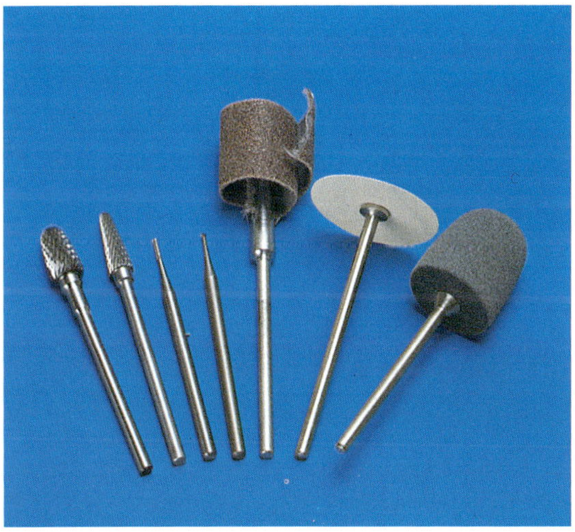

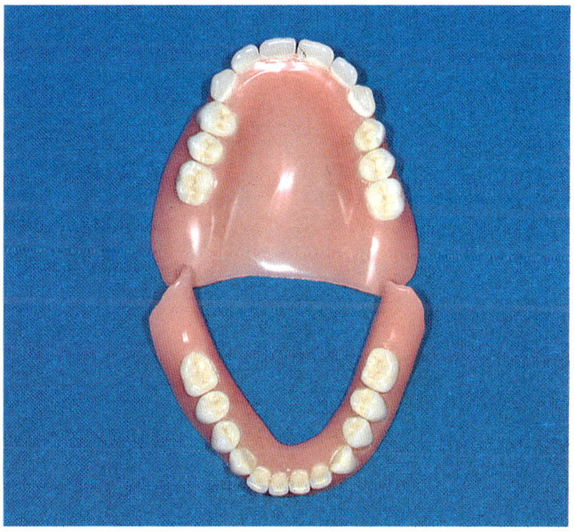

313 Ausarbeiten der Prothesenaußenflächen
Verschiedene Fräsen mit Querhieb, Rosen- und Fissurenbohrer, Schleiftuch auf Schlitzmandrell, Papierdiscs und Gummipolierer werden zum Ausarbeiten der Prothesenaußenflächen benützt.
Noch sind die Prothesen nicht auf Hochglanz poliert.

Protheseneingliederung

Paßgenauigkeit der Prothesenbasis und der Okklusion müssen am Patienten kontrolliert werden. Meist sind geringfügige Korrekturen notwendig, denn die Abformung der zahnlosen Kieferkämme gibt nur eine Momentansituation wieder, und mit keinem Artikulator ist man in der Lage, die funktionellen Gegebenheiten am Patienten einwandfrei zu simulieren. Nun ist es auch an der Zeit, den Patienten im Umgang mit seinen neuen Prothesen zu unterweisen. Er hat so viele neue Eindrücke und Gefühle zu verarbeiten, daß ihm aufmunternde Worte des Zahnarztes hilfreich und die schriftliche Zusammenfassung der wichtigsten Verhaltensregeln sehr nützlich sein werden.

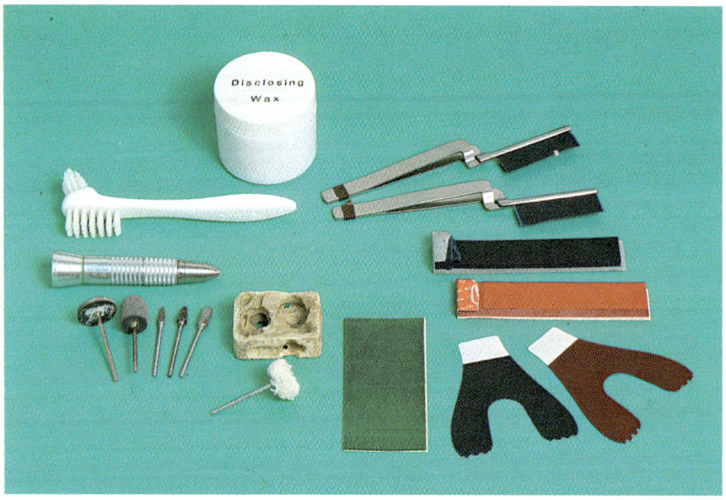

314 Material und Instrumentarium
Für das Eingliedern und die Nachkontrollen der Prothesen werden bereitgestellt:
- Indikatorpaste,
- Farbband und Okklusionswachs,
- Handstück mit Fräsen und Polierern.

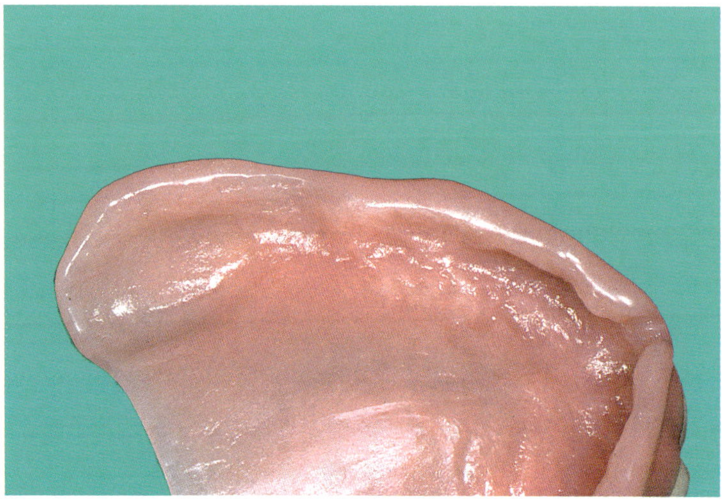

315 Unbearbeitete Protheseninnenfläche
Weder der Prothesenrand noch die Protheseninnenfläche wurden vom Zahntechniker bearbeitet. Der Prothesenkörper ist noch nicht auf Hochglanz poliert.

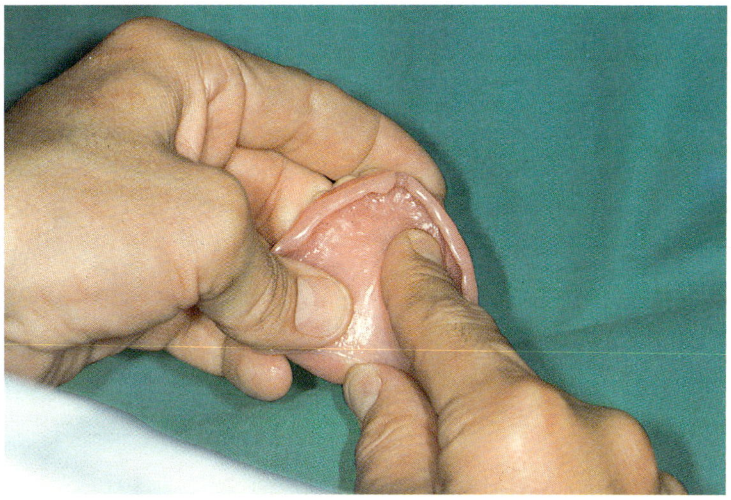

316 Scharfe Kanten und Rauhigkeiten entfernen
Als erstes prüft der Zahnarzt mit dem Finger die Protheseninnenfläche. Scharfe Kanten – auch wenn sie das Resultat präziser Abformung des zahnlosen Kiefers sind – und Kunststoffperlen, die sich in feinsten Luftbläschen auf der Gipsmodelloberfläche bilden konnten, werden entfernt. Rauhigkeiten oder scharfe Kanten verletzen die Schleimhaut, weil sich *Prothesen in Funktion immer bewegen.*

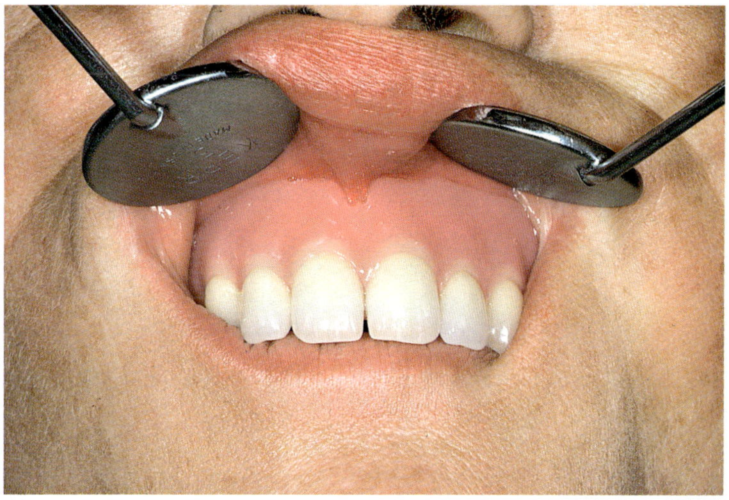

317 Kontrolle der Lippenbandpassage
Die Lippenbandpassage ist trotz Funktionsabformung dann noch zu eng, wenn das Lippenband beim Einsetzen der Prothese sichtbar verdrängt wird.

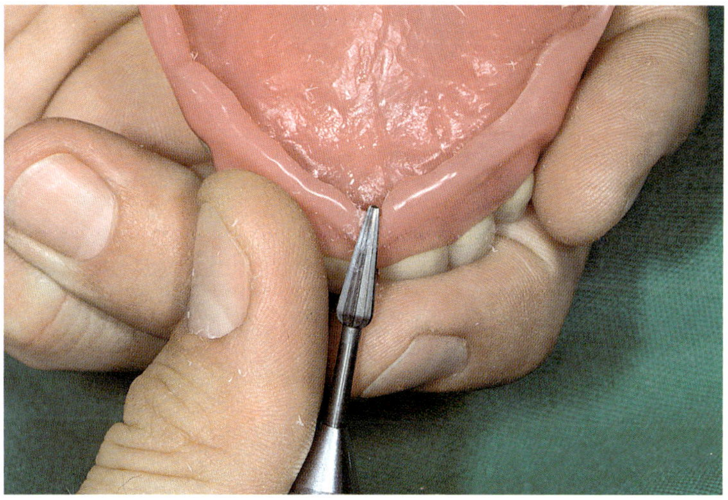

318 Freischleifen der Lippenbandpassage
Beim Nacharbeiten der Lippenbandpassage sind scharfe Kanten zu vermeiden. Das Lippenband soll ,,wie über eine Rolle'' laufen können.
(Beachte, daß auch bei der oberen Prothese – wie bei der unteren – ein Sulkus für den M. orbicularis oris von Eckzahn bis Eckzahn modelliert wurde.)

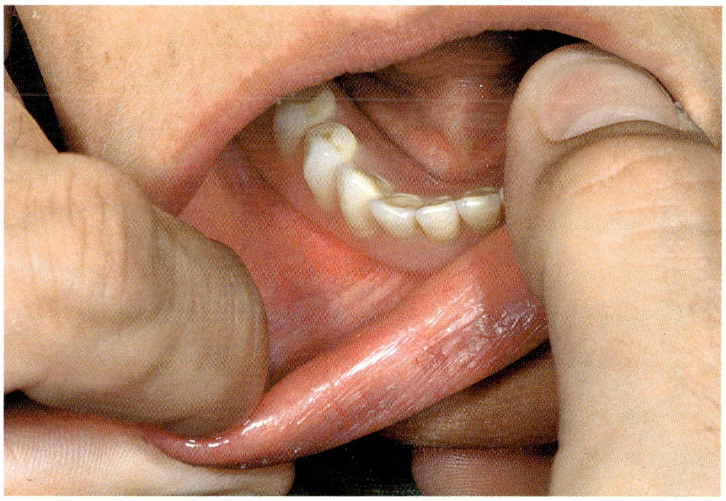

319 Kontrolle der Wangenfaltenpassage
Unsere Patientin benötigt keine ausgeprägte Wangenfaltenpassage. Das exakte Finieren der Wangenfaltenpassagen wird deshalb an einem anderen Fall in den Abb. 320–322 gezeigt.

320 Wangenfalten im Oberkiefer rechts

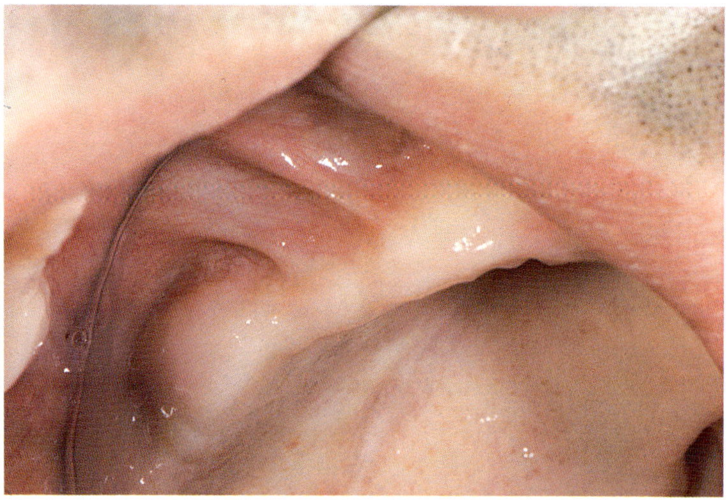

321 Passagen für die Wangenfalten im Funktionsrand

Wird die jetzt noch abgespannte Wange losgelassen, so legen sich die Wangenfalten dicht an bzw. in den Funktionsrand der Prothese. Werden sie beim weiten Öffnen des Mundes nach unten hinten angespannt, so können sie die Prothese nicht mobilisieren, sondern tragen zum dichten Randschluß bei.

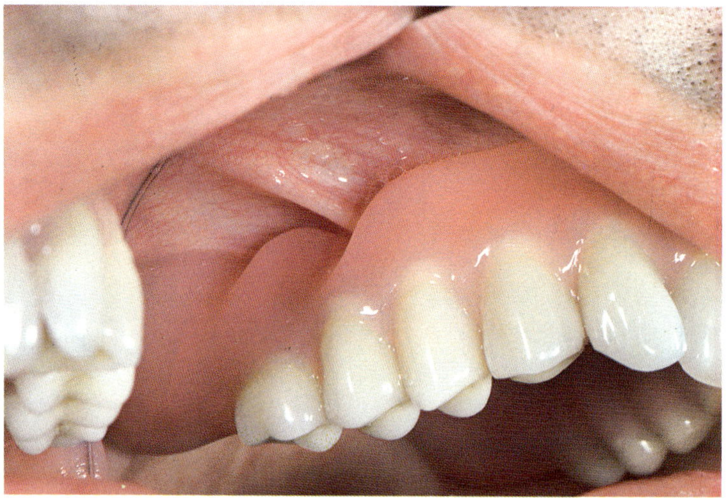

322 Wangenfalten im Unterkiefer

Auch im Unterkiefer können die Wangenfalten zum besseren Halt der Prothese beitragen, wenn ihre Passage im Funktionsrand entsprechend berücksichtigt wurde. Beim Öffnen des Mundes ziehen sie nach hinten oben.

Prothesenkörper
Wangenfalten
Prothesenkörper

sollen sich schichtweise wie Theaterkulissen hinter- und übereinander legen. Wird dabei die Prothese von ihrer Unterlage abgehoben, ist die Bandpassage zu eng oder zu wenig tief und muß freigeschliffen werden.

Das Ausfräsen fehlender Passagen an bestehenden Prothesen erweist sich oft als sehr wirksam für die Verbesserung des Prothesenhalts, wenn dieser durch Wangenfalten beeinträchtigt wird.

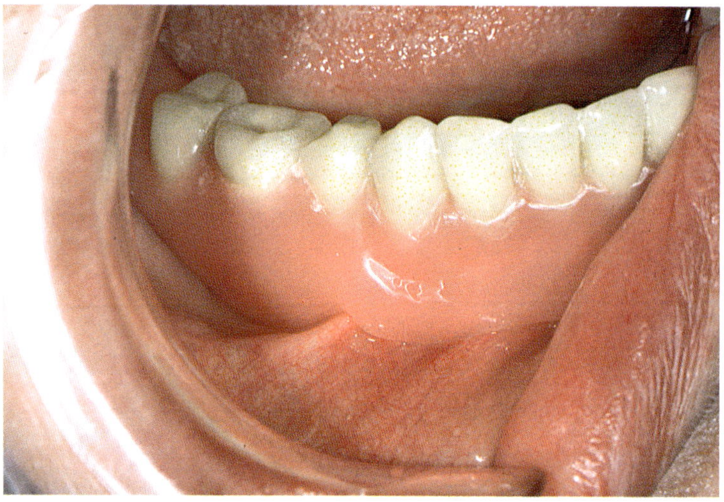

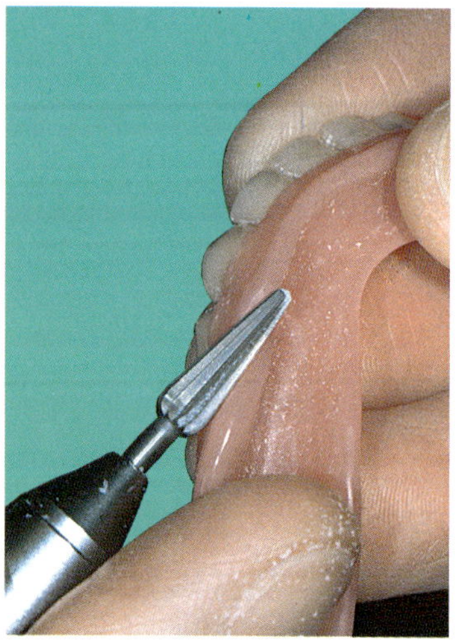

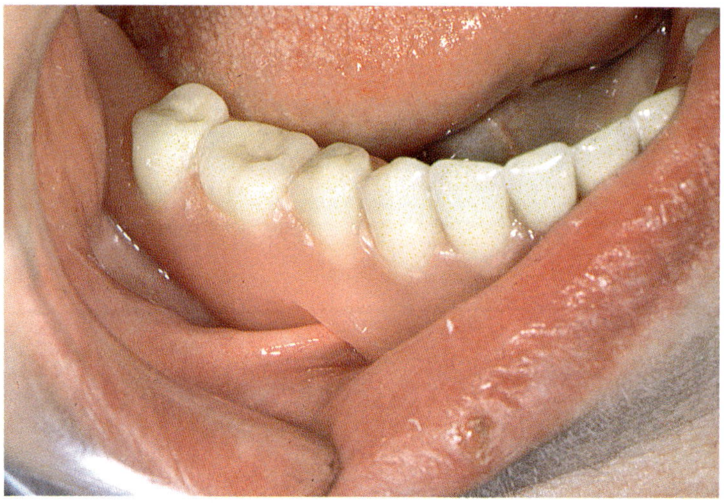

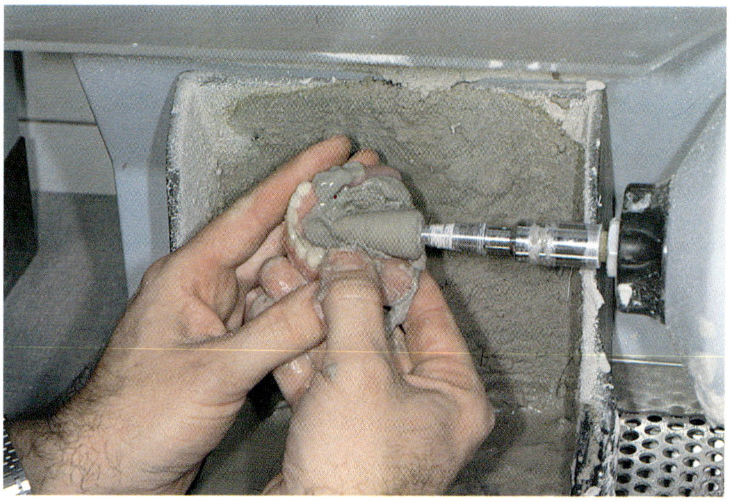

Polieren

323 ... mit Bimsstein und Filzkegel

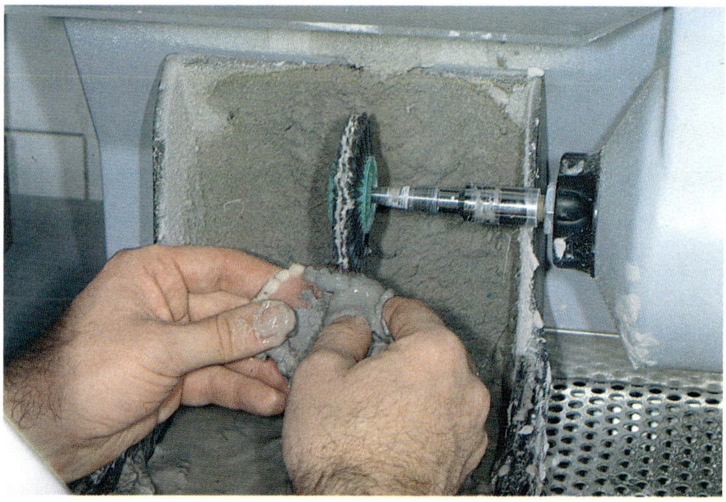

324 ... mit Bimsstein und Bürste

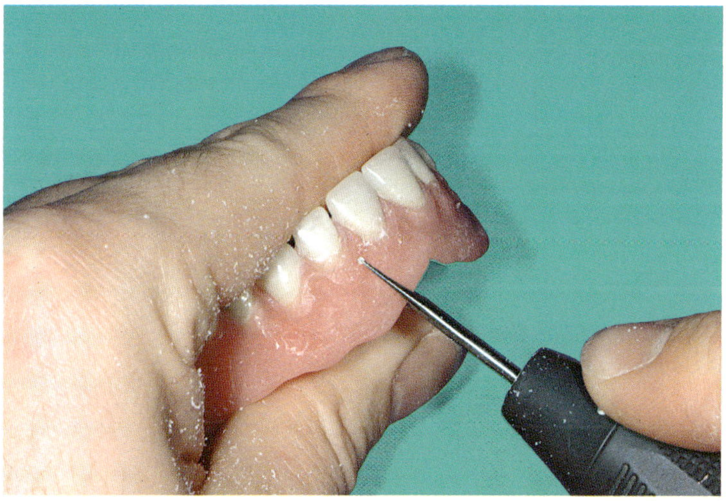

325 Stippelung
Die unnatürlichen Lichtreflexe des hochglanzpolierten Kunststoffs werden durch die Stippelung mit einem exzentrischen Rosenbohrer gebrochen.

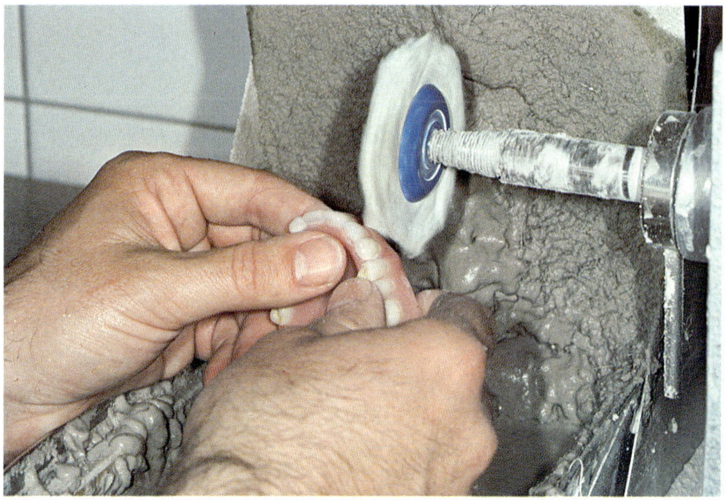

326 Hochglanzpolitur mit Universalpaste und Schwabbelscheibe

Okklusionskontrolle am Patienten

Eine schlecht sitzende Prothese kann bei Kieferschluß verschoben werden und damit eine „gute“ Okklusion vortäuschen. Umgekehrt kann eine insuffiziente Okklusion durch Destabilisierung der Basis beim Kieferschluß eine ungenügende Paßgenauigkeit der Prothese vortäuschen. Um Ursache und Wirkung unterscheiden zu können, müssen daher vor jeder Okklusionskontrolle Paßgenauigkeit und Halt der Prothesen geprüft werden. Denn obwohl in der überwiegenden Mehrzahl der Fälle neu eingegliederte Prothesen einen guten Sitz aufweisen, können gelegentlich Fehler in der technischen Verarbeitung oder Veränderungen am Prothesenlager seit der definitiven Abformung zu verminderter Paßgenauigkeit führen.
Die Okklusionskontrolle umfaßt die Prüfung der zentrischen Kontakte (maximale Interkuspidation) sowie der Äquilibrierung bei Laterotrusion und Protrusion (Leerbewegungen, s. S. 109).

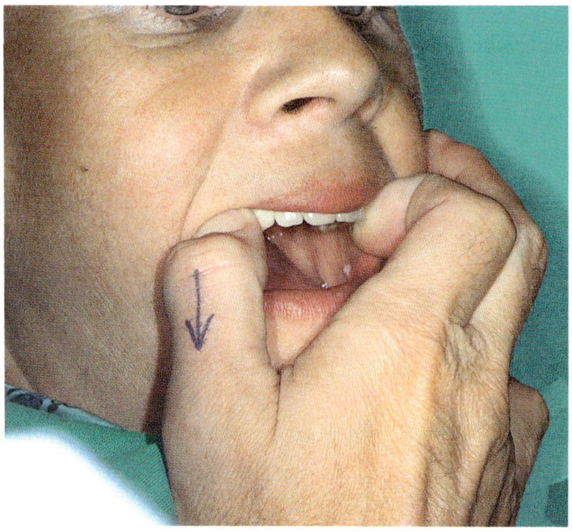

327 Halt der oberen Prothese
Wir prüfen diesen von Hand durch Zug nach unten. Wenn die Prothese gleich zu Beginn „etwas mitkommt“ und erst dann gut hält, ist das ein Zeichen dafür, daß sich „Restluft“ unter der Platte befindet. Die Paßgenauigkeit läßt dann zu wünschen übrig.

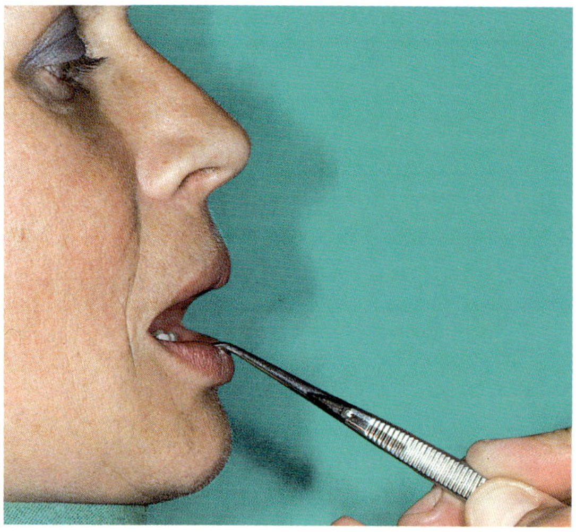

328 Halt der unteren Prothese
Um den Halt der unteren Prothese zu prüfen, stoßen wir mit der geschlossenen Pinzette gegen die untere Front.

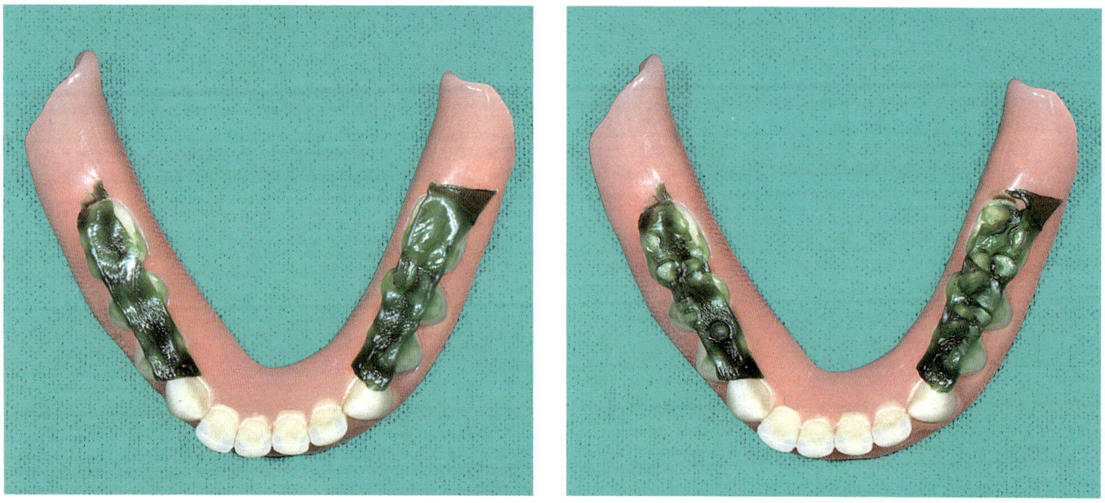

329 Kontrolle der Okklusion mit Wachs
Die Okklusion wird mit grünem Occlusal-indicator-wax geprüft. Zwei schmale Streifen auf den Okklusionsflächen im Seitenzahnbereich (links) geben – nachdem die Patientin zugebissen hat (rechts) – einen räumlichen Eindruck der Kontaktverhältnisse durch die Impressionen, die die Höcker der Antagonisten hinterlassen.

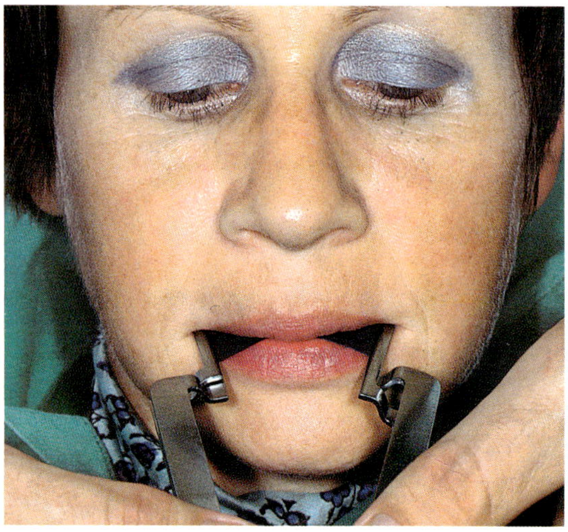

330 Kontrolle der Okklusion mit Farbband
Auch mit Farbband kann die Okklusion geprüft werden. Wir achten darauf, daß, wie mit dem Okklusionswachs, *immer beide Seiten gleichzeitig* kontrolliert werden.

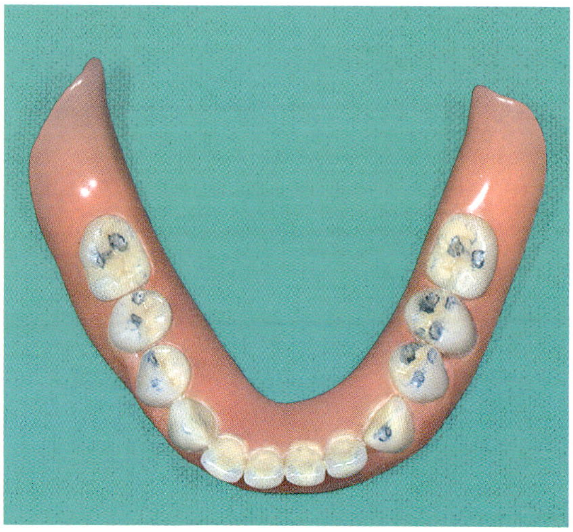

331 Kontrolle der Leerbewegungen
(siehe S. 109 ▶)

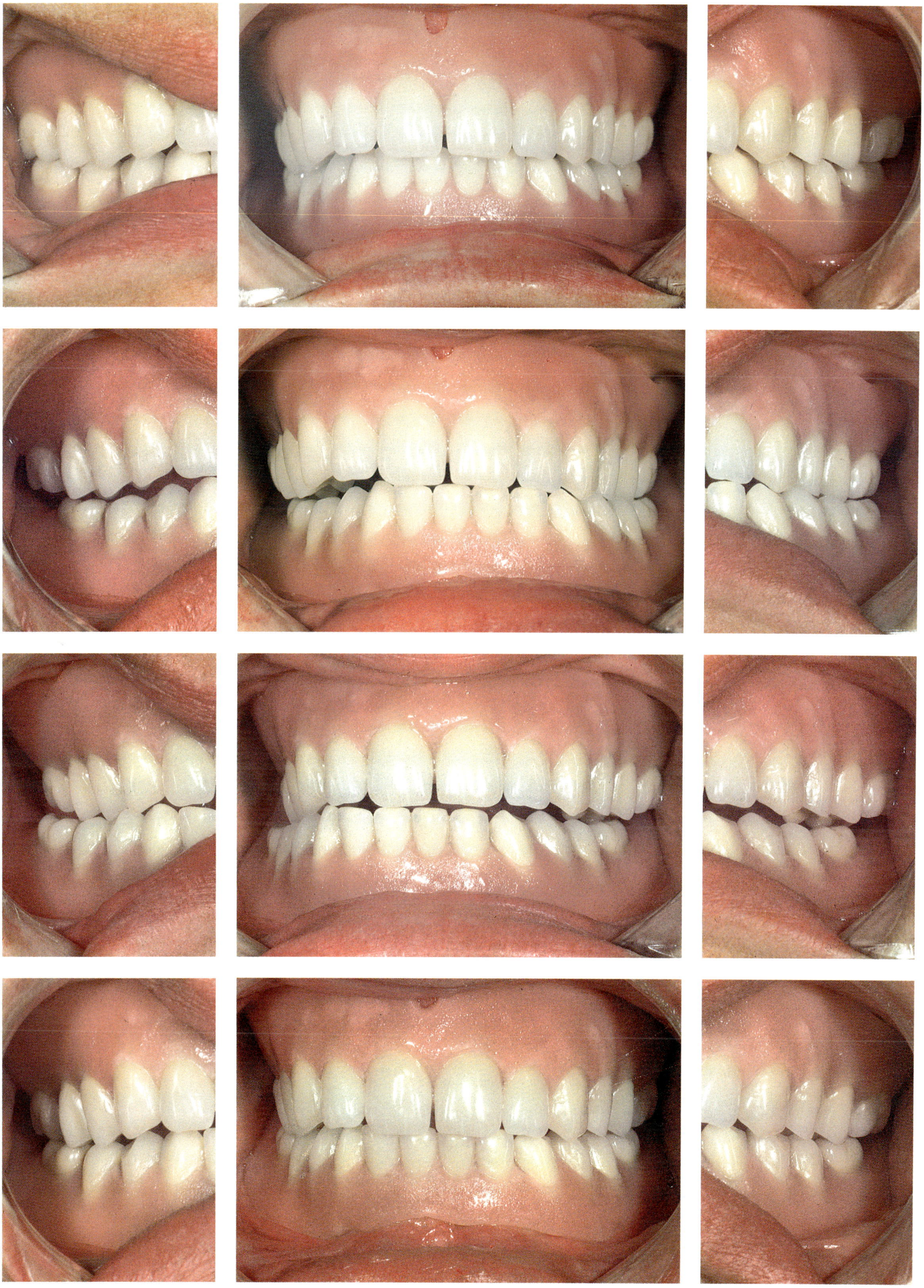

Patienteninstruktion

Adaptation und Inkorporation sowie die Nachsorge werden wesentlich erleichtert, wenn bei der Eingliederung der Prothesen für ein persönliches Instruktionsgespräch genügend Zeit reserviert wird. Ein informierter Patient bewältigt eventuell auftretende Schwierigkeiten besser, gelassener und kooperativer als der seinem Schicksal überlassene Prothesenneuling.

Der Patient soll in der Praxis üben, seine Prothesen einzusetzen und aus dem Munde zu entfernen. Es muß ihm demonstriert werden, wo seine Prothesen kaustabil sind. Auch für die Prothesen- und Mundhygiene soll er nicht nur motiviert, sondern auch praktisch instruiert werden.

Ein Merkblatt, das ihm der Zahnarzt erläutert und anschließend mitgibt, dient dem Patienten zu Hause als Gedächtnishilfe.

332 Instruktion über den Umgang mit Prothesen
Gut haftende Prothesen lassen sich nach Öffnen des Randventils mit dem Zeigefinger – oder nach Aufblasen der Wangen – leicht entfernen.

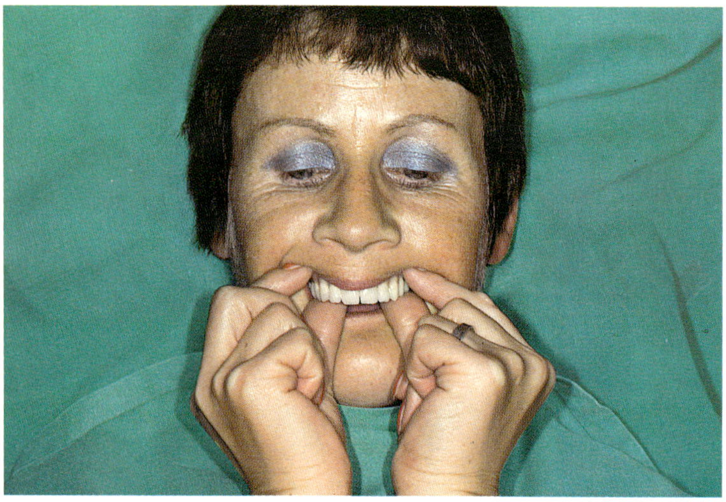

333 Demonstration der Kaustabilität
Diese Prothesen sind beim Kauen im Seitenzahnbereich stabil. Dort sollen sie auch belastet werden.

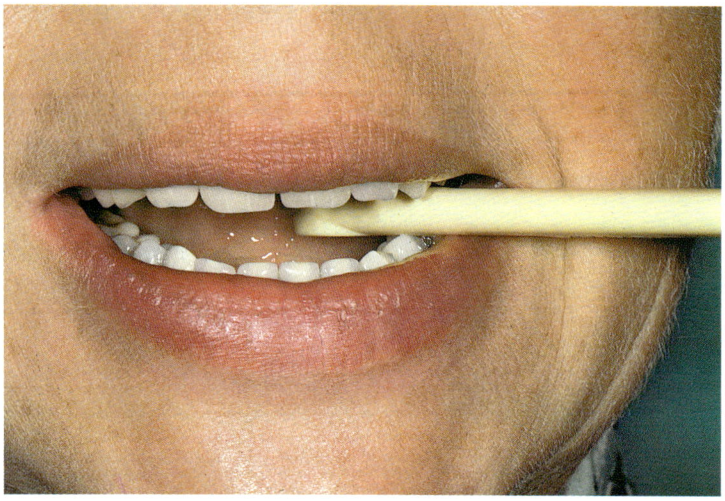

334 Prothesenreinigung
Wir empfehlen Prothesenbürsten mit gutem, nicht zu schlankem Griff, was besonders für ältere und behinderte Patienten wichtig ist. Diese Prothesenbürste trägt auf der einen Seite mehrere Borstenreihen für die großen Flächen und auf der anderen Seite ein Borstenbündel für die engen Stellen.

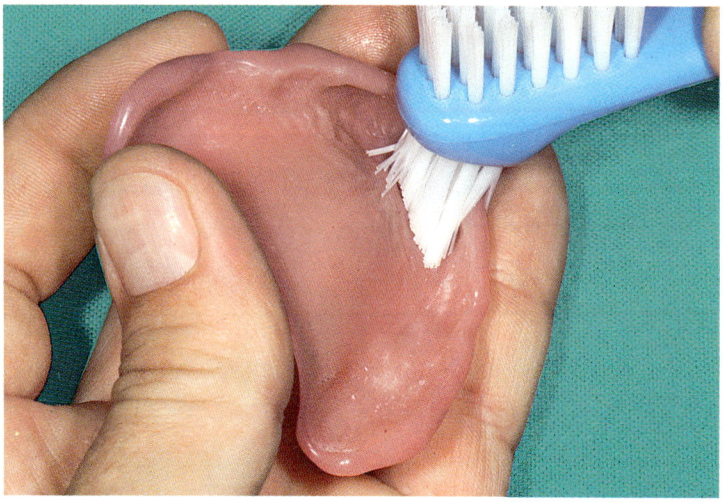

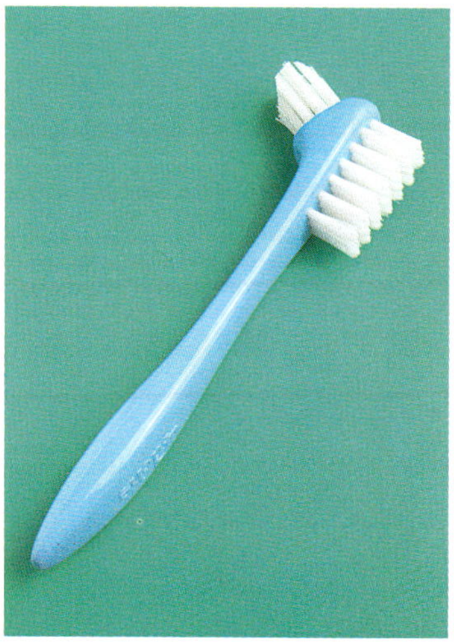

10 Regeln für den Prothesenträger (Merkblatt)

1. Geduld
Mit Prothesen umgehen zu lernen, braucht Zeit. Folgen Sie den Ratschlägen Ihres Zahnarztes und lassen Sie sich nicht entmutigen.

2. Untere Prothesen
erfordern viel mehr Geduld als obere, denn es dauert wesentlich länger, bis man sich an sie gewöhnt hat und mit ihnen umgehen kann. Daß die Zunge sich eingeengt fühlt und ihre Lage ungewohnt ist, soll Sie nicht beunruhigen, denn die Zunge wird sich mit der neuen Situation zurechtfinden.

3. Kauen
Essen Sie in den ersten Tagen nur weiche, nichtklebende Speisen. Kauen Sie langsam und gleichmäßig, so daß Sie sich allmählich an den Gebrauch der Prothesen und den Druck, den diese auf die Kieferkämme ausüben, gewöhnen können. Je mehr Zeit Sie sich für eine Mahlzeit nehmen, desto rascher werden Sie sich an die neuen Prothesen gewöhnen. Lassen Sie sich nicht beirren, Prothesen bewegen sich beim Kauen immer.

4. Abbeißen
Nehmen Sie am Anfang nicht zu große Bissen. Schneiden Sie sich kleine Stückchen. Falls die Kieferkämme fest genug sind, können Sie versuchen, ein Stück Brot oder gar einen Apfel abzubeißen. Drükken Sie beim Abbeißen das Brot oder den Apfel fest nach hinten gegen die oberen Schneidezähne; so wird die Prothese am Platz gehalten. Leider können nicht alle Prothesenträger das Abbeißen lernen.

5. Druckstellen
Sie werden mit den neuen Prothesen kleinere Beschwerden und sogar schmerzhafte Druckstellen bekommen. Melden Sie sich bei Ihrem Zahnarzt, er kann Ihnen helfen.

6. Sprache
Üben Sie das Sprechen, indem Sie laut lesen oder indem Sie sich in einem Spiegel kontrollieren.

7. Reinigung
Reinigen Sie Ihre Prothesen täglich morgens und abends mit einer speziellen Prothesenbürste und einer alkalifreien Seife, und spülen Sie sie nach jedem Essen mit Wasser gründlich ab. Vergessen Sie nicht, auch den Gaumen und die Zunge mit einer weichen Bürste gut zu reinigen.

8. Tragdauer
Tragen Sie Ihre Prothesen immer, außer zum Reinigen oder Abspülen. Falls Ihnen Ihr Zahnarzt anrät, die Prothesen nachts herauszunehmen, legen Sie sie auf alle Fälle in ein Glas mit sauberem Wasser, denn der Prothesenkunststoff ändert seine Form, wenn er an der Luft trocknet.

9. Gewebsveränderung
Die Kieferkämme verändern sich im Laufe der Zeit, die Prothesen aber ändern sich nicht. Es ist daher nötig, daß Sie regelmäßig Ihren Zahnarzt aufsuchen, damit er den Sitz und die Paßform der Prothesen kontrolliert. Unter Umständen kann eine Unterfütterung oder gar eine Neuanfertigung für Sie auf lange Sicht sehr wichtig sein.

10. Änderungen an der Prothese
Versuchen Sie nie, Ihre Prothesen selbst anzupassen oder zu reparieren; denn nur Ihr Zahnarzt hat die dazu notwendigen Kenntnisse.

Nachkontrolle

335 Anamnese
Bereits am Tag nach der Eingliederung ist die Patientin zur ersten Nachkontrolle bestellt. Sie zeigt uns eine schmerzende Stelle im Unterkiefer.

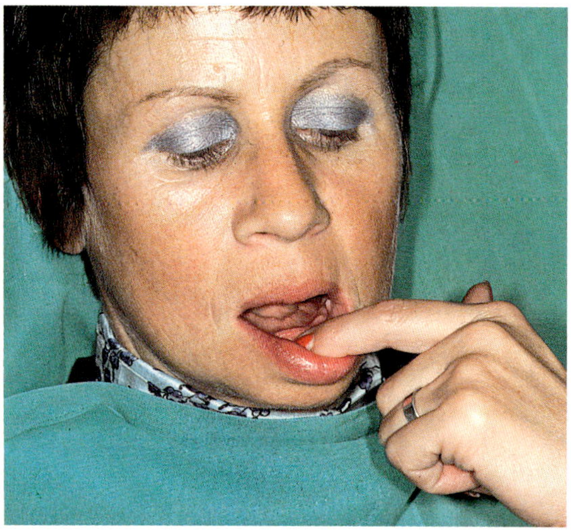

336 Befund im Unterkiefer
Die Beschwerden können hier als kleines Druckulkus objektiviert werden. Das Lippenbändchen hat zu wenig Bewegungsfreiheit. Wir korrigieren den Prothesenrand. Empfindsamen Patienten geben wir eine anästhesierende Heilsalbe mit.

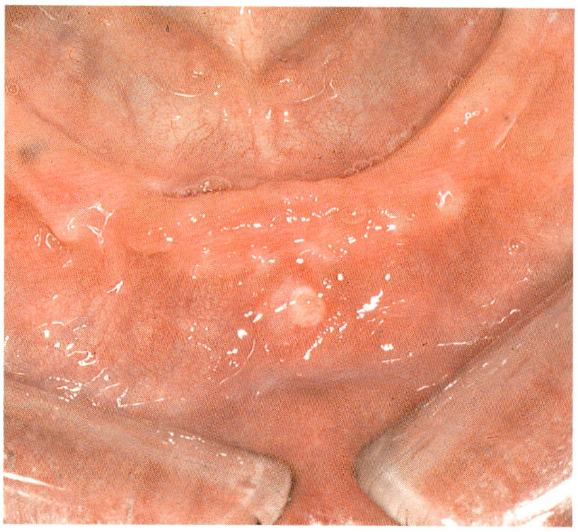

337 Befund im Oberkiefer
Am Oberkieferfrontkamm stellen wir bei der Untersuchung eine Rötung fest, die die Patientin selbst noch nicht bemerkt hat. Da die Ursache nicht so leicht zu erkennen ist wie im Unterkiefer, muß ein Druckstellenrevelator verwendet werden.

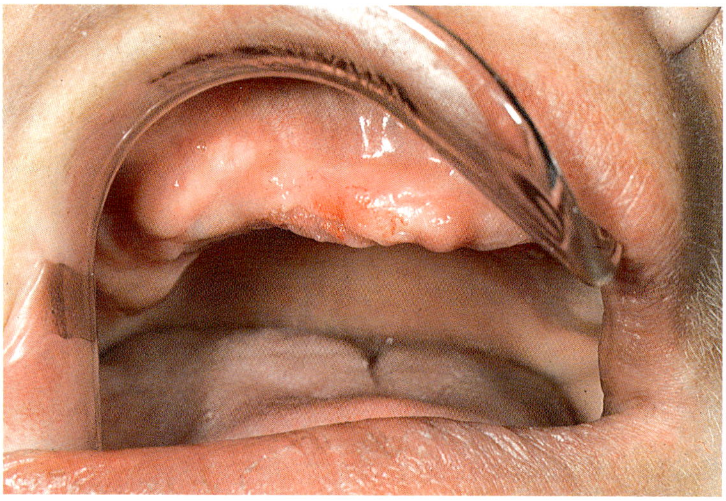

338 Druckstellen- und Paßformrevelatoren
Um Druckstellen zu lokalisieren oder die Paßform der Prothese allgemein zu prüfen, können Pasten, basierend auf einer Mischung von Wachs und Talk, oder dünnfließende Abformmassen auf Silikonbasis verwendet werden.

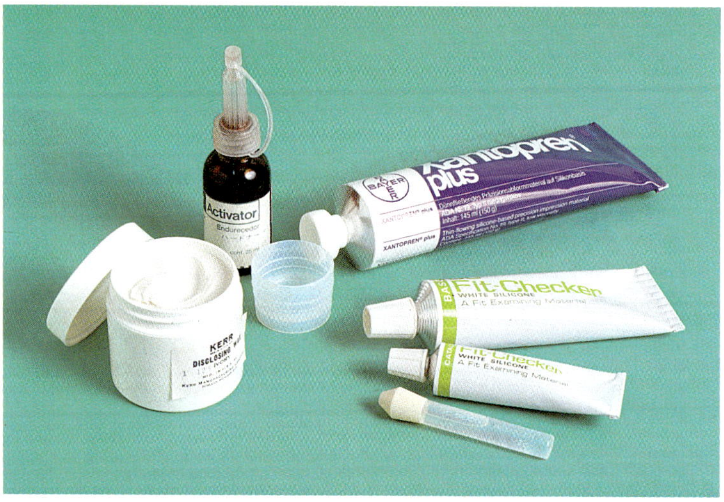

339 Lokalisieren...
Wir vermuten die Ursache der Rötung (Abb. 337) in einer Ungenauigkeit der Prothesenbasis. Zur Lokalisation der Stelle in der Prothese wird die Basisinnenseite mit einer dünnen Schicht Revelatorpaste beschickt und die Prothese unter Okklusionsdruck eingesetzt.

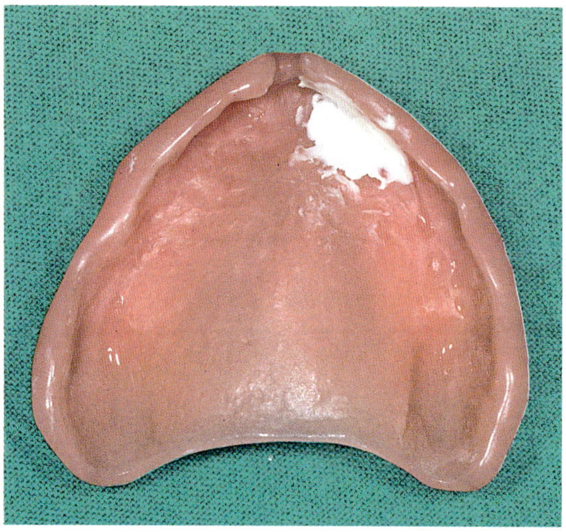

340 ... und Entfernen der Ursache
Die Druckstelle ist jetzt in ihrem Umfang und in ihrer Stärke in der Prothesenbasis gut zu erkennen und kann gezielt entfernt werden.

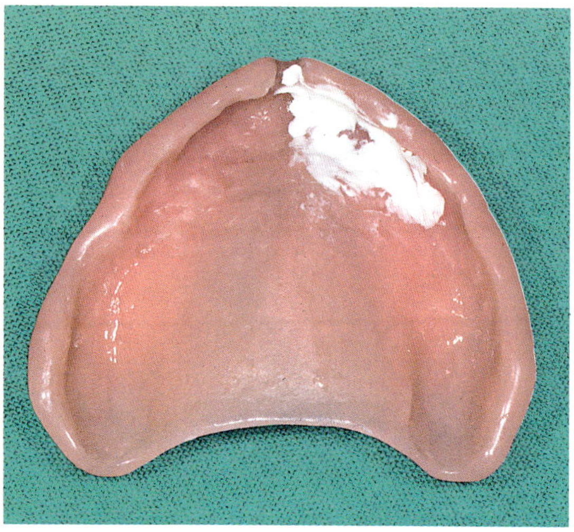

Nachsorge

Um die prothesentragenden Gewebe zu schonen und dadurch möglichst lange zu erhalten, gilt es, den stetigen kleinen Veränderungen im und am Prothesenlager Rechnung zu tragen. Dies ist nur durch eine periodische Nachsorge (Recall) möglich.
Obschon den Prothesenträgern eine regelmäßige Nachkontrolle empfohlen wird, meldet sich die Mehrzahl der Patienten erst, wenn sie mit ihren Prothesen nicht mehr zurechtkommt. Bevor kurzentschlossen zu einer Unterfütterung oder gar Neuanfertigung der Prothese geschritten wird, ist es ratsam, die Klagen des Patienten aufmerksam anzuhören und das Augenmerk auf den Hauptbeschwerdepunkt zu richten. Es gilt, für die subjektiven Klagen einen objektivierbaren Befund zu erheben, um hernach eine gezielte Therapie mit bestmöglichem Erfolg durchzuführen.

Bei den meisten Prothesenträgern herrscht die Meinung vor, mit einer einmal eingegliederten Prothese seien sie bis an ihr Lebensende versorgt und die Unannehmlichkeiten mit den Zähnen seien ein für allemal vorbei. Dieser Einstellung der Patienten kommt der Umstand entgegen, daß an der Prothese auftretende Mängel durch das Kausystem erstaunlich gut kompensiert werden. Veränderungen an und in den prothesentragenden Geweben werden kaum bemerkt, da sie meist ohne Beschwerden ablaufen.
Die Patienten kommen erst zum Zahnarzt, wenn die Prothesen subjektiv nicht mehr befriedigend funktionieren oder wenn Reparaturen notwendig werden. In beiden Fällen behelfen sich die Patienten leider zu oft mit Do-it-yourself-Unterfütterungen, oder sie gehen direkt in ein zahntechnisches Labor. Dabei verkennen sie, daß es nicht nur um das Werkstück Prothese, sondern vielmehr um eine subtile Interaktion zwischen dem lebenden Organismus und der Prothese geht.
Die Konsequenzen dieser Einstellung zum Zahnersatz sind Abbau des Alveolarknochens, Bildung von Schlotterkämmen und in der Folge schwierige Kammverhältnisse, die im Extremfall präprothetisch-chirurgische Eingriffe notwendig machen. Dazu kommt, daß diese Schwierigkeiten dann in einem Alter auftreten, wo die Adaptationsfähigkeit möglicherweise schon sehr reduziert ist.

Die an unserer Klinik eingegliederten Prothesen werden nach einem halben Jahr Tragzeit und dann nach Möglichkeit jährlich auf Paßgenauigkeit, Okklusion, Artikulation und Funktionstüchtigkeit nachkontrolliert. Diese Prothesen können so von den Patienten im Durchschnitt 7–8 Jahre subjektiv und objektiv beschwerdefrei getragen werden, bis aus zahnärztlicher Sicht größere Umänderungen oder Neuanfertigungen notwendig werden.
Ein regelmäßiges, jährliches Recall wäre wünschenswert, damit immer wieder kleinere Anpassungen, insbesondere der Okklusion und Artikulation, vorgenommen werden können. Doch sind Prothesenträger mit der eingangs erwähnten Einstellung im allgemeinen sehr schwer dafür zu gewinnen.
Scheint die Prothese bezüglich aller oben genannten Faktoren in Ordnung zu sein, so kann die Ursache für ungenügenden Halt der Prothese *beim Patienten selbst* liegen:

- Mundverhältnisse:
  Kieferkämme,
  Zungengröße,
  Speichel (Menge und Viskosität),
  Schleimhautqualität,
  Mundbodenbeweglichkeit;
- neuromuskuläre Adaptation, muskuläre Stabilisierung;
- psychische Faktoren.

Probleme mit Prothesen

Im folgenden wird auf einzelne Problemkreise hingewiesen. Die Verbesserungsmöglichkeiten sind durch die vorangegangenen Ausführungen in diesem Atlas aufgezeigt.
Es ist zu beachten, daß nicht alle Patienten den Grund ihrer Unzufriedenheit direkt aussprechen. Oft wird ein Mangel, z.B. ungenügender Halt oder nicht objektivierbare Beschwerden beim Essen, als Vorwand genommen, um bei einer eventuellen Änderung gleichzeitig eine Korrektur ästhetischer Art zu erreichen, wie etwa die Änderung der Zahnfarbe.

Problemkreis Kauen

„Prothese schmerzt" beim Kauen
Durch die Einwirkung der Muskulatur und die Kompressibilität der Schleimhaut kommt es unter Funktion immer zu gewissen Bewegungen der Prothese. Eine traumatisierende Wirkung auf das prothesentragende Gewebe kann die Folge sein.
Bei mangelnder Paßgenauigkeit – wenn z.B. der Prothesenrand nicht exakt anliegt – können Schleimhautfalten unter die Basis eindringen und werden eingeklemmt; zudem werden Druck- und Schubkräfte auf eine kleinere Knochenfläche übertragen.
Die prominentesten Kammabschnitte werden dadurch überlastet. Ein Unterkiefer mit scharfen Knochenkanten läßt kaum eine schmerzfreie Kaukraftübermittlung zu. Fehlerhafte Zahnaufstellung bringt die Prothese unter Kaubelastung zum Kippen und beschleunigt den Knochenabbau durch regionale Überbelastung. Deshalb ist die autonome Kaustabilität bei funktionellem Nahkontakt „conditio sine qua non".

Kauleistung ist ungenügend, Kauen ermüdet
Um nach Eingliederung der neuen Prothesen eine zufriedenstellende Kauleistung zu erreichen, ist eine Lern- und Adaptationsphase von mindestens 6–8 Wochen erforderlich. Ist die Funktion nach Ablauf dieser Periode noch immer unbefriedigend, stehen mangelnder Prothesenhalt und fehlende Kaustabilität für die Insuffizienz im Vordergrund. Auch zu hohe oder zu niedrige Bißhöhe und flache Zähne ermüden den Prothesenträger beim Kauen rasch. Die Kaukraft ist vermindert.

Problemkreis Halt der Prothese

Ungenügender Halt kann durch *Konstruktionsmängel* bedingt sein. Als wichtigste Faktoren für den Prothesenhalt sind zu berücksichtigen:
- Reliefgriffigkeit,
- Randabdichtung,
- Extension,
- Muskelgriffigkeit,
- Zungen-, Wangen-, Lippenrelation,
- Okklusion, Statik,
- Artikulation.

Die ersten drei Faktoren werden schon durch die Abformung negativ oder positiv beeinflußt.

Speisen bleiben auf der Prothesenaußenseite im Vestibulum liegen
Dies ist vor allem auf fehlenden Wangenkontakt (buccal corridor), Überextension des Prothesenrandes oder mangelhafte oder fehlende Wangenfaltenpassagen zurückzuführen. Zudem behindern zu tief in den Mundboden reichende Para- und Sublingualflügel die Zunge am Reinigen des Vestibulums.

Patient beißt sich auf Zunge, in Wange oder Lippe
Zur Vermeidung dieser Unannehmlichkeit muß der Funktion der akzessorischen Kaumuskulatur bezüglich Prothesenstabilität beim Essen und Sprechen besondere Aufmerksamkeit geschenkt werden. Die künstliche Zahnreihe sollte mit ihrer Okklusionsebene einerseits auf Höhe des Zungenäquators liegen und kaustabil aufgestellt sein. Andererseits muß sie im muskulären Gleichgewicht zwischen Zunge, Wange und Lippe in der neutralen Zone liegen. Beide Forderungen, Stabilität und Dynamik, gleichzeitig zu erfüllen, ist nicht immer leicht. Guter Wangenkontakt und eine geeignete Form des künstlichen Zahnes lingual und vestibulär halten Zunge und Wange bei Annäherung der Antagonistenpaare von der Okklusalfläche ab, so daß sie nicht erfaßt und eingeklemmt werden.

Speisen geraten unter die Prothesenbasis
Auch dies betrifft den Problemkreis Halt, nämlich die Reliefgriffigkeit der Prothese und damit vorgängig schon die Abformung des zahnlosen Kiefers.
Nicht nur die Überextension der Ränder fördert das Eindringen von Speisen unter die Prothesenbasis; auch die breite Randgestaltung zur Herstellung des Wangenkontakts im Oberkiefer kann diese lästige Begleiterscheinung nach sich ziehen. Eine 30°-Abschrägung des Randes zur Horizontalen, nach vestibulär abfallend, kann hier Abhilfe schaffen.

Problemkreis Sprache

Bei Deutschsprachigen handelt es sich meist um Schwierigkeiten bei der Bildung von Zischlauten. Aber auch ein Klappern der Prothesen beim Sprechen kann zu Beanstandungen Anlaß geben. Die Sprachinsuffizienz beim Prothesenträger kann durch die folgenden Faktoren verursacht sein:

Basisgestaltung

Hier können folgende Fehler einer mangelhaften Zischlautbildung zugrunde liegen:

- zu steil ansteigende, zu dicke oder asymmetrische Gaumenplatte im anterioren Bereich,
- zu dicke oder zu dünne Ausgestaltung der Gaumenplatte im Bereich des Gaumendaches und/oder der postalveolären Bezirke,
- Einengung des Zungenraumes durch zu dicke Formgestaltung der Lingualpartien der Unterkiefer-Prothese,
- zu starke Lippenspannung infolge zu massiger Ausfüllung der Umschlagfalte.

Prothesenhalt

(siehe unter Problemkreis Halt, S. 114)

Vertikale Dimension, Okklusionsebene

Eine zu große vertikale Dimension kann zum Klappern der Prothesen beim Sprechen führen oder sich in undeutlicher Phonation äußern, wenn der Patient nur durch bewußtes Abstandhalten ein Klappern vermeiden kann.

Liegt zudem die Okklusionsebene über dem Zungenäquator, sind die Prothesen für den Patienten unbrauchbar.

Zahnaufstellung

Folgende Faktoren sind mögliche Ursachen für undeutliche oder verfälschte dentale Zischlaute:

- obere Frontzähne zu weit palatinal oder zu weit anterior,
- untere Frontzähne zu weit lingual,
- störende Stufe zwischen oberen Eckzähnen und Prämolaren,
- Einengung des Gaumenraumes durch zu weit palatinal stehende Oberkiefer-Seitenzähne,
- zu weiter Gaumenraum im postalveolären Bereich, so daß sich die Zunge für die Bildung des S-Kanals nicht optimal an diese Partien anlagern kann,
- zu großer Interinzisalabstand,
- in Relation zur Oberlippe zu kurze obere Frontzähne bei an sich korrektem Interinzisalabstand,
- lückige Aufstellung der Front- und/oder Seitenzähne,
- Einengung des Zungenraumes durch zu weit lingual stehende Seitenzähne im Unterkiefer.

Eine steile Verzahnung im Seitenzahnbereich kann bei korrekter Bißhöhe zu Prothesenklappern führen, wenn die untere Prothese sich beim Sprechen bewegt.

Adaptation

Dem Problem der Adaptation ist besondere Beachtung zu schenken. Die Fähigkeit eines Patienten, sich an neu eingegliederten Zahnersatz zu gewöhnen, hängt von seiner neuromuskulären Geschicklichkeit ab. Dabei spielt das Alter natürlich eine wichtige Rolle.

Der Zeitraum zur Bewältigung der Inkorporationsschwierigkeiten – auch der sprachlichen – kann, wie bereits erwähnt, ohne weiteres 6–8 Wochen beanspruchen.

Prothesenstomatitis

Unter dem Sammelbegriff „Prothesenstomatitis" sind die entzündlichen Veränderungen zu verstehen, die an der von einer Prothese bedeckten Schleimhaut beobachtet werden können. Eine Prothesenstomatitis kann traumatisch, infektiös oder sehr selten allergisch bedingt sein.

Das *klinische Bild* der Prothesenstomatitis kann nach Newton (1962) durch drei Erscheinungsformen an der durch die Prothese bedeckten Schleimhaut charakterisiert werden.

- reversible, punktförmige Rötungen;
- reversibles, mehr oder weniger generalisiertes Erythem;
- irreversible, papilläre Hyperplasie.

Gelegentlich können zu den Reaktionen am prothesentragenden Gewebe auch Entzündungen in den Mundwinkeln (Cheilitis angularis) oder der Zunge (Glossitis) auftreten.

Subjektive Symptome wie Trockenheit der Schleimhäute, Brennen, Jucken oder schlechter Geschmack im Mund werden von etwa 40% der von einer Prothesenstomatitis befallenen Patienten angegeben. Auffallend ist, daß Schmerzhaftigkeit eine seltene Begleiterscheinung der Prothesenstomatitis ist.

Als *ätiologische Faktoren* für die Prothesenstomatitis sind vor allem das Trauma von seiten einer schlechtsitzenden Prothese und die auf der Prothese akkumulierte Plaque zu nennen. Auch Infektion mit Hefen (Soor, Candida albicans) und werkstoffliche Einflüsse müssen in Betracht gezogen werden. Allergische Reaktionen auf Prothesenmaterialien sind selten.

Etwa ein Viertel bis die Hälfte aller Prothesenträger weisen eine der drei Erscheinungsformen der Prothesenstomatitis auf.

Therapeutisch sind die reversiblen Formen, die punktförmigen Rötungen und das Erythem, durch Weglassen der Prothese am einfachsten anzugehen. Da dies aber in den wenigsten Fällen praktikabel ist, sind Konditionierung durch provisorische Unterfütterung, mechanische Reinigung der Schleimhäute mit einer weichen Bürste und Mundspülungen (z. B. mit Hausmitteln wie Kamille oder dann mit Chlorhexidinpräparaten etc.) angezeigt.

Die irreversible Hyperplasie kann durch obengenannte Behandlung lediglich in eine entzündungsfreie Form überführt werden. Da die tiefen Krypten gute Schlupfwinkel für Mikroorganismen und Schmutzsammelstellen sind, ist die chirurgische Abtragung zu empfehlen.

Die *Prophylaxe* besteht in erster Linie in guter Prothesenhygiene und regelmäßiger Nachkontrolle der Okklusion auf Interferenzfreiheit und der Prothesenbasis auf guten Sitz.

Klinisches Bild der Prothesenstomatitis

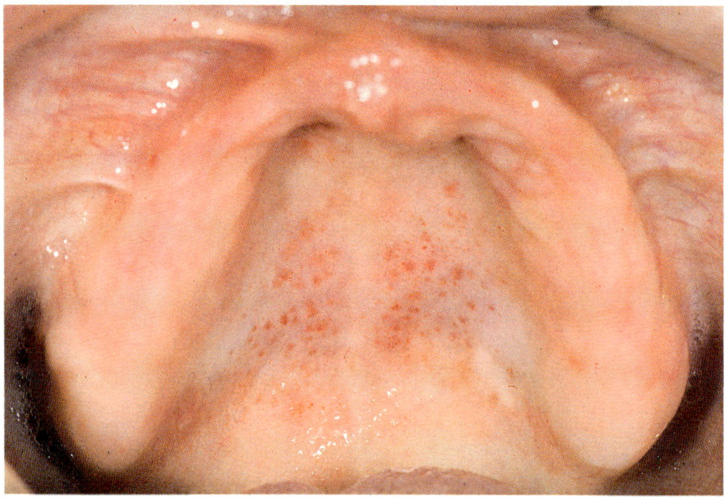

341 Grad 1: punktförmige Rötungen, reversibel

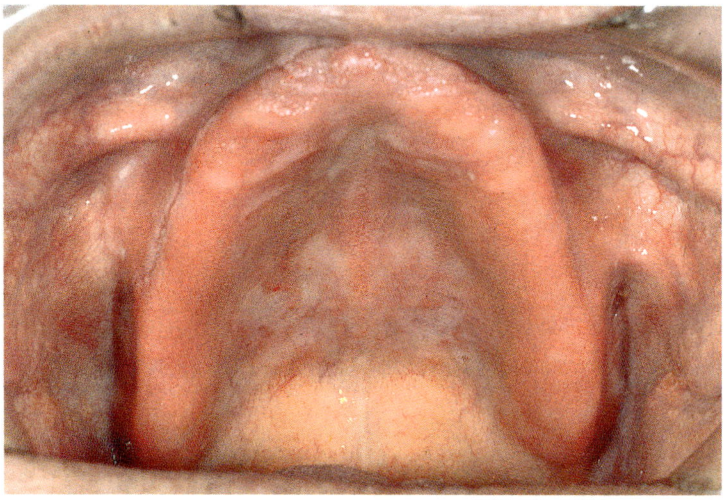

342 Grad 2: mehr oder weniger generalisiertes Erythem, reversibel

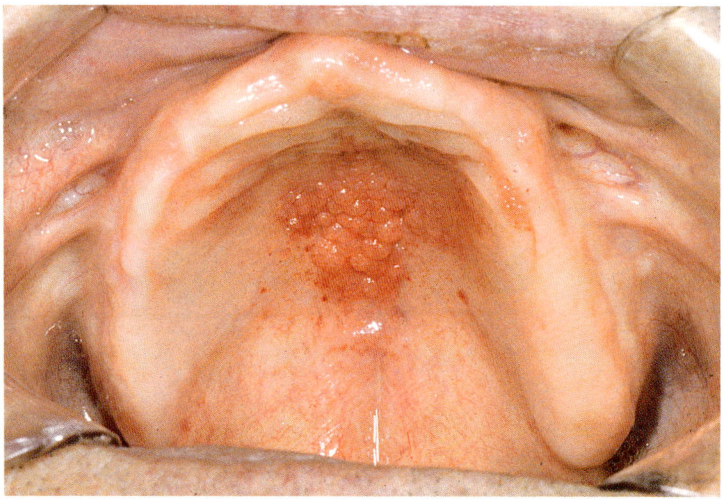

343 Grad 3: papilläre Hyperplasie, irreversibel

Konditionierung des Prothesenlagers

Vor jeder Abformung, sei dies für eine Neuanfertigung oder auch „nur“ für eine Unterfütterung, ist das künftige Prothesenlager in einen optimalen Gesundheitszustand zu bringen. Unter jeder Prothese, deren Funktionstüchtigkeit zu wünschen übrig läßt, sind die Gewebe irritiert und werden durch den Zahnersatz laufend malträtiert.

Die einfachste Methode, um das Prothesenlager sich erholen zu lassen, besteht wohl darin, etwa 14 Tage vor der ersten Abformung überhaupt keine Prothese tragen zu lassen. Dieses Ansinnen dürfte jedoch bei den Patienten auf wenig Gegenliebe stoßen. Ohne Prothesen werden die Patienten in ihrem Sozialverhalten gestört und erleiden eine Einbuße an Lebensqualität.
Wesentlich angenehmer, wenn auch aufwendiger, ist daher das Konditionieren des Prothesenlagers mit weichbleibenden Unterfütterungsmaterialien, wie Visco-Gel, Kerr-Fitt oder SR Ivoseal. Diese selbst-polymerisierenden Kunststoff-Abformmaterialien bestehen aus Acrylpolymer mit Weichmachern und Katalysatoren. Sie haben den Vorteil, daß sie bis zu 24 Stunden verformbar bleiben und sich auch schwierigsten Prothesenlagerverhältnissen sehr gut anpassen. Dadurch wird eine gleichmäßigere Belastungsverteilung erzielt.
Zusätzlich müssen die okklusalen Verhältnisse der alten Prothesen geprüft und durch sorgfältiges Einschleifen korrigiert werden. Auch die Randgestaltung ist zu kontrollieren und gegebenenfalls zu korrigieren.

Eine dergestalt adaptierte Prothese birgt die Gefahr in sich, daß sich der Patient vorzeitig zufriedengibt. Die weichbleibenden provisorischen Unterfütterungsmaterialien dürfen aber durchschnittlich nicht länger als 4 Wochen im Munde getragen werden. Sie härten langsam aus, werden porös und rauh und bilden schließlich nur noch einen unappetitlichen Schmutzfänger und Schlupfwinkel für Mikroorganismen. Dieses Schicksal ereilt auch alle bis heute bekannten sogenannten permanenten weichbleibenden Basismaterialien.
Bei schweren Prothesenstomatitiden sind meist mehrere konditionierende Unterfütterungen notwendig. Gleichzeitig erfolgen lokale Medikationen, bis die Entzündung der Schleimhäute abgeklungen ist und sich das Prothesenlager vollständig erholt hat.
In allen Fällen ist es ratsam, die Prothesen nachts nicht tragen zu lassen und sie 24 Stunden vor der ersten und vor der definitiven Abformung gänzlich beiseite zu legen. Nur so läßt es sich vermeiden, daß ungünstige Belastungsverhältnisse von der alten auf die neue Prothesenbasis übertragen werden.
Bei sehr schwierigen Kammverhältnissen lassen sich die weichbleibenden provisorischen Unterfütterungsmaterialien, ähnlich wie Plattenguttapercha, zur Langzeitabformung verwenden, d. h. die Prothese wird einen bis zwei Tage getragen, bevor das Modell hergestellt und die definitive Unterfütterung gemacht wird.

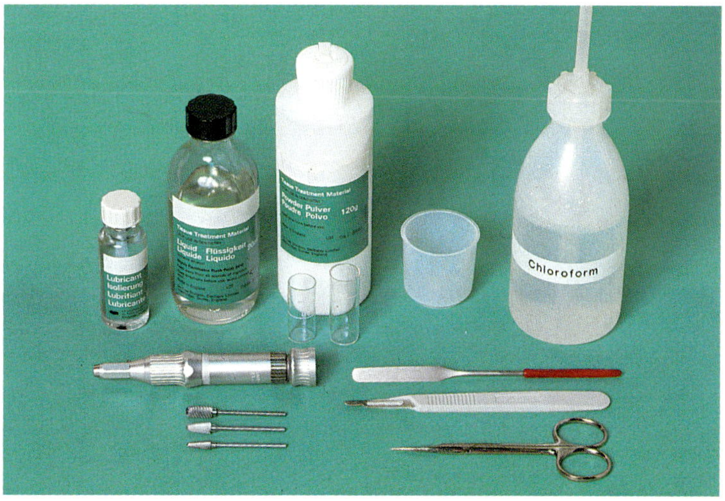

344 Material und Instrumentarium
Für das Konditionieren oder die provisorische Unterfütterung werden bereitgestellt:
- weichbleibender Kunststoff für provisorische Unterfütterungen,
- Mischbecher und Spatel,
- Handstück mit Fräsen,
- Chloroform zur Entfettung und Reinigung der Protheseninnenfläche,
- Isolation für die Prothesenaußenflächen,
- Schere und Skalpell.

345 Klinisches Bild vor Konditionierung
Prothesenstomatitis Grad 2, ein reversibles, generalisiertes Erythem (vgl. S. 115, 116).

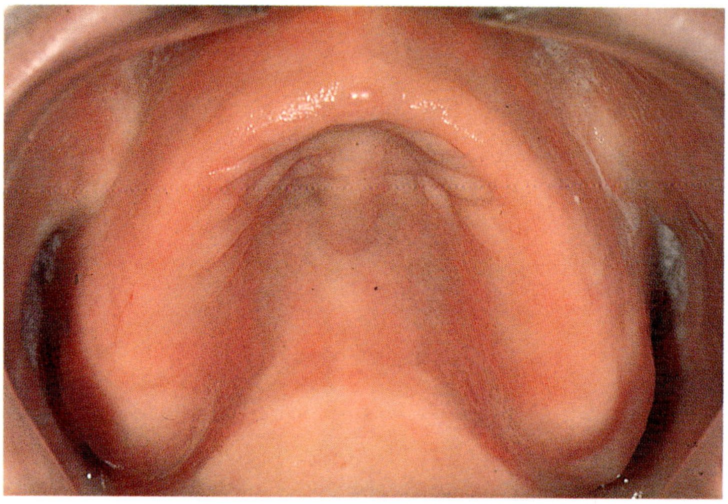

346 Prothesen in situ in Okklusion
Die obere Prothese aus Kunststoff wurde vor 12 Jahren neu angefertigt, die untere Prothese mit Kautschukbasis ist über 40 Jahre alt. Beide Prothesen wurden alio loco eingegliedert. Mangelnde Paßgenauigkeit und ungenügende Hygiene haben im Oberkiefer zur Stomatitis geführt. Im Unterkiefer ist die Schleimhaut praktisch entzündungsfrei. In Okklusion passen die Prothesen gut aufeinander.

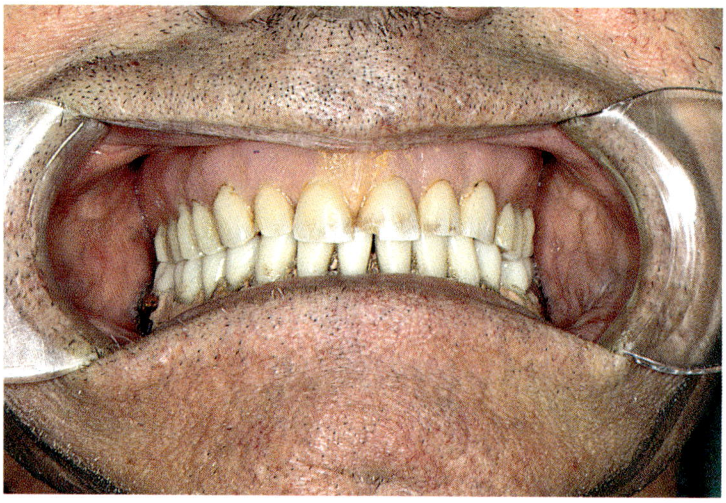

347 Platz schaffen
Rauhigkeiten, „Saugkammern", Radierungen werden mit der Fräse bearbeitet und damit die Protheseninnenfläche egalisiert.

348 Reinigen, Entfetten
Das Chloroform reinigt und entfettet zugleich.

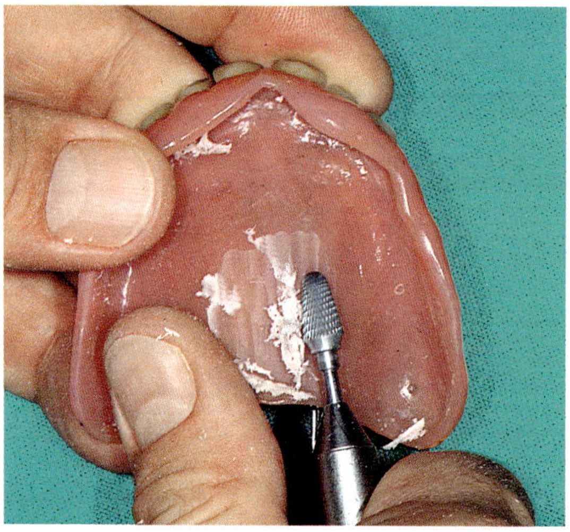

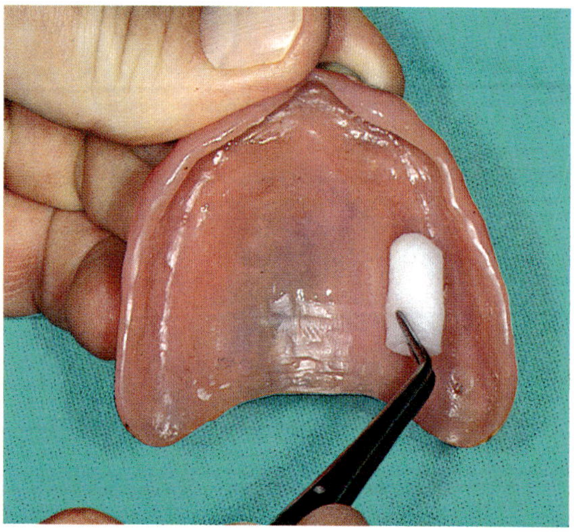

349 Außenflächen isolieren
Werden die Außenflächen mit Silikonöl isoliert, so läßt sich überfließender Kunststoff mühelos entfernen.

350 Auftragen des Unterfütterungsmaterials
Der weichbleibende Kunststoff wird gleichmäßig auf die Protheseninnenfläche aufgetragen.

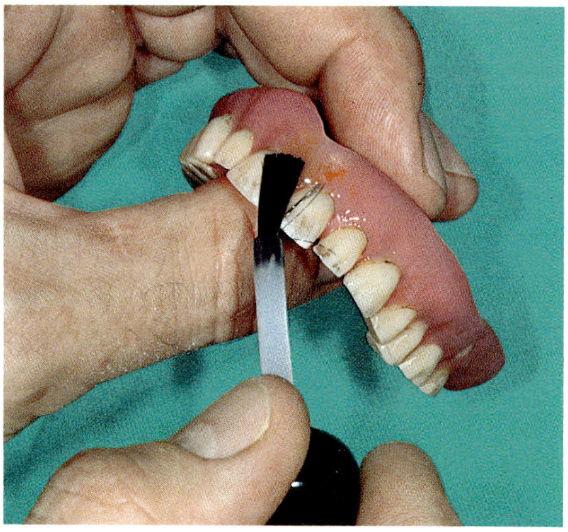

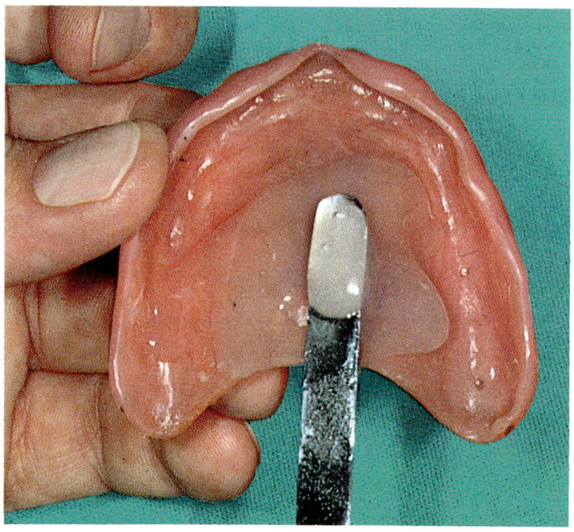

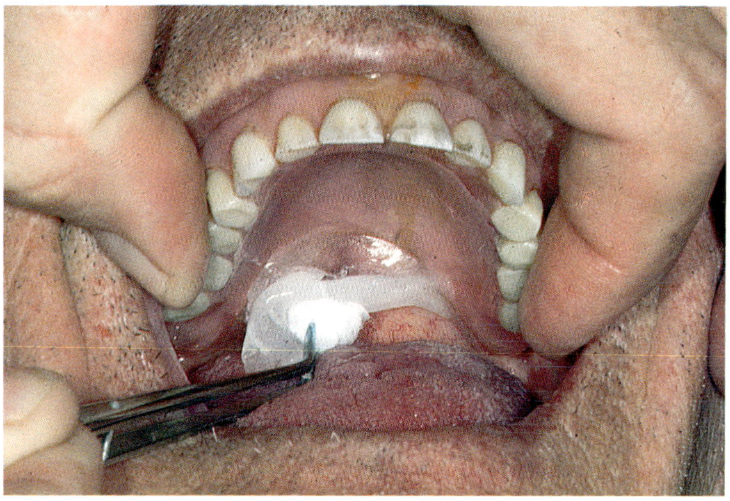

351 Prothese einsetzen und Überschuß entfernen

Wie bei der Abformung werden die Funktionen durchgespielt.

Da im vorliegenden Fall die Okklusion noch gut ist, kann der Mund geschlossen werden. Sind die Okklusionsverhältnisse aber ungenügend, ist es besser, die untere Prothese – bis zum Nachregistrieren und Remontieren zur Okklusionskorrektur – wegzulassen.

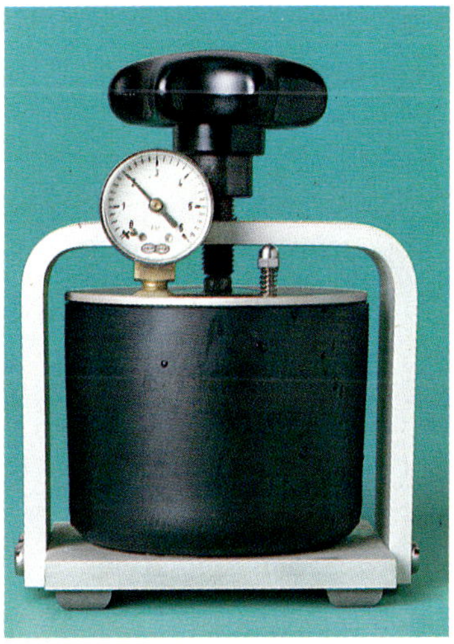

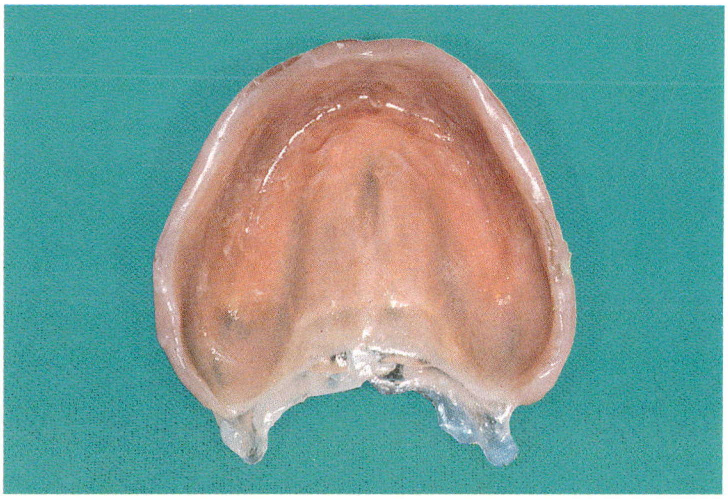

352 Auspolymerisieren der fertigen Abformung im Drucktopf

Die Prothese wird sorgfältig entfernt, wenn der weichbleibende Kunststoff nicht mehr klebrig ist. Bevor das Material auspolymerisiert ist, darf die Protheseninnenfläche nicht berührt werden.

Das Unterfütterungsmaterial wird im Minidrucktopf bei 45°C und 2 bar während etwa 10 Minuten auspolymerisiert.

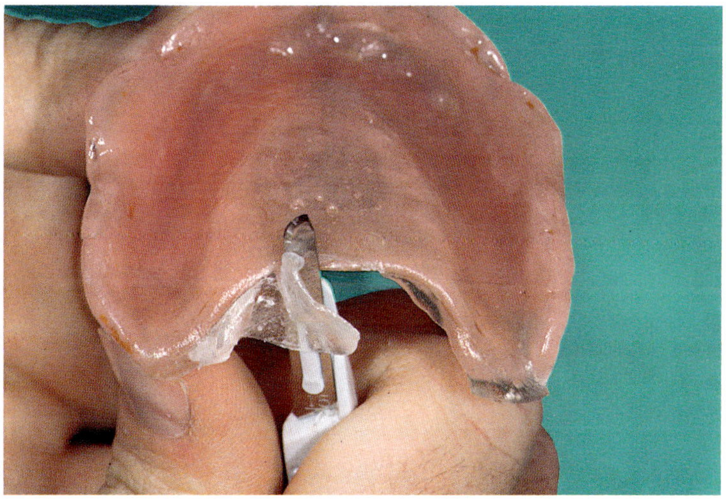

353 Fertige Unterfütterung

Nach dem Auspolymerisieren werden mit einem Skalpell die Überschüsse am Dorsalrand und auf der Außenfläche der Prothese entfernt.

Der Patient wird angewiesen, die Protheseninnenfläche lediglich mit warmem Wasser zu spülen.

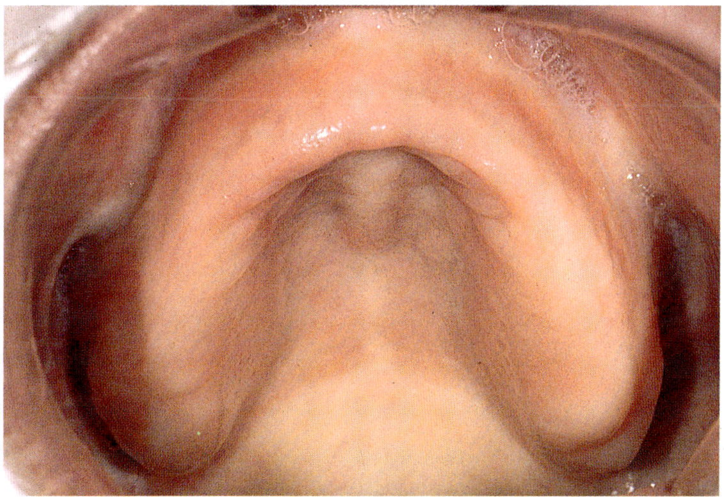

354 Klinisches Bild nach Konditionierung

Die Entzündung der Schleimhaut ist abgeklungen. Das Prothesenlager hat sich erholt.

Unterfütterung bestehender Prothesen

Nicht jede Prothese, deren Halt im Lauf der Jahre nachgelassen hat, muß unterfüttert werden. Der Retentionsverlust ist oft auf Veränderungen der vertikalen und horizontalen Kieferrelation bzw. auf die sich daraus ergebenden Okklusionsstörungen zurückzuführen. Der Prothesenhalt kann denn auch in vielen Fällen durch Korrektur der Okklusion wieder verbessert werden (S. 132ff.). Eine Unterfütterung ist nur dann angezeigt, wenn eine größere Inkongruenz zwischen Prothesenbasis und Prothesenlager besteht.

Unterfütterungen totaler Prothesen sind nicht unproblematisch. Die Hauptschwierigkeit besteht darin, mit dem Unterfütterungsabdruck eine adäquate Abformung des prothesentragenden Gewebes zu erhalten, während gleichzeitig die vertikale Dimension und die interokklusalen Beziehungen der künstlichen Zahnreihen beibehalten oder korrigiert werden müssen.

Für die Unterfütterung im *Unterkiefer* bevorzugen wir – der schwierigeren Verhältnisse wegen – die Einzelabformung. Die *Okklusion wird erst im Anschluß an die Unterfütterung kontrolliert und korrigiert* (vgl. S. 132ff.).

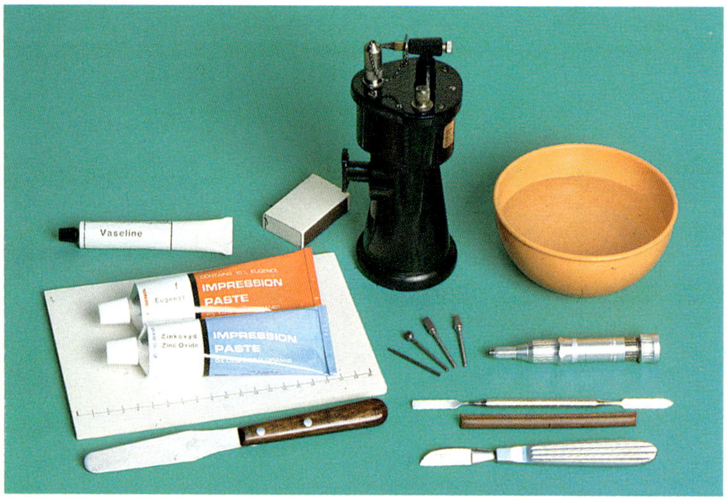

355 Material und Instrumentarium
Für die definitive Unterfütterung einer Prothese werden bereitgestellt:
- Kompositionsmasse in Stangenform,
- Zinkoxid-Eugenol-Paste,
- Mischblock und 2 Spatel,
- Handstück mit Fräsen,
- Kerr-Messer,
- Vaseline.

Unterfütterung einer unteren Totalprothese

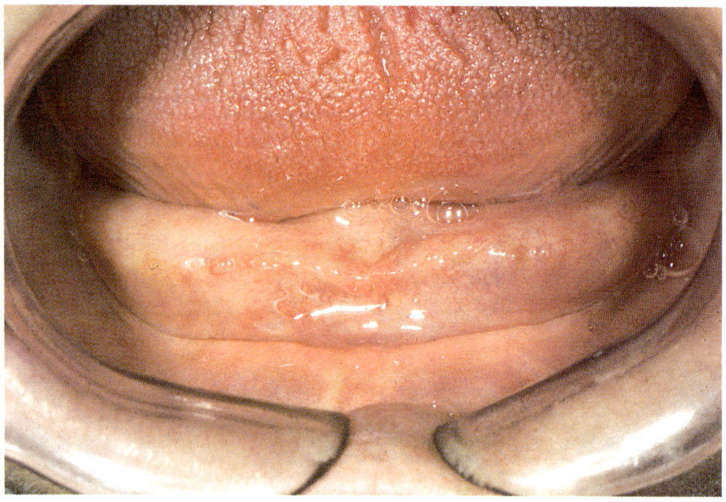

356 Klinische Situation
Die Patientin klagt über mangelhaften Halt der unteren Prothese beim Sprechen und Kauen. Es findet sich ein stark atrophierter Unterkiefer, dessen Kamm-Morphologie nicht mehr mit der bestehenden Prothesenbasis übereinstimmt.
Die Prothese wird durch die Zungendynamik immer wieder von ihrer Unterlage abgehoben.

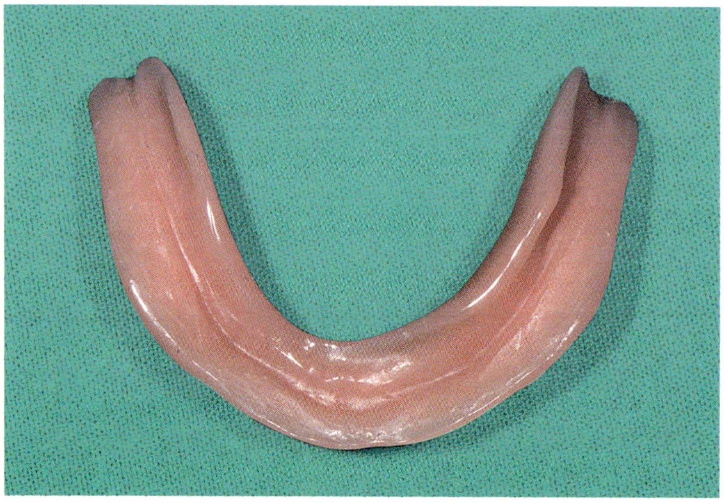

357 Zugehörige untere Totalprothese
Es sind vor allem der sublinguale Rand und die paralingualen Ränder der Prothese, die mit der Zungenfunktion interferieren.

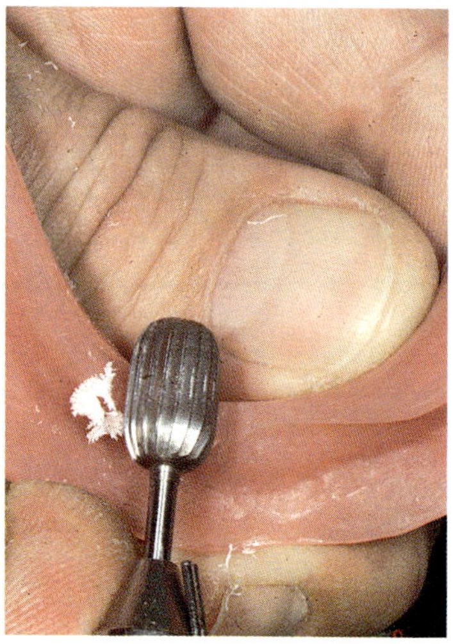

358 Trimmen der Prothesenränder
Die Prothesenränder müssen so weit gekürzt werden, daß – wie beim individuellen Löffel – ein neuer Funktionsrand aufgebaut werden kann. Unterschnittige Partien in der Basis müssen ausgeschliffen werden.

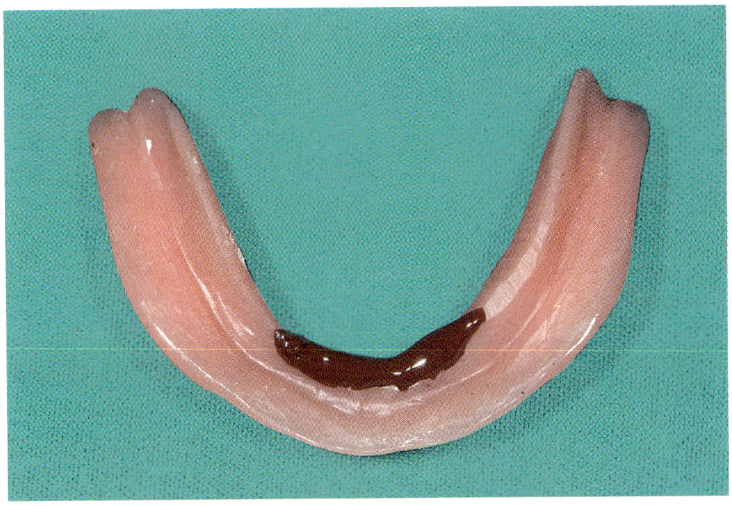

Aufbau des Funktionsrandes

359 Sublingualrolle
Da diese rund 3 mm dick werden soll, wird entsprechend viel thermoplastisches Material aufgetragen.

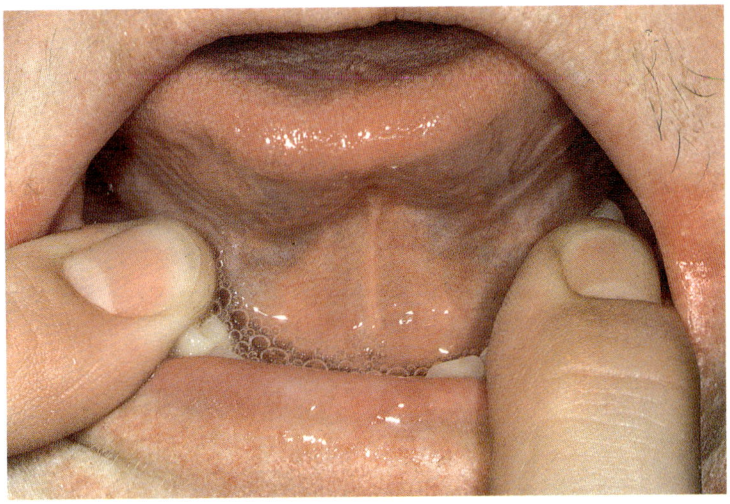

360 Funktionelle Ausformung des Sublingualrandes
- Zunge anheben,
- Unterlippe mit Zunge befeuchten.

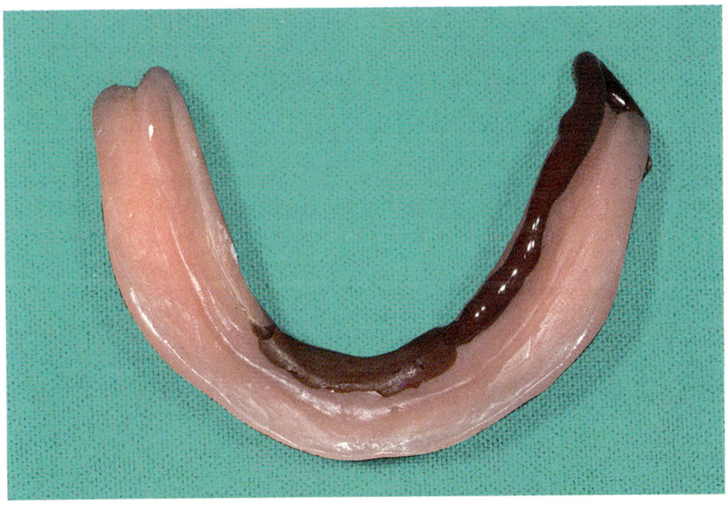

361 Paralingualflügel
Diese sollen nach Möglichkeit die Linea mylohyoidea umfassen. Ihre Länge wird jedoch durch die Bewegungsamplitude des Mundbodens diktiert. Thermoplastisches Material ist hier frisch aufgetragen worden (glänzend). Die Sublingualrolle ist bereits ausgeformt (matt).

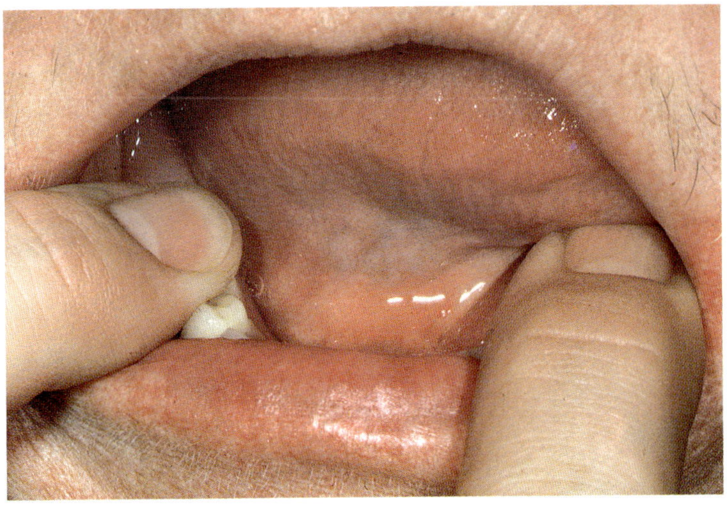

362 Funktionelle Ausformung des Paralingualrandes
Um den paralingualen Rand rechts auszuformen, bestreicht die Patientin mit der Zungenspitze die Seitenzahnreihe links.

363 Sublingualrolle und Paralingualflügel rechts ausgeformt
Funktionsrand und unterschnittige Stellen sind jetzt mit thermoplastischer Masse ergänzt.

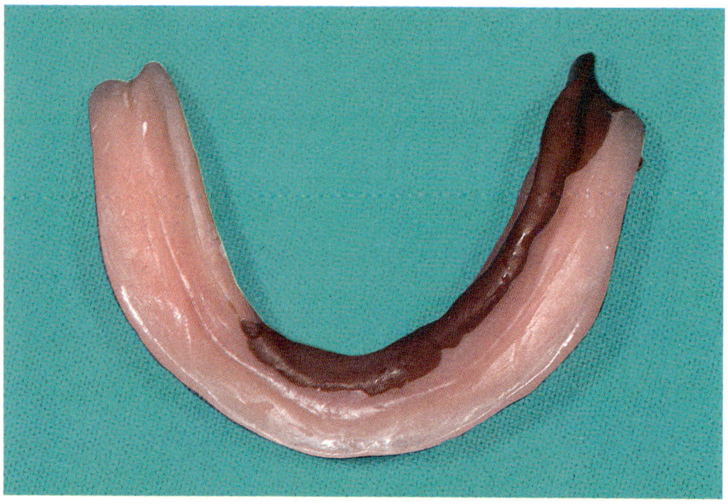

364 Kompression der Kammschleimhaut vermeiden
Mit Ausnahme der Trigona retromolares soll die Schleimhaut auf Kammhöhe nicht durch das thermoplastische Material vorkomprimiert werden. Daher wird überschüssiges Material mit dem Messer vom Kammbereich der Basis entfernt.

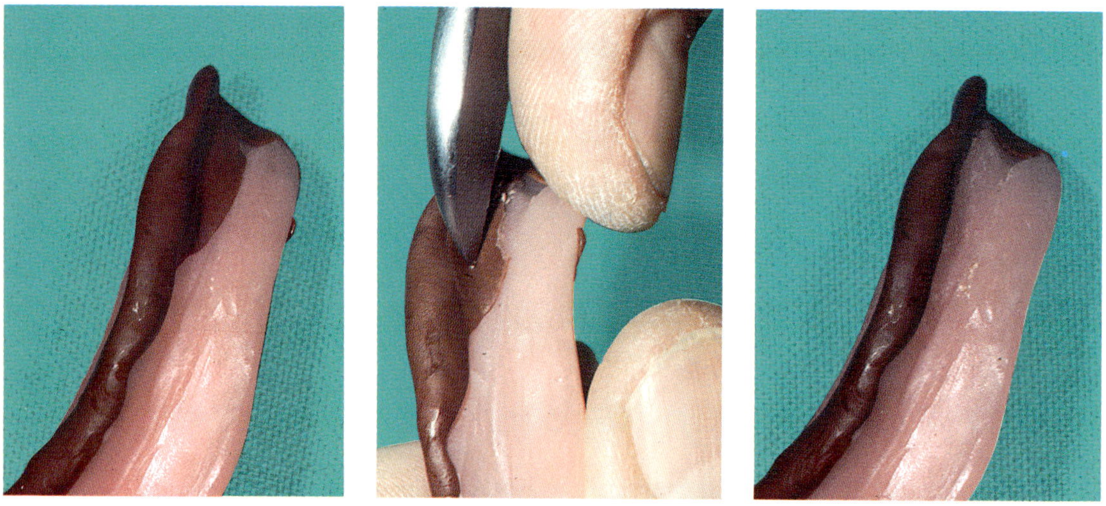

365 Korrigierter Funktionsrand rechts

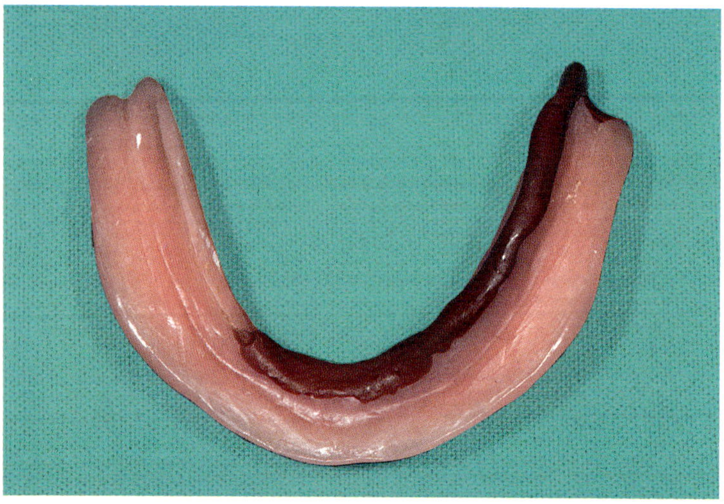

366 Funktionskontrolle und Korrekturen
Die Funktionskontrolle zeigt, daß die Prothese nicht mehr von der Zunge, jedoch immer noch von der Unterlippe im Bereich des Lippenbändchens mobilisiert wird. Dieser Bereich wird getrimmt.

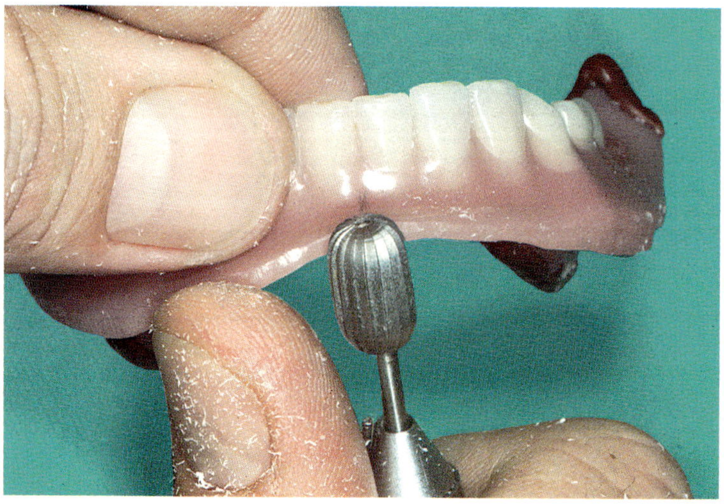

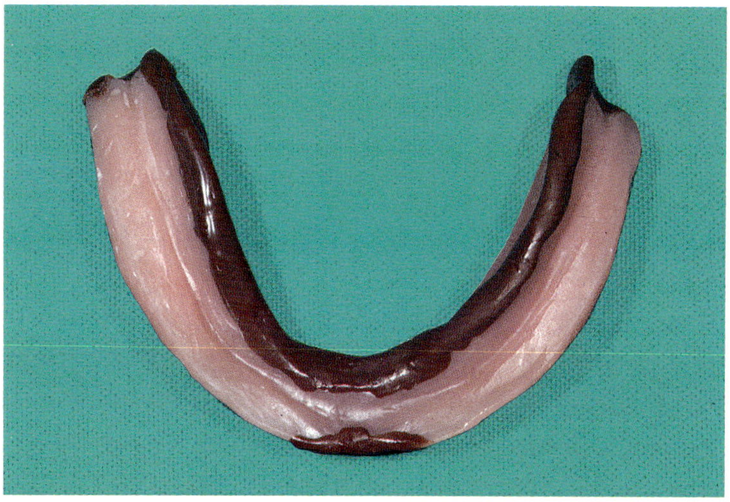

367 Fertiger Funktionsrand
Analog der rechten Seite wurde auch der Funktionsrand links aufgebaut und der Bereich des Lippenbändchens ausgeformt. Die Prothese liegt jetzt ruhig im Mund.

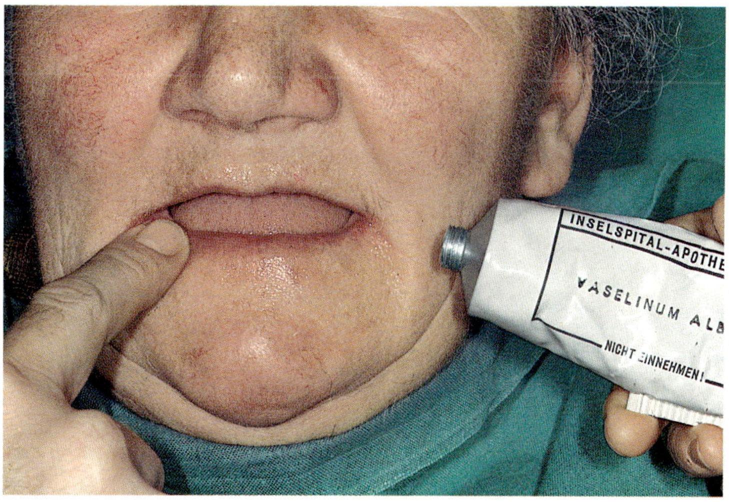

Abformung

368 Vaselinieren der Lippen

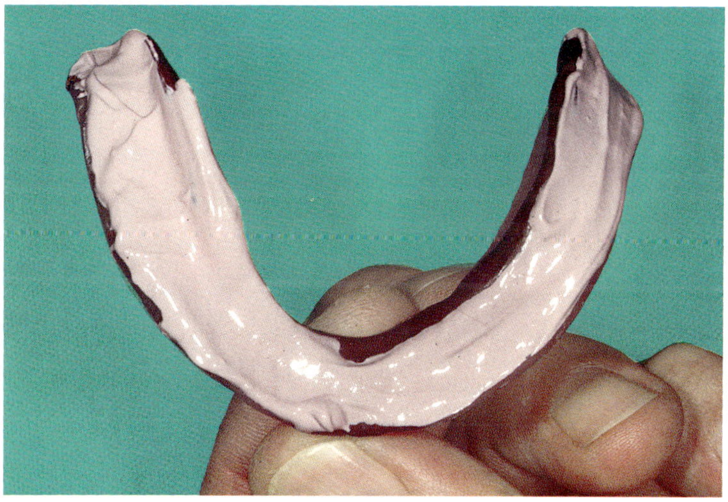

369 Auftragen der Zinkoxid-Eugenol-Paste
Mit sauberem Spatel oder breitem Pinsel wurde eine zähflüssige Zinkoxid-Eugenol-Paste gleichmäßig auf der Prothesenbasis verteilt. Anschließend wird die Prothese eingesetzt, und die Funktionen der Lippen, Wangen und Zunge werden durchgespielt (vgl. hierzu die Ausführungen auf S. 28ff.).

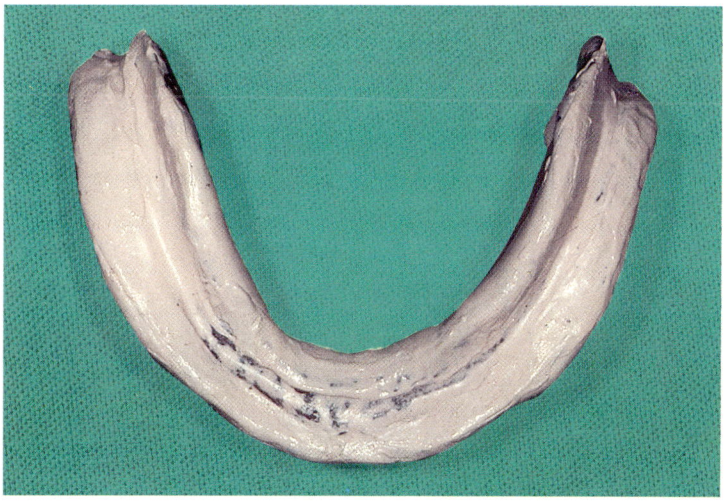

370 Fertige Unterfütterungsabformung
Die Prothesenbasis ist überall dort sichtbar, wo sie schon vor der Unterfütterungsabformung eine genügende Paßform aufwies.

Für die Unterfütterungsabformung unter Zahnkontakt *muß die Okklusion vorher kontrolliert und korrigiert werden.* Ein nochmaliges Kontrollieren der Okklusion nach dem Eingliedern der unterfütterten Prothese ist aus labortechnischen Gründen notwendig.

Unsachgemäß ausgeführte Unterfütterungen können durch Gewebekompression, Okklusionsveränderungen, Vergrößerung der vertikalen Dimension, Verdikkung und Überextension der Prothesenbasis bestehende Mängel verschlimmern statt beheben und zu schweren Adaptationsstörungen führen.

Direkte Unterfütterungen mit Autopolymerisat sind im allgemeinen wegen der Einwirkung des freien Monomers auf die Schleimhaut, der starken Polymerisationsschrumpfung und der Porosität der Oberfläche *nicht zu empfehlen.* Sie können angewendet werden bei Randergänzungen, zur Nacharbeitung von Immediatprothesen und zur temporären Unterlegung abgesunkener Freiendsättel. In jedem Fall ist es empfehlenswert, die Prothese, sobald der Polymerisationsvorgang es erlaubt, aus dem Mund zu entfernen und den Kunststoff im Minidrucktopf auspolymerisieren zu lassen (S. 119).

Unterfütterung einer oberen Totalprothese

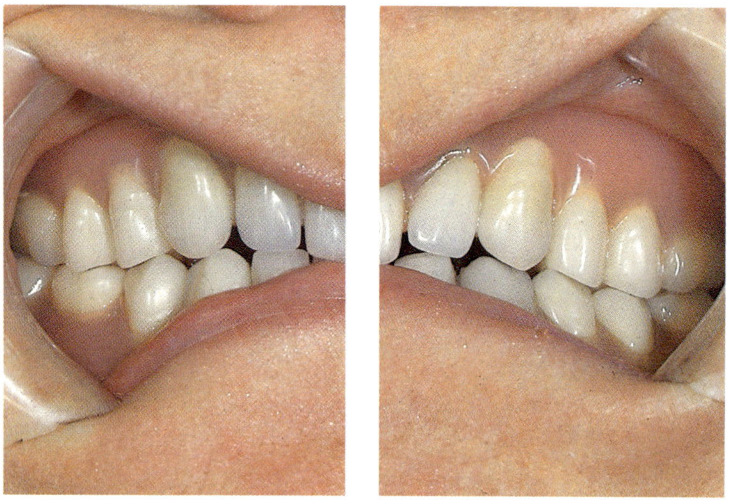

371 Prüfen der Okklusion in situ
Die Okklusion muß *vor* der Unterfütterung kontrolliert und gegebenenfalls adjustiert werden.

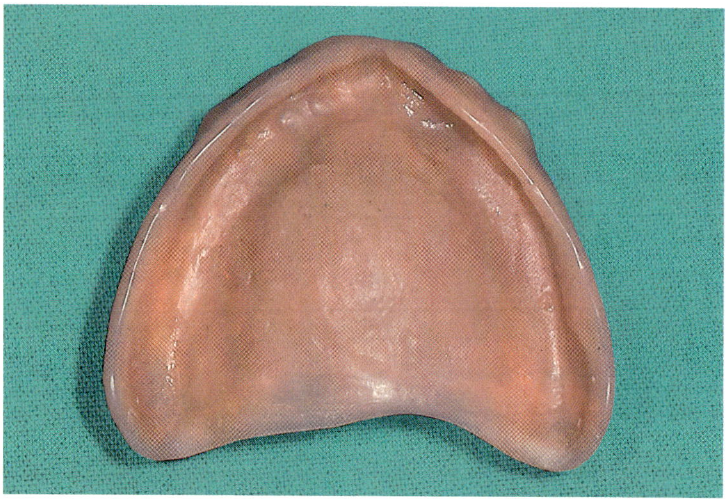

372 Zu unterfütternde Prothese

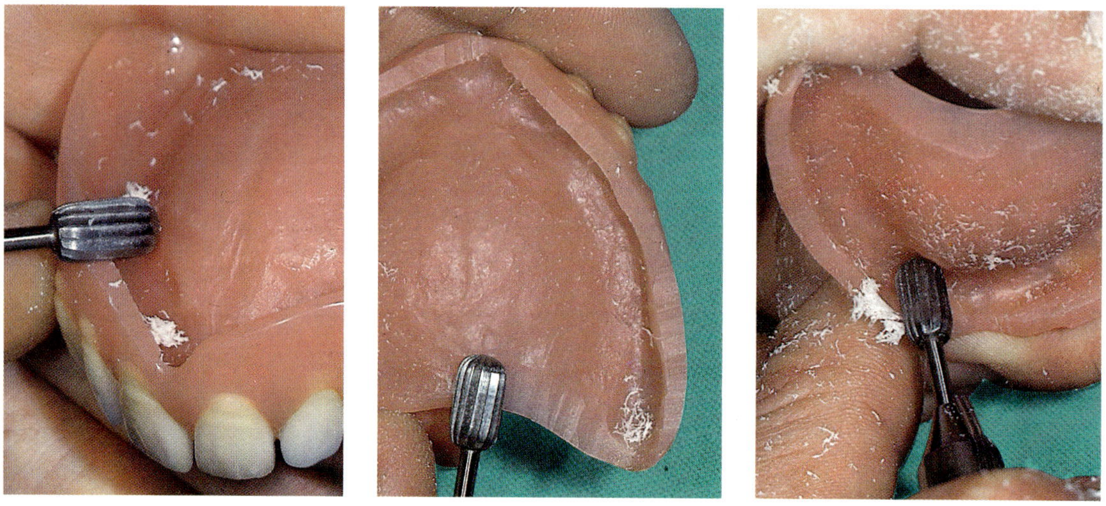

373 Prothesenränder zirkulär um 2–3 mm kürzen
Damit ein völlig neuer Funktionsrand aufgebaut werden kann, muß die bestehende Prothese zu einem individuellen Löffel umgestaltet werden. Die Ränder werden um 2–3 mm gekürzt, Radierungen entfernt und alle unterschnittigen Stellen ausgeschliffen.

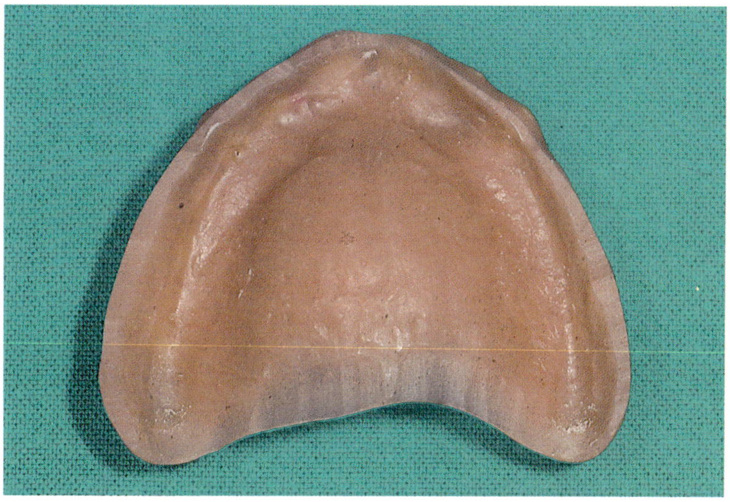

374 Gekürzte bestehende Prothese als individueller Löffel

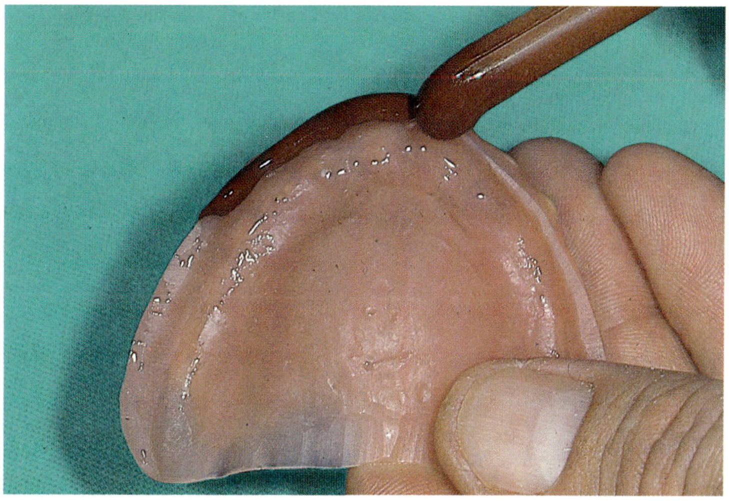

375 Auftragen von thermoplastischer Masse zum Aufbau eines neuen Funktionsrandes

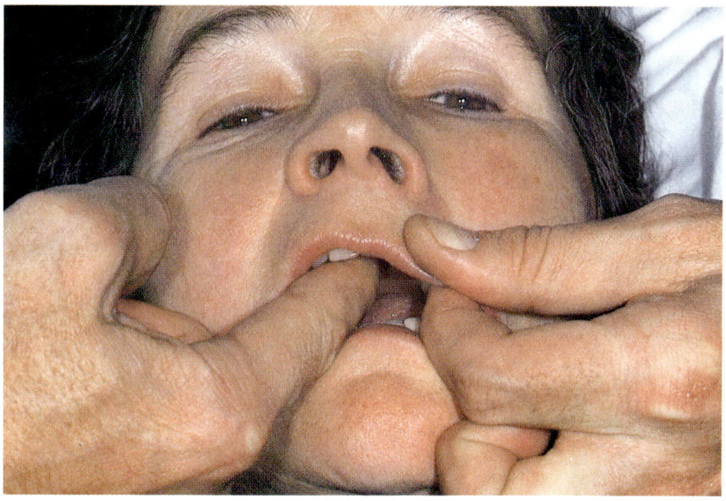

376 Ausformen des Funktionsrandes
Durch den Zahnarzt einerseits und den Patienten andererseits wird der Funktionsrand ausgeformt (s. auch S. 31).

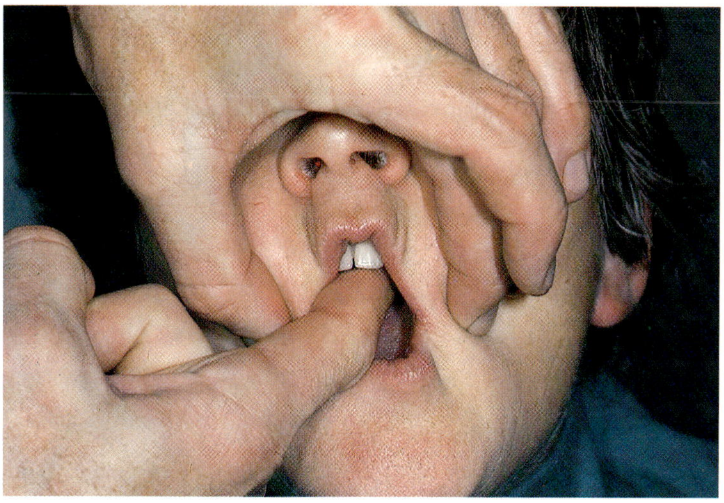

377 Fertiger Funktionsrand und dorsale Abdämmung

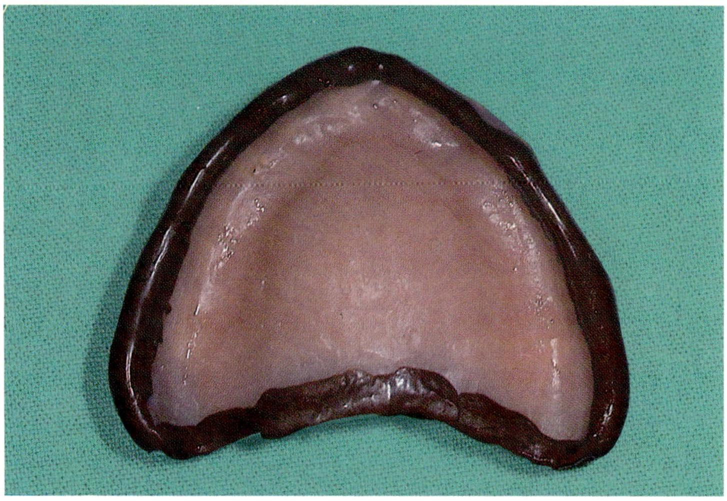

378 Perforierung der Basis
Entlastungslöcher (Rosenbohrer ∅ 1 mm) sollen verhindern, daß Abformpaste gestaut und damit die Schleimhaut komprimiert wird.

Inzwischen werden die Lippen des Patienten leicht vaseliniert.

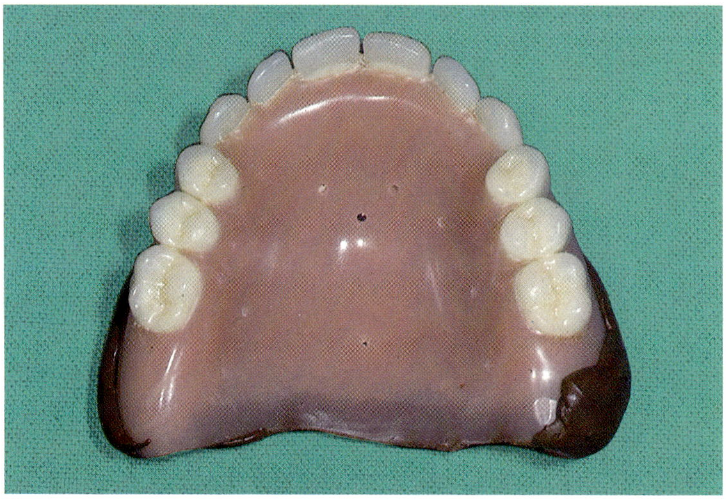

379 Abformung
Nachdem die Funktionen durchgespielt sind (rechts), läßt man das Abformmaterial in maximaler Interkuspidation bei geschlossenem Mund abbinden (links).

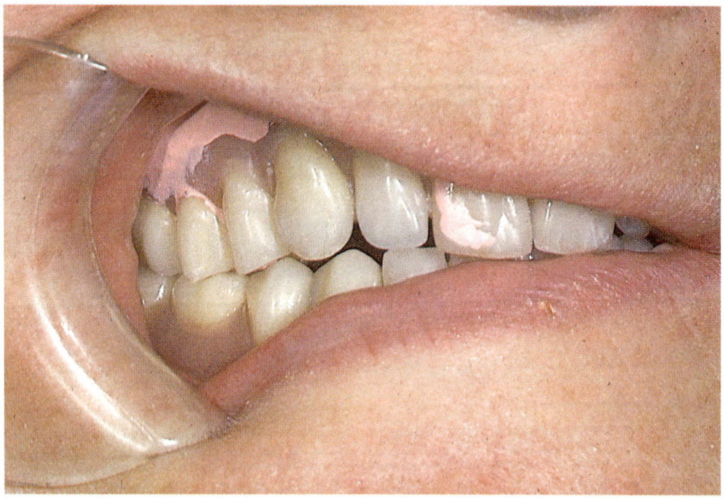

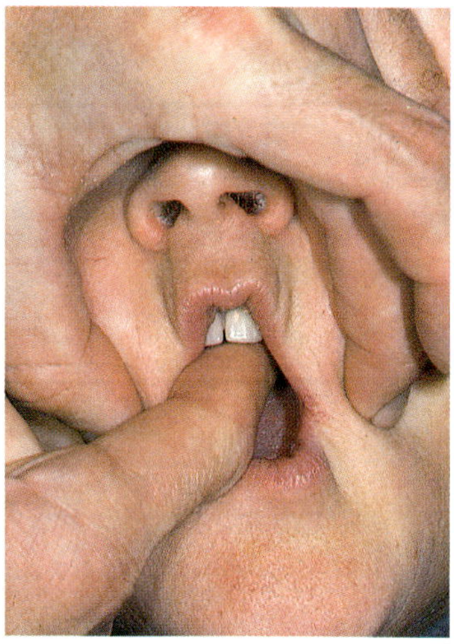

380 Fertige Abformung
Die Abformpaste weist nicht die gleichmäßige Schichtdicke auf wie bei einem individuellen Löffel (S. 33). Dies ist auch nicht zu erwarten, denn es sollen ja nur die Paßungenauigkeiten der bestehenden Basis korrigiert werden.

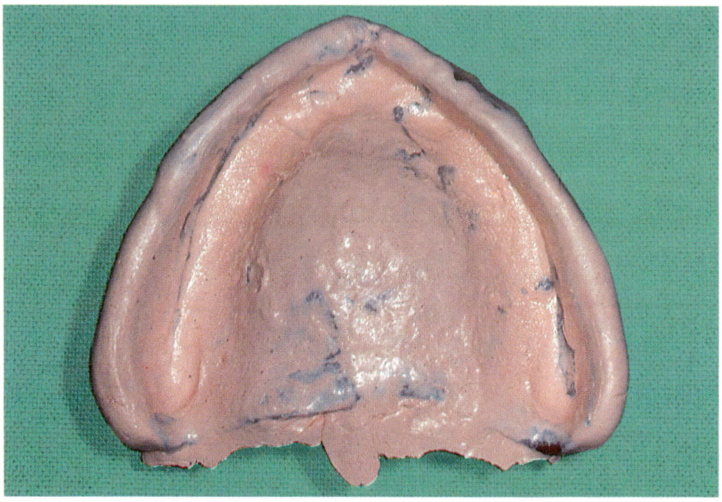

Unterfütterung im Labor

Das nachfolgend dargestellte Verfahren eignet sich nur für Unterfütterungen, nicht aber für Umpressungen, bei denen die gesamte Prothesenbasis erneuert wird. Bei Umpressungen wird analog verfahren wie bei der Neuherstellung einer Prothese (s. S. 92 ff.).

Langfristige weichbleibende Unterfütterungen haben einen sehr engen Indikationsbereich, der sich auf extrem atrophierte Unterkieferkämme und auf Anwendungen in der Defektprothetik beschränkt. Bedenken gegen solche Unterfütterungen bestehen hauptsächlich aus werkstofflichen Gründen. Alle heute gebräuchlichen Materialien auf Silikon- oder Polyurethanbasis werden allmählich hart und ändern ihre Form und ihre Oberflächenbeschaffenheit. Auf weichbleibenden Kunststoffen werden mehr und häufiger Mikroorganismen gefunden als auf normalem Basiskunststoff, was nach Mäkilä (1977) auf die bessere Adhäsion an der porösen Oberfläche zurückzuführen sein dürfte.

Bollmann u. Schulte-Kramer (1977) haben darauf hingewiesen, daß, je nach Unterfütterungsverfahren, größere oder kleinere Dimensionsveränderungen der Basis entstehen, die sich auf die Okklusion auswirken. Ein selektives Einschleifen der Okklusion ist daher nach jeder Unterfütterung angezeigt.

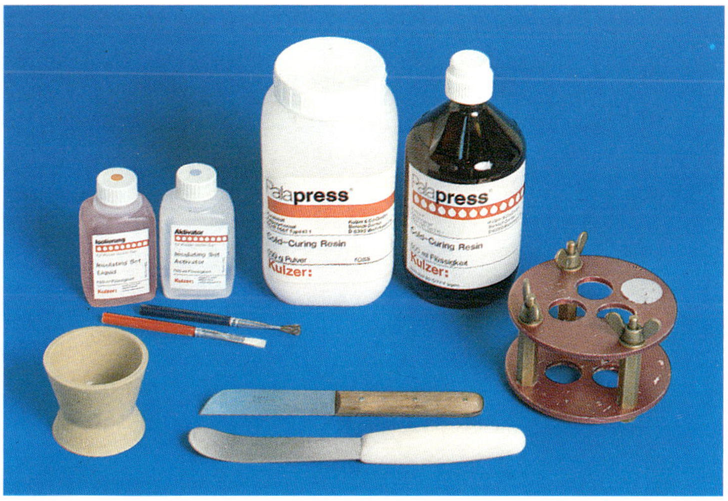

381 Material und Instrumentarium
Für die Unterfütterung im Labor werden außer Hartgips, Weißgips, Gipsnapf und Spatel benötigt:
- Isoliermittel mit Pinsel,
- kaltpolymerisierender Basiskunststoff,
- Mischbecher mit Spatel,
- Okklamat.

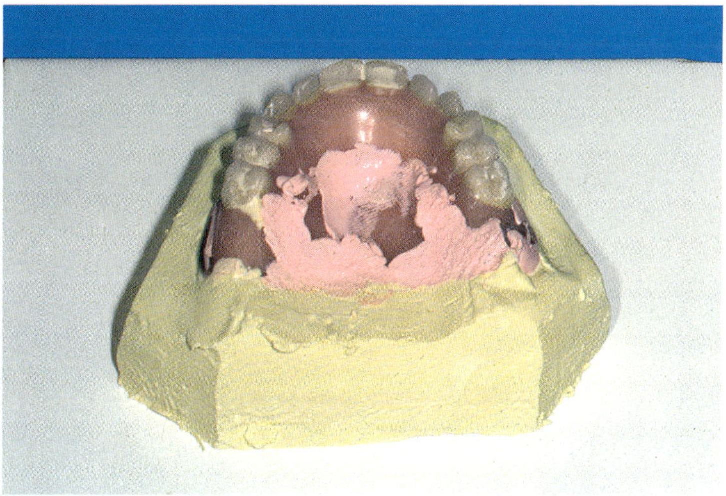

382 Herstellen eines Unterfütterungsmodells
Ein blasenfreies Unterfütterungsmodell aus Hartgips kann ein- oder zweizeitig hergestellt werden. Es wird weder durch Ausbrühen noch durch hohen Preßdruck belastet werden.

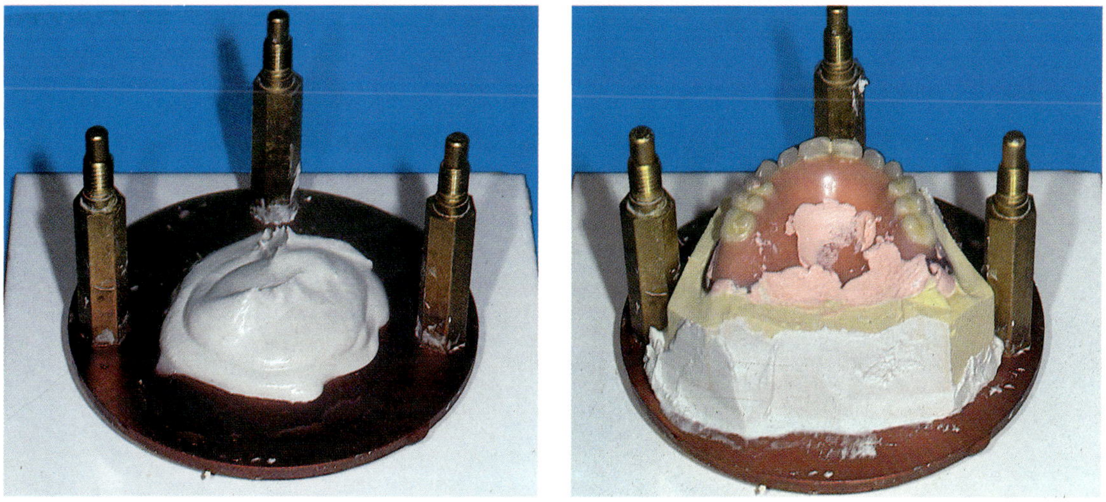

383 Sockeln des Modells mit Prothese im Okklamat
Das Unterfütterungsmodell wird im Okklamat mit Weißgips gesockelt. Zwischen der Okklusionsebene der Prothese und der oberen Montageplatte des Okklamaten soll ein Raum von etwa 1 cm Höhe für den Überguß frei bleiben.

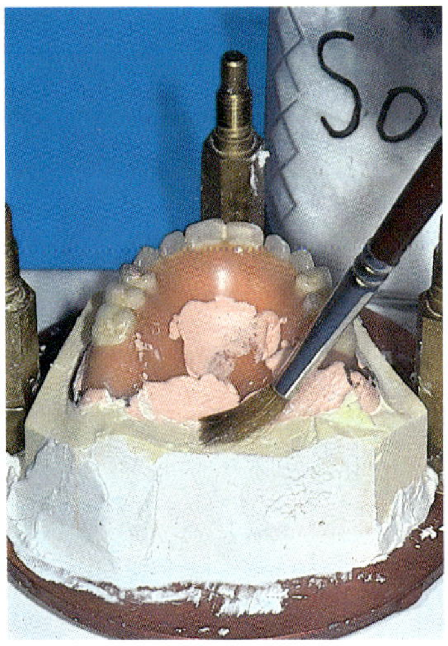

384 Isolieren des Modellrandes mit Soda
(Überschüssiges Abformmaterial wird entfernt.)

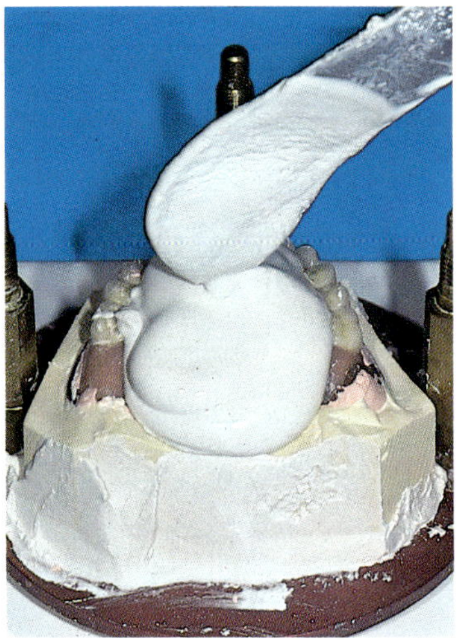

385 Herstellen eines Übergusses als Schlüssel
Die Zähne werden okklusal gefaßt, aber bukkal nicht überdeckt.

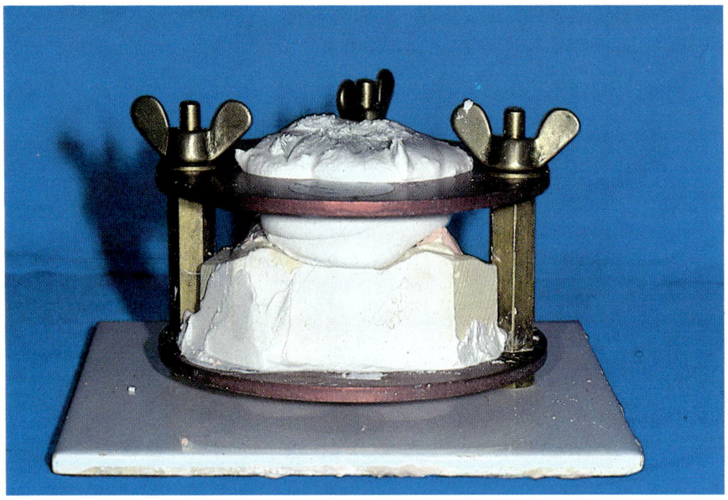

386 Verschließen des Okklamat-Oberteils mit drei Flügelmuttern

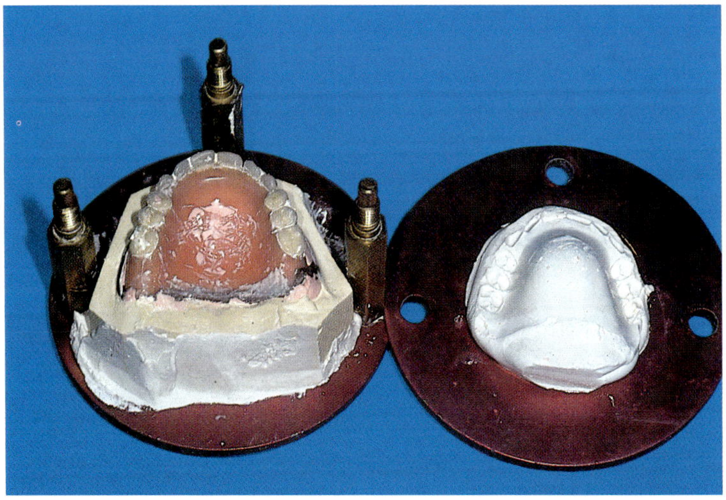

387 Okklamat nach dem Aushärten des Übergusses geöffnet

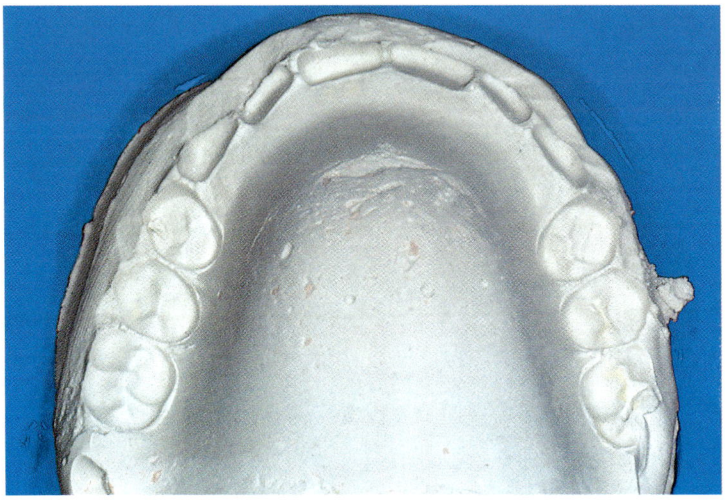

388 Die Prothesenzähne müssen vom Übergußschlüssel sauber und eindeutig gefaßt sein

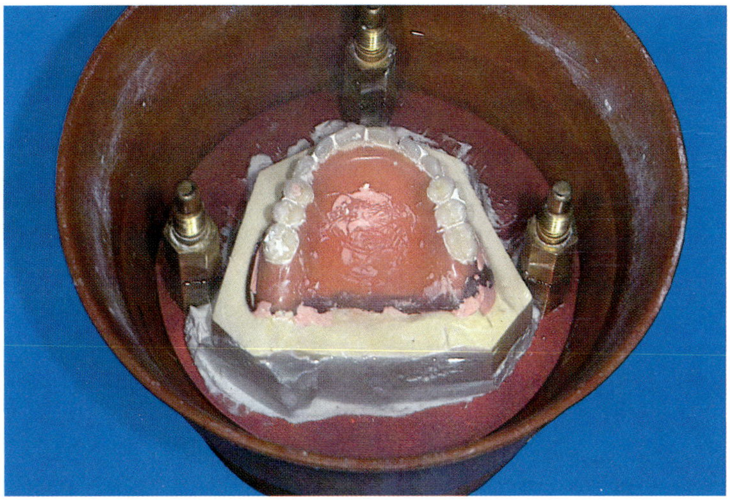

389 Weichmachen des thermoplastischen Funktionsrandes in warmem Wasser, damit die Prothese vom Modell abgehoben werden kann

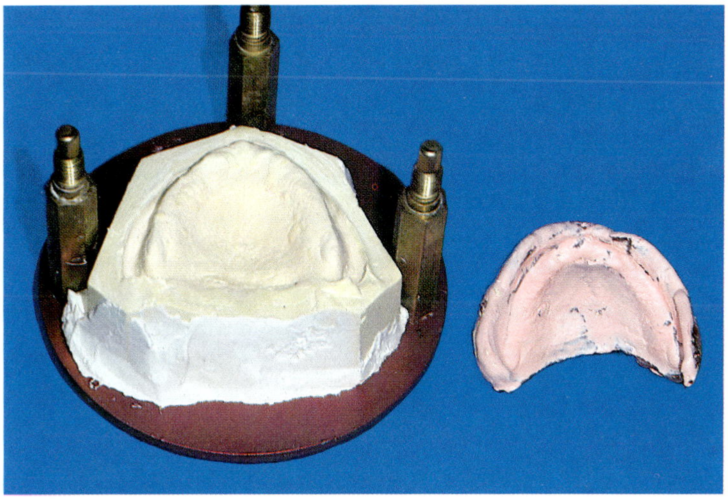

390 Prothese vom Modell abgehoben
Sie kann jetzt gründlich von der Abformmasse gereinigt werden.

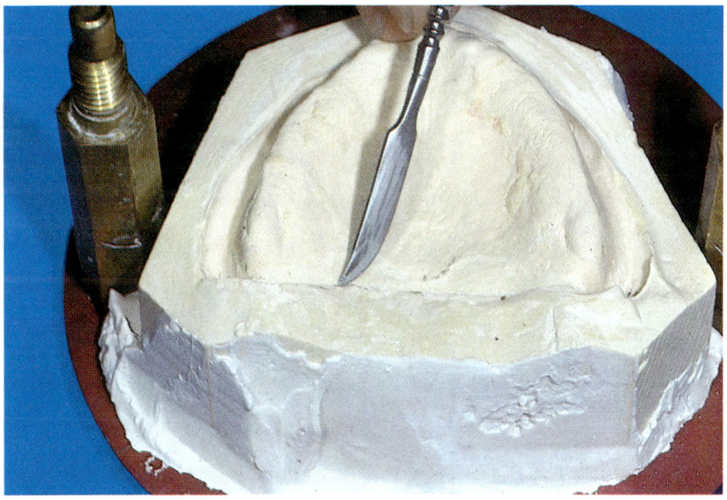

391 Radieren der dorsalen Abdämmung
Zur Verbesserung der dorsalen Randabdichtung und zur Kompensation der Polymerisationsschrumpfung wird auf dem Gipsmodell radiert (vgl. S. 88).

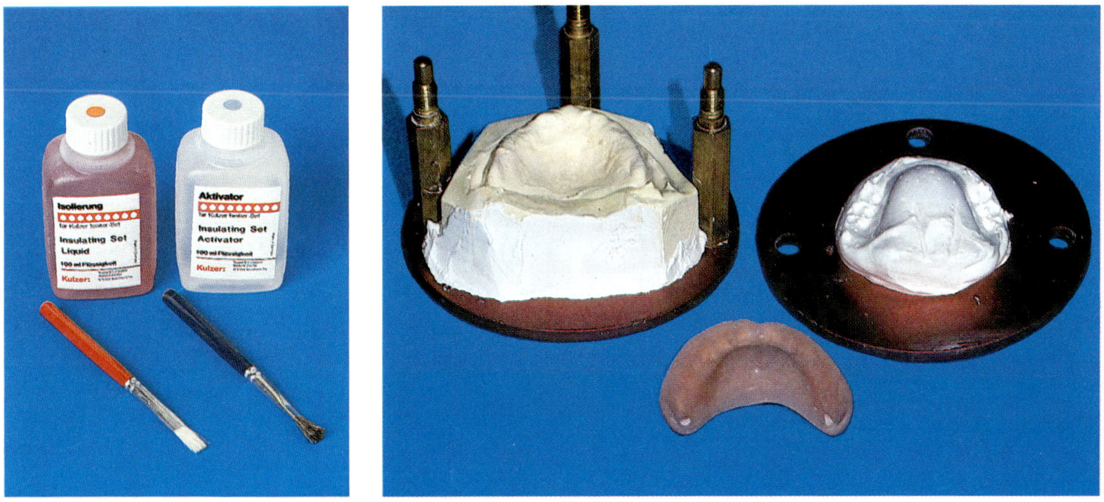

392 Isolieren des gereinigten Modells
(Für die Eingliederung der fertig ausgearbeiteten Prothese und die anschließende Okklusionskontrolle siehe S. 104 ff. und S. 132 ff.)

393 Anfrischen der Protheseninnenfläche
Mit der Fräse wird die gaumenseitige Oberfläche der Prothese aufgerauht und damit gleichzeitig eine etwa 1 mm dicke Schicht des alten Kunststoffs abgetragen. Die so vorbereitete Oberfläche wird mit Monomer angefeuchtet.

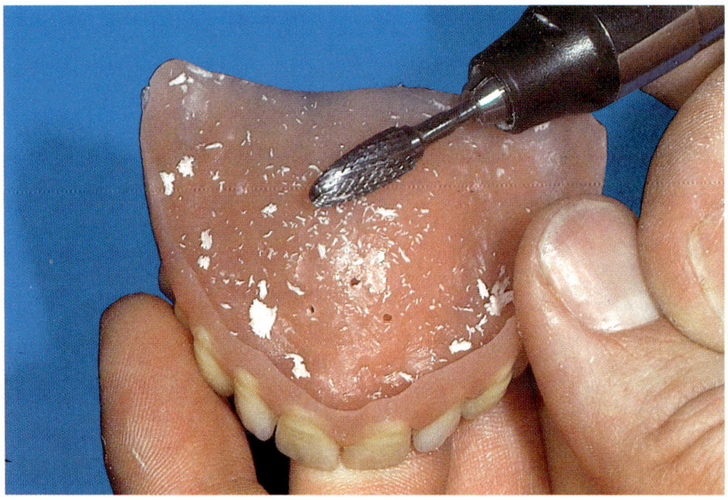

394 Aufbringen des Kunststoffs
Sowohl auf die Prothese wie auch auf das isolierte Modell wird Kunststoff im Überschuß aufgetragen.

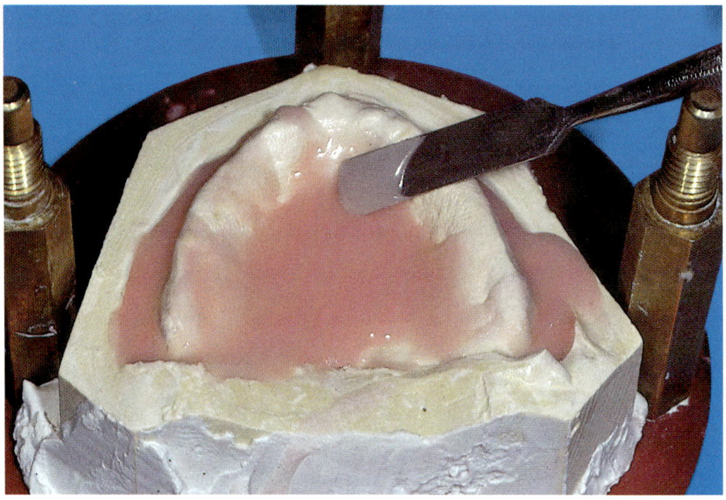

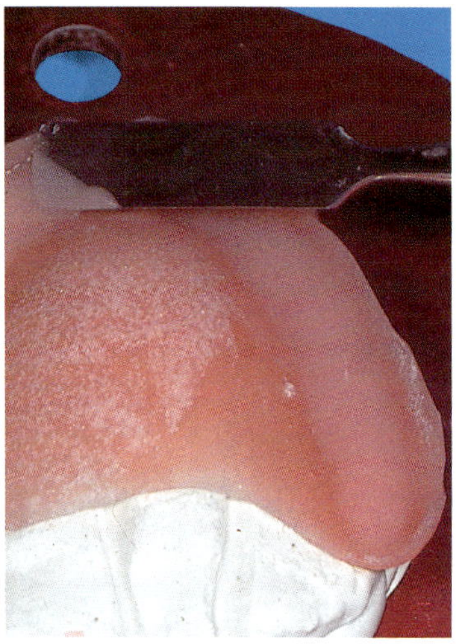

395 Okklamat mit den drei Flügelmuttern verschlossen
Der überschüssige Kunststoff wird abgepreßt.

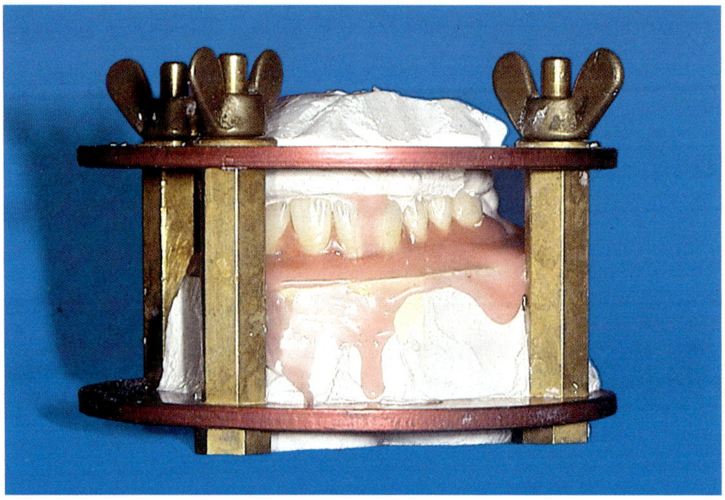

396 Polymerisation im Drucktopf
Der Kunststoff wird bei 45°C und 2 bar während 20 Minuten auspolymerisiert.

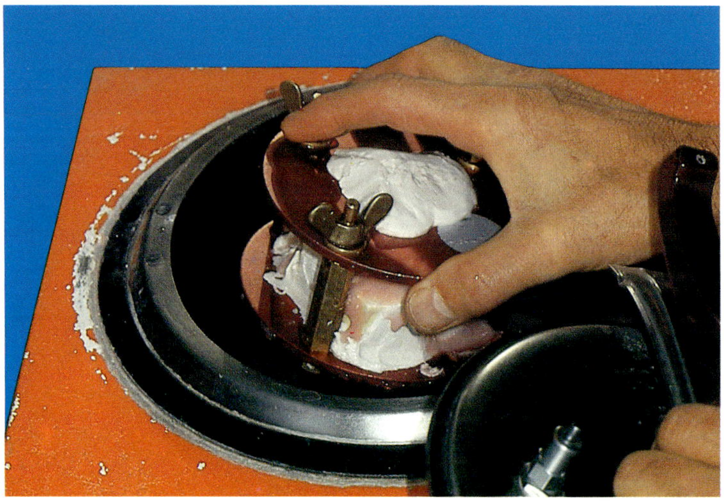

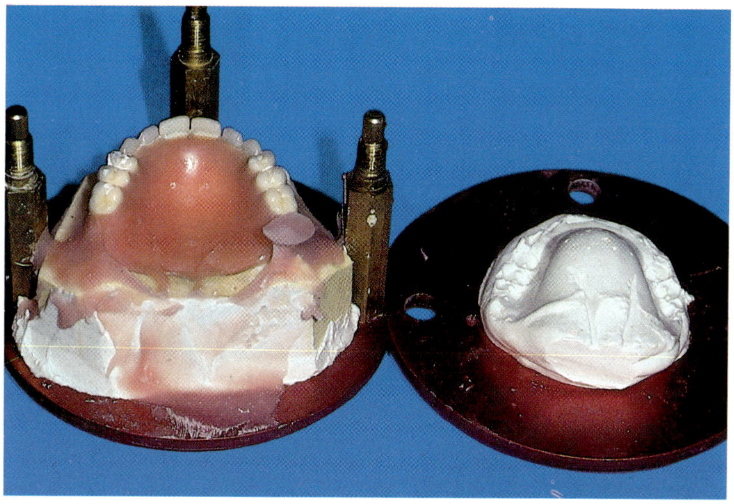

397 Okklamat nach Polymerisation geöffnet

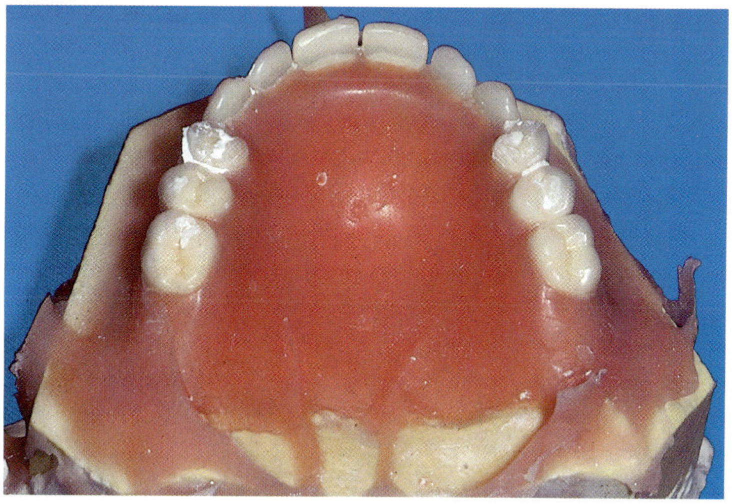

398 Rohform der unterfütterten Prothese auf dem Modell

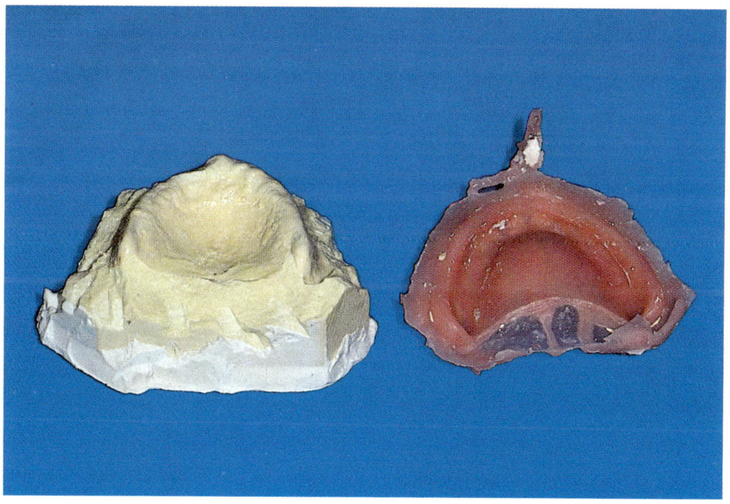

399 Prothese vom Modell getrennt

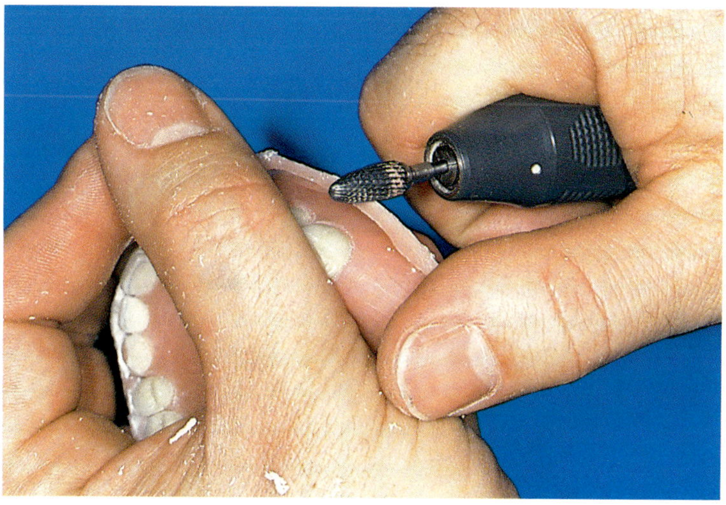

400 Ausarbeiten der unterfütterten Prothese
(Für die Eingliederung der fertig ausgearbeiteten Prothese und die anschließende Okklusionskontrolle siehe S. 104ff. und S. 132ff.)

Nachregistrieren und Remontieren

Das ganze Kausystem ist stetigen Veränderungen unterworfen. Dank seiner großen Adaptationsfähigkeit könnte es sich selbst optimal funktionstüchtig erhalten, wären die Totalprothesen nicht „starre“ Fremdkörper. Okklusionskontrollen und ausgleichende Korrekturen sind daher im Sinn der Struktur- und Funktionsprophylaxe notwendig.

Leider laufen diese Veränderungen in Form und Funktion im Kausystem weitgehend unbemerkt und ohne Beeinträchtigung des Wohlbefindens des Prothesenträgers ab. Es ist daher oft schwierig, den Patienten für die Langzeitnachsorge – ein regelmäßiges jährliches Recall – zu motivieren und ihm gar die Notwendigkeit eines gelegentlichen Nachregistrierens begreiflich zu machen. Wesentlich einfacher ist es, wenn der Patient selbst merkt, daß seine Prothesen „nicht mehr so gut funktionieren“ wie früher. Beklagt er sich z.B. bei befriedigender Paßgenauigkeit der einzelnen Prothese über mangelhaften Halt beim Sprechen und beim Kauen, so kann ein Nachregistrieren, Remontieren und selektives Einschleifen der Okklusion oft Wunder wirken, ohne daß die Prothesen unterfüttert werden. Größere Umänderungen (Unterfütterung, Umstellen von Seitenzähnen oder gar Neuanfertigung) werden an unserer Klinik bei regelmäßigem Recall im Durchschnitt erst nach 7–8 Jahren notwendig.

Auch die Prothesen selbst unterliegen nach dem Eingliedern stetigen Veränderungen. Die *Prothesenbasis* erfährt – von der Polymerisationsschrumpfung abgesehen – Dimensionsveränderungen in Abhängigkeit vom umgebenden Milieu und von der funktionellen Beanspruchung (S. 95). Die *künstlichen Zähne* können ebenfalls Form- und Dimensionsveränderungen unterliegen (S. 83).

Ein *erstes Remontieren* findet bereits nach der Fertigstellung der Prothese im Labor statt.

Die *erste Nachregistrierung* wird etwa ein halbes Jahr nach der Eingliederung der Prothesen gemacht. Nachregistrieren und Remontieren im Artikulator erlauben, okklusale Unstimmigkeiten zu korrigieren, die sich durch die Inkorporation der Prothesen ergeben. MARXKORS (1980) betont zu Recht, daß man eine Versorgung mit totalem Zahnersatz erst dann als abgeschlossen betrachten kann, wenn die fertigen Prothesen nachregistriert worden sind. Hierzu ist ergänzend anzufügen, daß auch die Langzeitnachsorge gelegentliches Nachregistrieren, Remontieren und Einschleifen erforderlich macht.

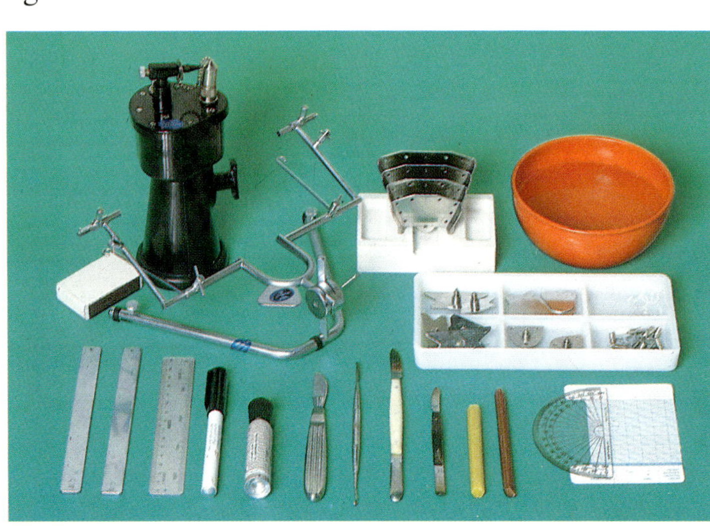

401 Material und Instrumentarium
Für eine Nachregistrierung wird bereitgestellt:
- Gerber-Registrierset (Gesichtsbogen, Übertragungsplatten, Stützstift, Registrierkarte),
- Kompositionsmasse in Stangenform,
- Filzstift,
- Transporteur,
- rosa Gips zum Verschlüsseln.

Nachregistrieren

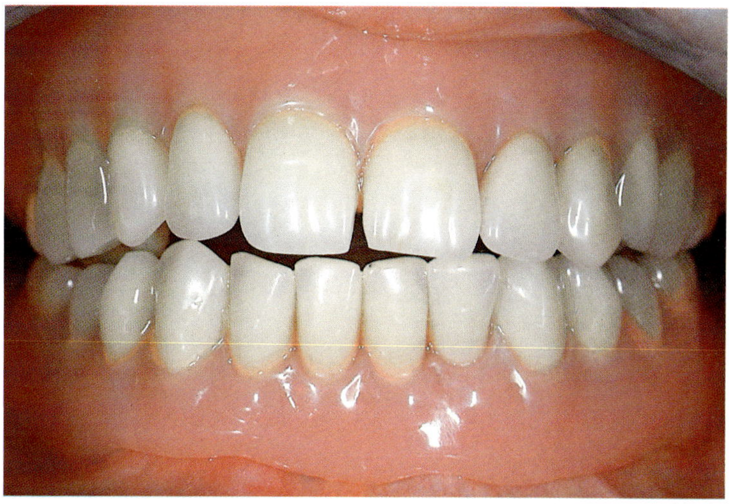

402 Kontrolle der Prothesen in situ

– Halt der Prothesen (Paßgenauigkeit, Randgestaltung, Muskelgriffigkeit),
– vertikale Dimension,
– Zentrik und Seitbiß.

Im vorliegenden Fall zeigt sich eine insuffiziente Okklusion im Frontzahn- und Prämolarenbereich, ein Zustand, wie er durch das typische Resorptionsmuster der zahnlosen Kieferkämme hervorgerufen werden kann.

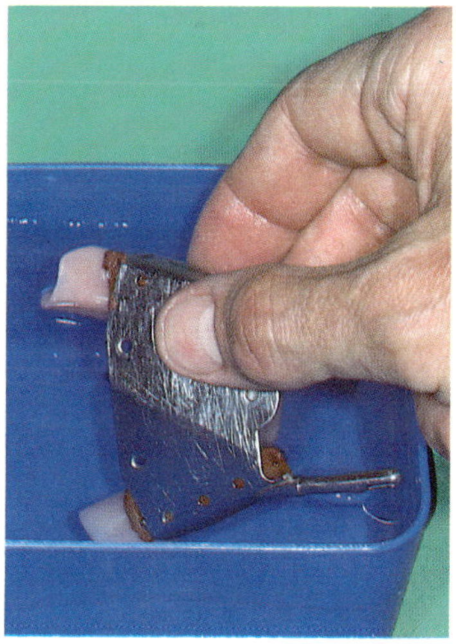

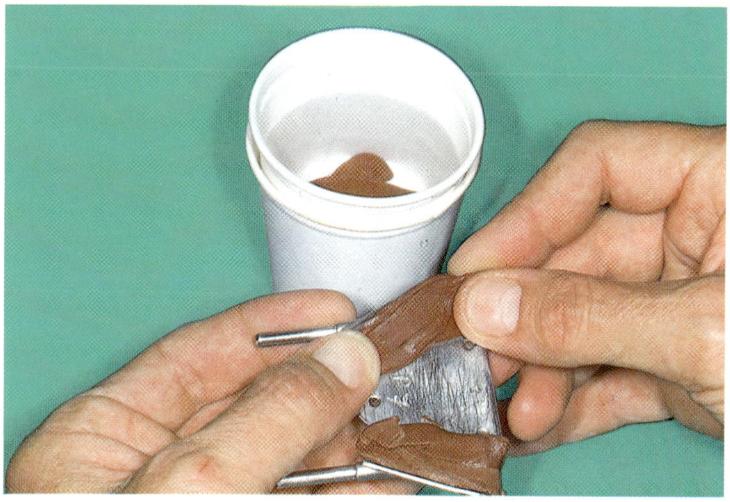

403 Vorbereitung der Übertragungsplatte

Erwärmte Kompositionsmasse wird auf der Übertragungsplatte angebracht und diese auf der unteren Totalprothese zentriert. Im kalten Wasser kurz abkühlen lassen.

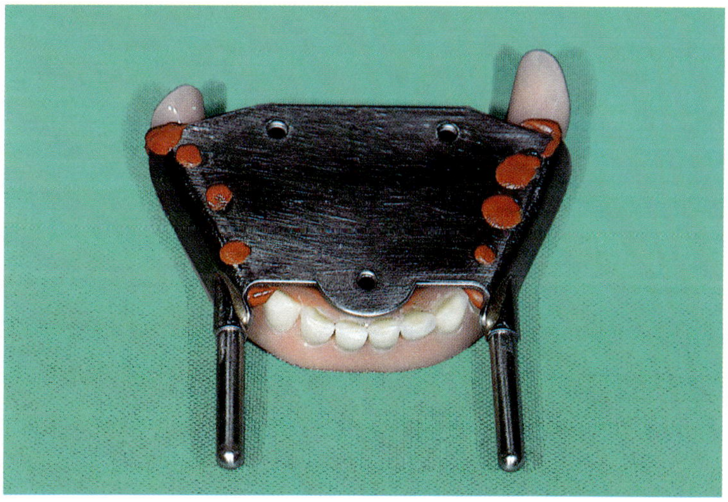

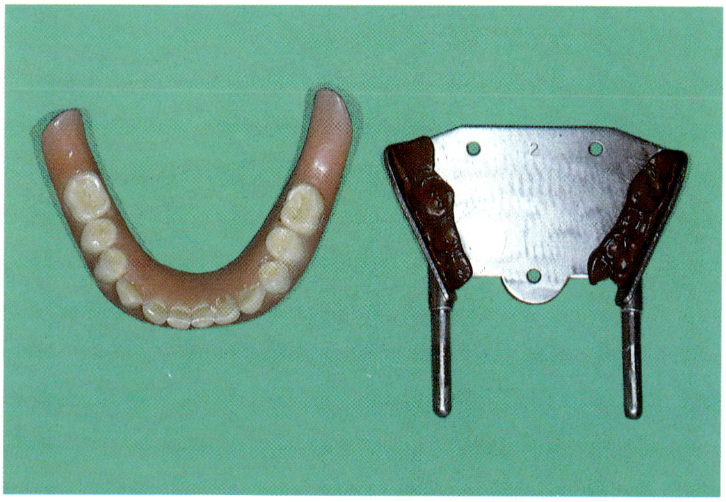

404 Übertragungsplatte bereit

Die untere Totalprothese kann jederzeit exakt auf der Platte montiert werden.

405 Montage des Stützstifts mit Kompositionsmasse
Eine spezielle, für die Montage auf bestehenden Prothesen geeignete Stützstiftplatte wird mit Kompositionsmasse befestigt.

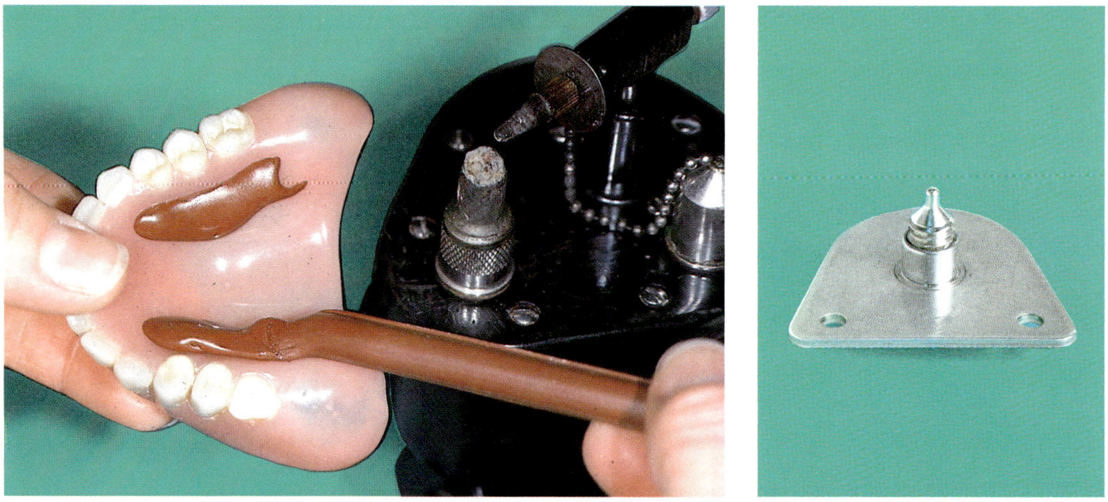

406 Lage des zentralen Stützstifts
Dieser wird auf Höhe des zweiten Prämolaren plaziert. Besteht der Verdacht auf ein Proglissement der unteren Totalprothese beim Vorschub des Unterkiefers mit dem montierten Registrierset, muß der Stützstift weiter nach vorne zwischen die ersten Prämolaren montiert werden.
Der Stützstift soll die Okklusionsebene so weit überragen, daß ein hindernisfreies Gleiten sowohl auf der Übertragungsplatte und als auch auf der Registrierplatte möglich ist.

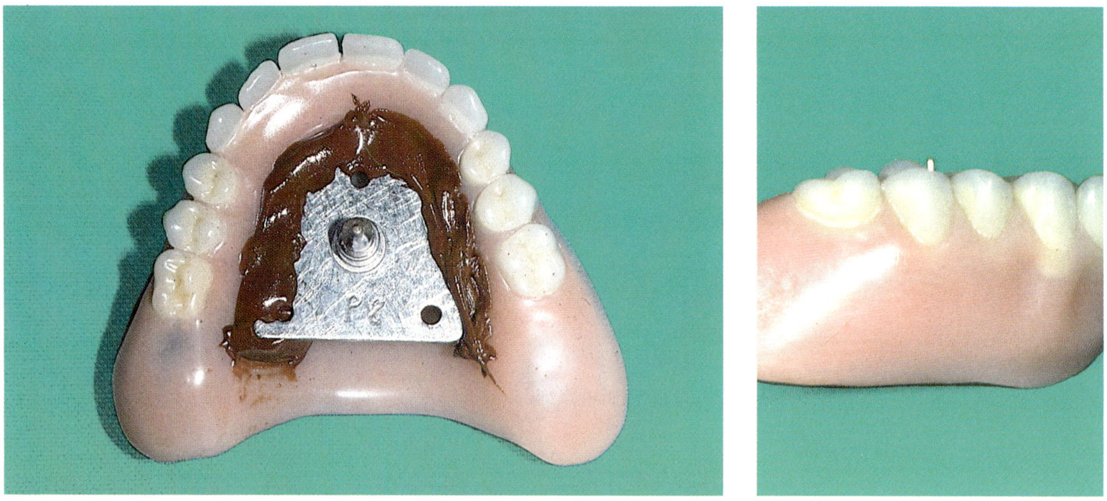

407 Freie Bewegungsbahn in der Horizontalebene
Die Bißöffnung für eine hindernisfreie Registrierung der sagittalen Gelenkbahn muß bei der Einstellung der Gelenkbahnneigung am Artikulator berücksichtigt werden. *Pro 1 Millimeter Bißsperre* wird um *ein halbes Grad steiler* eingestellt.

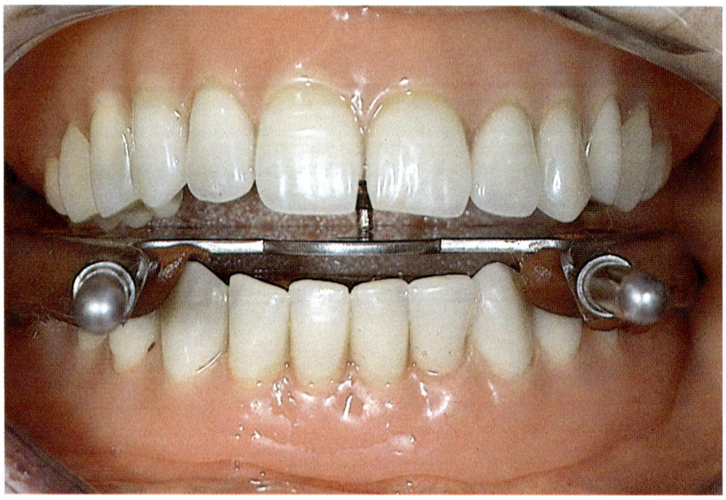

408 Gesichtsbogenübertragung
Die arbiträre Scharnierachsenlage wird 13 mm vor dem Tragus auf der Tragus-Kanthus-Linie markiert und der Gesichtsbogen darauf eingestellt.
Die sagittale Gelenkbahn wird, wie auf S. 53 gezeigt, aufgezeichnet.

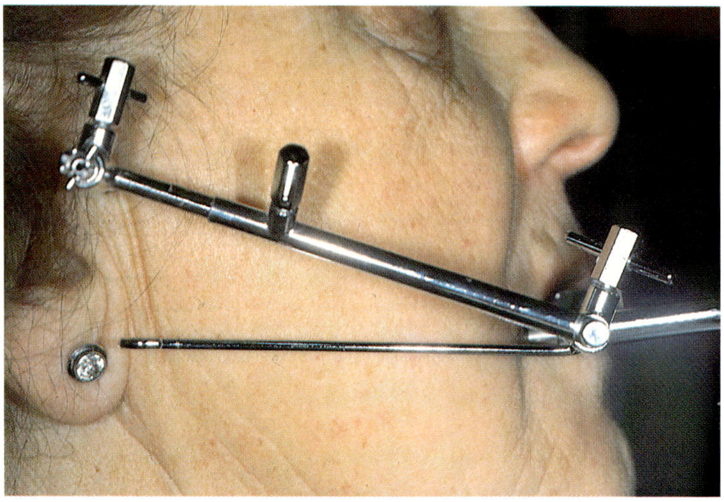

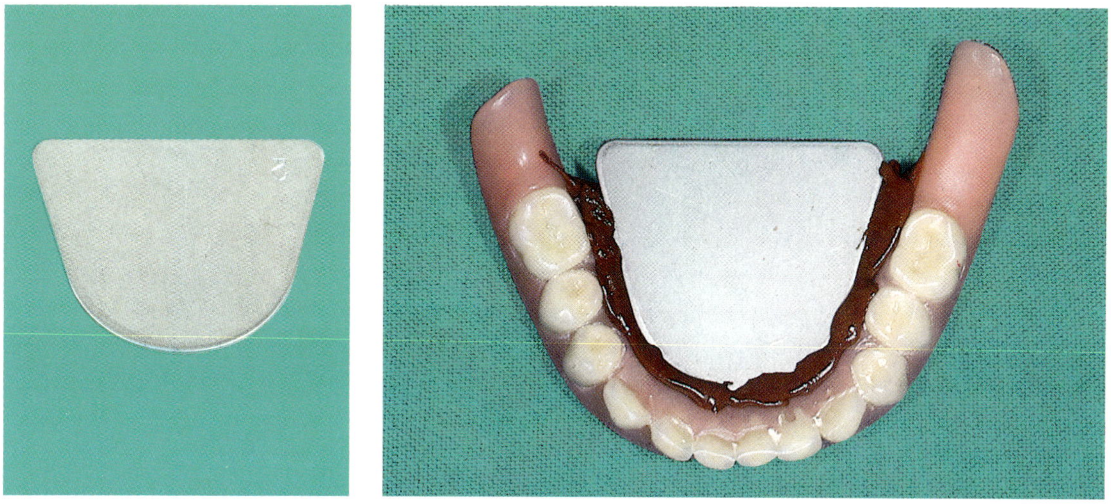

409 Montage der Registrierplatte
Um den Pfeilwinkel mit möglichst geringer Bißöffnung aufzeichnen zu können, wird anstelle der Übertragungsplatte, die *auf* den Okklusionsflächen der unteren Prothese montiert werden muß, eine Registrierplatte *in* oder *leicht unter* die Okklusionsebene zwischen den Zahnreihen eingebaut (vgl. Abb. 410).

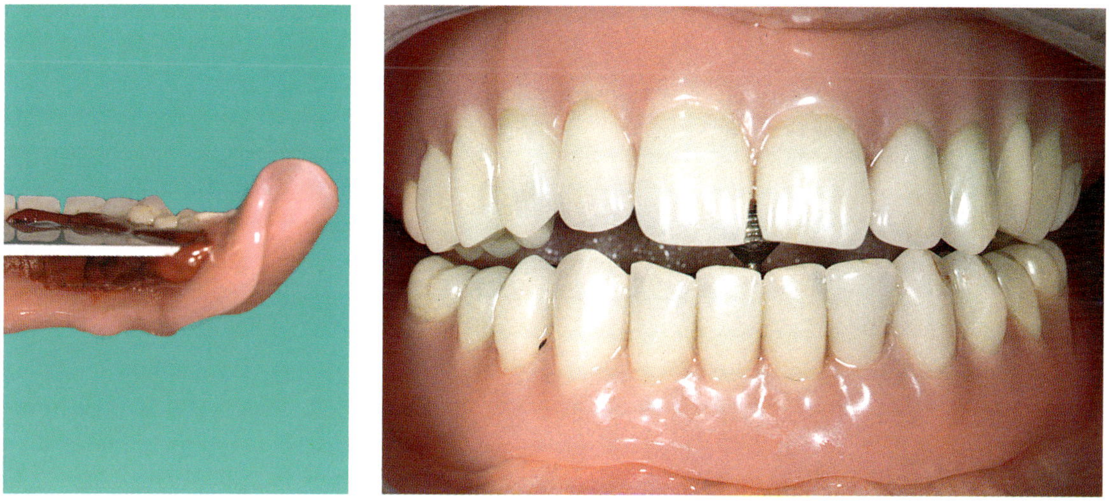

410 Registrierung mit kleinstmöglicher Bißsperre
Für die Registrierung der gelenkbezüglich zentrierten Lage des Unterkiefers zum Oberkiefer wird der Biß nur so weit gesperrt, daß ein hindernisfreies Gleiten des Stützstifts auf der Registrierplatte gerade noch gewährleistet ist.

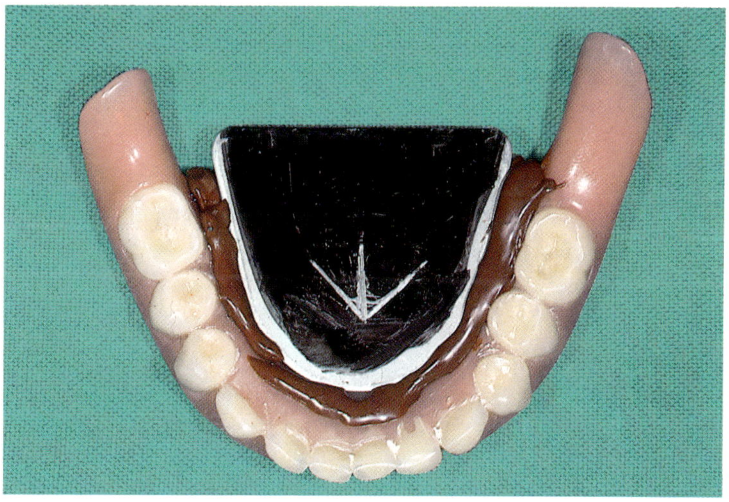

411 Aufzeichnen des Pfeilwinkels
Wie es beim unbezahnten, mit neuen Prothesen zu versorgenden Patienten (S. 55 ff.) gezeigt wurde, wird auch beim Nachregistrieren der Pfeilwinkel aufgezeichnet und die Spitze mit der Plexiglasrondelle markiert.

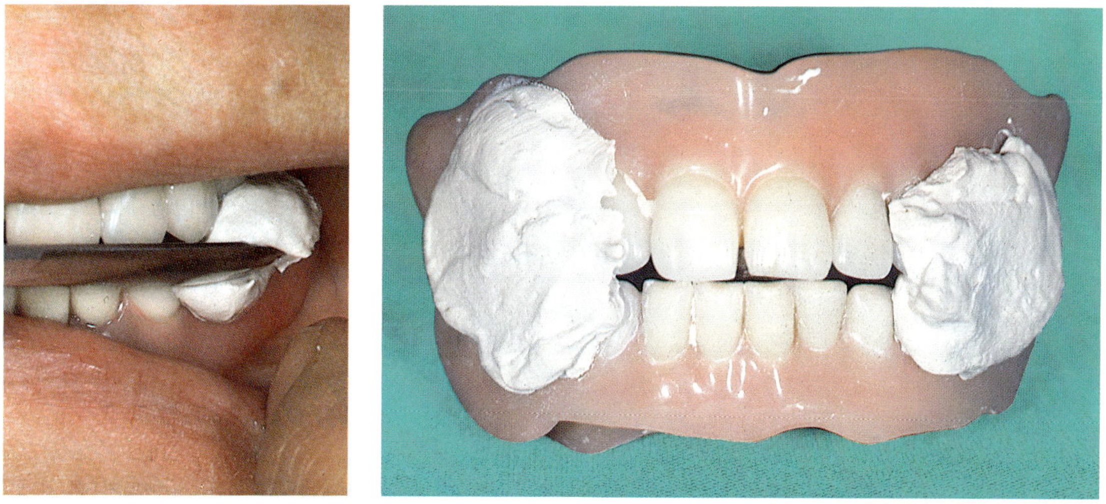

412 Verschlüsseln mit rosa Gips
Obere und untere Prothese werden im Munde in zentrierter Lage (Pfeilspitze) gegeneinander mit rosa Gips verschlüsselt.
Der Blickwinkel läßt die Bißsperre noch geringer erscheinen, als sie tatsächlich ist.

Montieren der Prothesen im Artikulator

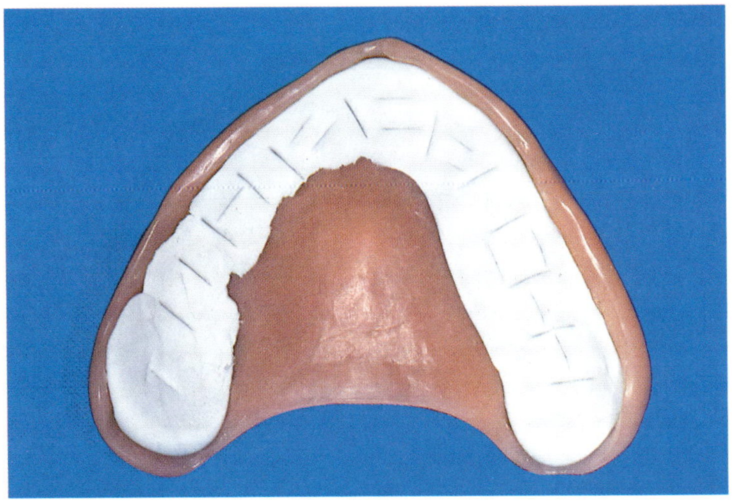

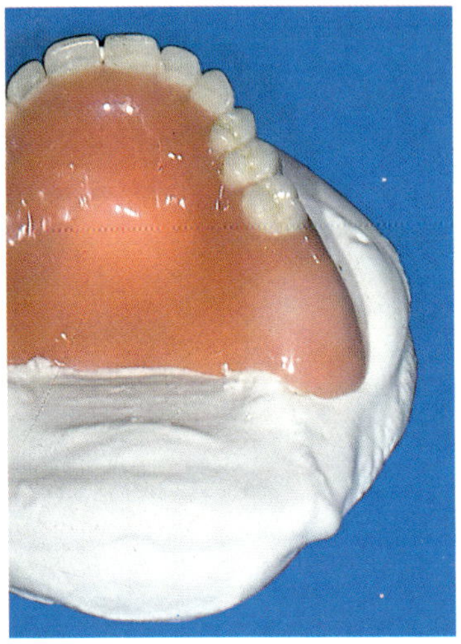

413 Prothesen sockeln
Unterschnitte werden mit Plastilin ausgeblockt und die Prothesen mit Weißgips gesockelt.

Die untere Prothese kann, bei geringer Distanz zur Artikulatorbasisplatte, oft direkt montiert werden.

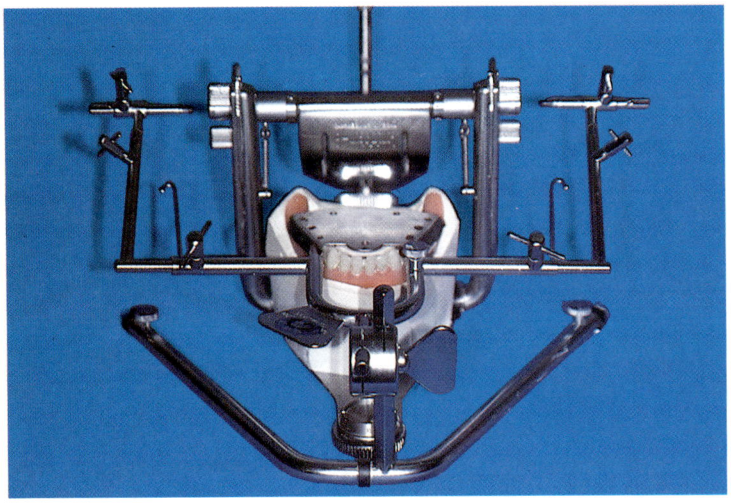

414 Montieren im Condylator
Da die Lage der Okklusionsebene und die Stellung der Zähne gegeben sind, soll *achsengerecht* einartikuliert werden. Die Schreibspitzen des Gesichtsbogens zeigen genau auf die Artikulatorachse.
Die Kondylarblenden werden beidseits auf die am Patienten ermittelten Werte für die Steilheit der sagittalen Gelenkbahn eingestellt (vgl. Abb. 407).

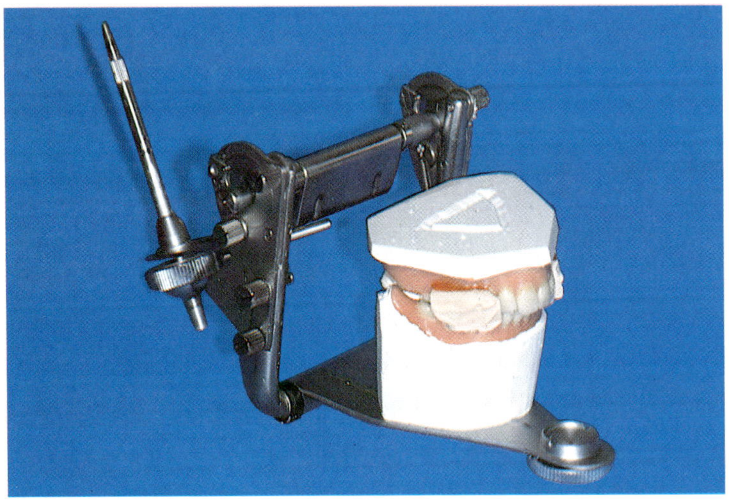

415 Obere Prothese montieren
Sie wird mit Hilfe des rosa Gipsschlüssels auf der unteren Prothese fixiert und montiert.

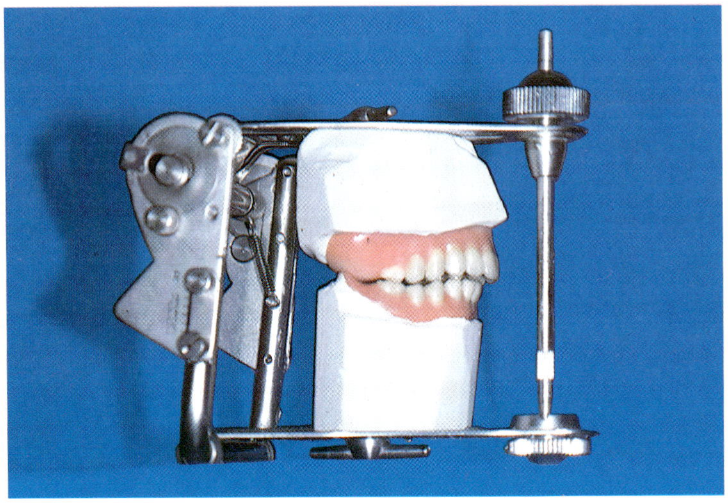

416 Nachregistrierte Prothesen im Artikulator

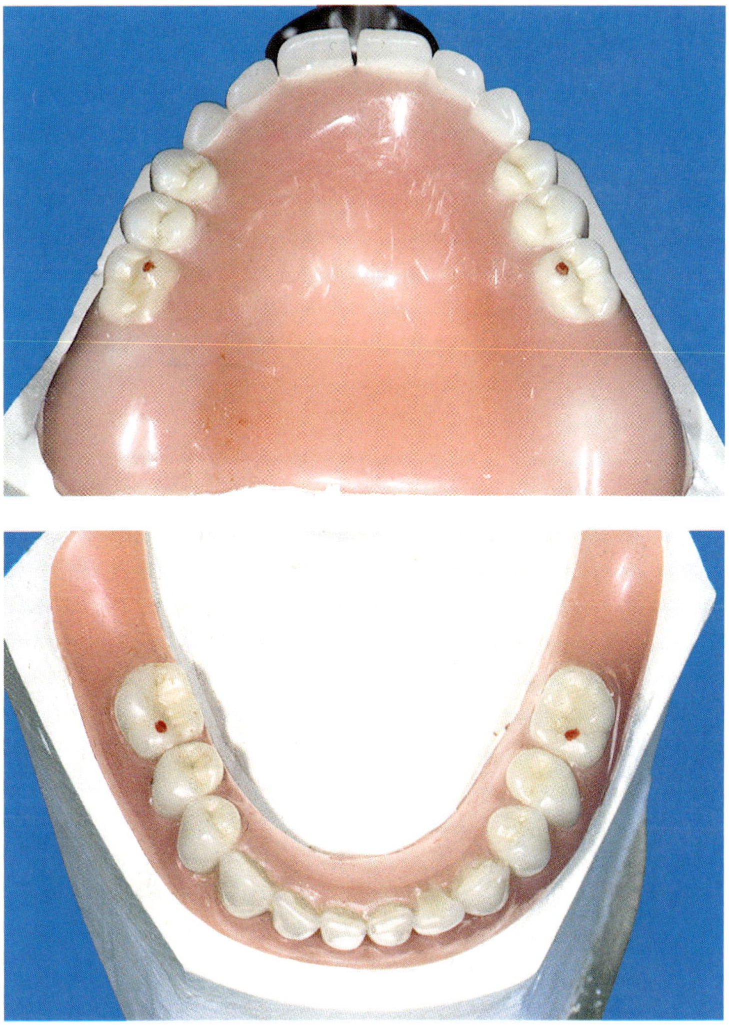

417 Markierung der Zentrik
Es finden sich nur Kontakte auf den Molaren.

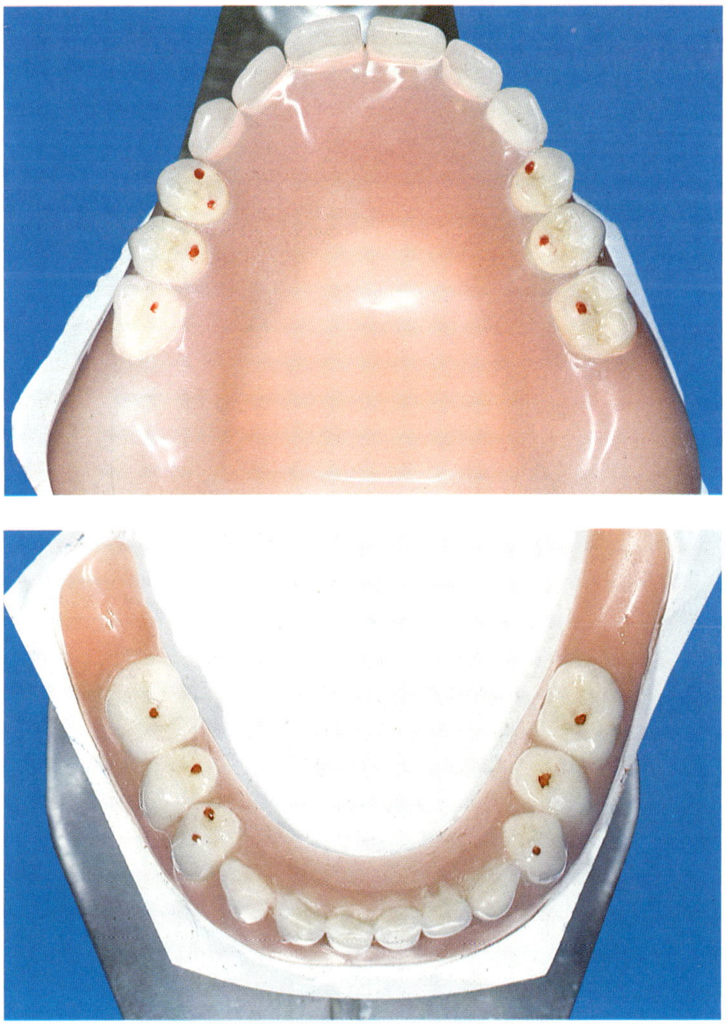

418 Zentrik eingeschliffen
Gleichmäßige Kontakte rechts und links in Höcker-Fossa-Relation (vgl. S. 78 ff.).
Die zentrischen Kontakte, die beim Einschleifen von Seit- und Vorbiß nicht mehr verändert werden dürfen, sind hier *rot* markiert.

419 Seitbiß nach links, diagonal äquilibriert

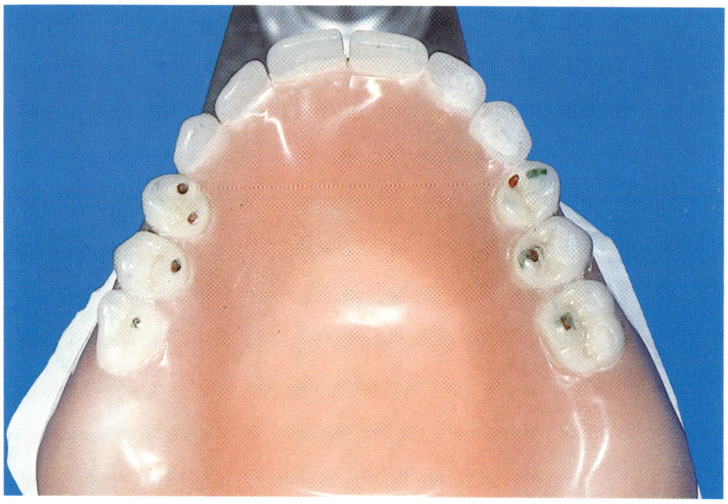

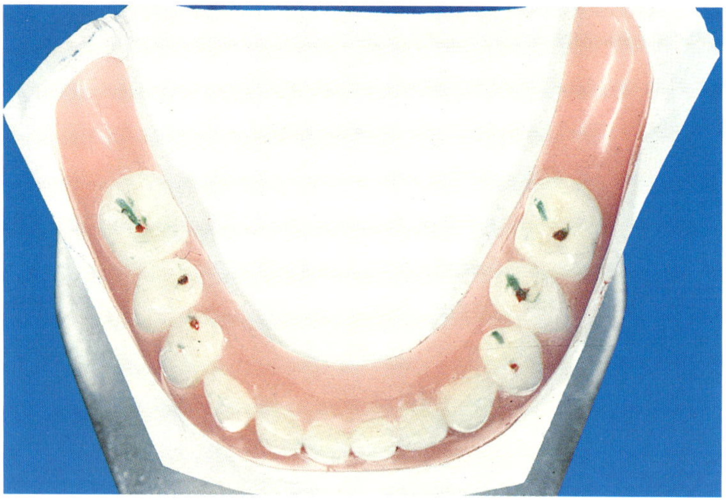

420 Seitbiß nach rechts, diagonal äquilibriert

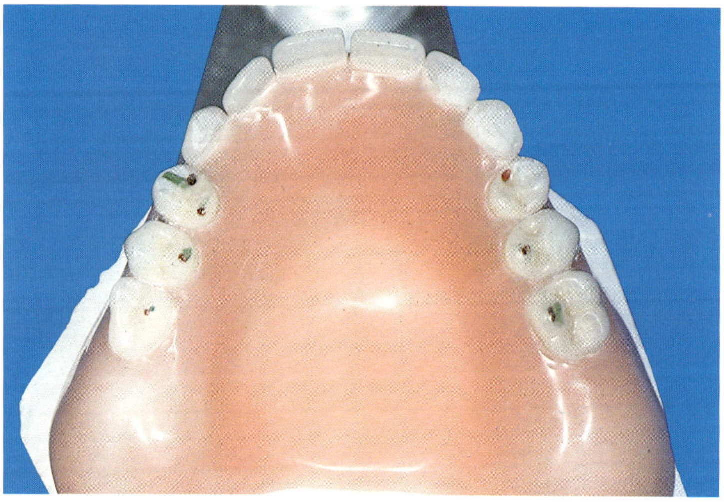

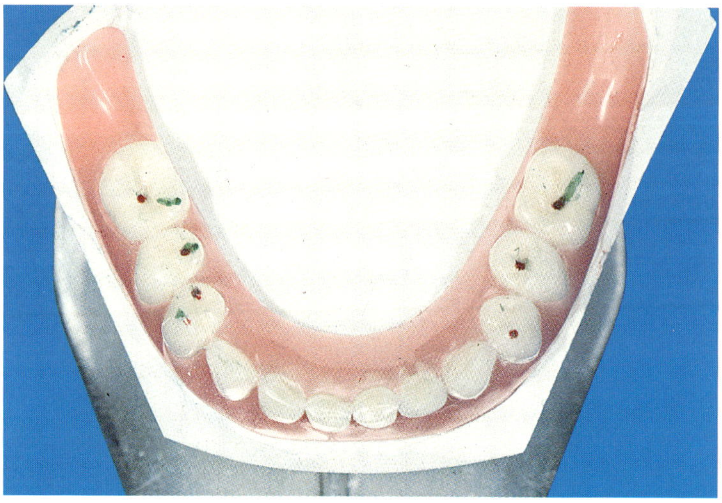

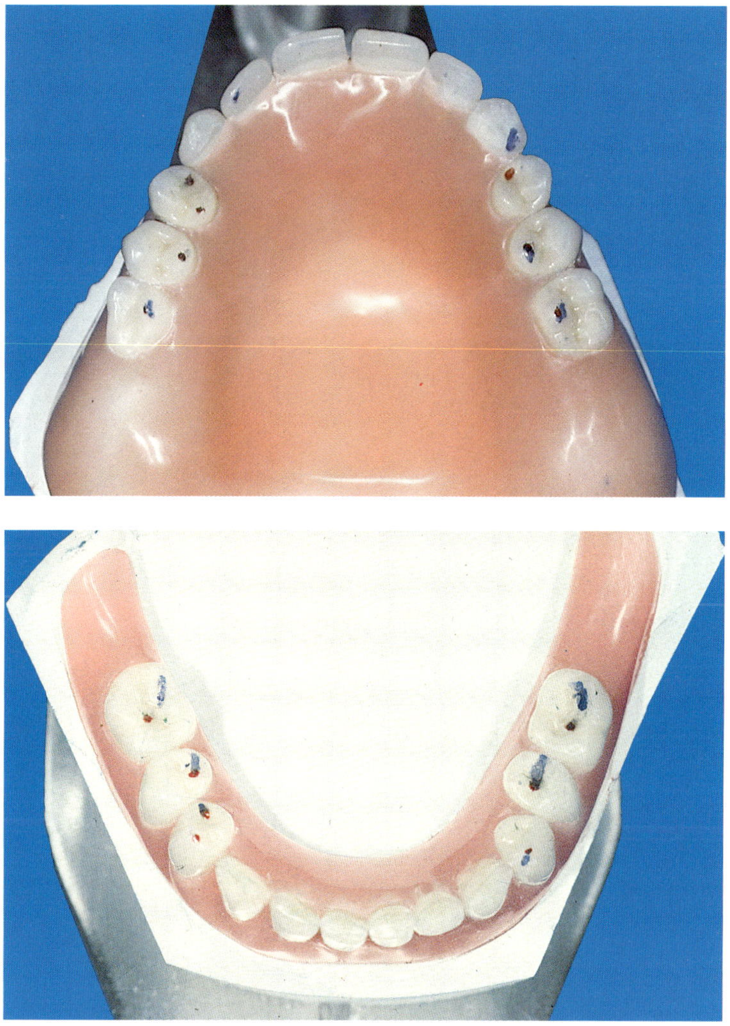

421 Vorbiß anteroposterior äquilibriert

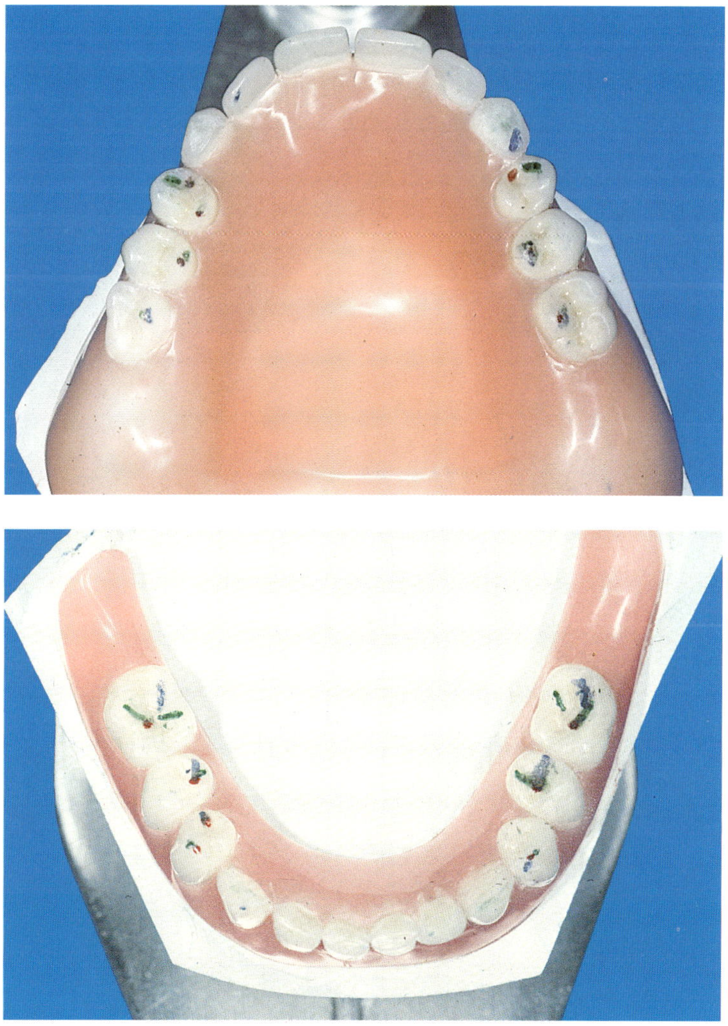

422 Zentrik und exzentrische Exkursionen markiert
Zentrik = rot
Seitbiß = grün
Vorbiß = blau

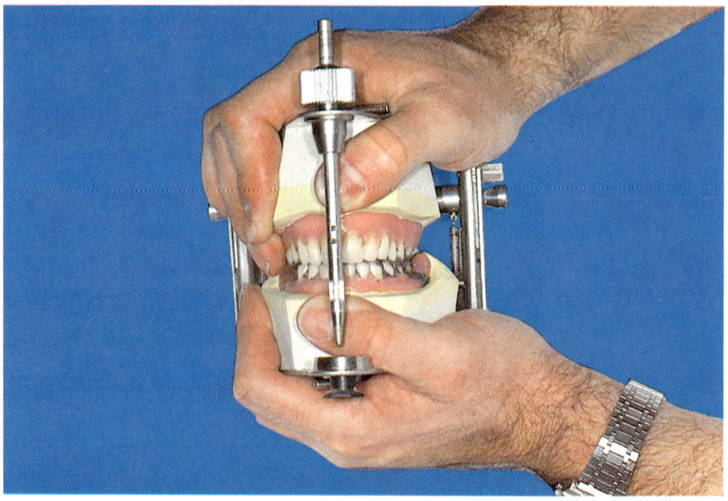

423 Finissage der Okklusion
Mit Karborundumpaste zwischen den Zähnen werden nach links und rechts kreisende Bewegungen ausgeführt, wobei der Artikulator mit beiden Händen geführt wird. Es soll eine „leichtgängige" *polyvalente, allseitig äquilibrierte Okklusion* erreicht werden.

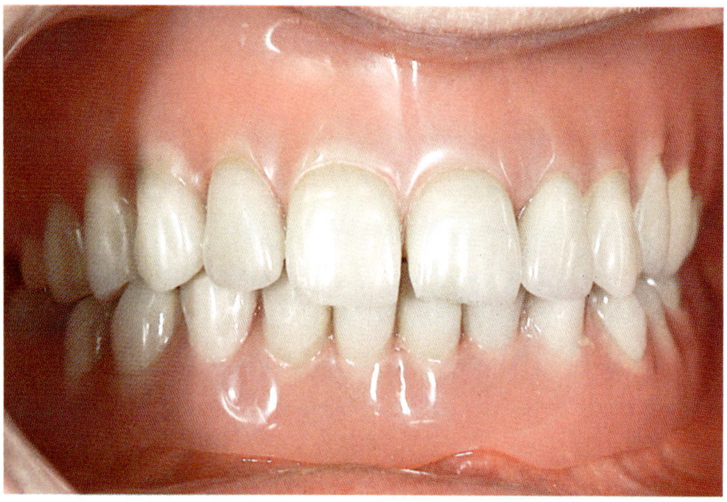

424 Kontrolle im Munde
Die Okklusion ist korrigiert. Ein hindernisfreies Gleiten in allen exzentrischen Bewegungen ist gewährleistet.

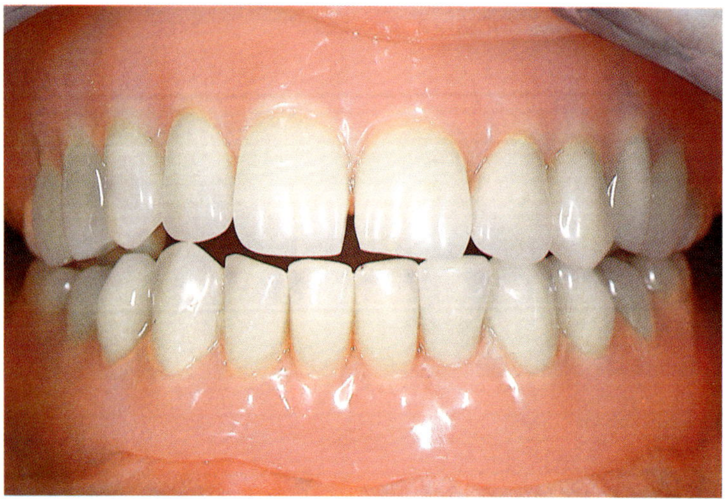

425 Zum Vergleich: die Situation vor dem Einschleifen

Präprothetische Chirurgie

Bei vielen zahnlosen Patienten können die anatomischen Verhältnisse der Kiefer vom prothetischen Gesichtspunkt aus nicht als ideal bezeichnet werden. In all jenen Fällen, bei denen trotz Ausschöpfung aller prothetischen Möglichkeiten kein befriedigendes Resultat erzielt wird, kann die präprothetische Chirurgie zur Verbesserung des Prothesenlagers herangezogen werden.

Es ist heute fast immer möglich, das Prothesenlager auch in schwierigen Fällen durch kleinere oder größere präprothetisch-chirurgische Eingriffe zu verbessern. In jedem Fall muß aber der Eingriff dem Patienten eine *wesentliche Verbesserung der Prothesenfunktion und des Tragkomforts* bringen.

Die *Indikation zum präprothetisch-chirurgischen Eingriff stellt der Zahnarzt,* nachdem er trotz Optimierung aller die Funktion der Prothese beeinflussenden Faktoren kein den Patienten und ihn selbst befriedigendes Resultat erreichen konnte. Die *Wahl der Operationsmethode und der Operationstechnik ist,* in Absprache mit dem Zahnarzt, *Sache des Chirurgen.* Nur durch eine enge Zusammenarbeit zwischen Zahnarzt und Chirurg kann für jeden Fall das optimale Vorgehen – auch in der zeitlichen Abfolge – gewählt werden.

Es ist im allgemeinen besser, eine einmalige größere Operation durchzuführen, die unter Umständen eine Hospitalisation des Patienten bedingt, als durch mehrere kleine ambulante Korrekturen die Situation nur unwesentlich zu verbessern. Bezüglich der Wahl des Zeitpunktes für den präprothetisch-chirurgischen Eingriff lehrt die Erfahrung, daß bei rechtzeitiger Operation mit einem kleineren Eingriff ein besseres Dauerresultat erzielt werden kann, als mit ausgedehnten Eingriffen in verzweifelten Spätfällen.

Die Verbesserung der anatomischen Verhältnisse kann einerseits durch Eingriffe an den Weichteilen, andererseits durch Eingriffe am Knochen erreicht werden. Voraussetzung für erfolgreiche Korrekturen im Bereich der Weichteile ist ein genügendes knöchernes Relief, d.h., die Atrophie der Kiefer darf nicht zu weit fortgeschritten sein. Eine möglichst knochenschonende Operationstechnik ist deshalb im Hinblick auf die prothetische Versorgung schon bei der Extraktion eines oder mehrerer Zähne zu beachten.

Oft sind ungünstige prothetische Verhältnisse durch eine insuffiziente prothetische Versorgung und/oder mangelnde Kontrollen der Prothesen entstanden. Bevor zum Skalpell gegriffen wird, muß versucht werden, die prothetische Versorgung zu optimieren. Ebenso wichtig ist eine sorgfältige prothetische Betreuung nach einem operativen Eingriff, um das Operationsresultat nicht zu gefährden.

Im folgenden werden einige *kleine ambulante Eingriffe* illustriert, die in der zahnärztlichen Praxis (bei entsprechender oralchirurgischer Ausbildung) ausgeführt werden können. Eine korrekte Indikationsstellung für ambulante präprothetische Eingriffe setzt die Kenntnis aller Möglichkeiten der präprothetischen Chirurgie voraus. Eine umfassende Darstellung ist bei Obwegeser (1969) zu finden.

Lippenbandkorrektur

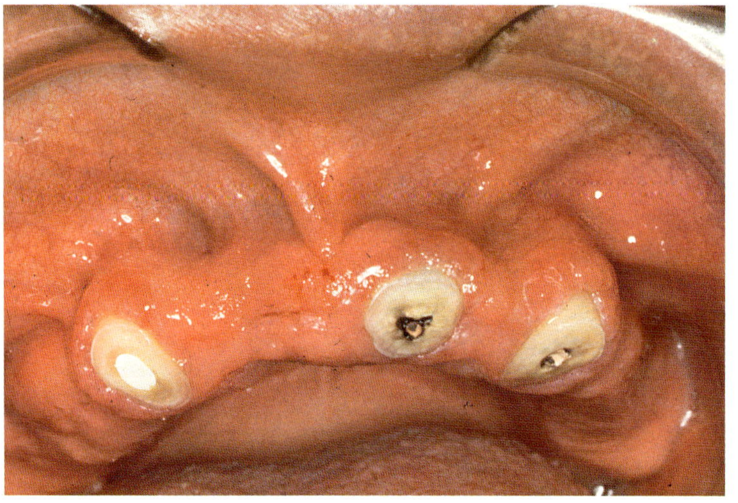

426 Ausgangssituation
Das hoch am Alveolarkamm einstrahlende Lippenband beeinträchtigt eine korrekte Prothesenrandgestaltung und damit deren Ventilwirkung. Diese ist aber für den Prothesenhalt wichtig, da die Wurzelstümpfe 13, 21 und 23 nicht für die Aufnahme von Retentionselementen vorgesehen sind (vgl. S. 163).

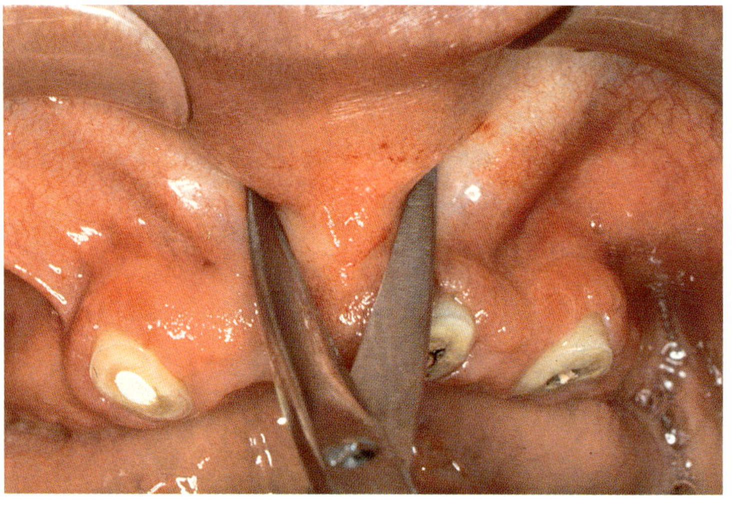

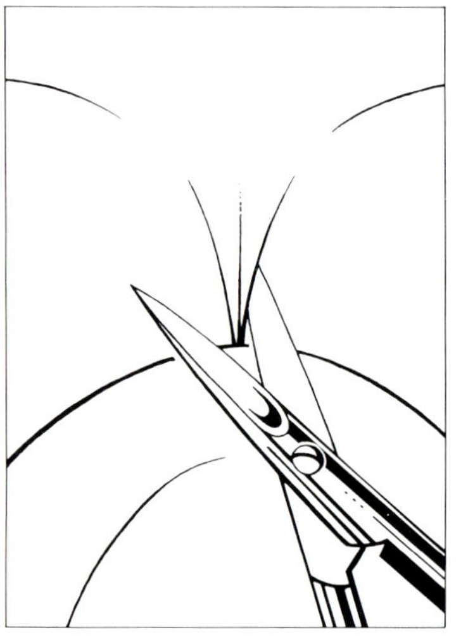

427 Durchtrennung mit Scherenschlag
Nach terminaler Infiltrationsanästhesie wird das Lippenbändchen dem Kamm entlang mit einem Scherenschlag durchtrennt.

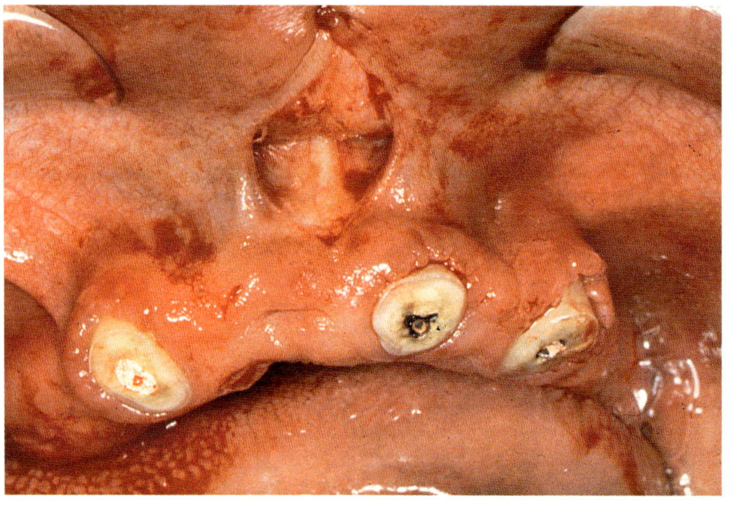

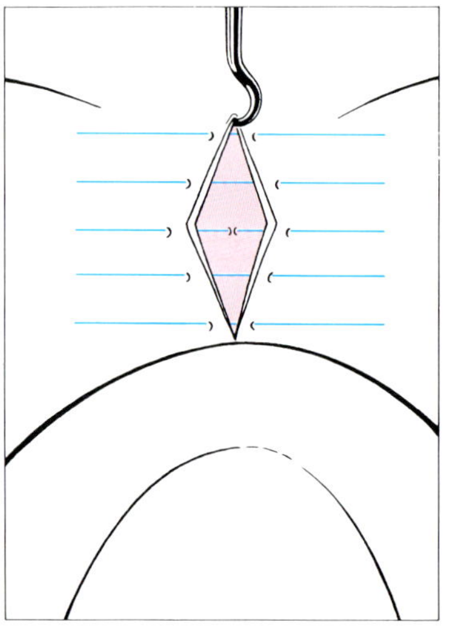

428 Wundverschluß
Durch Hochziehen des Lippenbandes entsteht eine rhomboide Wunde. Diese wird längs vernäht, wobei die Naht in der größten Vestibulumtiefe das Periost mitfassen muß.
Kann die Wunde am Alveolarkamm nicht primär verschlossen werden, so ergibt die partielle Vestibulumplastik mit sekundärer Epithelisierung ein schöneres Resultat (vgl. Wangenfaltenkorrektur S. 143).

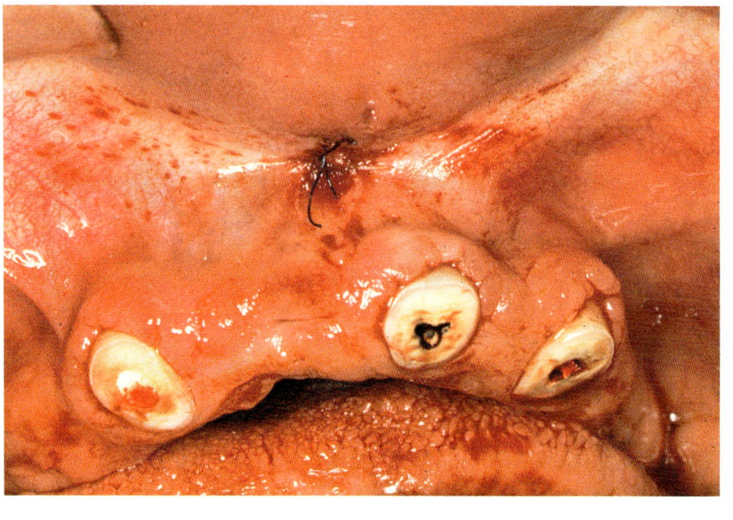

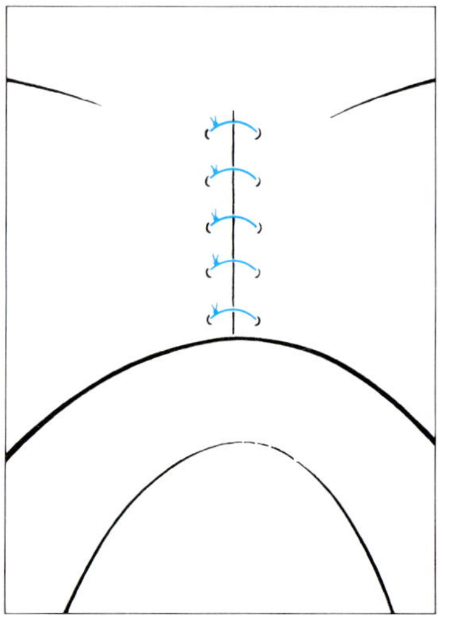

429 Situation nach Wundverschluß

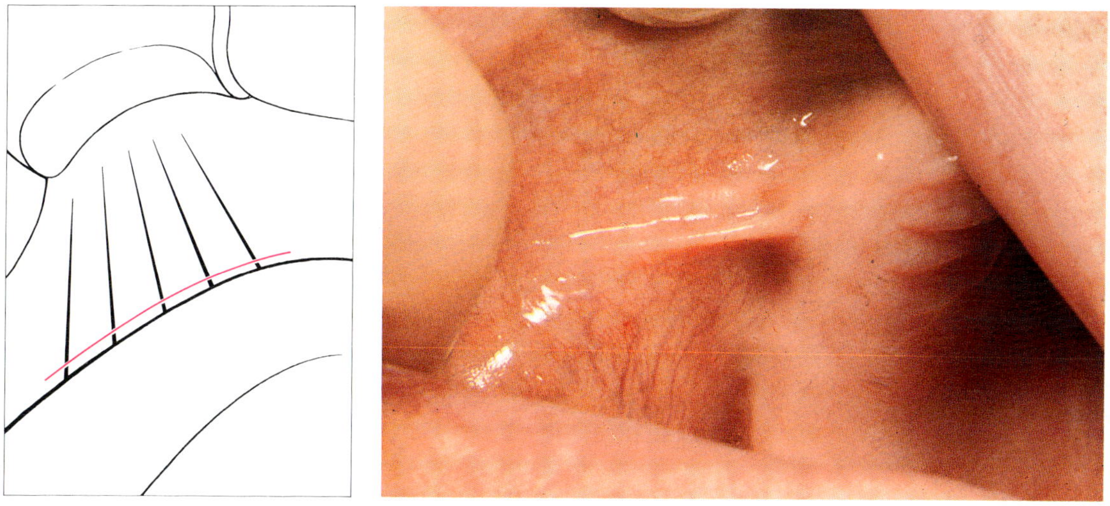

Wangenfaltenkorrektur

Bei prothetisch günstigem Kieferkamm und guten Weichteilverhältnissen mit lediglich ganz lokalisiert störender Wangenfalte ist die partielle Vestibulumplastik mit sekundärer Epithelisierung indiziert.

430 Schnittführung

Die Schleimhaut wird an der Grenze der angewachsenen Gingiva zur beweglichen Mukosa durchtrennt und epiperiostal präpariert.

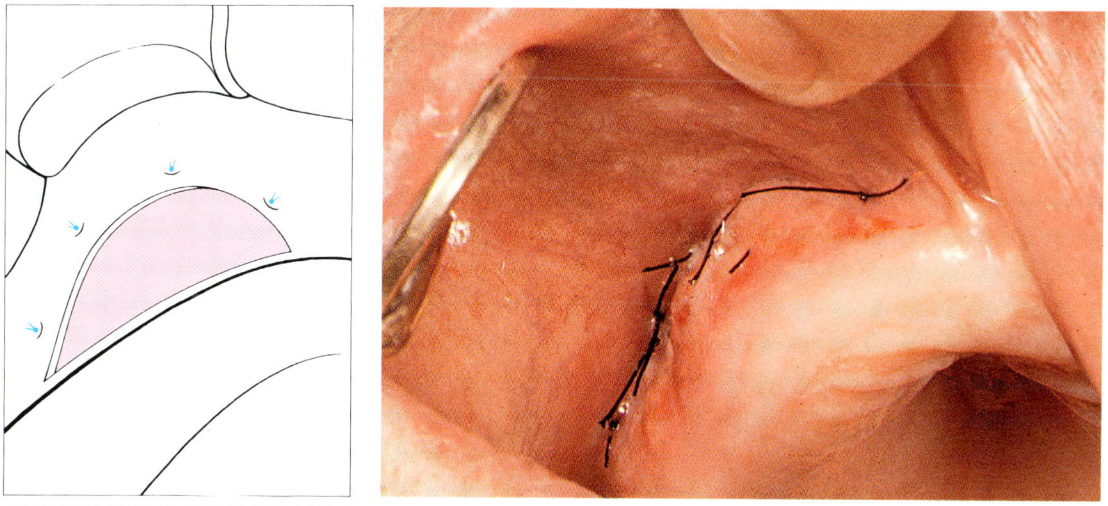

431 Naht und Wundversorgung

Die Schleimhaut wird hoch im Vestibulum mit Catgut ans Periost fixiert.

Wichtig ist, daß der Prothesenrand an dieser Stelle gekürzt wird, damit das der sekundären Epithelisation überlassene Periost nicht durch den Prothesenreiz zur Bildung von hypertrophen Granulationen angeregt wird. *Nachteil* der Methode ist die vestibuläre Narbe im Bereich des Ventilabschlusses der Prothese.

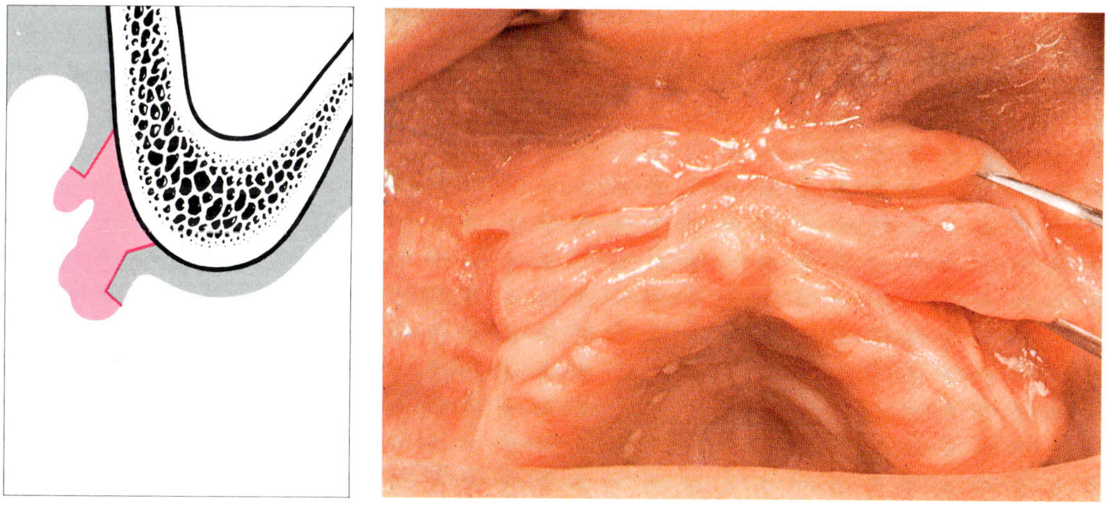

Prothesenfibromexzision

Gelappte Prothesenreizfibrome werden durch Exzision entfernt, wobei möglichst viel Schleimhaut erhalten bleiben sollte. Je nach Lokalisation und Basisbreite der Fibrome muß gleichzeitig oder anschließend eine Vestibulumplastik durchgeführt werden.

432 Schnittführung

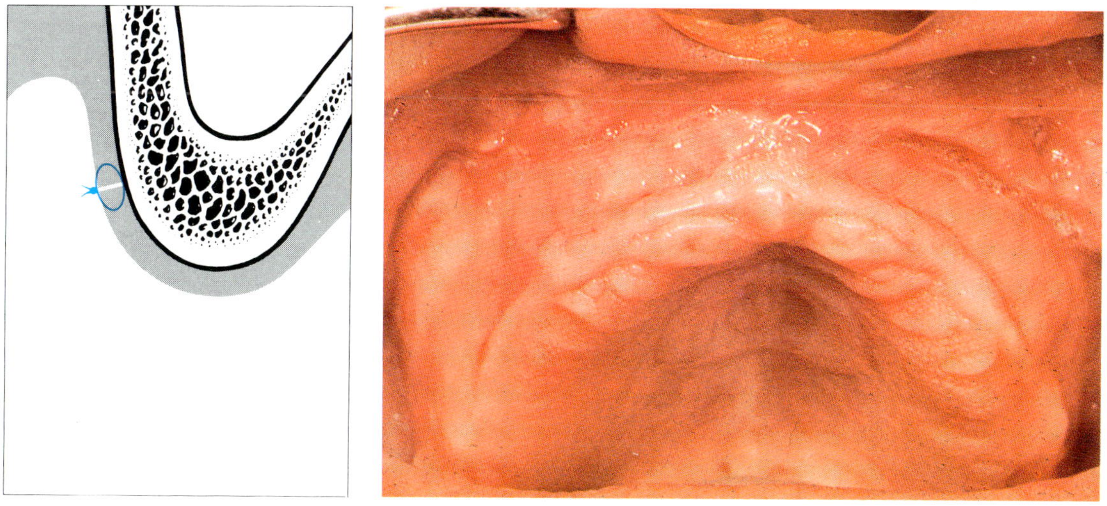

433 Wundverschluß

Für *größere präprothetisch-chirurgische Eingriffe* muß der Patient hospitalisiert werden. So z.B. für die von Obwegeser (1963) ausgearbeitete totale Mundboden- und Vestibulumplastik mit freier Hauttransplantation zur relativen oder für die Visierosteotomie nach Härle (1975) zur absoluten Erhöhung des Unterkieferkammes. Für den Oberkiefer ist die Le-Fort-I-Osteotomie, wie sie von Farell u. Mitarb. (1976) angegeben wurde, erfolgversprechend.

Ein ambulant durchführbarer Eingriff ist die nachfolgend dargestellte Vestibulumplastik mit sekundärer Epithelisierung, die von Szaba schon 1916 beschrieben wurde. Sie ist für bis unmittelbar zur Kammfirstlinie bewegliche nicht überschüssige Weichteile bei geringer Knochenatrophie angezeigt.

Vestibulumplastik mit sekundärer Epithelisation im Oberkiefer

Voraussetzung für diesen Eingriff ist ein ausreichendes Knochenrelief. Falls die Korrektur des Vestibulums nur im Frontbereich notwendig ist, kann der Eingriff in Lokalanästhesie ambulant durchgeführt werden.

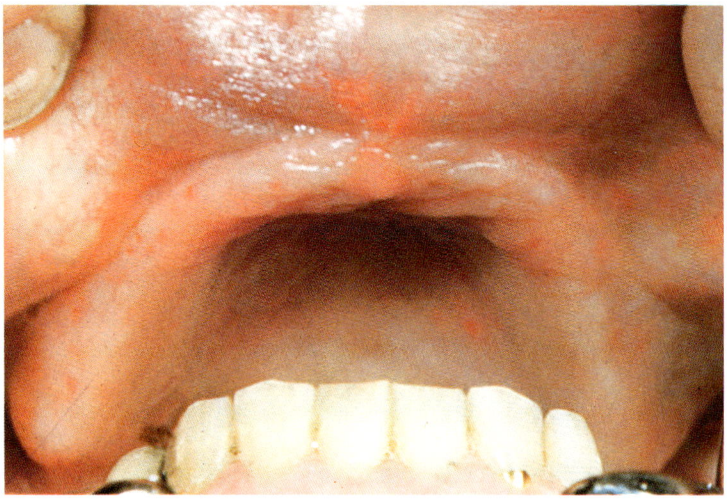

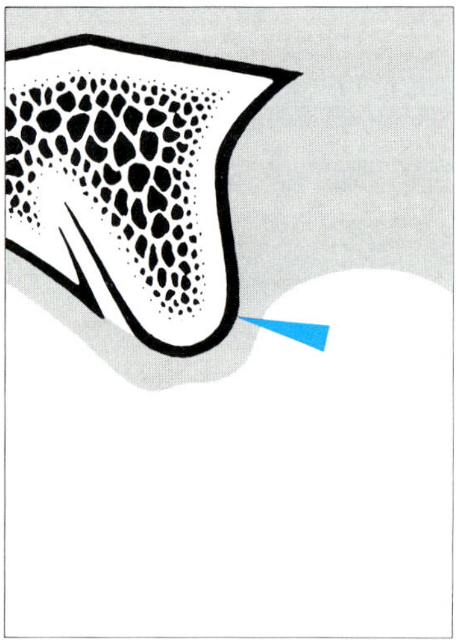

434 Ausgangslage – Schnittführung

Die Schleimhaut wird an der Grenze der angewachsenen Gingiva zur beweglichen Mukosa durchtrennt und epiperiostal präpariert.

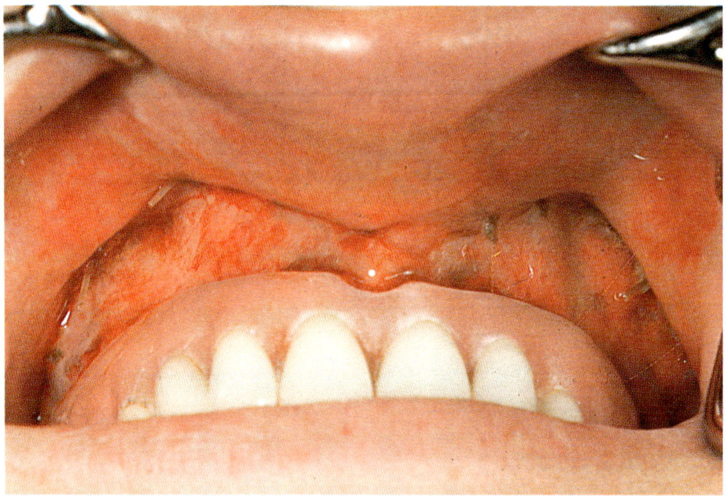

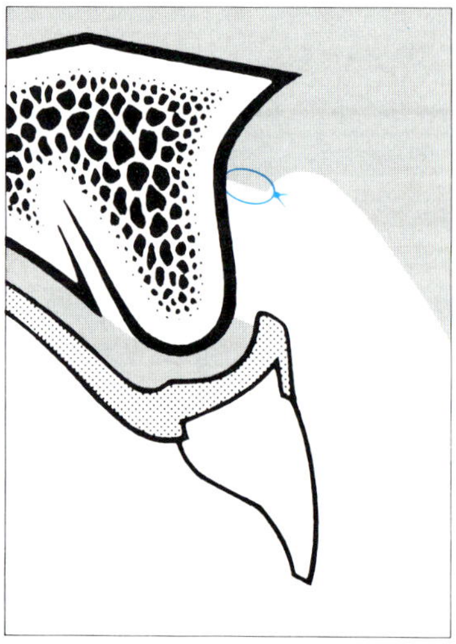

435 Naht und Wundversorgung

Die Schleimhaut wird hoch im Vestibulum mit Catgut ans Periost fixiert.

Wichtig ist das Kürzen des Prothesenrandes im Operationsgebiet, der erst nach abgeschlossener Wundheilung wieder auf eine optimale Länge ergänzt wird.

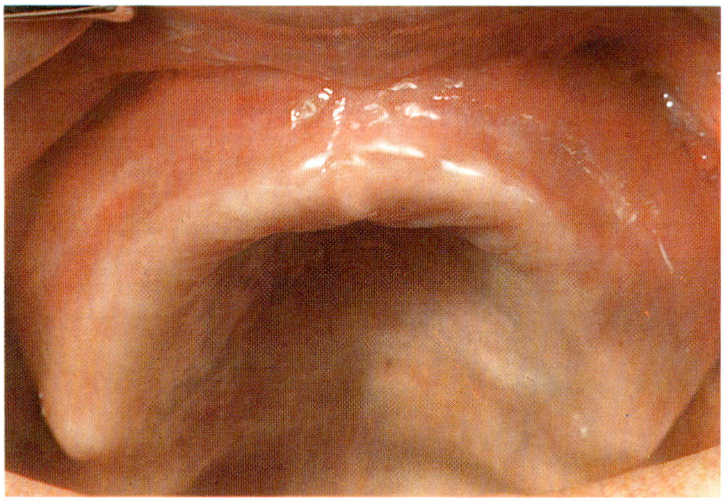

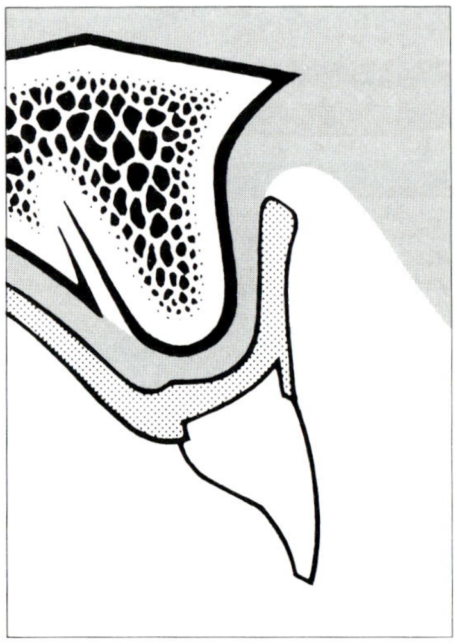

436 Operationsergebnis nach Wundheilung

Die im Bereich des späteren Prothesenrandes liegende Narbe kann den Ventilabschluß der Prothese stören.

Glättung der Linea mylohyoidea

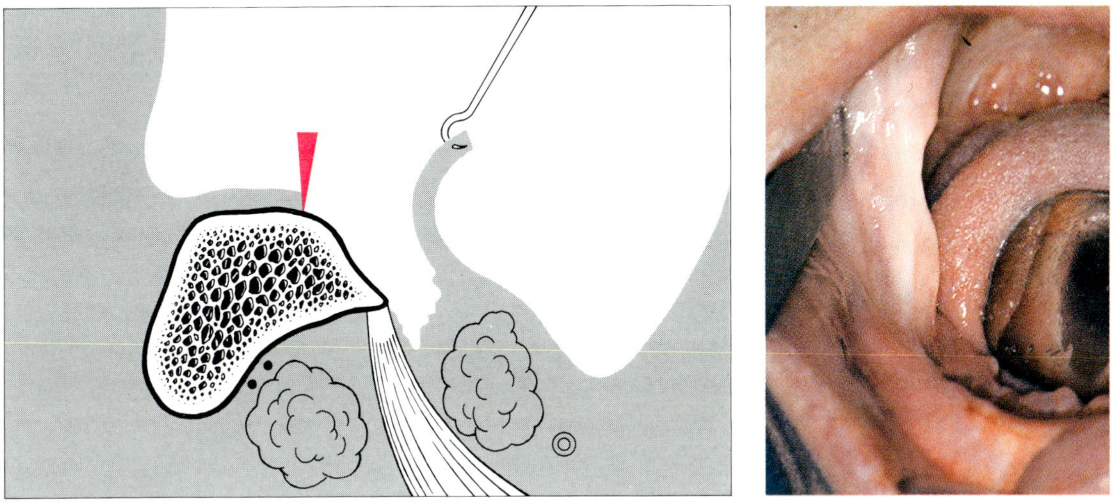

437 Klinisches Bild – Schnittführung
Die Schleimhaut wird entlang der Kammlinie durchtrennt und epiperiostal nach lingual präpariert.

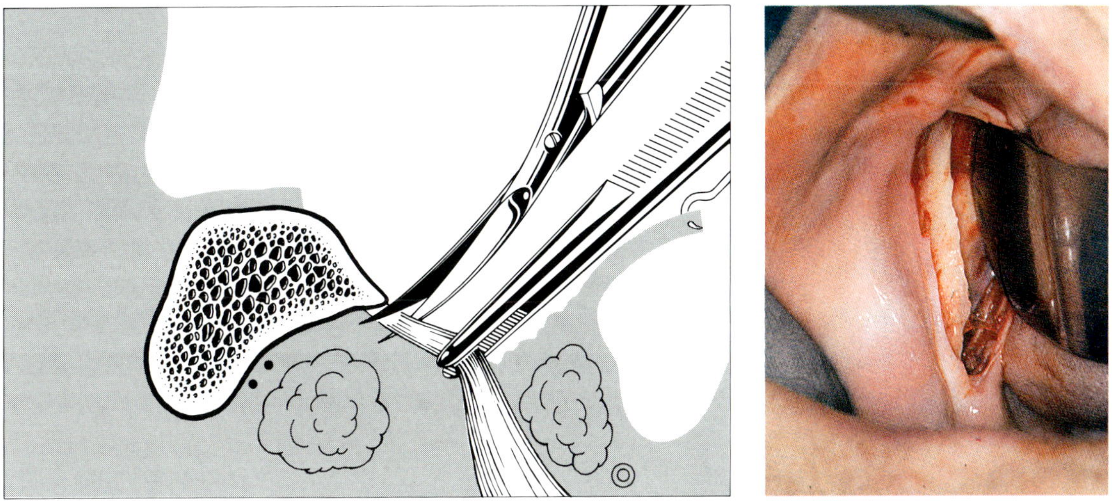

438 Abtrennen der Muskelfasern
Die dorsalen Faserbündel des M. mylohyoideus werden mit einem Scherenschlag abgetrennt. Sie ziehen sich gegen das Zungenbein zurück.
Noch deutlicher als im ersten Bild, unter der Schleimhautbedeckung, ist jetzt die messerscharfe Knochenkante zu erkennen.

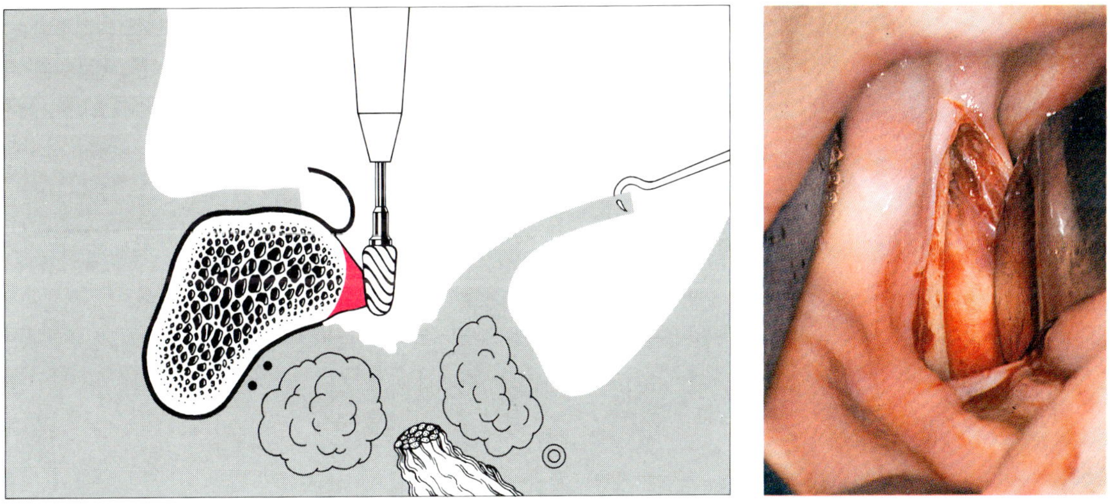

439 Glätten der Knochenkante
Nach Abschieben des Periosts wird die Linea mit der Knochenfräse unter Berieselung mit steriler physiologischer Kochsalzlösung geglättet.

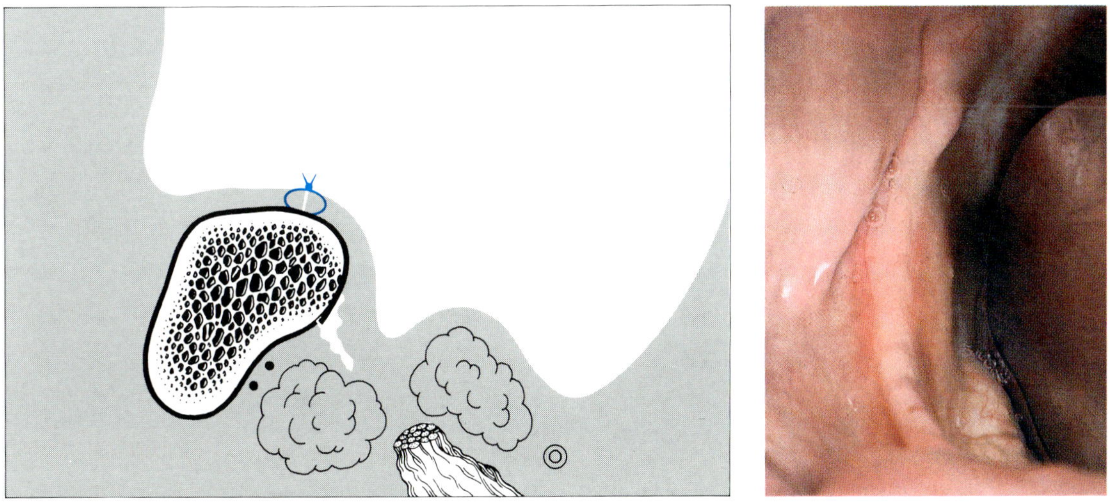

440 Wundverschluß
Das klinische Bild zeigt den Zustand nach vollständiger Wundheilung.

Immediatprothesen

Als Immediatprothese wird ein unmittelbar nach der Zahnextraktion eingegliederter provisorischer Zahnersatz bezeichnet. Die Schwierigkeiten, die mit der Eingliederung und der Inkorporation von Immediatprothesen verbunden sind, werden durch die typischen Veränderungen der Kieferkämme nach Räumung (s. S. 9) verständlich gemacht.

Obwohl eine Immediatprothese nur provisorischen Charakter haben kann, da sie in den meisten Fällen nach spätestens 2 Jahren neu angefertigt werden muß, ist sie dort indiziert, wo der Patient aus beruflichen oder sozialen Gründen nicht längere Zeit ohne Zähne sein kann.
In den ersten Tagen nach der Extraktion dient die Immediatprothese als Wundverband und Koagulumschutz. Da keine zahnlose Phase eintritt, erfordern Sprechen, Kauen und Schlucken nur geringe funktionelle Adaptation. Die Situation für das neuromuskuläre System und die Kiefergelenke wird kaum verändert. Die Gewöhnung an den prothetischen Ersatz geschieht parallel mit der Wundheilung und fällt daher leichter.

Als *Nachteile* sind die durch den Um- und Abbau des residuellen Kieferkammes notwendig werdenden laufenden Anpassungen der Prothesenbasis und der okklusalen Konfiguration zu nennen, was eine zuverlässige Kooperation des Patienten erfordert.
Falls eine Immediatprothese trotz einiger Nachteile angefertigt werden soll, empfiehlt sich ein zweizeitiges Vorgehen. In einem ersten Schritt werden die Seitenzähne entfernt und eine Teilprothese eingegliedert, die ein Angewöhnen an den Zahnersatz (training by partials, POUND) ermöglicht.
Nach frühestens 2 Monaten erfolgt der zweite Schritt, bei dem nun die Frontzähne auf dem Modell radiert und ersetzt werden und die Totalprothese fertiggestellt wird. Unmittelbar vor der Eingliederung werden die Restzähne extrahiert. Die Immediatprothese darf während den ersten 24 Stunden wegen des Wundödems nicht entfernt werden. Nach dem 1. und 2. Tag entfernt der Zahnarzt die Prothese und desinfiziert die Wundflächen. Er prüft die Okklusion und korrigiert sie gegebenenfalls. Nach Abklingen des Ödems reinigt der Patient Schleimhaut und Prothese selbst. Falls der Prothesenhalt nicht schon bei der Eingliederung mit weichbleibendem Unterfütterungsmaterial verbessert werden mußte, sollte dies nach 1–2 Wochen geschehen. Denn eine schlechtsitzende Prothese fördert Entzündung und Resorption.

Immediatprothesen sind *kontraindiziert,* wenn die Räumung bei schweren entzündlichen Parodontopathien erfolgen muß, da durch die Prothese die Wundreinigung und damit die Heilung stark behindert wird.

Gerontoprothetik

Zahnverlust, Zahnersatz und damit verbundene dentogene Ernährungs- und Kommunikationsschwierigkeiten sind für den alten Menschen quälende, bedrohliche Ereignisse. Deshalb steht nicht das zahnärztliche Handeln als solches im Vordergrund, sondern der Zahnarzt muß als erstes versuchen, eine tragfähige zwischenmenschliche Beziehung zum verunsicherten Patienten herzustellen. Gerade dies ist aber durch die besonderen physiologischen, psychologischen und eventuell pathologischen Veränderungen, die beim alten Menschen vorkommen, deutlich erschwert. Weiß der Zahnarzt um das Wesen seines Patienten, kann er den patientengerechten Zugang finden und so langsam zur zahnärztlich-prothetischen Betreuung übergehen, die sich im übrigen nicht grundsätzlich von derjenigen jüngerer Patienten unterscheidet.

Die Fortschritte der Präventivzahnmedizin haben eine drastische Reduktion des Zahnverlustes bei den jüngeren Patienten gebracht. Die allgemeine Einstellung der Bevölkerung zur Erhaltung der eigenen Zähne hat sich grundlegend verändert. In der Folge ist in den westlichen Industrieländern die Zahl der Zahnlosen im jugendlichen Alter im Sinken bzw. das Durchschnittsalter und die Zahl der älteren Patienten, die einer prothetischen Versorgung bedürfen, im Ansteigen. Der Zahnarzt hat sich deshalb – wie der Arzt – vermehrt mit geriatrischen Problemen zu befassen.
Der Umstand des höheren Durchschnittsalters zahnloser Patienten kann für die prothetische Behandlung von enormer Tragweite sein. Die Erstversorgung kann in einen Lebensabschnitt fallen, in dem sich die direkten Folgen des Zahnverlustes (Kieferkammresorption, Reduktion der Kaukraft, Veränderung des muskulären Gleichgewichts, Reduktion der Gesichtshöhe, ästhetische und phonetische Beeinträchtigungen) den altersbedingten Veränderungen des Kausystems und des Gesamtorganismus überlagern.

Der *Alterungsprozeß im Kausystem* ist gekennzeichnet durch zahllose *physiologische Veränderungen,* die zum Teil als normale Adaptation eine kompensatorische Funktion haben, zum Teil aber irreversible Altersveränderungen darstellen.
Im *Knochengewebe* führt die Strukturauflockerung und Verdünnung der Kortikalis zur Reduktion der Tragfähigkeit des Knochens. Erst die atrophischen Veränderungen der Kiefer nach Zahnverlust prägen jedoch das „typische Greisengesicht" (vgl. S. 9 u. S. 70, Abb. 205).
In der *Kaumuskulatur* zeigt sich die Involution in der Verminderung des Tonus und der immer schnelleren Ermüdung beim Kauen als Folge der zunehmenden Muskelschwäche.
Die *Schleimhäute* der Mundhöhle (vgl. S. 8) reagieren empfindlicher auf thermische und chemische Reize. Das *submuköse Gewebe* wird dünner und verliert durch vermehrte Einlagerung fibrösen interstitiellen Gewebes allmählich seine Elastizität. Dadurch wird die Widerstandsfähigkeit der Schleimhaut auch gegen die mechanische Beanspruchung als Prothesenlager herabgesetzt.
Die verminderte Sekretion der *Speicheldrüsen* läßt die Schleimhaut noch empfindlicher werden. In der Altersmedizin werden zudem häufig Diuretika, Antihypertensiva vom Typ Methyldopa oder Clonidin und Antidepressiva verwendet, die die Mundtrockenheit verstärken. Es ergeben sich so zusätzliche Schwierigkeiten für den Prothesenhalt. Begleitsymptome der relativen Mundtrockenheit, wie Zungen- und Gaumenbrennen oder Metallgeschmack, werden nach Haneke (1980) oft fälschlicherweise der Prothese angelastet.
Die *Zunge* ist im Gegensatz zur Kaumuskulatur dem involutiven Alterungsprozeß kaum unterworfen. Sie erfüllt im Alter nicht nur ihre funktionellen Aufgaben beim Sprechen und Schlucken wie in der Jugend, son-

dern hilft beim Zahnlosen zusätzlich die Prothesen zu stabilisieren. Oftmals ist sie beim Zerkleinern der Nahrung alleinige „Kauhilfe". Die Zungenoberfläche zeigt allerdings Veränderungen wie Fissuren- und Faltenbildung und zunehmende Papillenatrophie. Letzteres führt zu einer Einbuße in der Geschmacksleistung. Die veränderte Geschmacksempfindung ist zum Teil aber auch der verminderten Speichelsekretion anzulasten.
Das *Zentralnervensystem* kann seine komplexen Aufgaben auch im hohen Alter noch zufriedenstellend erfüllen. Es funktioniert allerdings zunehmend langsamer. Vor allem die Wahrnehmung optischer und akustischer Reize sowie die räumlich-taktile Sensorik sind verändert. Optische Reize persistieren länger und machen es dem alten Menschen unmöglich, rasche Bildfolgen oder Bewegungsabläufe in ihrer Gesamtheit wahrzunehmen. Auch optische Kontraste werden nicht mehr im selben Ausmaße wahrgenommen. Dasselbe gilt für akustische Reize. Zudem ist die Hörfähigkeit für höhere Frequenzen durch Veränderungen in der Schallleitung und in der Kochlea vermindert. Auch die räumliche Wahrnehmung von Berührungsreizen (z. B. einer Prothese im Mund) ist beeinträchtigt. Es werden intensive Einzelreize festgestellt, aber die koordinierte Wahrnehmung fehlt.

Diese physiologischen Veränderungen der Wahrnehmung bedingen einen anderen *Umgang mit dem Patienten.* Will der Zahnarzt den Zugang zum alten Patienten finden, muß er sich bemühen, *ruhig* und unter Vermeidung von Zischlauten zu sprechen und alle seine Bewegungen während der Behandlung *langsam* auszuführen. Andernfalls kann der Patient mit beeinträchtigter Wahrnehmung nicht alles verstehen und den Behandlungsabläufen nicht folgen. Er „macht nicht mit". Häufig ist zudem die Kommunikation durch ein Recruitement-Phänomen zusätzlich gestört. Da die Hörschwelle sehr nahe der Schmerzschwelle liegt, kann zu lautes Sprechen nicht mehr verstanden werden, der Patient verspürt nur noch Schmerzen beim Zuhören.
Nicht nur die Wahrnehmung, sondern auch das *Reaktionsvermögen* des alten Menschen ist verlangsamt. Der Zahnarzt muß nach einer Aufforderung an den Patienten *geduldig auf dessen Reaktion (Antwort) warten.*
Involutive Veränderungen am Großhirn, wie sie (mit einer großen Variationsbreite) jenseits des 65. Lebensjahres beginnen, können die Fähigkeit einschränken, neue *reflektorisch gesteuerte Bewegungsabläufe* auszubilden. Neues zu erlernen ist dann besonders schwierig, wenn es im Gegensatz zu früher gemachten Erfahrungen steht. Reduzierte Geschicklichkeit und Lernfähigkeit erschweren aber dem alten Menschen die Adaptation an neue Totalprothesen oder machen sie unmöglich, selbst bei guten Kammverhältnissen und objektiv optimaler prothetischer Versorgung.
Die Länge der *Eingewöhnungszeit* steht nach Lenz u. Mertins (1978) in enger Beziehung zum Alter. Sie dauert bei mehr als einem Viertel der über 70jährigen länger als ein halbes Jahr.

Die Behandlung älterer Patienten wird oft zusätzlich von psychischen Problemen und sozialen Einflüssen geprägt. Der alte Mensch versucht, seinen zunehmenden Einschränkungen körperlicher, physischer und sozialer Natur mit verschiedenen psychischen Anpassungsmechanismen zu begegnen.
Spirgi (1975) und Breustedt (1978) teilen die alten Leute aufgrund von deren *psychologischen Charakteristika* in drei gut abgrenzbare Gruppen ein:

- Die *erste Gruppe* ist geprägt durch ihre *konservative Haltung.* Diese Menschen sind bemüht, frühere Verhaltensweisen beizubehalten und alle Einschränkungen durch das Alter mit seinen Begleiterscheinungen zu negieren. Es erscheint ihnen als Zumutung, sich einer zahnärztlichen Behandlung unterziehen zu müssen. Sie wehren sich insbesondere gegen jegliche Art von Prothesen, die sie als Beweis für ihren physischen Zerfall betrachten.

- Die *zweite Gruppe* umfaßt die *Gleichgültigen,* die mit Resignation auf die spezifischen Altersveränderungen reagieren. Sie versuchen nicht mit den Schwierigkeiten des Alters durch Anpassung und Eigenaktivität fertig zu werden. Ihr Interesse am Gebißzustand und damit an der Mundhygiene läßt zu wünschen übrig. Sie betrachten Zahnersatz als etwas, worauf sie gut verzichten können.

- Die *dritte Gruppe* versucht *das Alter zu meistern.* Diese Leute sind informiert und wissen genau Bescheid über die zu erwartenden altersbedingten Veränderungen. Sie sind aufgeschlossen für eine zahnärztliche Behandlung und zur aktiven Kooperation bereit. Sie sind aber trotz ihrer geistigen Abgeklärtheit in allen ihren Handlungen gefühls- und willensmäßig umständlicher als der jugendliche Patient.

Versagen diese drei Anpassungsmechanismen, treten an ihre Stelle Reizbarkeit, Wut, Mißtrauen, Niedergeschlagenheit, Angst oder Verwirrung.
Der behandelnde Zahnarzt sieht sich dann heftigen Gefühlen des Patienten ausgesetzt, denen er vielleicht mit Ablehnung entgegentritt. Gerade diese Reaktion aber verbarrikadiert den Zugang zum Patienten endgültig. Kann der Behandelnde dagegen auf das Verhalten des Patienten eingehen und dessen Gefühle verstehen lernen, wird die Beziehung entspannter und ruhiger.

Minimale Betreuungsaufgaben werden möglich. Über schonende Verbesserung der Mundhygiene wird langsam das Vertrauen aufgebaut. Eine Prothesenreinigung verschafft dem Patienten Erleichterung, die Extraktion irritierender Wurzelreste eliminiert langjährige Störfaktoren. Dieses langsame Hinführen zum zahnärztlich Instrumentellen und später zu den prothetischen Maßnahmen wird wesentlich durch das einfühlende Verhalten des Zahnarztes und sein Verständnis für den alten Menschen mitbestimmt.
Bei den Menschen der beiden ersten Gruppen wird der Zahnarzt ohne diesen langsamen Zugang mit einer prothetischen Versorgung nicht reüssieren. Das Drängen der Umgebung (Verwandte, Bekannte, Pflegepersonal usw.), das den Patienten in die Praxis führt, genügt nicht.
Bei der dritten, zur aktiven Kooperation bereiten Gruppe werden die zahnärztlich prothetischen Bemühungen bestimmt durch die orale Situation und die Einschätzung der Adaptationsfähigkeit des Patienten.
Sind noch Restzähne bei prospektiv niedriger Adaptationsfähigkeit vorhanden, sollen jene mit allen Mitteln erhalten werden, wie das z.B. im zweiten Teil dieses Atlasses, in der *Hybridprothetik,* gezeigt wird.
Ist eine totalprothetische Versorgung unumgänglich, so kann der Patient über sogenannte *Trainingsprothesen* schrittweise an die neue Prothesensituation herangeführt werden. Diese bestehen vorerst nur aus Basisplatten, auf die später dann Bißwälle und in einer weiteren Phase Frontzähne aufgesetzt werden. Schließlich werden die Trainingsprothesen mit Prämolaren und Molaren komplettiert.
Neuanfertigungen bestehender Prothesen bei prospektiven Adaptationsschwierigkeiten sind zu vermeiden. Sind sie unumgänglich, sollten die Dimensionen und Konturen der bestehenden Prothesen soweit als möglich übernommen werden, um eine möglichst geringe Adaptationsleistung vom „funktionellen Gedächtnis" des Patienten zu verlangen. Die Erhaltung des gewohnten Zungenraumes hat dabei in der Okklusionsgestaltung den absoluten Vorrang gegenüber den rein statischen Prinzipien der Zahnaufstellung.
Eine Alternative zur Neuanfertigung ist die Herstellung einer *Duplikatprothese,* die technisch allerdings nicht sehr einfach ist. Mehrere Verfahren sind dafür in neuerer Zeit z.B. von LANDT (1978) oder DUKES (1980) beschrieben worden.

Die Meisterung *gerontoprothetischer Probleme* setzt nicht nur Wissen und Können voraus, sondern auch die innere Bereitschaft, sich mit der seelischen Reaktionslage des – oft durch Verunsicherung wenig kooperativen – alten Menschen und seinem sozialen Umfeld auseinanderzusetzen.

Nach JUNG (1981)
„ist die *Neuversorgung mit Totalprothesen*

- *erfolgversprechend,* wenn der Patient Teil- oder Vollprothesen trug, neue Prothesen wünscht, keine größeren Adaptationsprobleme zu erwarten sind und der Oralbefund nicht extrem ungünstig ist.
- *erschwert,* wenn der Patient viele Jahre objektiv mangelhafte Prothesen trug, ohne subjektiv eine Funktionseinbuße zu bemerken, und wenn wegen des Allgemeinbefundes und des Oralbefundes mit Adaptationsschwierigkeiten zu rechnen ist. Die Umarbeitung des vorhandenen Ersatzes ist dann vorzuziehen.
- *nicht aussichtsreich,* wenn der Patient mehrere Jahre zahnlos war, noch nie oder in den letzten Jahren nicht mehr Prothesen trug und wenn die Adaptation wegen reduzierten Allgemeinbefundes fraglich ist. Im Zweifel ist – auch bei günstigem Oralbefund – von der Neuanfertigung abzuraten.
- *nicht indiziert,* wenn der Patient nie oder seit vielen Jahren keine Prothese trug, keinen Zahnersatz wünscht oder wegen des reduzierten Allgemeinzustandes nicht mehr inkorporieren wird".

Hybridprothetik

Hybridprothesen

Der Begriff der Hybridprothese subsumiert eine Vielzahl konstruktiver Möglichkeiten für das extrem reduzierte Lückengebiß. Allen gemeinsam ist die kombinierte parodontal-gingivale Abstützung und der äußere Aspekt der Totalprothese.

Der Angelsachse nennt sie „overdentures", der Deutschsprachige „Hybridprothesen". Beide meinen damit dental abgestützte Totalprothesen. Der eine beschreibt das Überdeckende, der andere charakterisiert das Zwitterhafte der Konstruktion. Beide treffen den Kern der Sache.

Die Idee, einzelne Zahnwurzeln im Kiefer zu belassen, um darüber eine Totalprothese zu konstruieren, ist mehr als 100 Jahre alt. Sie verfolgte das Ziel, die unausweichliche Resorption des Alveolarkammes nach der Extraktion zu verlangsamen oder zu verhindern. Das ist auch heute noch eine der Grundideen. Darüber hinaus aber weiß man, daß sich mit hybriden Prothesen nicht nur Abstützung und Retention auf solchen Wurzeln erreichen lassen, sondern daß auch Kaukraft Kaueffizienz und Kraftunterscheidungsvermögen gegenüber der totalen Prothese wesentlich größer sind. Für die neuromuskuläre Funktion spielt nämlich die Sensorik über parodontale Rezeptoren eine wichtige Rolle. Gegenüber konventionellen Teilprothesen bringen Hybridprothesen im extrem reduzierten Lückengebiß Vorteile für die Restparodontien.

Dieser unvollständige Katalog zeigt, daß die Hybridprothetik einen langen Weg der Entwicklung hinter sich hat. Geprägt war dieser Weg über weite Strecken von der technisch-konstruktiven Faszination der prothetischen Hilfsteile. Diese treten heute langsam in den Hintergrund. Sie werden in steigendem Maße von preisgünstigen, ohne Laboraufwand direkt montierbaren Konstruktionselementen abgelöst. Einer der Gründe dafür ist die Erkenntnis, daß *nicht die Sophistik der Konstruktionselemente* über Erfolg oder Mißerfolg entscheidet, *sondern die Gesundheit des Parodonts,* auf dem diese basieren.

Seit Beginn der 60er Jahre hat sich denn auch die Forschung konsequent diesen parodontalen Aspekten zugewandt. Heute, da die Richtigkeit des eingeschlagenen Weges durch Langzeitstudien belegt werden kann, konzentriert sich die Forschung zunehmend auf die Bedeutung der Hybridprothese für die neuromuskuläre Funktion und die psychologischen Belange.

In einer Zeit, da die Auswirkungen umfassender Prophylaxe statistisch erfaßbar werden, kann man sich fragen, ob in Zukunft hybride Prothesen überhaupt noch ins Repertoire der rekonstruktiven Zahnmedizin gehören werden. Diese Frage muß zur Zeit eindeutig bejaht werden. Durch die veränderte Einstellung des Menschen zu seiner Gesundheit, die verbesserten therapeutischen Möglichkeiten und die steigende Lebenserwartung werden voraussichtlich immer mehr Menschen zu einem immer späteren Zeitpunkt Prothesen benötigen. Der Eintritt ins „Prothesenalter" findet damit zu einer Zeit statt, wo durch normale Alterungsprozesse bereits ungünstige anatomische, pathophysiologische und psychologische Voraussetzungen für eine totalprothetische Versorgung bestehen können. Die hybride Prothese als letzte Möglichkeit einer dental verankerten Konstruktion erhält damit eine immer größere Bedeutung.

Indikation, Planung und Behandlungsablauf

Vorteile, Nachteile und Indikationsstellung

Verglichen mit der totalen Prothese hat die hybride Prothese als kombiniert parodontal-gingival abgestützte Konstruktion einen ansehnlichen Katalog von Vorteilen aufzuweisen. Die wesentlichsten sind:

- größere funktionelle Stabilität durch die Erhaltung des Kieferkammprofils im Bereich von Pfeilerzähnen (mit und ohne Konstruktionselemente);
- besserer Prothesenhalt, vor allem bei Unterkieferprothesen mit Retentionselementen;
- größere Kaueffizienz durch bessere Stabilität und Retention;
- geringere Belastung der Schleimhaut;
- kleinere Basisextension im Oberkiefer. Der Gaumen muß nur teilweise von der Prothesenbasis bedeckt werden, wenn Retentionselemente verwendet werden können. Dieser Punkt ist oft für die Patienten von größter psychologischer Bedeutung;
- Erleichterung von Adaptation und Inkorporation der Prothese durch die obengenannten Faktoren;
- Trainingseffekt für eventuell später notwendig werdende Totalprothesen durch die Bahnung entsprechender Reflexmuster. Mit der totalprothesenähnlichen Okklusions- und Prothesenbasisgestaltung erfolgt diese nämlich zu einem Zeitpunkt, wo Stabilität und Retention des abnehmbaren Ersatzes noch durch dentale Abstützung und Konstruktionselemente gesichert sind.

Dieser Reihe von Pluspunkten stehen – wieder im Vergleich zur Totalprothese – zwei hauptsächliche Negativpunkte gegenüber:

- beträchtlicher Kostenaufwand je nach Umfang der Vorbehandlung, der Verwendung von Konstruktionselementen und dem postinsertionellen Verlauf. Einsparungen sind möglich durch die Verwendung direkt montierbarer Elemente oder durch den Verzicht auf Konstruktionselemente;
- erheblicher Aufwand zur Erhaltung der Funktionstüchtigkeit durch Patient und Zahnarzt.

Trotz des Überwiegens der positiven Aspekte ist eine sorgfältige Indikationsstellung unerläßlich. Neben den klinischen Parametern – Parodontalzustand und -prognose, topographische Verteilung der Restzähne, Mundhygiene, Kieferkammverhältnisse, neuromuskuläre Funktion – gibt es eine Reihe nichtklinischer Faktoren, die für oder gegen eine hybridprothetische Lösung sprechen. Zu diesen gehören die Einstellung des Patienten zu seinen Zähnen und zum abnehmbaren Zahnersatz, seine Kooperationsfähigkeit und -bereitschaft und seine finanziellen Möglichkeiten. Diese Faktoren mögen für die Entstehung des extrem reduzierten Gebisses eine weit größere Rolle gespielt haben als dentale Faktoren. Sie dürfen nicht außer acht gelassen werden, weil sie sich selten grundlegend ändern.

Die Indikation für eine hybride Konstruktion ist im extrem reduzierten Lückengebiß gegeben, wenn

- mindestens ein Zahn erhalten werden kann,
- wenigstens soviel an Mundhygiene vorhanden ist oder angelernt werden kann, daß ein rascher kariöser oder parodontaler Zusammenbruch wirksam verzögert oder verhindert werden kann,
- für eine totalprothetische Versorgung eine schlechte Prognose gestellt werden muß (z. B. wegen extremer Kammatrophie, Xerostomie, ausgeprägtem Würgreflex, insuffizientem Lernvermögen, psychologischen Gründen usw.),
- die verbleibenden Zähne durch eine andere Art der Versorgung stärker geschädigt würden,
- keine andere Konstruktionsart ein besseres Behandlungsergebnis – z. B. auch hinsichtlich der Kosten-Nutzen-Relation – erwarten läßt.

Planung

Das Indikationsspektrum für hybride Prothesen reicht von der langfristigen Lösung eines Falles bis zur Lösung auf Zeit zur Vorbereitung des Patienten auf die Totalprothese. Übergangsformen sind in jeder Variation denkbar und wegen der spezifischen Konstruktionsweise der Hybridprothese auch möglich. Es liegt in der Natur des extrem reduzierten Gebisses als Grenz- oder Endsituation, daß in der Planung alle denkbaren Verläufe berücksichtigt werden müssen. Es ist deshalb äußerst selten, daß mit der Indikationsstellung bereits die definitive Planung aufgestellt werden kann. Vielmehr läuft die Planung eines Falles – selbstverständlich basierend auf einer umfassenden klinischen und radiologischen Untersuchung und Befunderhebung – in 3 Phasen ab.

Planungsphase 1: Triagierung erhaltbarer und nicht erhaltbarer Zähne. Diese Phase geht Hand in Hand mit der Indikationsstellung.

Planungsphase 2: Ermittlung der Erhaltungswürdigkeit oder -notwendigkeit der erhaltbaren Zähne. Aufgrund des Ergebnisses werden Behandlungsvorschläge erarbeitet und mit dem Patienten diskutiert. Daraus resultiert die provisorische Planung, nach der die notwendigen Vorbehandlungen eingeleitet werden.

Planungsphase 3: Festlegen der definitiven Planung bezüglich Pfeilerzahl und Konstruktionsart. Sie erfolgt frühestens nach einer strengen Reevaluation der provisorischen Planung aufgrund der Situation, wie sie sich am Ende der Vorbehandlung präsentiert. Die endgültige Entscheidung über konstruktive Details erfolgt erst nach der letzten Protheseneinprobe in Wachs.

Es gibt Fälle, die das Stadium der definitiven Planung nie erreichen, weil ihr Verlauf in der Vorbehandlungsphase den Beginn einer endgültigen (möglicherweise aufwendigen) hybriden Versorgung nicht zuläßt, aber auch die Umplanung in Richtung Totalprothese nicht rechtfertigt. In solchen Fällen wird von Recall zu Recall auf Zeit geplant, d.h., die Planungsphase 2 wird nach Bedarf wiederholt.
Die Ermittlung der Erhaltungsnotwendigkeit eines erhaltbaren Zahnes ist die wichtigste diagnostische und planerische Leistung, weil sie sämtliche klinischen und nichtklinischen Gegebenheiten berücksichtigen und prioritätsmäßig gewichten muß. Als Entscheidungshilfe dienen 4 Parameter, zu denen der aktuelle klinische Zustand jedes Zahnes und seine Prognose in Beziehung gebracht werden müssen. Diese Parameter sind:

1. strategische Bedeutung des Zahnes,
2. prospektive Belastung des Zahnes,
3. Mundhygiene,
4. notwendiger Behandlungsaufwand für die Erhaltung des Zahnes.

1. Die *strategische Bedeutung eines Zahnes* wird daran gemessen, inwieweit sein Verlust die danach noch mögliche prothetische Konstruktion wesentlich negativ beeinflußt. Je extremer die Reduktion des Restgebisses und je dringender die Indikation einer hybriden Lösung, um so größer ist die strategische Bedeutung jedes Zahnes. Es ist daher durchaus möglich, daß ein strategisch wichtiger Zahn als Pfeiler in Betracht gezogen werden muß, auch wenn die Prognose für seine Erhaltung nicht besonders günstig ist. Im Extremfall muß die strategische Bedeutung eines Zahnes an der Prognose einer Totalprothese als Alternativlösung gemessen werden.
2. Falls durch die *prospektive Belastung* eines Zahnes (z.B. auf Zug, je nach Verlauf der prospektiven Unterstützungslinien) dessen Prognose verschlechtert wird, sollte er bezüglich seines strategischen Wertes besonders sorgfältig evaluiert werden.
3. *Gute Mundhygiene* spricht für die Erhaltung von Pfeilern, auch bei klinisch und radiologisch schlechteren Ausgangsbedingungen. Schlechte Mundhygiene, falls in der Vorbehandlungsphase nicht verbesserbar, spricht für eine sehr strenge Selektion von Pfeilerzähnen, insbesondere, wenn die hybride Versorgung als mittel- bis langfristige Lösung geplant ist. Es sind allerdings Situationen denkbar, in denen dieses Beurteilungskriterium prioritätsmäßig hinter dasjenige der strategischen Bedeutung zurückzutreten hat. Beispielsweise dann, wenn eine hybridprothetische Lösung auf Zeit angestrebt wird, also wenn sie in erster Linie der Angewöhnung an eine letztlich unvermeidbare Totalprothese, der Reflexbildung, dem Prothesentraining dienen soll. Bei dieser Indikation spielt die Mundhygiene insofern eine untergeordnete Rolle, als die Konstruktion nur eine Übergangslösung zur Vollprothese darstellt.
4. Schließlich gilt es auch, den zur Erhaltung eines Pfeilerzahnes *notwendigen Aufwand* in zeitlicher und materieller Hinsicht in Betracht zu ziehen.

Aufgrund dieser Beurteilungskriterien ist eine Grobplanung möglich, die es erlaubt, dem Patienten einen konkreten *Behandlungsvorschlag* zu unterbreiten, der seinen Möglichkeiten und Bedürfnissen gerecht wird.

Behandlungsablauf

Es hat sich in der Praxis immer wieder bewährt, bei Planung und Behandlung schematisch vorzugehen. Die Grundzüge eines Behandlungsablaufes bleiben immer dieselben, auch wenn sich in der Abfolge einzelner Schritte individuelle Variationen ergeben können. So kann es in einem Fall notwendig werden, eine bestehende Teilprothese als *flankierende Maßnahme* während der parodontalen Vorbehandlung zur Immediat-Hybridprothese umzubauen. In einem anderen Fall kann mit dem Umbau bis zur Pfeilerpräparation zugewartet werden. Solche Details sind unerheblich. Wichtig ist die klare Trennung von Vorbehandlung und eigentlicher prothetischer Behandlung. Letztere darf erst nach einer sehr kritischen Reevaluation des Ergebnisses der Vorbehandlung in Angriff genommen werden. Die Befolgung der prinzipiellen Grundzüge im Behandlungsablauf erleichtert die zeitliche Planung der klinischen und technischen Arbeitsschritte.

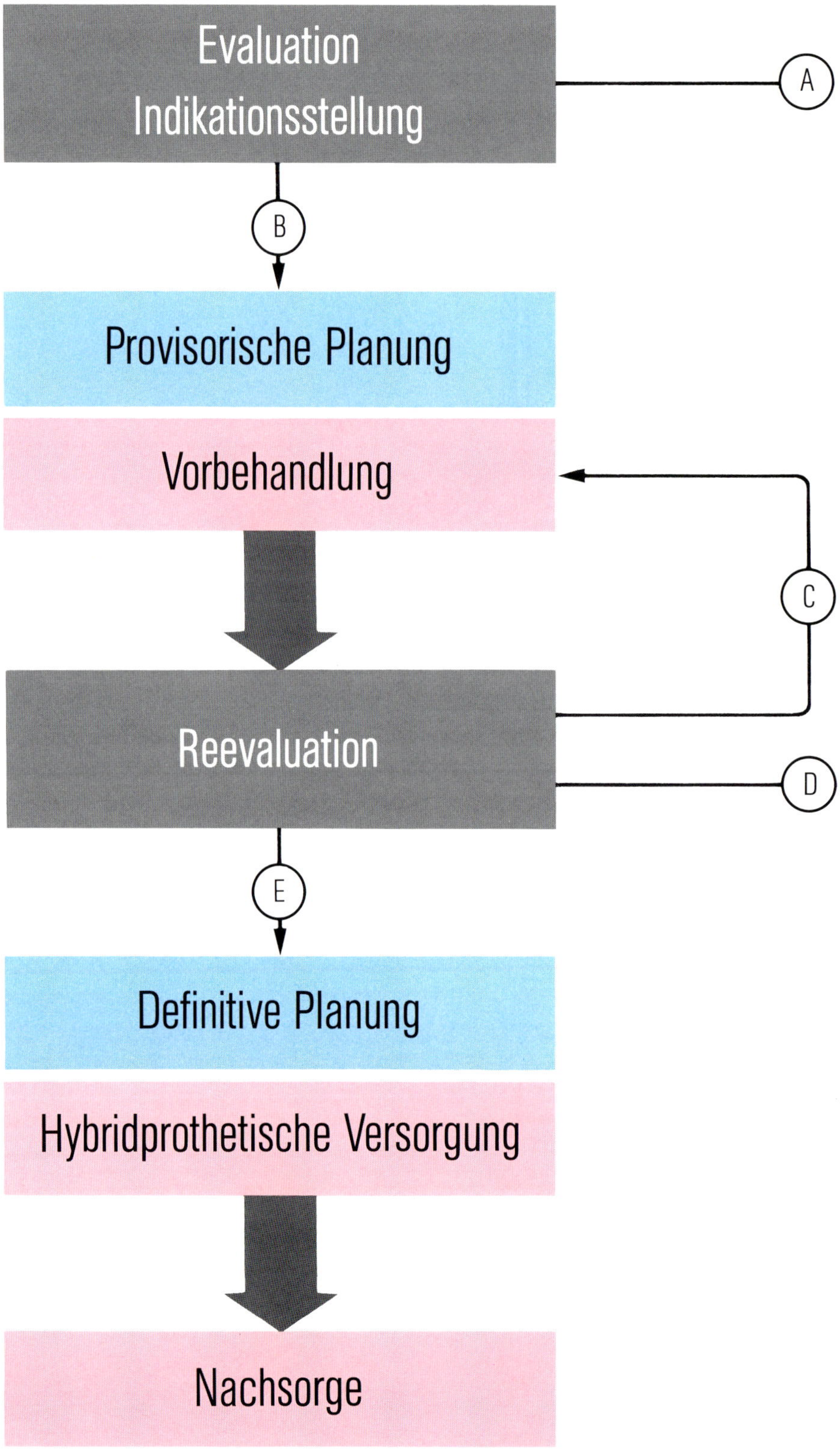

441 Grundsätzlicher Behandlungsablauf
Alle hybridprothetischen Versorgungen können trotz unterschiedlichster Ausgangslagen nach einem ähnlichen Behandlungsschema abgewickelt werden.
1. Vorbehandlung. Sie umfaßt endodontische, parodontale, chirurgische, mukosale und weitere Maßnahmen, welche die geweblichen Voraussetzungen für die nachfolgende hybridprothetische Versorgung schaffen.
2. Hybridprothetische Versorgung. Sie erfolgt erst nach Reevaluation des Vorbehandlungsergebnisses und beinhaltet die technisch-konstruktiven Behandlungsschritte.
3. Nachsorge. Sie dient postinsertionell und längerfristig der Erhaltung des durch die Versorgung erreichten Zustandes. Sie umfaßt periodische Kontrollen der Pfeilerzähne, der Prothesen und der Retentionselemente. Therapeutisch beinhaltet sie die Behandlung parodontaler und kariöser Läsionen, okklusaler Veränderungen und funktioneller Störungen sowie alle Maßnahmen zur Erhaltung der Funktionstüchtigkeit von Prothesen und Retentionselementen.

A. Negativer Evaluationsentscheid: keine Hybridprothese
B. Positiver Evaluationsentscheid: provisorische Planung.
C. Provisorisch negativer Reevaluationsentscheid: weitere Vorbehandlungen.
D. Definitiv negativer Reevaluationsentscheid: Verzicht auf hybride Lösung.
E. Positiver Reevaluationsentscheid: definitive Planung.

Vorbehandlung

Endodontische Vorbehandlung

Ein Großteil aller für eine hybridprothetische Konstruktion vorgesehenen Pfeilerzähne benötigt endodontische Vorbehandlung.
Davon ausgenommen sind nur vitale Pfeiler, die mit Teleskopen versehen werden sollen, vitale, stark abradierte Zähne, die unversorgt bleiben, und devitale, bereits suffizient wurzelgefüllte Zähne.
In allen anderen Fällen ist endodontische Vorbehandlung nötig, weil die Zahnkrone auf Gingivahöhe gekürzt werden muß, der Wurzelkanal für die Aufnahme eines Wurzelstiftes oder einer Schraube gebraucht wird oder der Zahn devital, aber nicht oder ungenügend wurzelgefüllt ist.
Spezifische Besonderheiten in der endodontischen Behandlung hybrider Pfeilerzähne gibt es nicht.
Bezüglich Wurzelfüllung ist zu berücksichtigen, daß der Wurzelkanal im Laufe der späteren Behandlung für die Aufnahme eines Stiftes wieder zu eröffnen ist. Wurzelfüllungen mit Silberstiften sind daher ebenso kontraindiziert wie Kanalzemente auf Kunstharzbasis oder andere, völlig aushärtende Wurzelfüllmittel, außer in Kombination mit Guttaperchastiften.
Werden Guttastifte verwendet, die zusammen mit einem Wurzelkanalzement die größte Gewähr für eine völlige Kanalabdichtung bieten, muß folgendes beachtet werden:
1. Bei der Ausschachtung des Kanals für den Wurzelstift darf nicht der ganze Guttastift entfernt werden.
2. Besondere Sorgfalt erfordert die Ausschachtung in Apexnähe, damit der Guttastift nicht akzidentell über den Apex hinausgeschoben wird.
Diese Warnungen sind berechtigt, weil bei hybriden Pfeilern nicht selten der größte Teil der Wurzelfüllung entfernt werden muß, damit dem Wurzelstift genügend Länge gegeben werden kann. Es ist daher auch immer ein Röntgenbild mit eingepaßtem Wurzelstift zu fordern.
In der Regel erfolgt die endodontische Vorbehandlung vor der oder parallel zur parodontalen Vorbehandlung.

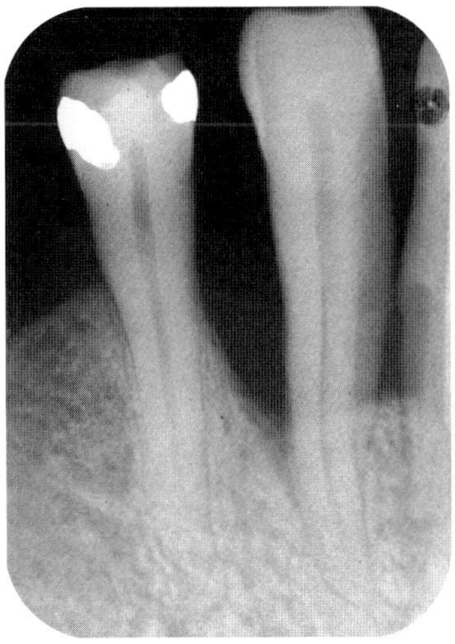

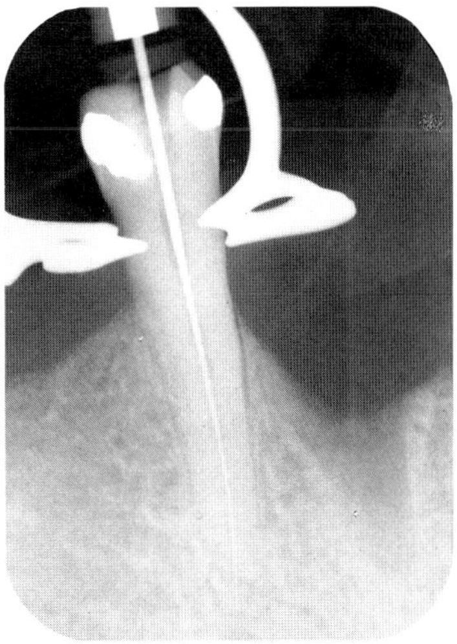

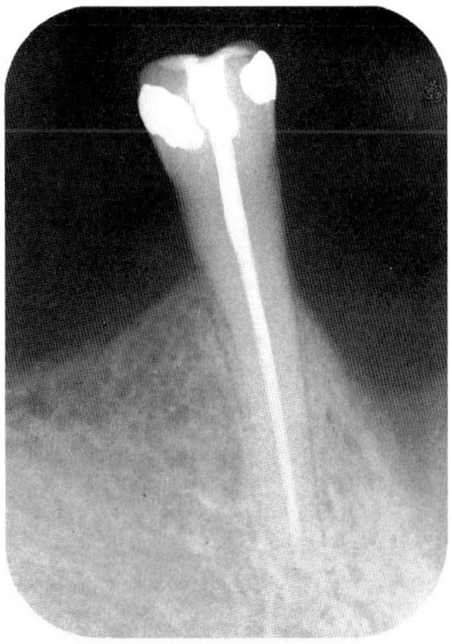

442 Röntgenbefund vor der Behandlung

443 Radiologische Bestimmung der Arbeitslänge
Zur Vermeidung ungenügender Aufbereitung oder Überinstrumentierung des Wurzelkanals wird die Arbeitslänge der Kanalinstrumente mit einem Röntgenbild bei eingeführtem Instrument festgelegt.

444 Wurzelkanalfüllung
Die Wurzelkanalfüllung wird mit einem Kontrollröntgenbild überprüft.

Parodontale Vorbehandlung und flankierende Maßnahmen

Die parodontale Initialbehandlung ist der wichtigste Teil der gesamten Vorbehandlung. Mit ihr entscheidet sich, ob bei der Grobplanung selektionierte Pfeilerzähne parodontal saniert und damit die gewebeseitigen Voraussetzungen für die Belastung durch eine Hybridprothese geschaffen werden können und ob die Kooperation des Patienten dies als möglich oder sinnvoll erscheinen läßt.

Die parodontale Vorbehandlung umfaßt in der Regel folgende Phasen:

1. *Herstellung sauberer Verhältnisse* durch Zahnreinigung, Zahnsteinentfernung, Exkavieren von Karies und Legen provisorischer Füllungen, vor allem im Bereich zervikaler Kavitäten, Entfernung iatrogener marginaler Reize, Ausschaltung eventuell durch insuffiziente Prothesen verursachter Traumata sowie Instruktion geeigneter Mundhygienemaßnahmen.
2. Nach dem Abklingen der Entzündung *Deep scaling und Kürettage.* Bei tieferen Taschen über 4 mm zusätzlich Gingivektomie (bei genügend angewachsener Gingiva) oder Lappenoperation.
3. Falls nötig, *Schaffung von genügend Attached gingiva* durch Gingivaextension mittels freiem Schleimhauttransplantat oder modifizierter EDLAN-MEJCHAR-Operation.

   Nach der ersten, spätestens aber nach der zweiten Phase ist eine *Reevaluation* bezüglich Kooperationsbereitschaft und -fähigkeit des Patienten sowie gewebeseitiger Situation vorzunehmen. Schlechte parodontale Bedingungen und ungenügende Mundhygiene sind schlechte Voraussetzungen für einen längerfristigen Erfolg. Möglicherweise muß die Gesamtplanung geändert oder der konstruktive Aufwand der Situation angepaßt werden (z. B. keine Wurzelstiftkappen, direkt montierbare Retentionselemente).

In jedem Fall hat die *parodontale Vorbehandlung vor der endgültigen Pfeilerpräparation* zu erfolgen. Eine Kürzung der Krone bis in Gingivanähe kann zur Anfertigung immediater Hybridprothesen notwendig sein, wenn bestehende insuffiziente Teilprothesen das marginale Parodont fortgesetzt traumatisieren. Diese Maßnahme behindert die parodontale Sanierung nicht, sie erhöht im Gegenteil deren Erfolgsaussichten.

Erfolgt die definitive Pfeilerpräparation vor der parodontalen Sanierung oder findet überhaupt keine solche statt, ergeben sich in der Regel folgende Konsequenzen:

1. Die Gingiva blutet bei der Präparation heftig. Präparation und Abdrucknahme sind erschwert.
2. Die Gingiva zeigt nach der Präparation schlechte Heilungstendenzen.
3. Die Gingiva retrahiert sich nach der Präparation massiv oder (je nach Präparationsform und Art der provisorischen Versorgung) überwuchert den präparierten Wurzelstumpf. Beides kompliziert den Behandlungsablauf und schafft schlechte Voraussetzungen für ein gutes Behandlungsresultat.

Die Parodontalbehandlung wird im Atlas *Parodontologie* (RATEITSCHAK u. WOLF 1984) eingehend dargestellt.

Initialtherapie

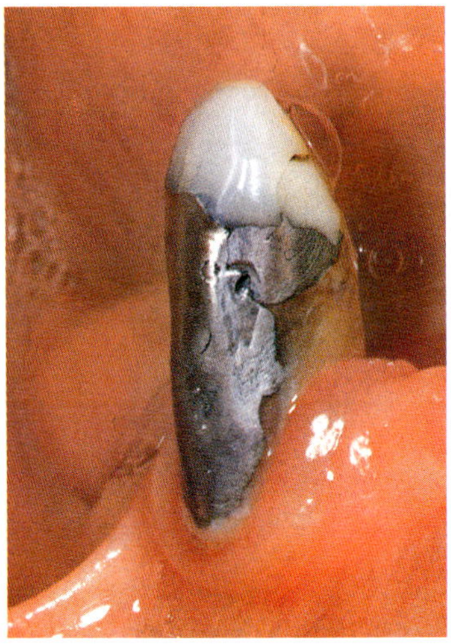

445 Anfangsbefund
Plaque und subgingivaler Zahnstein verursachen eine Gingivitis.

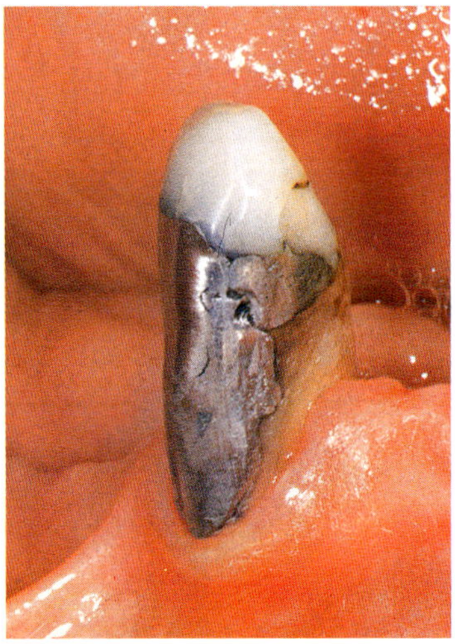

446 Herstellung hygienischer Verhältnisse
Entfernung von Plaque und Zahnstein sowie die Instruktion einer adäquaten Reinigungstechnik führen nach wenigen Tagen zu einer sichtbaren Abnahme der Entzündung.

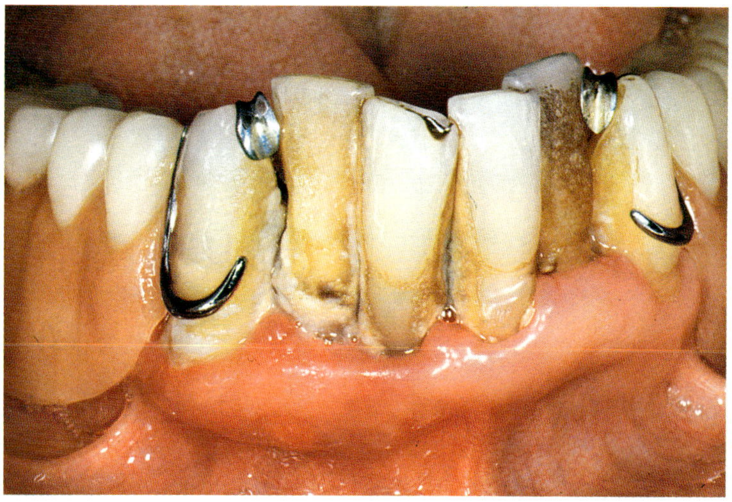

Flankierende prothetische Maßnahmen

447 Ausgangssituation
Restbezahnung in schlechtem Pflegezustand. Der Engstand der Zähne und die Klammern der Teilprothese fördern die Plaqueakkumulation. Dies sind erschwerende Voraussetzungen für eine erfolgversprechende Parodontalbehandlung.

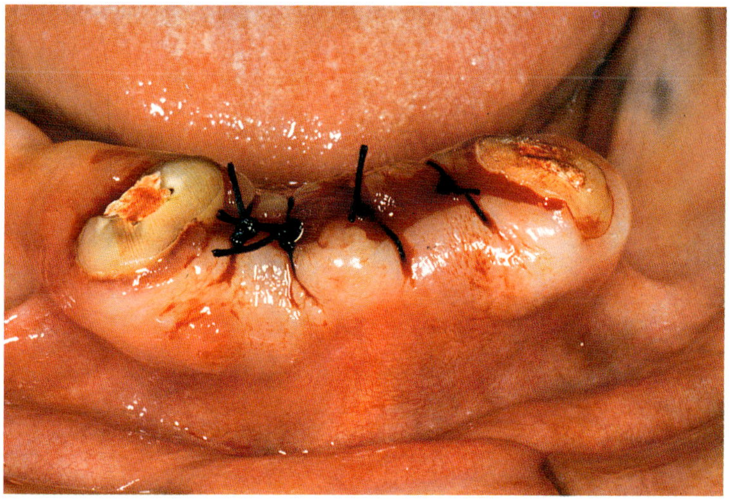

448 Kürzung der prospektiven Pfeilerzähne und chirurgische Vorbehandlung
Mit der Kürzung der beiden Eckzähne und der Extraktion der übrigen Frontzähne mit gleichzeitiger Kammkorrektur entfällt die Begünstigung der Plaqueansammlung. Die verbleibenden Zähne sind jetzt der Reinigung optimal zugänglich.

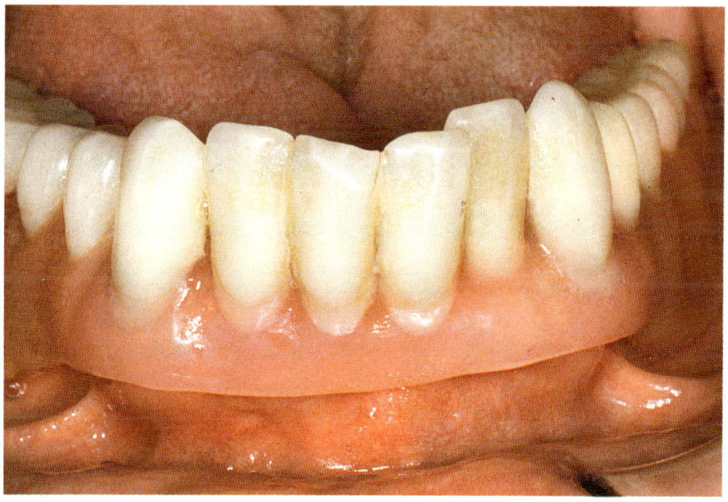

449 Umarbeitung der Teilprothese
Die bestehende Teilprothese wurde unterfüttert, okklusal adjustiert und zur Immediat-Hybridprothese ergänzt. Dadurch wird die okklusale Traumatisierung reduziert, und die Plaqueakkumulation unter den Klammern entfällt.

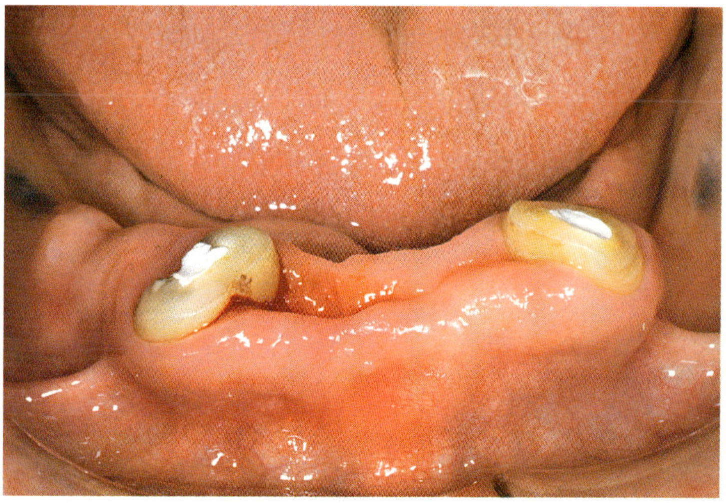

450 Zustand 3 Wochen später
Normaler Heilungsverlauf. Deutlich sichtbare Verbesserung des Zustands der marginalen Gingiva, obwohl noch keine weiteren Maßnahmen zur parodontalen Sanierung durchgeführt wurden. Beide Pfeilerzähne werden jetzt vom Patienten gut gereinigt. Die Voraussetzungen für eine erfolgreiche Parodontalbehandlung sind damit gegeben.

Chirurgische Therapie

451 Ausgangssituation
Teilprothetisch insuffizient versorgtes Restgebiß mit Roach-Klammer auf 42. Die distale Papille dieses Zahnes wird durch die absinkbare Teilprothese sichtbar traumatisiert.

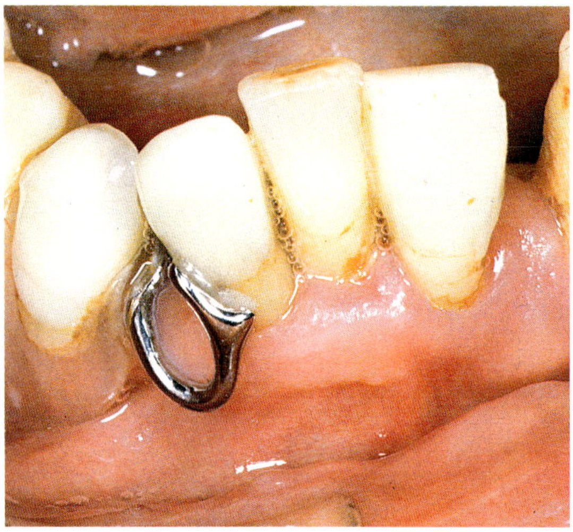

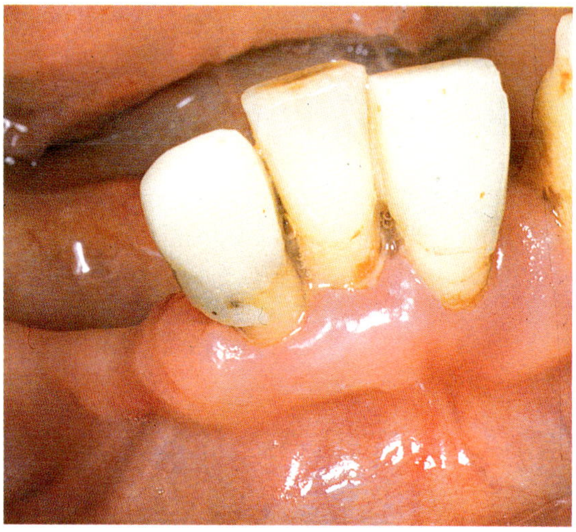

452 Ansicht von lingual
Direkte mechanische Traumatisierung auch durch den Lingualbügel. Massive Plaqueakkumulation im Bereich der distalen Papille und tiefe Parodontaltaschen.

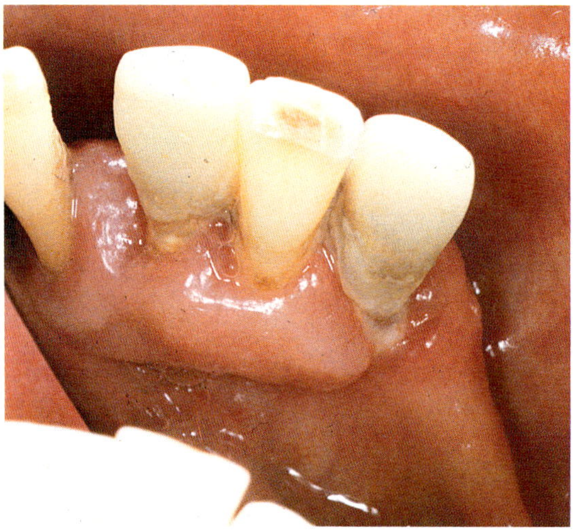

453 Erste Maßnahmen
Die nicht erhaltbaren Zähne 31 und 32 werden extrahiert, die Zähne 41 und 42 gekürzt und eine erste Gingivektomie durchgeführt. Gleichzeitig erfolgt der Umbau der Teilprothese zur Immediat-Hybridprothese.

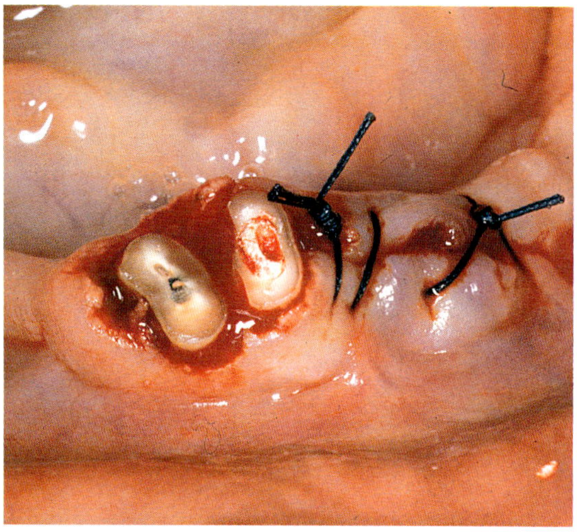

454 Zustand nach 2 Wochen
Bukkal ist die Gingiva gut abgeheilt, dagegen besteht lingual eine entzündliche Wucherung der Interdentalpapille.

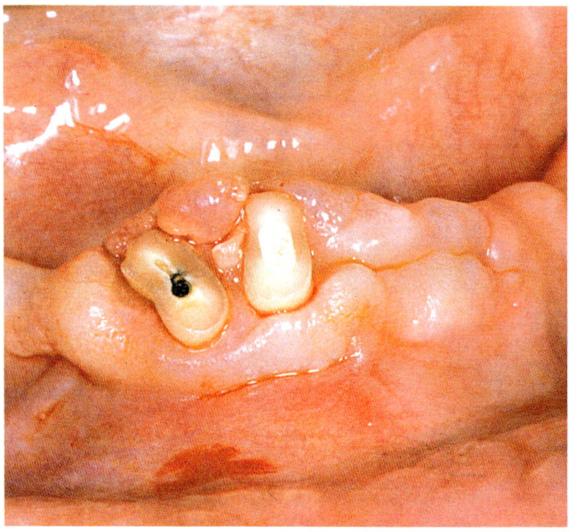

455 Kürettage und Gingivektomie
Die Abbildung zeigt den Zustand 1 Woche nach systematischer Wurzelglättung und Gingivektomie. Die Heilungstendenz ist dank gründlicher Mundhygiene gut.

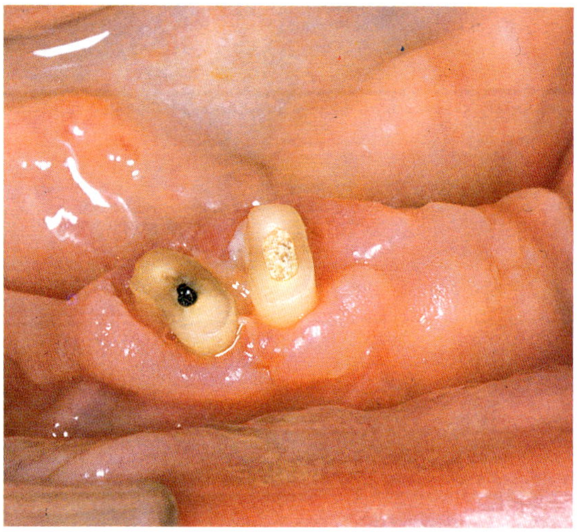

456 Schlußbefund
Nach weiteren 4 Wochen beträgt die Taschentiefe zirkulär 2 mm bei einer Zahnbeweglichkeit 2. Grades. Die Gingiva ist praktisch entzündungsfrei (links).
Bild rechts: Ansicht von lingual.

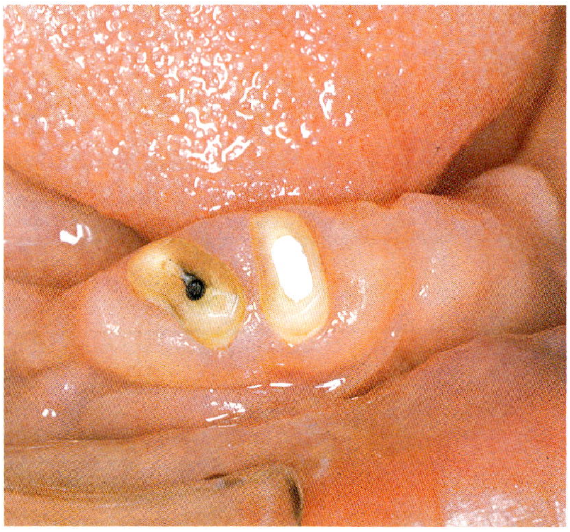

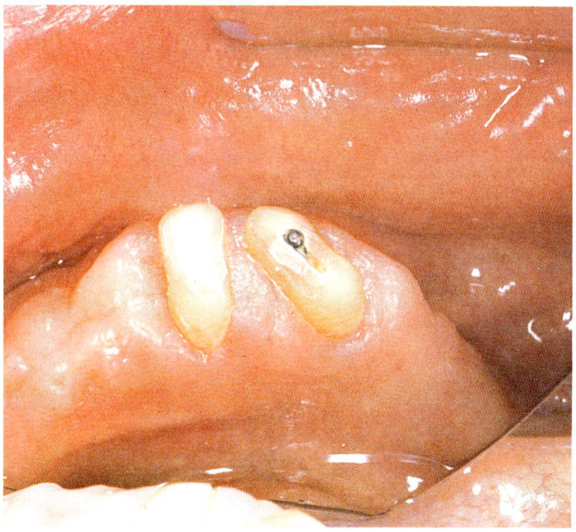

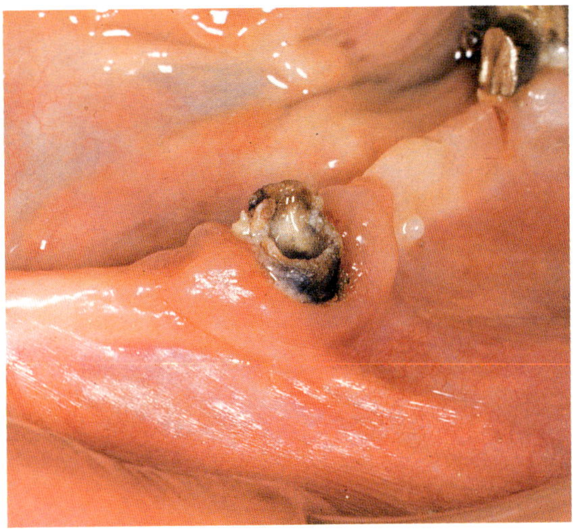

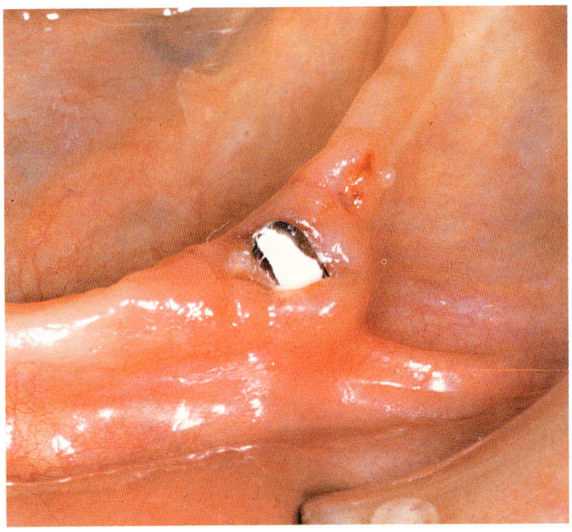

Mukogingivalchirurgie

457 Ausgangssituation
Eine kariös zerstörte Wurzel vor Behandlungsbeginn.

458 Exkavierung und Kürettage
Zwei Wochen nach Exkavieren und Wurzelglättung ist die Wurzel bukkal von Gingiva überwuchert, angewachsene Gingiva ist praktisch nicht vorhanden.

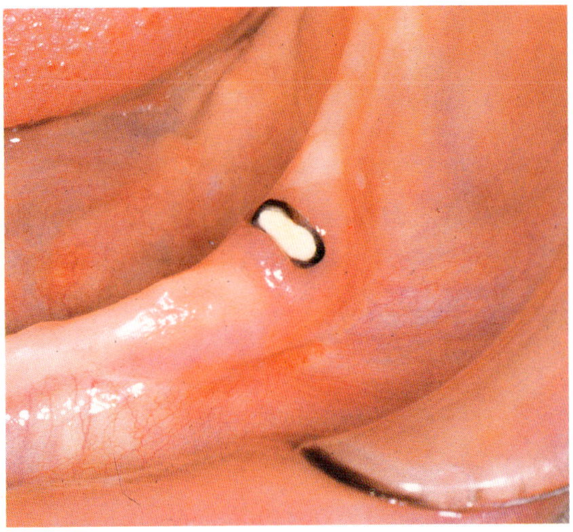

459 Extensionsoperation nach *Edlan-Mejchar* modifiziert
Nach Beseitigung der gewucherten Schleimhautanteile wurde durch eine Extensionsoperation nach *Edlan-Mejchar* angewachsene Gingiva geschaffen.
Die Abbildung zeigt den Zustand 6 Wochen nach dem Eingriff.

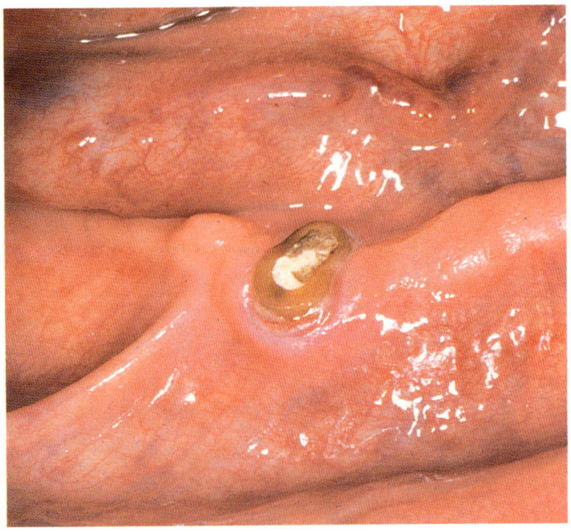

460 Ausgangssituation
Ein Pfeilerzahn nach der Vorbehandlung. Weder bukkal noch lingual ist genügend angewachsene Gingiva vorhanden.

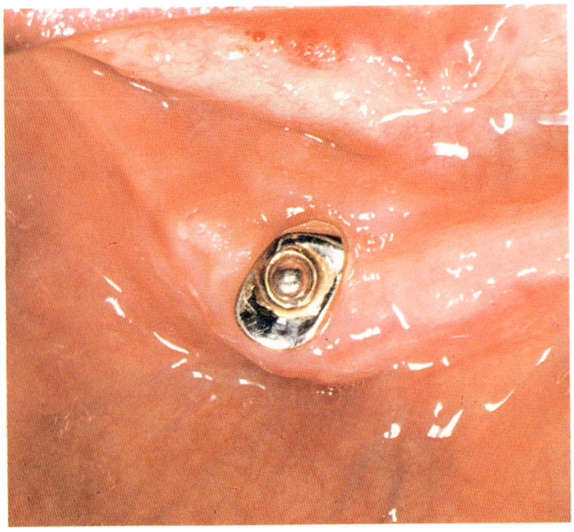

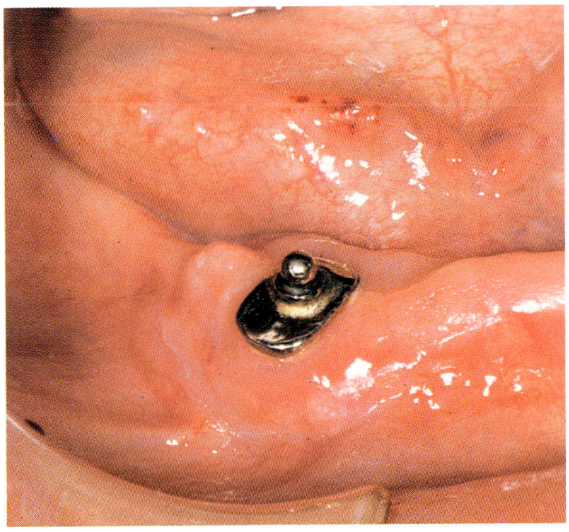

461 Freies Schleimhauttransplantat
In diesem Fall wurde zur Schaffung von angewachsener Gingiva ein freies Schleimhauttransplantat gewählt. Das Bild rechts zeigt den Zustand 4 Wochen nach der sowohl bukkal wie lingual durchgeführten Transplantation.
Bild links: die Ansicht von oben zeigt das Transplantat auf der lingualen Seite.

Folgen unterlassener oder ungenügender parodontaler Vorbehandlung

462 Massive Blutung
Die entzündete Gingiva blutet bei der Präparation heftig und erschwert sowohl Präparation als auch anschließende Pfeilerabformung.

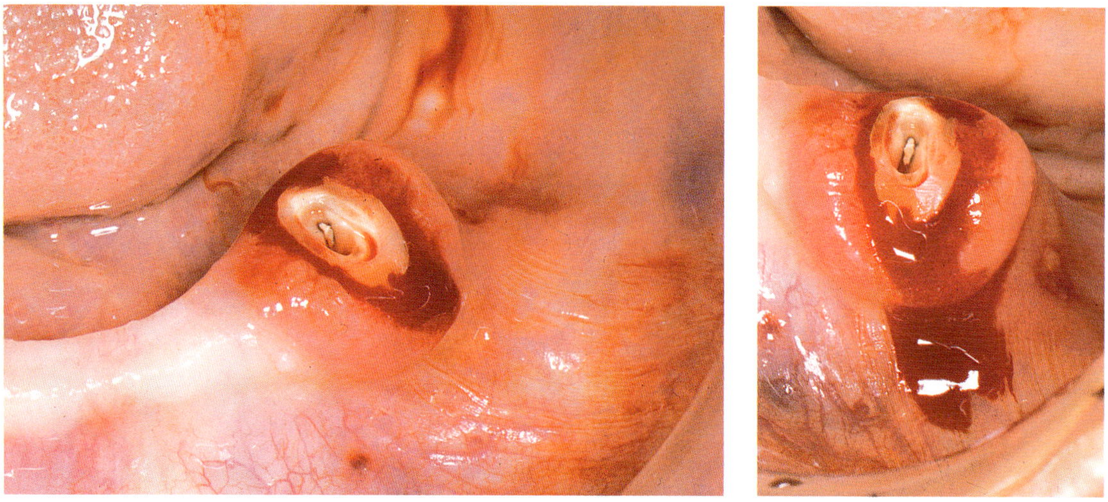

463 Retraktion der Gingiva
Unter günstigen Bedingungen heilt die durch die Präparation im entzündeten Gewebe gesetzte Wunde langsam ab, was zur Retraktion der Gingiva führt. Wird die Heilung nicht abgewartet, kann der Pfeilerzahn zu wenig gekürzt werden – eine der Hauptursachen von Platzproblemen für Konstruktionselemente.

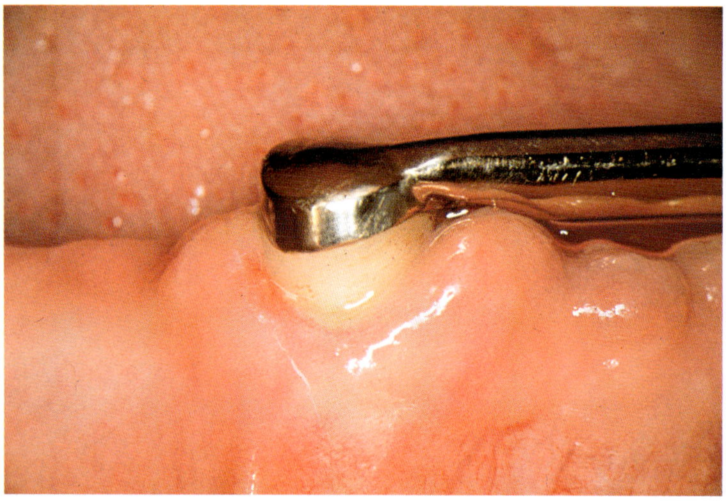

464 Entzündliche Wucherung der Gingiva
Unter ungünstigen Bedingungen vernarbt die Präparationswunde im entzündeten Gewebe nicht. Die Gingiva beginnt zu wuchern, vor allem, wenn sie zusätzlich durch einen insuffizienten Wurzelkappenrand irritiert wird.

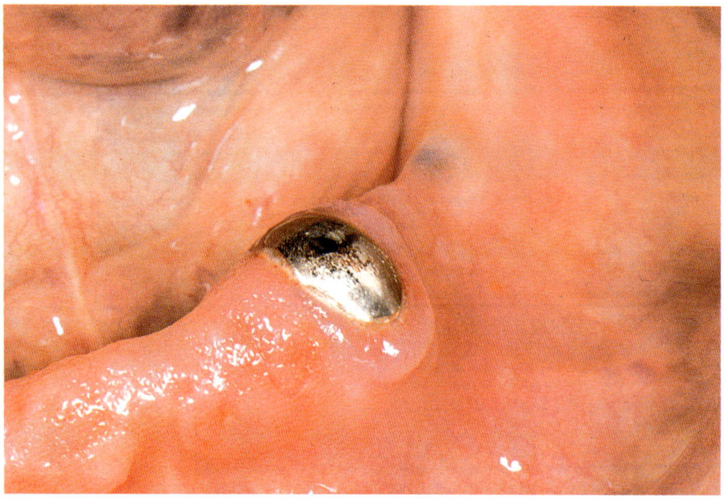

465 Zug der beweglichen Schleimhaut
Beim Fehlen angewachsener Gingiva kann die bewegliche Schleimhaut Zug auf den Zahnfleischrand ausüben. Dies kann Ursache weiterer Rezession werden.

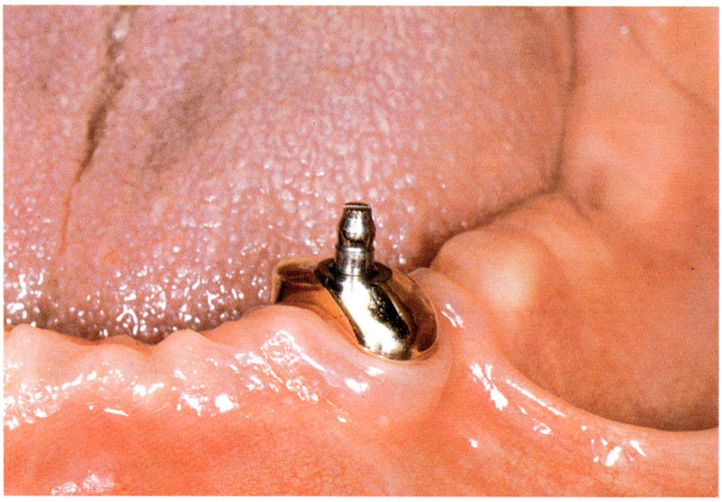

Konstruktionsmöglichkeiten, Konstruktionselemente

Die zahnärztliche Prothetik kennt verschiedene Möglichkeiten zur Verankerung der hybriden Prothesen. Neben aufwendigeren Lösungen finden sich auch einfachere Systeme.
Je nach der Art, wie die noch vorhandenen Restzähne oder Zahnwurzeln versorgt und in die Konstruktion einbezogen werden, können diese nur prothesenstützende Funktion haben oder sowohl der dentalen Abstützung als auch der Verankerung des hybriden Ersatzes dienen.
Eine Kosten-Nutzen-Analyse beeinflußt entscheidend Art und Umfang der Konstruktion und die dazu erforderliche Vorbereitung der Pfeilerzähne.

Stützelemente

Die einfachste und billigste Methode der Abstützung einer hybriden Prothese auf Restzähnen ist die nach endodontischer Behandlung mit zentralem Amalgam oder Komposit verschlossene Zahnwurzel. Aus kariesprophylaktischen Gründen kann die lediglich als Stützelement dienende Zahnwurzel mit einer schützenden Goldkappe versehen werden. Wird der Pfeilerzahn bis auf Gingivahöhe gekürzt, so muß die Goldkappe mittels Stift oder Inlay im Wurzelkanal verankert werden. Überragt der Zahnstumpf die Alveolarkammhöhe noch um einige Millimeter, so kann für die Goldkappe ohne Attachment auf eine zusätzliche Verankerung im Wurzelkanal verzichtet werden. Die oft stark retrahierte Pulpa bei älteren Patienten kann dadurch unter Umständen vital erhalten werden.
Diese vereinfachten Konstruktionen tragen primär zur Erhaltung des Kammprofils bei. Durch Erweiterung der parodontalen Unterstützungsfläche können die Stützelemente statisch günstigere Bedingungen für die Konstruktion schaffen. Da sie nicht auf Zug beansprucht werden und keinen oder nur geringen Schubkräften ausgesetzt sind, ist es möglich, auch parodontal stark reduzierte Zahnwurzeln mit guten Dauerresultaten für diese Zwecke heranzuziehen.

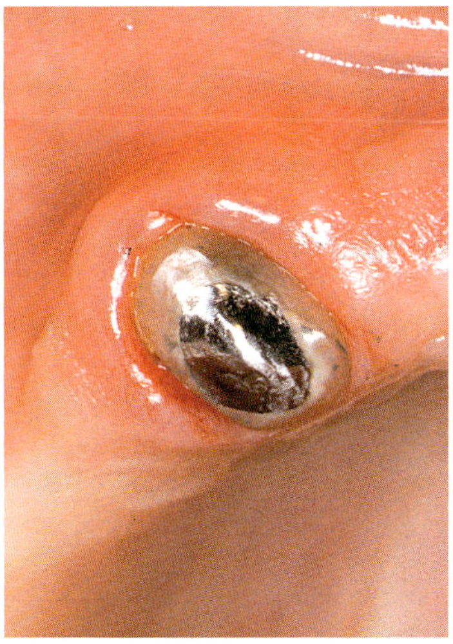

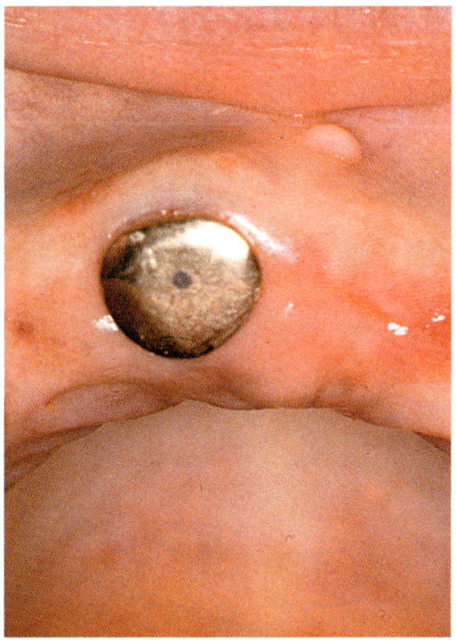

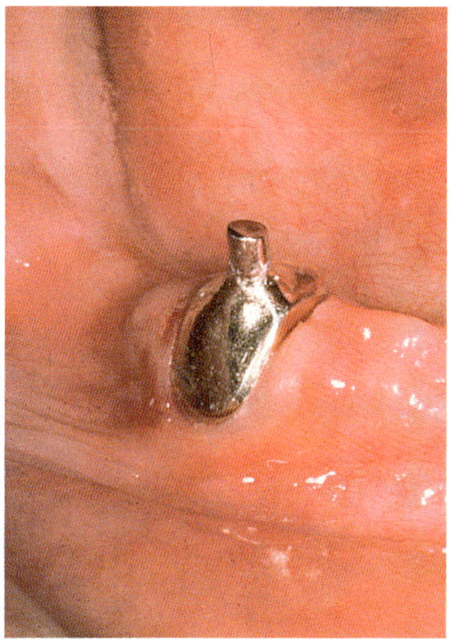

Stützelemente

466 Mit Amalgam verschlossene Zahnwurzel

467 Wurzelkappe aus Gold ohne Retentionselement

468 Wurzelkappe aus Gold mit Schubverteiler
Läßt man den Wurzelstift oder den Gußstift über der Wurzelkappe stehen und parallelisiert ihn etwas, so kann er die Funktion eines kostengünstigen Schubverteilers übernehmen.

Retentionselemente

Retentionselemente bestehen aus zwei voneinander trennbaren Teilen, einem männlichen Teil, der Patrize, und dem die Patrize umfassenden weiblichen Teil, der Matrize. Bei der Mehrzahl dieser sogenannt verdeckten Verankerungen ist die Patrize als Primäranker mit dem Pfeilerzahn fest verbunden, während die Matrize als Sekundäranker in das abnehmbare Ersatzstück einpolymerisiert wird.

Die verdeckten Verankerungen sind mehrheitlich industriell vorgefertigt. Sie sind gegenüber den vom Zahntechniker individuell hergestellten Attachments wie gefräste Stege oder Teleskope billiger; zudem sind ihre Sekundäranker in der Regel leichter nachaktivierbar und mit weniger Aufwand zu ersetzen.

Die verdeckten Attachments des hybriden Ersatzes haben grundsätzlich die gleichen *Aufgaben* zu erfüllen wie die dental abstützende Prothesenklammer:

- Sicherung der Prothese gegenüber abziehenden und sattelabhebenden Kräften,
- Abstützung der Prothese auf den Restzähnen und -zahnwurzeln,
- möglichst axiale Übertragung der Kaumuskelkräfte zwischen Restparodontien und Prothese (Druckübertragung),
- Schubverteilung,
- Stabilisierung und Verblockung der Restparodontien.

Hauptaufgabe der Attachments ist die *Sicherung der Prothesenlage* gegenüber abziehenden Kräften durch Haftung oder Zusammenhalt der trennbaren Patrizen- und Matrizenteile. Dieser Effekt wird im allgemeinen erreicht durch Haftreibung *(Friktion)* zwischen den in Kontakt stehenden Flächen von Matrize und Patrize oder durch Zurückhaltung *(Retention)* durch federnde Elemente, die in Vertiefungen eingreifen.

Der Widerstand eines prothetischen Verbindungselementes sollte gegenüber abziehenden Kräften mindestens 400 p betragen, um einen genügenden Prothesenhalt sicherzustellen. Er darf jedoch 1000 p nicht wesentlich überschreiten, damit keine parodontalen Schäden als Folge übermäßiger Zugkräfte auf Pfeilerzähne auftreten. Speziell im parodontal insuffizienten Gebiß sollte die Retentionskraft der Anker so niedrig wie möglich gehalten werden, so daß ein genügender Prothesenhalt gerade noch gewährleistet ist. Je mehr Attachments in eine Konstruktion einbezogen werden, um so geringer darf die Haftwirkung des einzelnen Elementes sein.

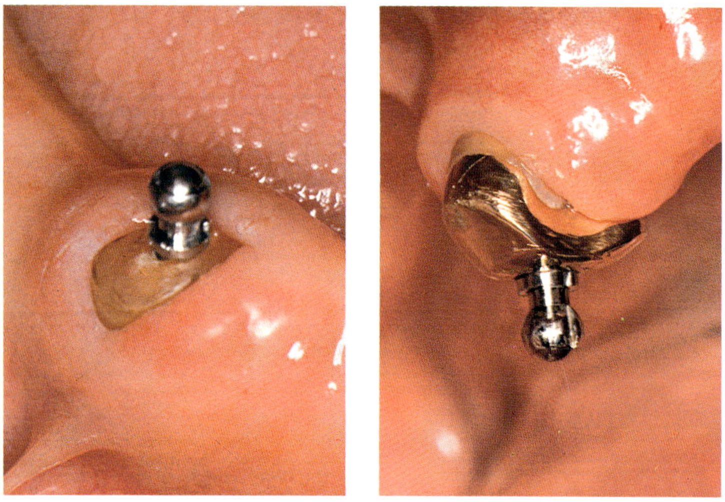

469 Einzelattachments mit und ohne Wurzelkappe
Solch zeitlich beschränkte Lösungen, z.B. mit dem *Kurer*-Anker, eignen sich ausgezeichnet als Verbindungselemente der Interims-Hybridprothese oder wenn parodontal stark geschädigte Zahnwurzeln, auf denen sich aufwendige Konstruktionen nicht mehr lohnen, zur Prothesenretention herangezogen werden sollen. Sie können bei betagten Patienten die Inkorporation erleichtern.

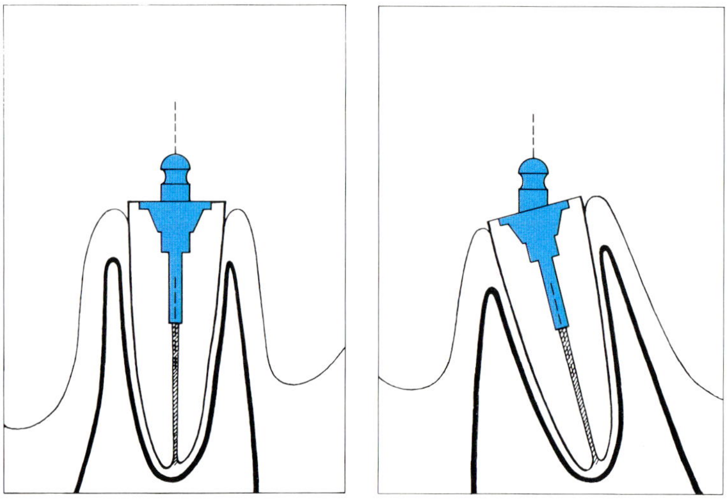

470 Attachments ohne Wurzelkappen bei divergierenden Wurzelachsen
Sind mehrere Restzähne vorhanden, die zur (meist temporären) Retention der Prothese dienen können, sollten die Verankerungselemente nach Möglichkeit parallel zueinander stehen. Das *O-SO*-System bietet dafür eine Billiglösung ohne Wurzelkappen an. Die Retentionsknöpfe sind in Stufen von 5° von 0° bis 20° gegenüber dem Wurzelstift abgewinkelt.

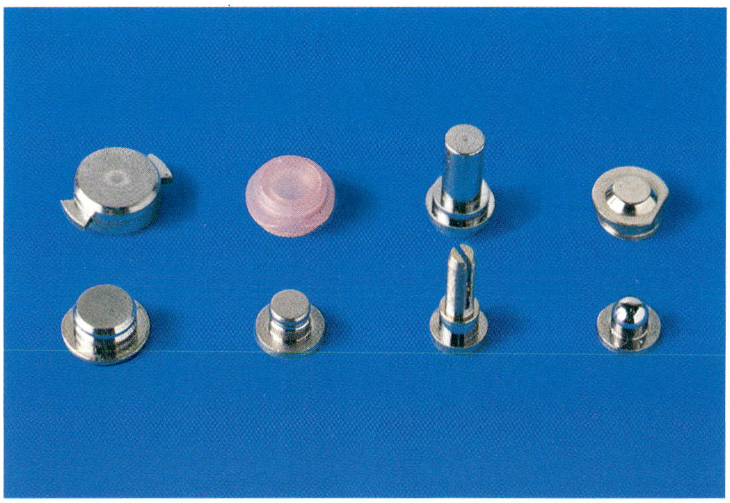

471 Frikative und retentive Verankerungselemente
Die Sicherung der Prothesenlage gegenüber abziehenden Kräften wird durch Haftreibung oder Zurückhaltung durch federnde Elemente erreicht. Am gleichen Anker können beide Haftmechanismen wirksam sein.
Von links nach rechts: Mini BK, Microfix, Introfix und BF-Zylinderanker als Beispiele aus dem reichhaltigen Sortiment der Konstruktionselemente-Hersteller.

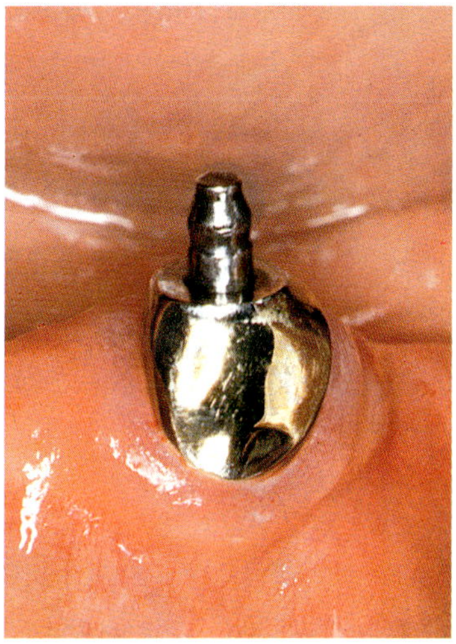

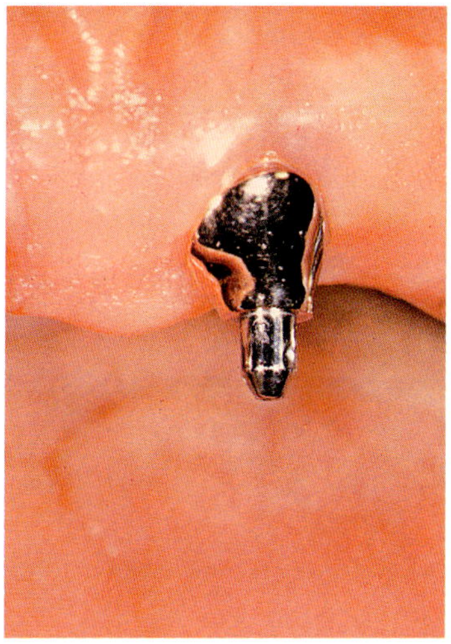

472 *Gerber*-Retentionszylinder
Typisches Beispiel einer starren retentiven Einzelverankerung; zur Fixation schnappt die Ringfeder der Matrize in die Nut der Patrize ein.

473 Verankerung nach *Conod*
Typisches Beispiel einer starren, frikativen Einzelverankerung. Die zylindrische Patrize ist aktivierbar.

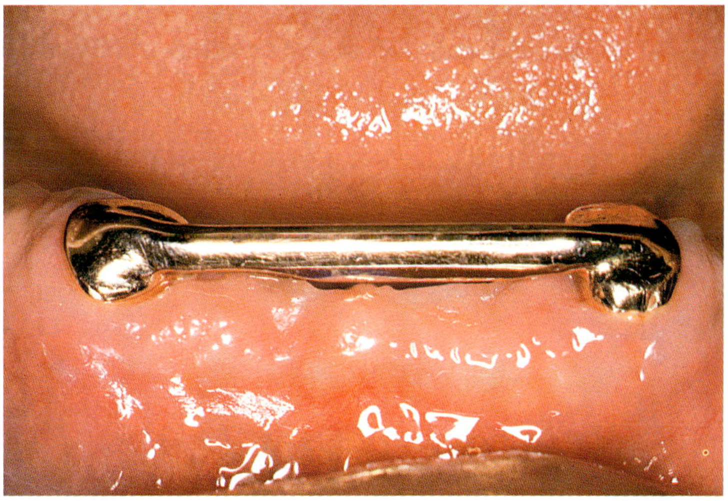

474 *Dolder*-Steg-Gelenkverbindung zwischen zwei Wurzelkappen
Die Retention wird durch Einschnappen der Steghülse über den eiförmigen Querschnitt des Stegs erreicht.

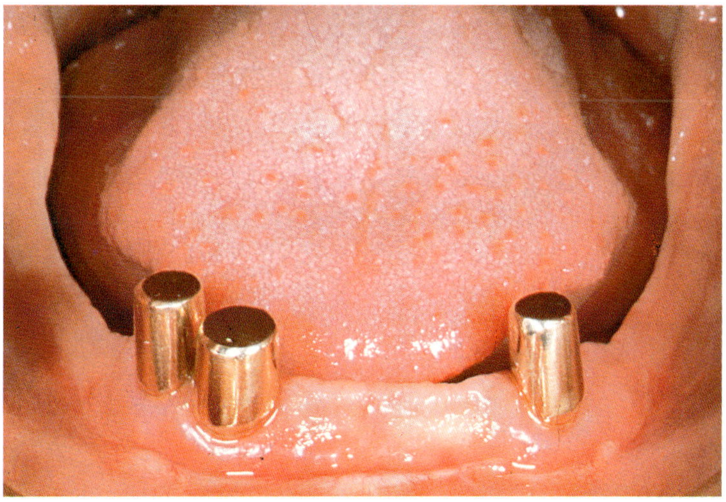

475 Individuell hergestellte Teleskope
Der Halt der Prothese wird durch Haftreibung (Friktion) zwischen den in Kontakt stehenden Flächen von Matrize und Patrize erreicht.
Vorteil des Teleskops: Der Pfeilerzahn kann vital erhalten werden.
Nachteil: Die Konstruktion des Teleskops erfordert besonders in labiolingualer Richtung relativ viel Platz, was dessen Anwendung im Frontbereich stark einschränkt.

Auswahl des geeigneten Ankerelementes

Ein Retentionselement gilt als *starr,* wenn es den Pfeilerzahn körperlich faßt und nach dem Einsetzen der Prothese keine Bewegungen zwischen Anker und Prothese zuläßt. Als *beweglich* werden Retentionselemente bezeichnet, die Rotationsbewegungen der Prothese über dem Anker in einer oder mehreren Richtungen zulassen. Von *resilienten* Verankerungen spricht man bei Retentionselementen mit vertikaler Bewegungsfreiheit.

Sowohl mit starren als auch mit beweglichen verdeckten Verankerungen lassen sich gute Dauerresultate erreichen, sofern der Patient in bezug auf Mund- und Prothesenpflege genügend motiviert, nach modernen prothetischen Grundsätzen behandelt und regelmäßig zahnärztlich kontrolliert wird. *Starre Verbindungselemente* sind angezeigt:

- bei der ausschließlich parodontal abgestützten Hybridprothese;
- bei der teilweise parodontal abgestützten Hybridprothese, sofern aufgrund der Restzahnverteilung noch eine ausreichend stabilisierte, flächenhafte Abstützung oder eine lineare Abstützung mit breiter, nicht quer zum Kieferbogen laufender parodontaler Auflageachse möglich ist.

Die *bewegliche Verbindung* ist angezeigt:

- bei prothesenkinematisch ungünstiger topographischer Verteilung der Restzähne im Kiefer, die Anlaß zu schädlichen Kipp- und Schaukelbewegungen von Ersatzstücken geben kann, besonders bei erhöhter Nachgiebigkeit und/oder geringer Ausdehnung des Prothesenlagers;
- wenn nur eine kurze Stiftverankerung der Goldkappen im Wurzelkanal möglich ist, so daß Wurzelkappen mit starren Ankern durch unkontrollierte Prothesenbewegungen von ihrem Fundament gelöst werden könnten.

Grundsätzlich sollten möglichst große und stabile Attachments gewählt werden, da sie eine zuverlässigere Prothesenretention ergeben und weniger der Abnützung unterliegen als kleinere Modelle. Auch soll der behandelnde Zahnarzt Attachments auswählen, deren Eigenschaften er kennt und mit deren Eigenheiten er vertraut ist. Es ist besser, sich in der Praxis auf einzelne bewährte Ankertypen zu beschränken und eigene Erfahrungen zu sammeln, als mit vielen verschiedenartigen Fabrikaten zu experimentieren.

Im Zweifelsfalle ist der starren Verbindung der Vorzug zu geben, da sie in Funktion und Parafunktion eine ge-

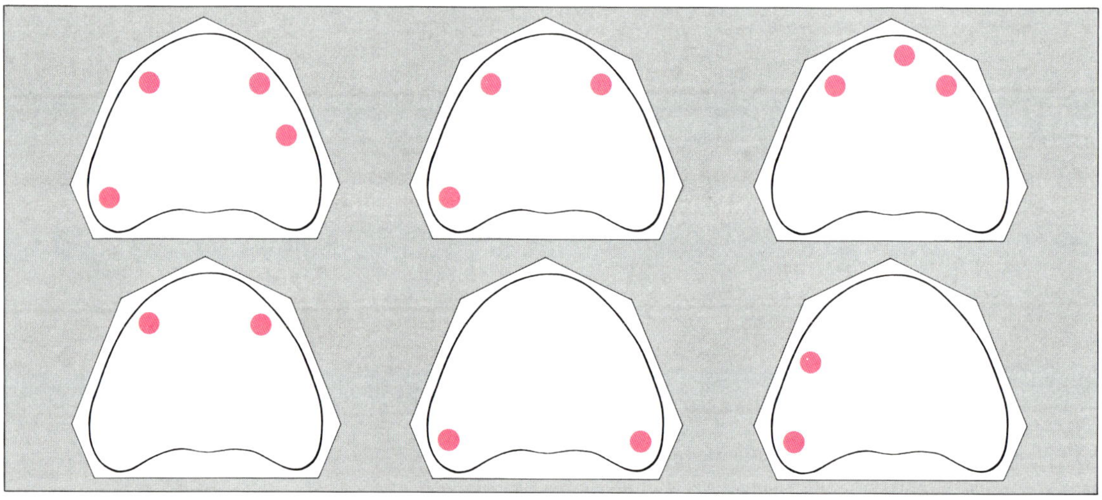

476 Indikation für starre Verbindungselemente
Topographisch günstige Verteilung von Ankerzähnen für die Anwendung starrer Verbindungselemente.

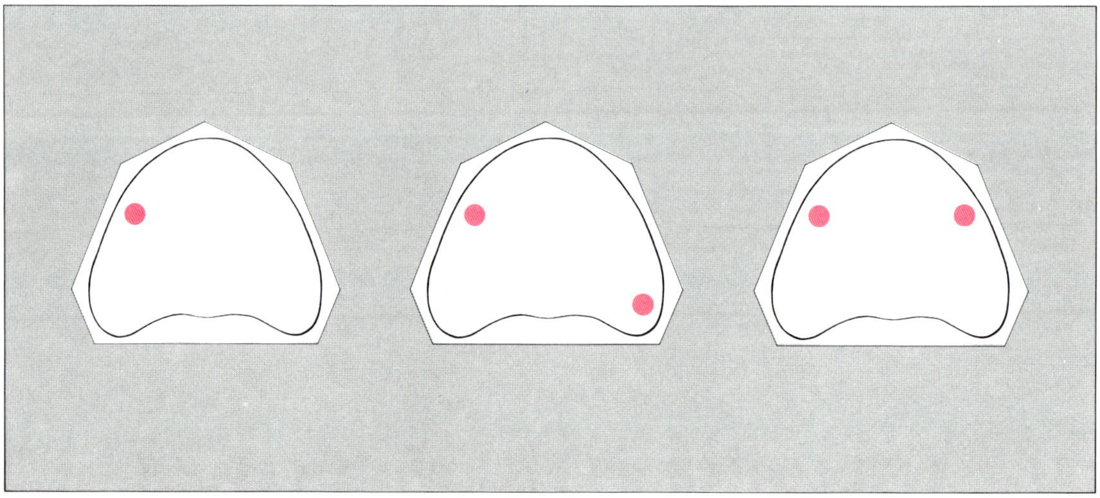

477 Indikation für bewegliche Verbindungselemente
Topographische Verteilung von Ankerzähnen, die nur noch bewegliche Verbindungen zwischen Anker und Prothese zuläßt.

ringere Beanspruchung des zahnlosen Alveolarkammes zur Folge hat.
Auf die Verwendung *resilienter Verankerungen* verzichten wir wenn möglich. Resilienzanker erfordern oft mehr Platz zum Einbau. Meist sind sie auch in ihrem Aufbau komplizierter und entsprechend mechanisch empfindlicher als nichtresiliente Anker. Durch die vertikale Bewegungsfreiheit der resilient verankerten Prothese wird der Kammabbau beschleunigt. So ist zum Beispiel die beim Eingliedern einer resilient konzipierten Steggelenkprothese vorhandene vertikale Distanz von 1 mm zwischen Steg und Prothese nach wenigen Monaten Tragdauer nicht mehr vorhanden, weil die Prothese infolge Kammresorption und Verpressung der Schleimhaut um diesen Betrag abgesunken ist. Es ergeben sich Okklusionsveränderungen mit möglichen Folgen für Ankerzähne und Prothesenlager.

Eine beschränkte Indikation für Resilienzanker besteht bei strategisch ungünstig stehenden Einzelzähnen und bei großer Kompressibilität der Schleimhaut.
Resilient verankerte Hybridprothesen müssen in kurzen Zeitintervallen nachkontrolliert werden, damit eventuell auftretende, Ankerzähne und Prothesenlager schädigende Prothesenbewegungen durch adäquate Prothesenkorrekturen (z. B. Unterfütterungen, Versetzen der Elementmatrizen) rechtzeitig behoben werden können.

Einzelanker oder Stegverbindung?

Ob als Retentionselemente einer hybriden Prothese Einzelanker oder ein Steg herangezogen werden sollen, ist in erster Linie abhängig von Anzahl und Verteilung der noch vorhandenen Zahnwurzeln und von deren Parodontalzustand. In vielen Fällen sind beide Verbindungsarten mit gleichen Erfolgschancen anwendbar, und die Wahl des Zahnarztes wird dann weitgehend von seiner persönlichen, erfahrungsbedingten Einstellung beeinflußt. Indessen gibt es Restgebißsituationen, in denen sich nach unserer Erfahrung Druckknopfanker, und andere Situationen, in denen sich Stegverbindungen besser eignen.

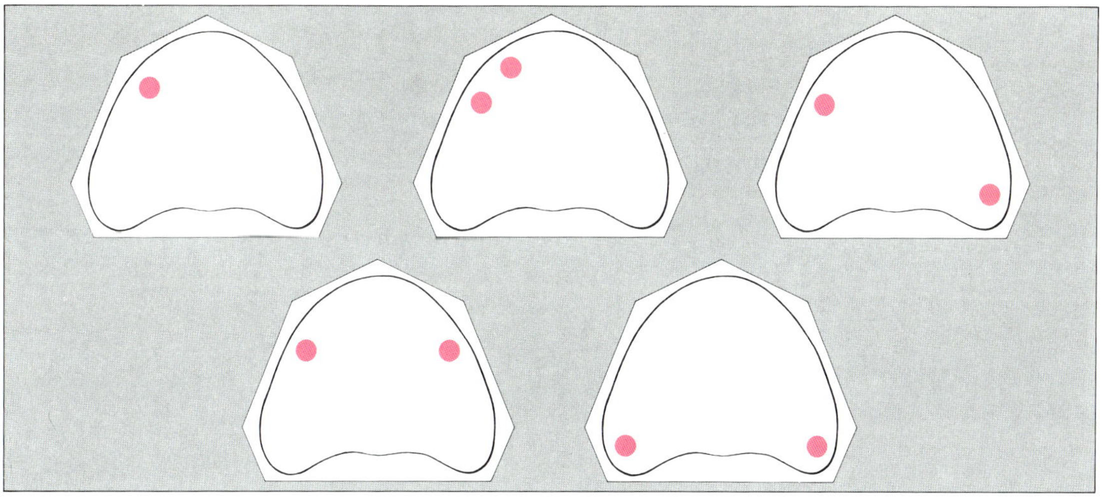

Faktoren, die für Prothesenverankerung mit Einzelelementen sprechen

478 Prothesendynamisch ungünstige Pfeilerzahnverteilung

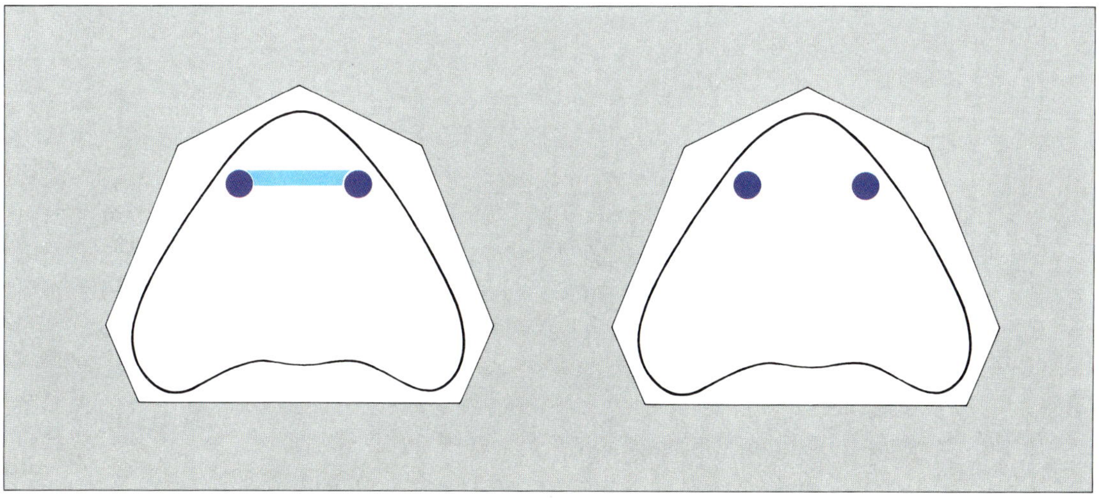

479 Stark spitz zulaufende Frontzahnbögen

Indikation für Einzelanker

Die Anwendung von Einzelankern ist angezeigt:
- bei Einzelzähnen;
- bei diagonaler Anordnung der Pfeilerzähne im Kieferbogen;
- bei ausgedehnten, durch Stege nicht überbrückbaren Lücken;
- bei spitz zulaufenden Frontzahn- bzw. Kieferbögen. In dieser Situation engen konfektionierte Stege im Gegensatz zu Einzelelementen den Zungenraum in labiolingualer Richtung für Sprache und Funktion oft störend ein. Denn zumindest im Bereich der Steghülse müssen Stege geradlinig verlaufen und können deshalb der Kieferbogenform nur unzulänglich angeglichen werden. Eine Ausnahme machen in dieser Beziehung die runden Stegprofile mit Reitern. Sie können der Kieferform relativ genau angepaßt werden und engen damit auch den Zungenraum weniger ein. Bei der Verwendung von Einzelankern stellt sich dieses Problem kaum.

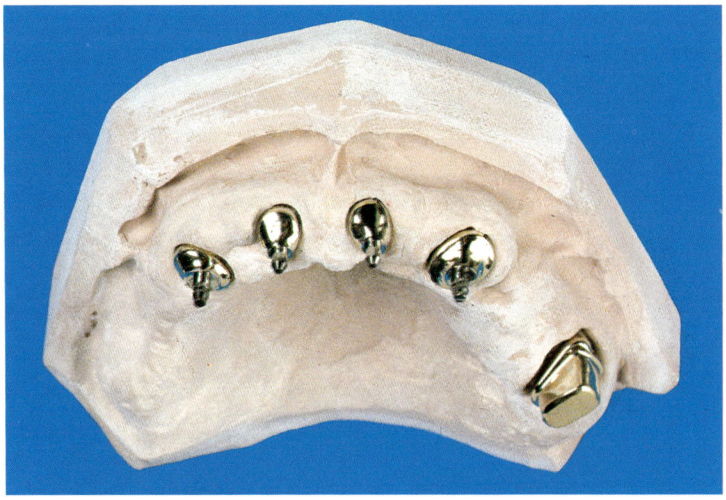

480 Oberkiefermodell mit retentiven und frikativen Verankerungselementen
Die beiden Retentionszylinder auf 13 und 23 sichern den Prothesenhalt, während die rein frikativen Elemente auf 11 und 21 hier vornehmlich der parodontalen Abstützung dienen (Abbeißen mit der Prothese ist möglich). Sie beanspruchen wenig Platz, was für die Gestaltung der lingualen und labialen Fläche der Inzisiven wichtig ist.

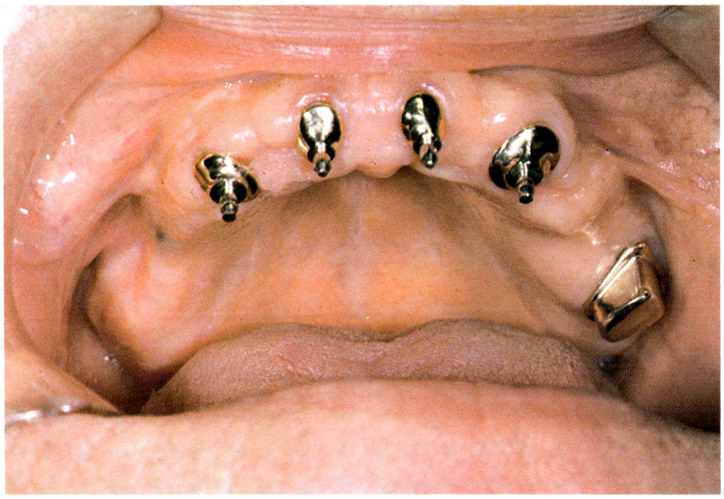

481 Klinische Situation zu Abb. 469
Der Zahn 27 ist vital. Er wurde auf Wunsch des Patienten erhalten und mit einem Teleskophütchen versehen. Seine strategische Bedeutung ist hier gering, da im Unterkiefer eine Teilprothese mit Freiendsattel eingegliedert wurde.

Indikationen für die Stegverbindung

Für die Stegverbindung sprechen parodontal schwache Pfeilerzähne mit erhöhter Beweglichkeit, wo die primäre Verblockung mittels eines Steges erwünscht ist. Die Verblockung von Einzelankern mit einer stegartigen Verbindung ist zwar auch möglich, erfordert aber einen zusätzlichen Aufwand. Diese Art von Verblokkung kann bei stark spitz zulaufenden Zahnbögen angezeigt sein. Obwohl hinsichtlich der Bewertung der Verblockung aufgrund der bisherigen wissenschaftlichen Untersuchungen noch Unsicherheit besteht, scheint sie als prophylaktische Maßnahme zur Aufrechterhaltung des parodontalen Zustandes doch geeignet zu sein. Eine echte primäre Verblockung wird jedoch nur bei nichtlinearer Stegverbindung über mehr als zwei Pfeiler hinweg erreicht.

Eine primäre Verblockung mittels Stegverbindung ist auch angezeigt bei Wurzelkappen mit kurzer Stiftverankerung im Wurzelkanal, z. B. bei sehr kurzen Zahnwurzeln, insbesondere wenn aufgrund von Pfeilerzahnverteilung, Beschaffenheit des Prothesenlagers und eventueller Kammresorptionsvorgänge unter schleimhautbelastenden Prothesensätteln mit verstärkter Prothesendynamik zu rechnen ist.

Bei der linearen Stegverbindung zwischen einem kräf-

tigen Pfeiler und einer parodontal geschwächten Wurzel mit deutlich erhöhter Zahnbeweglichkeit kann eine ungünstige Prothesendynamik über den Steg als Hebelarm verheerend auf den „besseren" Ankerzahn wirken. In solchen Fällen haben Einzelanker eine bessere Prognose.
Stege sind mechanisch stabiler und gegenüber Abnützung sehr oft weniger anfällig als vor allem kleine Druckknopfanker.

Sowohl Stege als auch Druckknopfanker weisen Eigenschaften auf, die sich, je nach der klinischen Situation am Patienten, positiv oder negativ auf die Gesamtkonstruktion auswirken können. Zahnarzt und Zahntechniker müssen deshalb von Fall zu Fall sorgfältig abwägen, welche der beiden Verankerungsarten der hybriden Prothese den individuellen Bedürfnissen am besten gerecht wird.

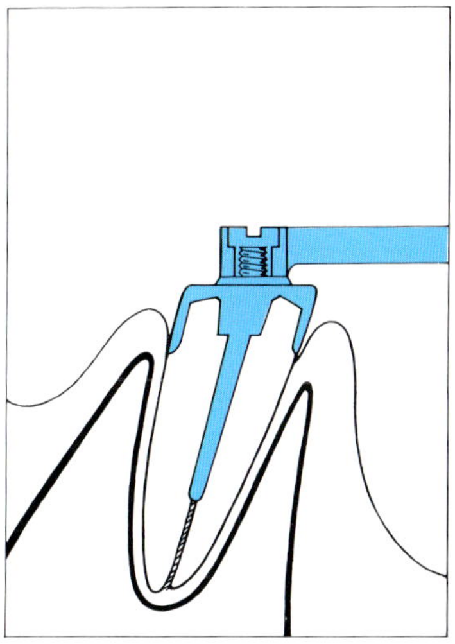

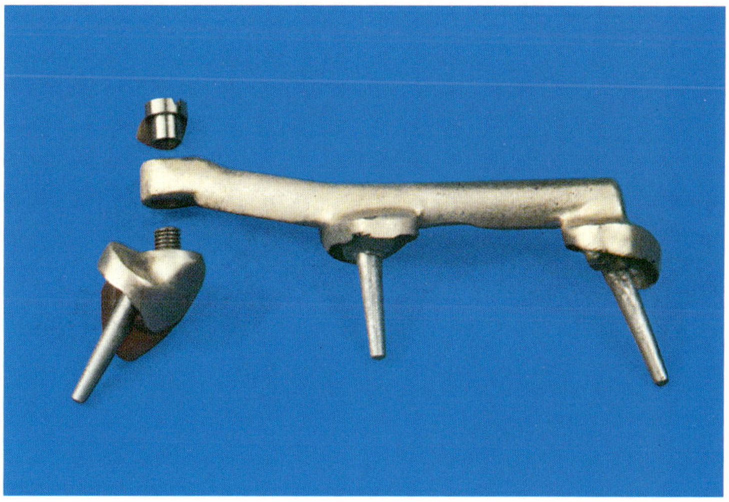

Stegverankerungen

482 Verblockung ungünstig belasteter Ankerzähne
Gekippte Zähne, die durch extraaxiale Belastung als Einzelanker kaum in Frage kommen, sind im Stegverband vollwertige Stützpfeiler. Dasselbe gilt für Wurzelkappen mit nur kurzer Stiftverankerung im Wurzelkanal.

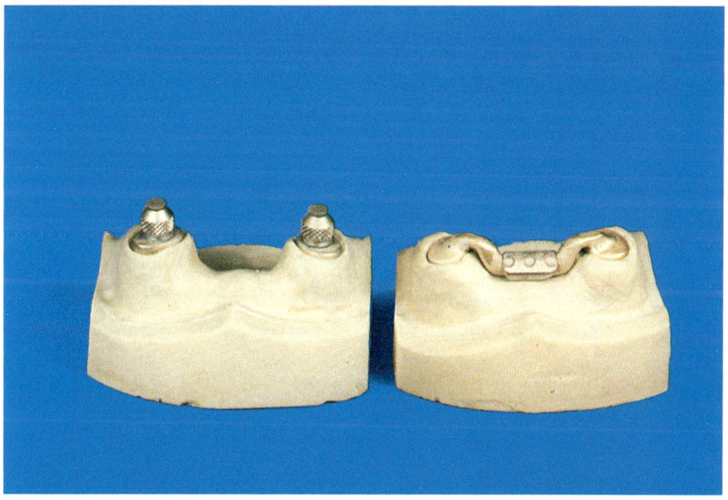

483 Ausnützung der vertikalen Platzverhältnisse
Wenn der Alveolarkamm zwischen den Pfeilerzähnen tiefer liegt und über den Wurzeln nur wenig Platz für die Unterbringung von Einzelankern zur Verfügung steht, eignet sich ein Steg oft besser als kurze Attachments auf den Wurzelkappen, da er interdental auf ein tieferes Niveau verlegt werden kann. Stege ergeben meist eine zuverlässigere Prothesenretention als sehr kleine Einzelanker, was besonders bei der freiendenden Hybridprothese in Betracht zu ziehen ist.

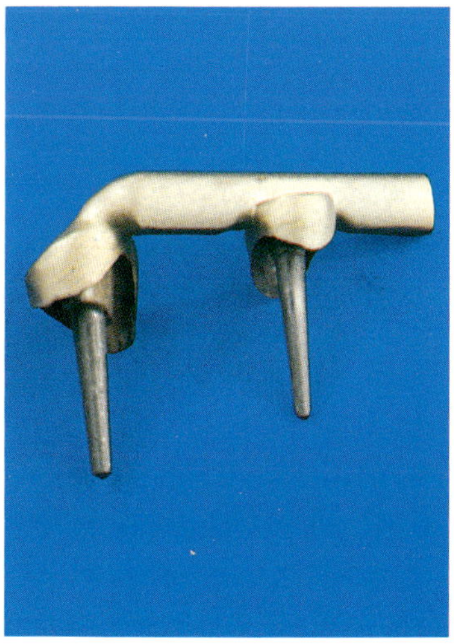

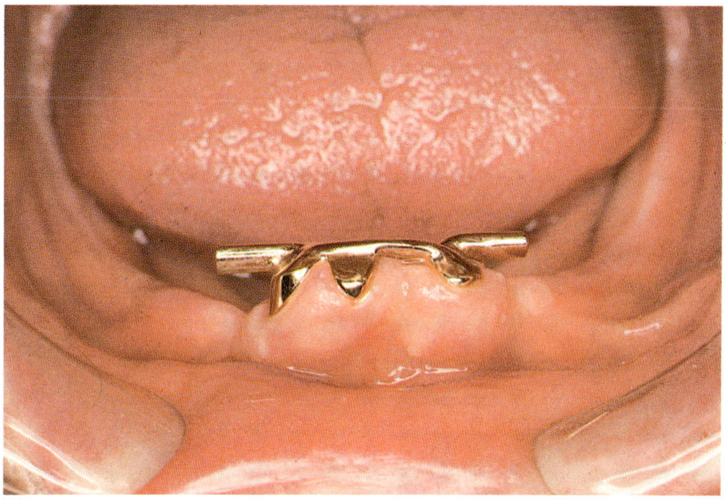

484 Erweiterung der parodontalen Abstützung
Die Prothesenstabilität kann durch Extension eines Steges ein- oder beidseitig über Wurzelkappen hinaus verbessert werden. Da jedoch über das freiendende Stegstück in Funktion und Parafunktion verstärkt Hebelkräfte auf die Verankerungskonstruktion einwirken, ist eine gute Verankerung des Steges mit möglichst langen und kräftigen Wurzelstiften unabdingbar.

Spezielle Behandlungsmethodik

Die eigentliche hybridprothetische Behandlung beginnt erst, wenn die Vorbehandlungen abgeschlossen und ihre Ergebnisse klar überschaubar sind. Viele Arbeitsgänge unterscheiden sich nicht oder nur durch geringe Modifikationen von den entsprechenden im totalprothetischen Fall, so zum Beispiel die Kieferrelationsbestimmung und die Okklusionsgestaltung. Alle Arbeitsschritte mit direktem Bezug zu den Pfeilerzähnen, also Präparation, Abformung und Prothesenbasisgestaltung, erfordern jedoch spezifische Arbeitsmethoden.

Pfeilerzahnpräparation

Mit der definitiven Planung wird festgelegt, wie die hybride Konstruktion auf den verbleibenden Zähnen abgestützt werden soll. Damit ist auch die Präparationsart für diese Zähne bestimmt. Teleskope können nach den gängigen Methoden präpariert werden. Alle anderen Konstruktionsarten erfordern spezifische Präparationsformen, bei denen man drei Grundtypen unterscheidet:

- Präparation für Abstützung ohne Wurzelkappe,
- Präparation für Wurzelkappe mit oder ohne Stiftverankerung,
- Präparation für direkt montierbare Retentionselemente.

Pfeilerpräparation für Abstützung ohne Wurzelstiftkappe

Die Präparation des Zahnes, der als reines Stützelement dienen soll und dazu nicht mit einer Wurzelkappe versorgt wird, umfaßt folgende Arbeitsgänge:

1. Kürzen des Zahnes
Das Maß der Kürzung wird bestimmt von der Vitalität des Zahnes, von der voraussichtlichen Belastung des Zahnes und von den Platzverhältnissen.
Vitale Zähne können nur dann gekürzt werden, wenn sich die Pulpa bereits unter Verkalkung des Pulpenkavums aus der Zahnkrone zurückgezogen hat. In allen anderen Fällen ist die Devitalisation notwendig. Soll die Zahnwurzel lediglich der reinen Abstützung der Konstruktion dienen, kann sie bis etwa 1 mm über Zahnfleischniveau gekürzt werden. Ist die Aufnahme seitlicher Kräfte durch die Wurzel erwünscht, sind mindestens 3 mm Wurzelhöhe zu belassen.
Die Okklusalfläche des gekürzten Zahnes wird leicht sphärisch oder kuppelförmig gestaltet. Diese Präparationsform entspricht den unter Belastung auftretenden Prothesenbewegungen, meist Schaukelbewegungen, am ehesten.
Niemals darf eine Wurzel unter das Niveau der Gingiva gekürzt werden, weil dies hyperplastische Wucherungen der Gingiva, sogenannte Vakatwucherungen, zur Folge hat.
Bei Zähnen mit subgingivaler Karies muß in der Vorbehandlungsphase grundsätzlich bis apikal der Karies gingivektomiert werden.

2. Abrunden der Kanten
Die Kante, die zwischen okklusalen und vertikalen Wurzelflächen durch das Kürzen des Zahnes entsteht, wird gerundet. Dagegen findet keine zirkuläre Präparation im Sinne der Parallelisierung der Außenflächen statt. Eine solche würde zur unerwünschten Veränderung der normalen Zahn- oder Wurzelkontur im Gingivabereich führen, was ebenfalls Gingivahyperplasien zur Folge hätte.

3. Verschluß des Wurzelkanals okklusal
Der Wurzelkanal wird okklusal mit Amalgam verschlossen, wenn es sich um einen wurzelgefüllten Zahn handelt.

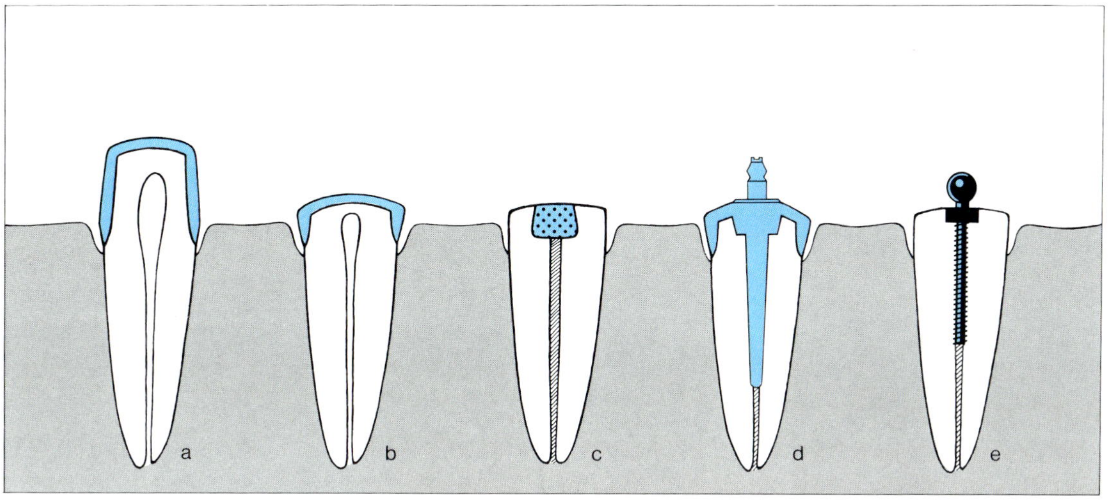

485 Schema der möglichen Präparationsformen
Das Schema zeigt die möglichen Präparationsformen bei vitalen Pfeilerzähnen
a für Teleskopkronen,
b für Wurzelkappen, und bei wurzelbehandelten Pfeilerzähnen
c für die Abstützung ohne Wurzelstiftkappe,
d für Wurzelstiftkappen,
e für direkt montierbare Retentionselemente.

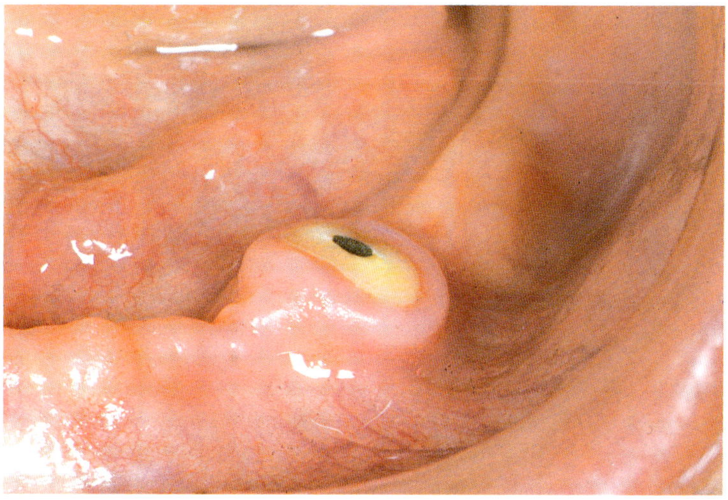

486 Pfeiler ohne Wurzelkappe
Der Pfeiler wird gekürzt, okklusal flach-sphärisch präpariert, die Kanten werden leicht gerundet. Die Kürzung darf nicht unter das Niveau der Gingiva erfolgen. Eine zirkuläre Präparation findet nicht statt.

Pfeilerpräparation für Wurzelstiftkappe

Die Präparation eines Pfeilerzahnes zur Versorgung mit einer Wurzelstiftkappe ist anspruchsvoll. Die Schwierigkeit besteht darin, den Zahn zwar so stark zu kürzen, daß genügend Platz für Retentionselemente entsteht, aber nur gerade so, daß die Wurzelstiftkappe auf dem Zahn noch genügend Retention findet. Als Faustregel gilt, daß mindestens 2 mm Präparationshöhe zur Verfügung stehen müssen. Allerdings kann auch dann nur eine zur Richtung des Wurzelstiftes parallele Präparation und die Ausnützung subgingivaler Flächen die nötige Retention gewährleisten.
Die zusätzliche Verankerung der Kappe mit einem Wurzelstift ist ein wichtiger Retentionsfaktor, vorausgesetzt, daß es sich um einen normierten Stift mit absolut wandständigem Sitz handelt. Wandständigkeit kann nach letzten Untersuchungen nur durch manuelle Ausschachtung des Wurzelkanals mit normierten Kanalbohrern erreicht werden. Die Stiftlänge sollte ungefähr 2/3 der Kanallänge betragen.
Nach heutiger Auffassung ist die subgingivale Präparation und Plazierung von Kronenrändern unerwünscht. Die supragingivale Präparation, die weniger marginale Reize verursacht und den Kronenrand der Reinigung besser zugänglich macht, ist der subgingivalen auch bei Wurzelstiftkappen vorzuziehen. Sie ist allerdings nur möglich:
- wenn über der Wurzelstiftkappe auch dann genügend Platz für ein Retentionselement besteht, wenn diese das Gingivaniveau infolge der supragingivalen Präparation um 2–3 mm überragt;
- wenn supragingival mindestens 2 mm ausnützbare, retentive Zahn- bzw. Wurzeloberfläche vorhanden ist;
- wenn gute Mundhygiene verhindert, daß am Wurzelkappenrand Karies entsteht;
- wenn eventuell sichtbare Wurzelkappenränder, vor allem in der Oberkieferfront, keine ästhetischen Probleme verursachen.

Da im extrem reduzierten Restgebiß sehr oft Platzprobleme bestehen, ist in den meisten Fällen eine konsequente supragingivale Präparation nicht möglich.

Es ist bei der Präparation zu berücksichtigen, daß Wurzelstifte bei seitlicher Beanspruchung abgeschert werden können. Die Angußzone zwischen Stift und Kappe muß deshalb durch die Anlage eines okklusalen Kastens vergrößert werden.

Systematische Pfeilerpräparation für Wurzelstiftkappen

487 Kürzen der Krone
Die Krone des endodontisch und parodontal behandelten Zahnes wird ungefähr 2 mm über dem Gingivalrand abgetrennt.

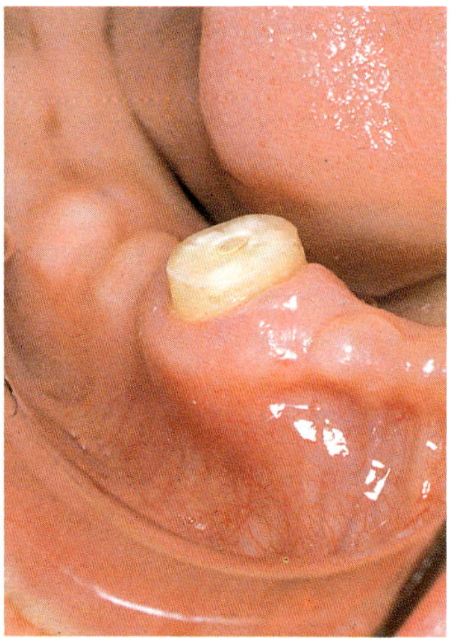

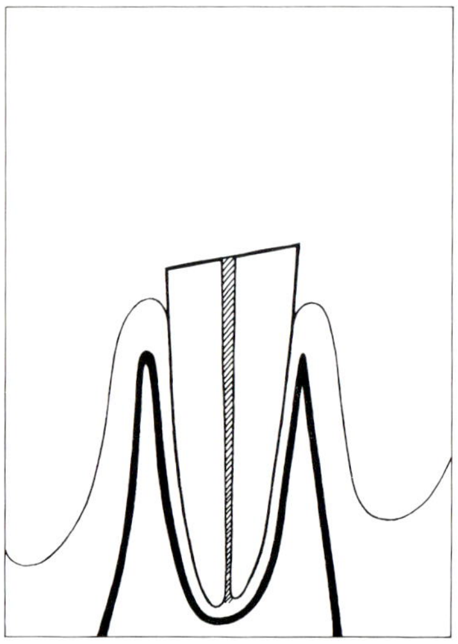

488 Ausschachten des Wurzelkanals
Mit einem genormten Bohrerset wird der Wurzelkanal für die Aufnahme eines in der Regel konischen Wurzelstiftes vorbereitet (Bild links).
Die Feinausschachtung muß manuell erfolgen. Man verwendet dazu denselben Kanalbohrer mit dem *Thomas*-Steckschlüssel (Schema).

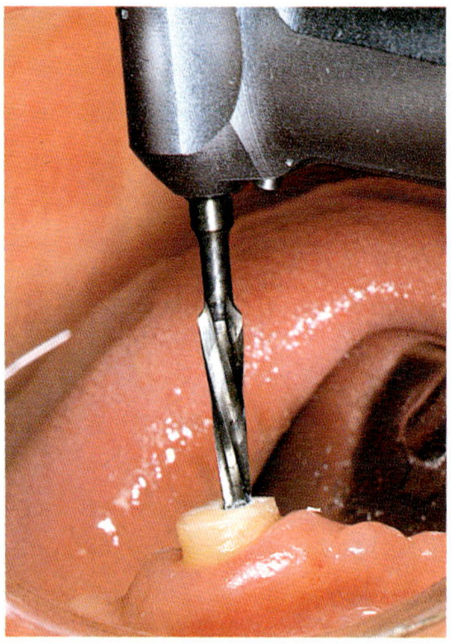

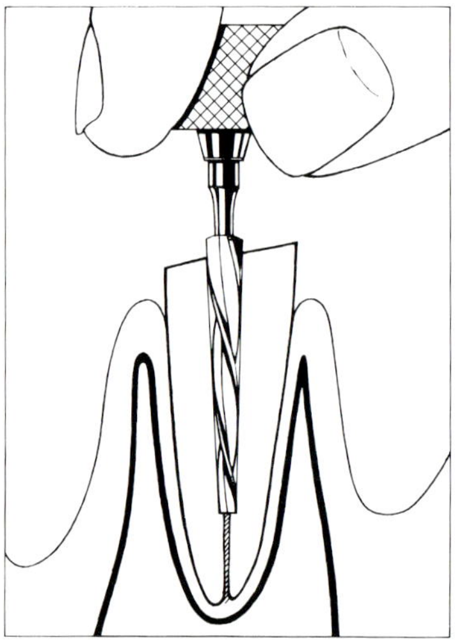

489 Einpassen des Wurzelstiftes
Länge und Richtung des Stiftes werden radiologisch kontrolliert. Die Form des Stiftkopfes ist zu diesem Zeitpunkt irrelevant. Sie spielt erst bei der Pfeilerabformung eine Rolle.

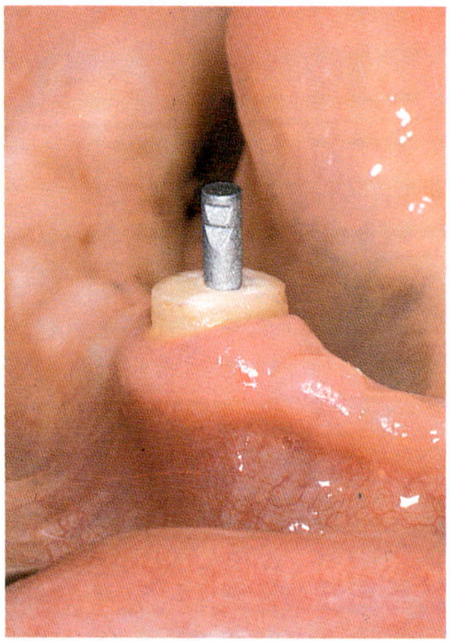

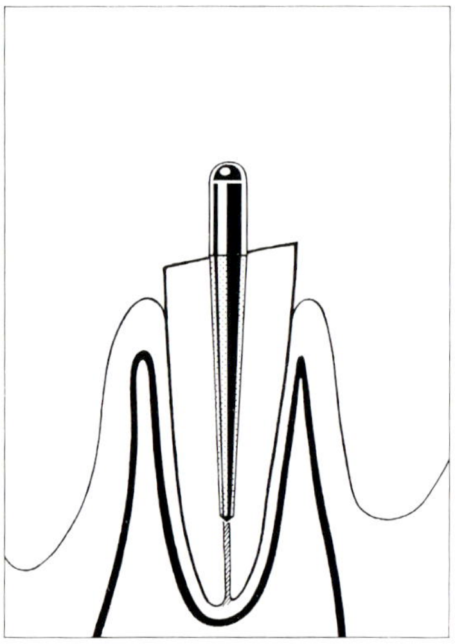

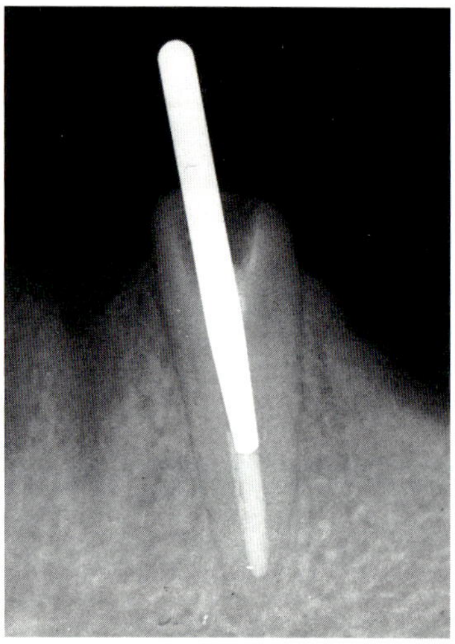

490 Zirkuläre Präparation
Der Wurzelstumpf wird supra- und subgingival möglichst parallel zur Richtung des Stiftes und mit einer höchstens angedeuteten Hohlkehle zirkulär präpariert.

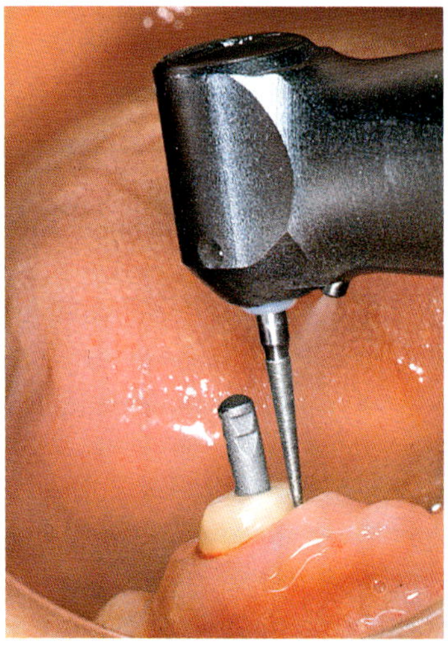

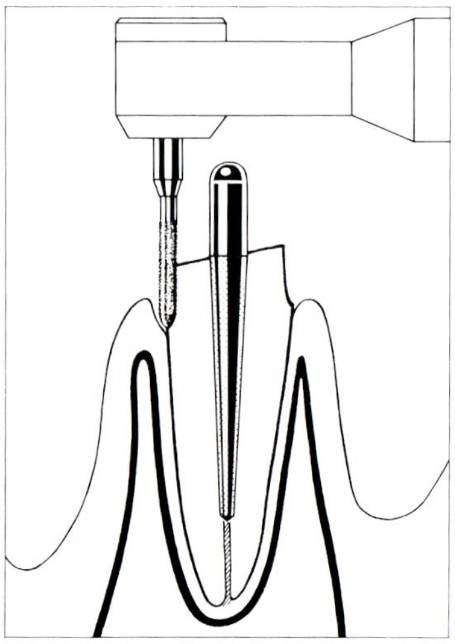

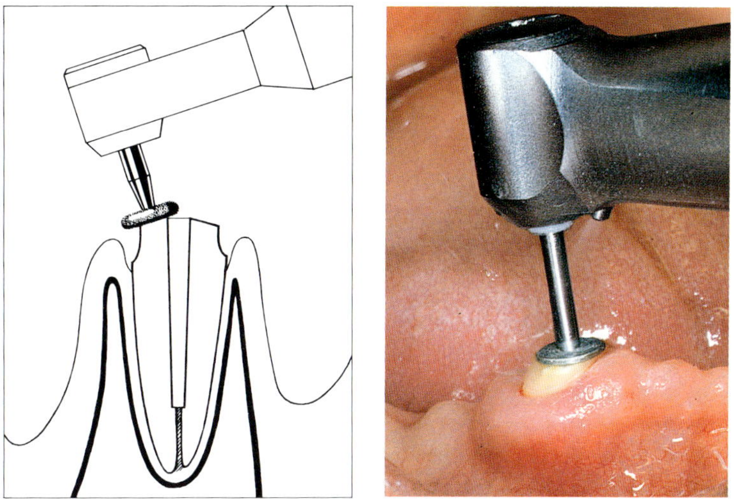

491 Kürzen des Stumpfes
Erst jetzt darf der Pfeiler auf seine endgültige Länge – d. h. auf Zahnfleischniveau oder 1/2 mm darüber, keinesfalls aber darunter – gekürzt werden.

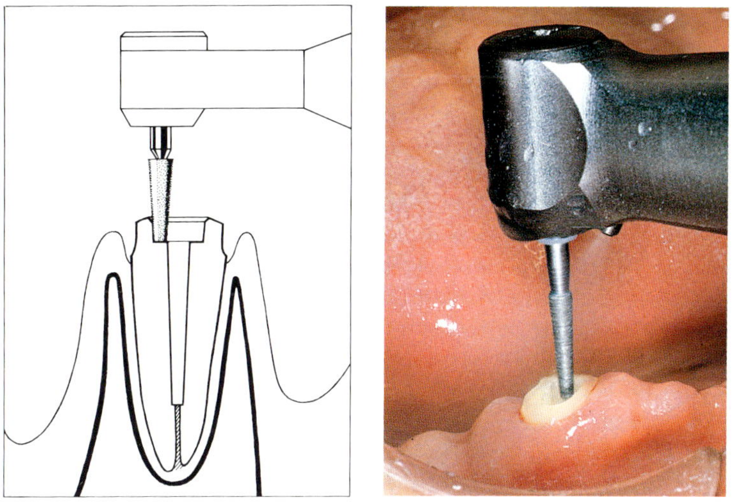

492 Okklusaler Kasten
Wo der Wurzelquerschnitt dies zuläßt, wird ein okklusaler Kasten präpariert. Er dient der Vergrößerung der Retention, der Vergrößerung der Angußfläche zwischen Stift und Kappe und bringt eine gewisse Platzreserve bei der Montage des Konstruktionselementes. Die Wandstärke der Wurzel muß nach der Präparation noch mindestens 1 mm betragen, da sonst erhöhtes Risiko für eine Wurzelfraktur besteht.

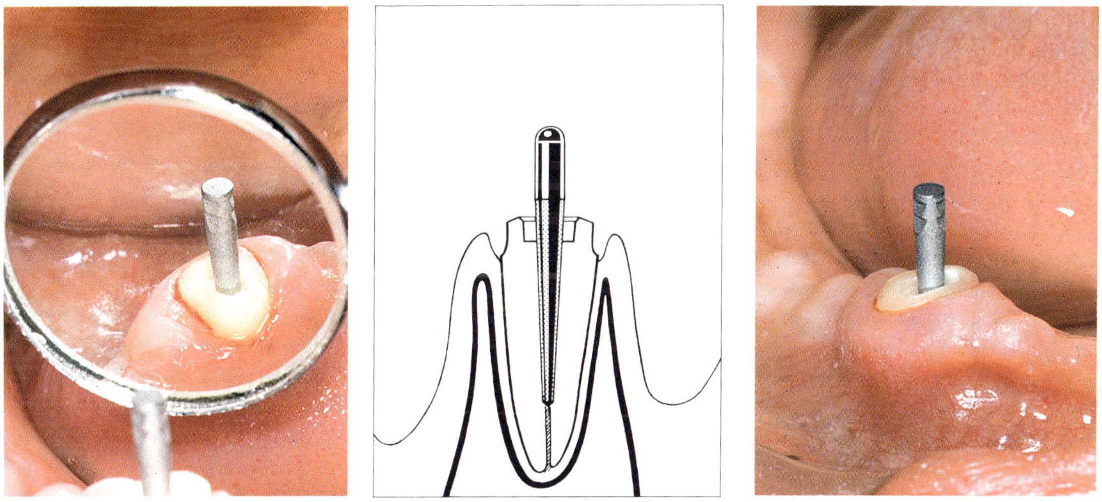

493 Fertige Präparation
Ansicht von bukkal und lingual.

Präparationsfehler können infolge des begrenzten Angebots an Zahnsubstanz häufig nicht korrigiert werden. Sie müssen deshalb durch systematisches Vorgehen bei der Präparation so weit als möglich vermieden werden. Folgen von Präparationsfehlern geben postinsertionell oft zu Schwierigkeiten Anlaß. Ein Beispiel dafür ist das wiederholte Sich-Lösen einer Wurzelstiftkappe vom Zahn als Folge zu konischer oder zum Stift nicht paralleler Präparation. Diese Komplikation ist für Patient und Zahnarzt besonders unangenehm, weil das Problem nur durch Neuanfertigung der Kappe gelöst werden kann, sofern die Zahnwurzel noch umpräpariert werden kann. Die häufigsten Präparationsfehler sind:

- zu konische oder zur Stiftrichtung nicht parallele Präparation,
- ungenügende Kürzung des Pfeilerzahns,
- zu starke Kürzung des Pfeilerzahns,
- zu kurze oder nicht genügend wandständige Wurzelstiftpräparation,
- zu extensive Präparation des okklusalen Kastens.

Häufige Präparationsfehler und ihre Folgen

494 Pfeiler generell zu wenig gekürzt
Folgen sind Probleme bezüglich Platzangebot für Konstruktionselemente. Wäre dieser Pfeiler um 1,5 mm mehr gekürzt worden, hätte ein größeres Hilfsteil montiert werden können. Körperliche Fassung des Zahnes und Halt der Prothese wären besser geworden.

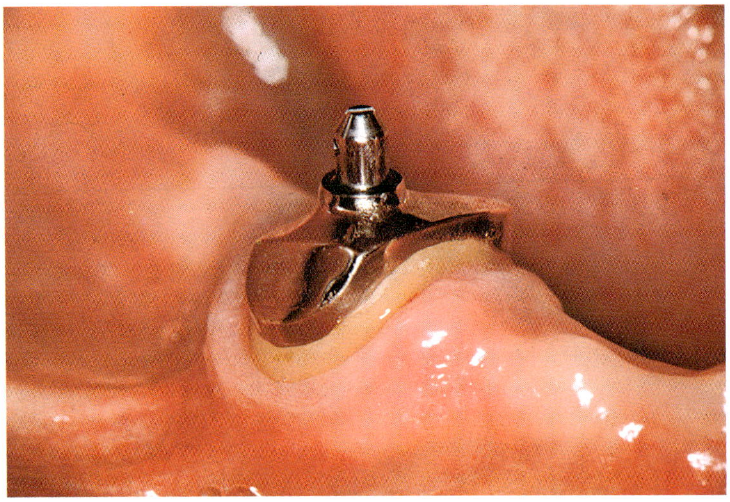

495 Pfeiler palatinal/lingual zu wenig gekürzt
Als Folge muß das Konstruktionselement sehr weit bukkal montiert werden, was eine steile Abdachung der Wurzelkappe nach sich zieht. Diese wiederum gibt Anlaß zum Abplatzen der dort sehr dünn auslaufenden Facette.

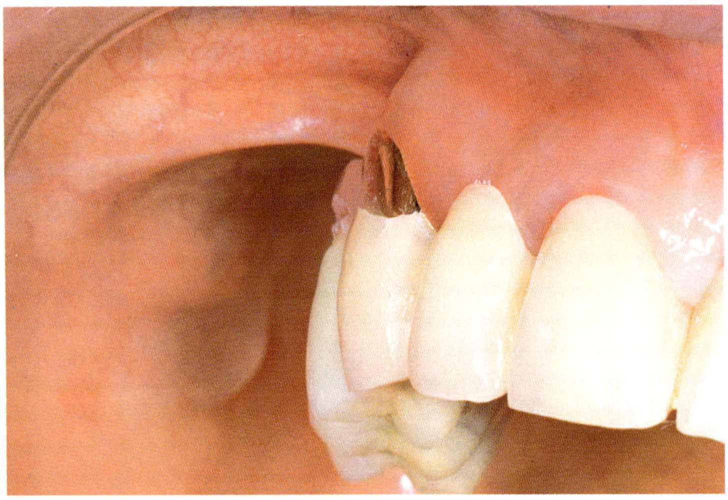

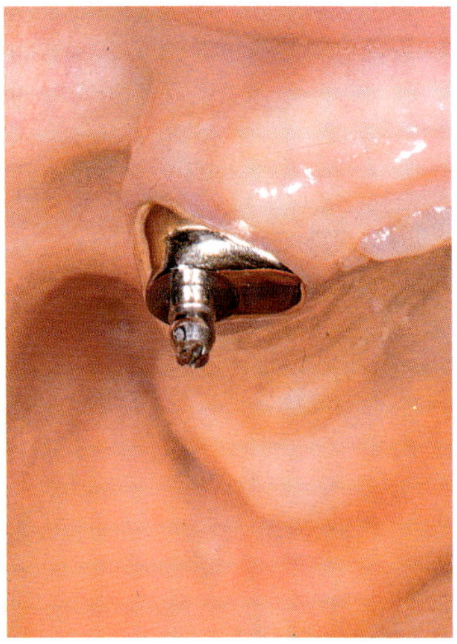

496 Überkürzung des Pfeilers
Sie führt zur Überwucherung der Wurzelkappe durch die Gingiva, gefördert durch eine Sogwirkung seitens der Prothesenbasis bei Prothesenbewegungen. Die Hyperplasie wird durch die ungenügende Mundhygiene gefördert.

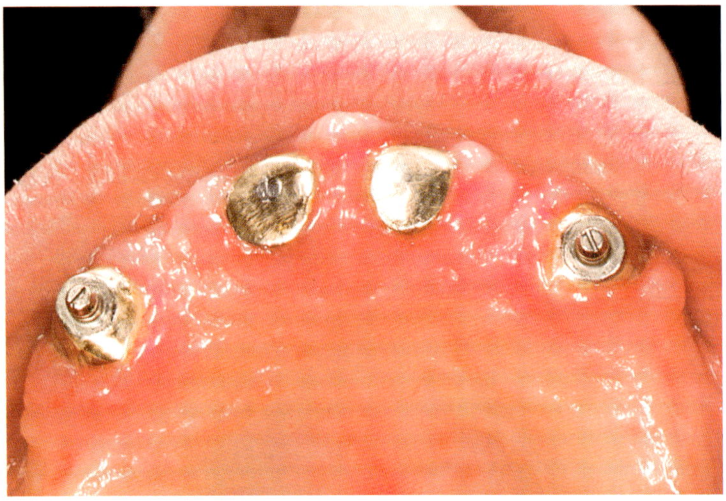

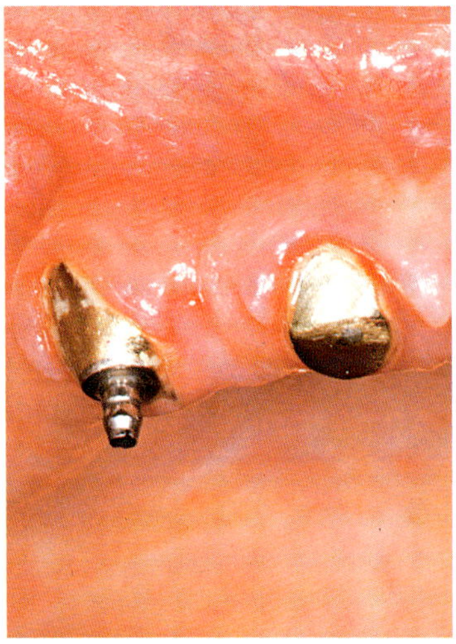

497 Zu extensiv präparierter okklusaler Kasten
Die ungenügende Wandstärke von weniger als 1 mm führte beim Einpassen der Wurzelstiftkappe zur Fraktur der Wurzel.

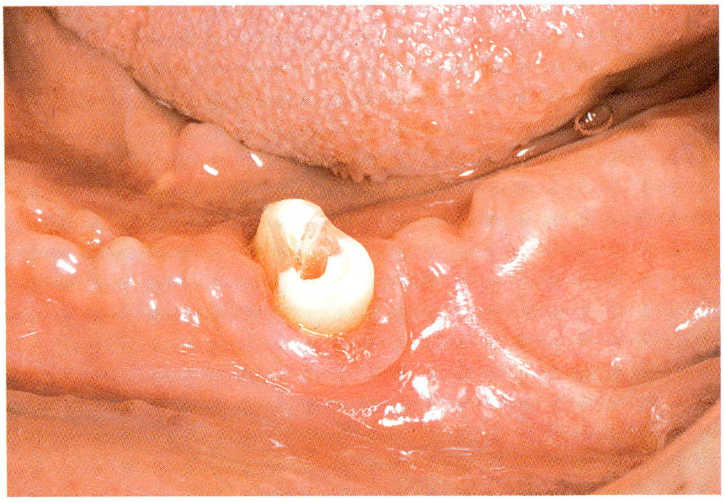

Pfeiler mit direkt montierbaren Konstruktionselementen

Direkt montierbare Retentionselemente (wie z. B. der KURER-Press-Stud oder das O-SO-System) basieren auf genormten Wurzelstiften oder -schrauben, mit Hilfe derer sie ohne Vermittlung einer Wurzelkappe auf der Zahnwurzel befestigt werden können. Für die meisten dieser Systeme existieren genormte Fräsen und Bohrer, mit denen der Wurzelkanal entsprechend ausgeschachtet und die Pfeileroberfläche geformt werden kann. Die Pfeilerpräparation ist in diesen Fällen meist recht genau vorgegeben und variiert naturgemäß von System zu System, so daß auf detaillierte Beschreibungen in diesem Rahmen verzichtet werden kann.

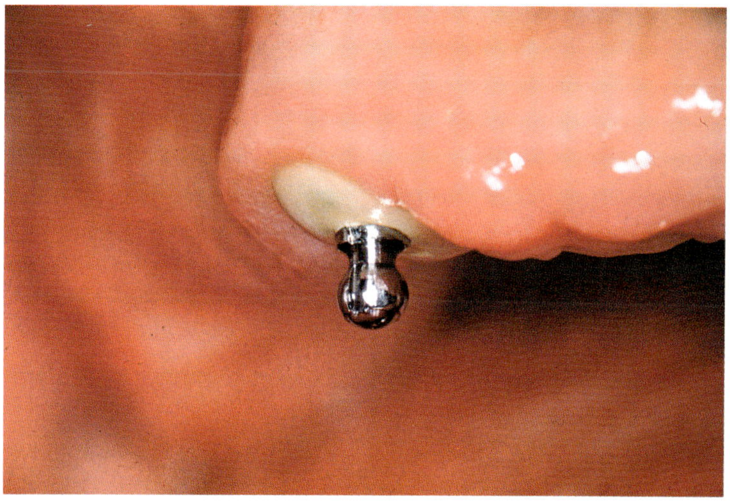

498 Pfeilerpräparation beim *Kurer*-Press-Stud
Analog zur Präparation von Pfeilern ohne Wurzelkappen wird der Zahn gekürzt. Die entstehenden Kanten werden gerundet. Danach wird der Wurzelkanal mit einem genormten Bohrerset ausgeschachtet, ein okklusales Inlay in die Wurzeloberfläche präpariert und ein Gewinde in die Kanalwand geschnitten. Dieses dient der Verankerung des als zylindrische Schraube konzipierten Konstruktionselementes im Zahn.

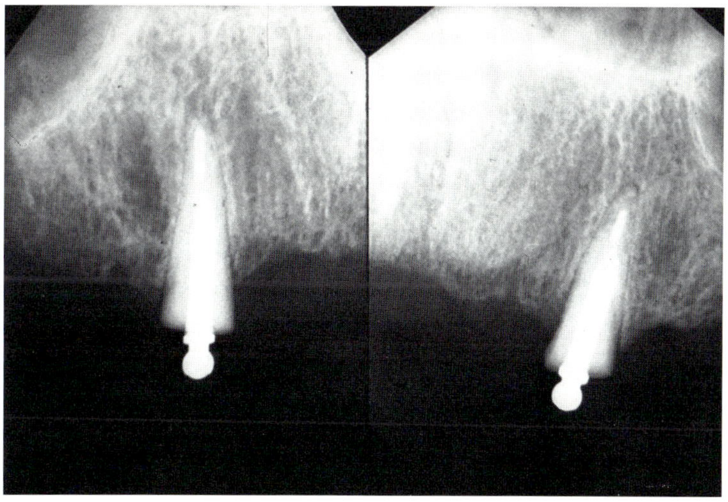

499 Röntgenkontrolle
Das Röntgenbild zeigt den bis zum Anschlag im Kanal-Inlay eingeschraubten *Kurer*-Anker.

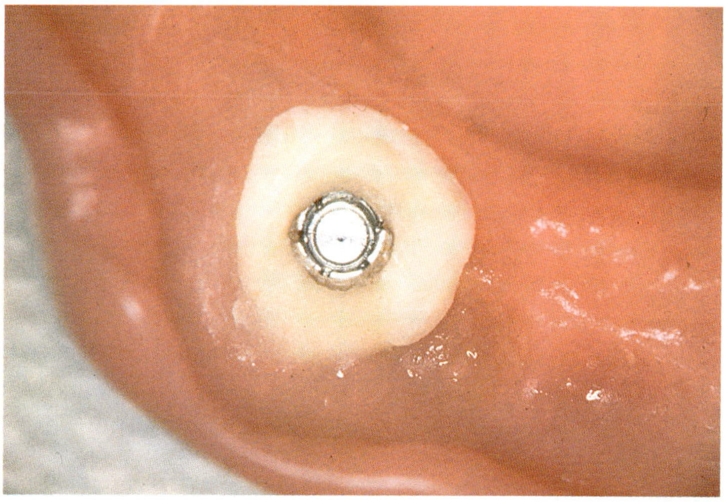

500 Elementmatrize
Wie bei den meisten direkt montierbaren Elementen wird auch hier die Matrize direkt mit zahnfarbigem Selbstpolymerisat in die Prothesenbasis montiert.

Provisorische Versorgung mit Immediat-Hybridprothesen

Im Verlauf jeder hybridprothetischen Behandlung ist die Versorgung des Patienten mit einer provisorischen oder Immediat-Hybridprothese als Übergangslösung bis zur Eingliederung der definitiven Prothesen notwendig. Die provisorische Versorgung muß spätestens nach der Präparation der Pfeilerzähne erfolgen. Sie kann aber nach der endodontischen Vorbehandlung der erhaltungswürdigen Zähne zu jedem beliebigen Zeitpunkt stattfinden. Oft ist es sogar notwendig, die Immediat-Hybridprothese (d.h. die provisorische, auf den gekürzten zukünftigen Pfeilerzähnen abgestützte Totalprothese) bereits als flankierende Maßnahme während der parodontalen Vorbehandlung einzugliedern. Der Weg zur Immediat-Hybridprothese kann über verschiedene Stationen führen. Zwei grundsätzliche Ausgangssituationen müssen dabei unterschieden werden: 1. Der Patient hat ein mit festsitzendem Ersatz versorgtes Lückengebiß, ein unversorgtes Lückengebiß oder eine nahezu vollständige Eigenbezahnung und trägt noch keinen abnehmbaren Ersatz; 2. der Patient trägt bereits abnehmbaren teilprothetischen Ersatz. Daraus ergeben sich die Behandlungsabläufe für die provisorische Versorgung.

Situation 1:
Wenn immer möglich, sollte der abrupte Übergang von einer bezahnten, prothetisch nicht versorgten Situation zur total- bzw. hybridprothetischen Versorgung vermieden werden. Er führt erfahrungsgemäß oft zu Inkorporationsschwierigkeiten. Weniger Probleme entstehen, wenn die nicht erhaltungswürdigen Zähne extrahiert werden, damit eine kurze Phase mit einer einfachen Teilprothese zwischengeschaltet werden kann. Dies ermöglicht das Abwarten des ersten Resorptionsschubes im Alveolarknochen nach der Extraktion und gibt dem Patienten Zeit zur Angewöhnung an eine Prothese. Der Umbau zur Immediat-Hybridprothese erfolgt zum gegebenen Zeitpunkt, wie er für die Situation 2 beschrieben wird. Abweichungen von dieser Regel sind angezeigt, wenn die vorgesehenen Pfeilerzähne sich auch zur kurzfristigen Aufnahme einer Prothesenklammer nicht mehr eignen oder durch diese parodontal geschädigt würden.

Situation 2:
Spätestens nach der Vorbehandlung wird die bestehende Teilprothese unter Kürzung der Pfeilerzähne zu einer immediaten Hybridprothese umgebaut. Sind dazu keine größeren Basiserweiterungen notwendig, kann der Umbau oft direkt in der Praxis und ohne Einschaltung des zahntechnischen Labors vorgenommen werden. Im Falle ausgedehnterer Umbauten wird indirekt über einen Abdruck vorgegangen.

Aus dieser Situation ergeben sich in der Regel am wenigsten Probleme bezüglich Adaptation und Inkorporation, da der Patient bereits über Prothesenerfahrung verfügt. Eventuell auftretende Probleme mit dem Halt der Immediat-Hybridprothese können praktisch immer mit einer temporären, weichbleibenden Unterfütterung (Tissue conditioner) gelöst werden. Dabei muß beachtet werden, daß der längerdauernde Kontakt von Tissue conditioner mit präparierten Wurzeloberflächen zu deren Erweichung und kariösen Zerstörung führen kann. Die Dauer weichbleibender Unterfütterungen ist deshalb auf ein Minimum zu beschränken und eine normale, harte Unterfütterung zum frühestmöglichen Zeitpunkt anzustreben.
Völlig abzulehnen ist die Versorgung der präparierten Pfeilerzähne mit provisorischen Stiftzähnen, auch wenn dadurch Änderungen oder Ergänzungen bestehender Teilprothesen hinfällig würden. Die Retention solcher Stiftprovisorien ist meist ungenügend, vor allem wenn diese von Prothesenklammern auf Zug beansprucht werden. Sie lösen sich häufig, und in der Folge bleiben die Wurzelkanäle über längere Zeit offen. Ferner darf die Gefahr einer Wurzelfraktur mit Stiftprovisorien niemals unterschätzt werden. Sie ist eine der häufigsten Ursachen des Verlustes von Pfeilern in der Vorbehandlungsphase.

Die provisorische Versorgung muß genau geplant und der Patient sorgfältig auf diese Übergangslösung vorbereitet werden. Die psychologische Bedeutung des Übergangs von einer Teil- zur Hybridprothese darf nicht unterschätzt werden. Für viele Patienten bedeutet das Kürzen der sichtbaren Zahnkrone gleichviel wie der Verlust des ganzen Zahnes. Hinzu kommt die Angst vor ungenügendem Halt der provisorischen Prothese, vor verminderter Kaufähigkeit und vor den Schwierigkeiten, die sich aus dieser Situation im gesellschaftlichen Bereich ergeben könnten. Im Oberkiefer ist die vorübergehende Bedeckung des ganzen Gaumens durch das Provisorium meist nicht zu umgehen. Auch davor fürchten sich viele Patienten, selbst dann, wenn sie wissen, daß dies mit den definitiven Prothesen dank der Retentionselemente nicht mehr notwendig sein wird. Solche Befürchtungen und Bedenken dürfen niemals bagatellisiert werden. Der Patient muß schon in der Planungsphase und auch danach immer wieder darüber informiert werden, zu welchem Zeitpunkt der Übergang zur Immediat-Hybridprothese stattfinden wird, wie diese provisorische Prothese aussehen wird und welche Schwierigkeiten damit zu erwarten sind. Wo dies unterbleibt und der Patient eines Tages vor das Fait accompli gestellt wird, ist möglicherweise am selben

Tag der Grundstein zu Inkorporationsschwierigkeiten, wenn nicht zu einer psychogenen Prothesenunverträglichkeit, gelegt.
Obwohl Immediat-Hybridprothesen meist nur für eine relativ kurze Zeit getragen werden, dürfen sie weder die Schleimhäute noch die parodontalen Gewebe oder die verbleibende Zahnhartsubstanz schädigen, noch durch okklusale Mängel oder ungenügende Basisgestaltung zu Funktionsstörungen Anlaß geben. Insuffiziente Provisorien erschweren die Behandlung und verlängern dadurch die Phase postinsertioneller Schwierigkeiten und Korrekturen nach dem Eingliedern der neuen Prothesen. Im allseitigen Interesse ist der Herstellung und Adjustierung der provisorischen Prothesen die notwendige Zeit und Sorgfalt zu widmen.

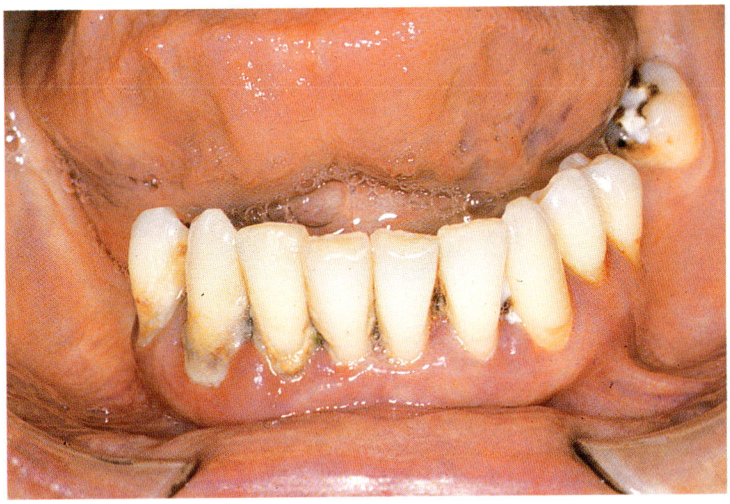

Prothetisch nicht versorgtes Lückengebiß

501 Zustand vor Extraktion
Geplant ist eine auf 35 und 38 abgestützte hybride Prothese. Alle anderen Zähne sind parodontal so geschädigt, daß sie nicht erhalten werden können.

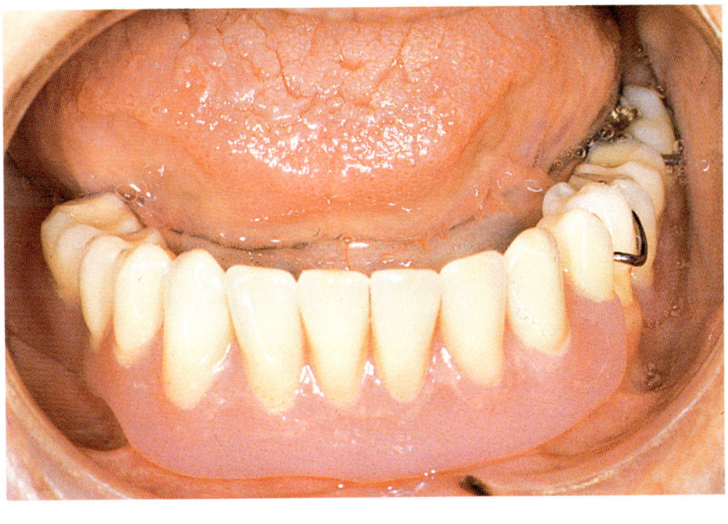

502 Immediat-Teilprothese
Die Eingliederung einer Immediat-Teilprothese erfolgt unmittelbar nach den Extraktionen mit gleichzeitiger Kammkorrektur. Sie ist auf 35 und 38 mit 3armigen Stahldrahtklammern dental abgestützt. Gegebenenfalls muß sie sofort oder nach einiger Zeit unterfüttert werden.

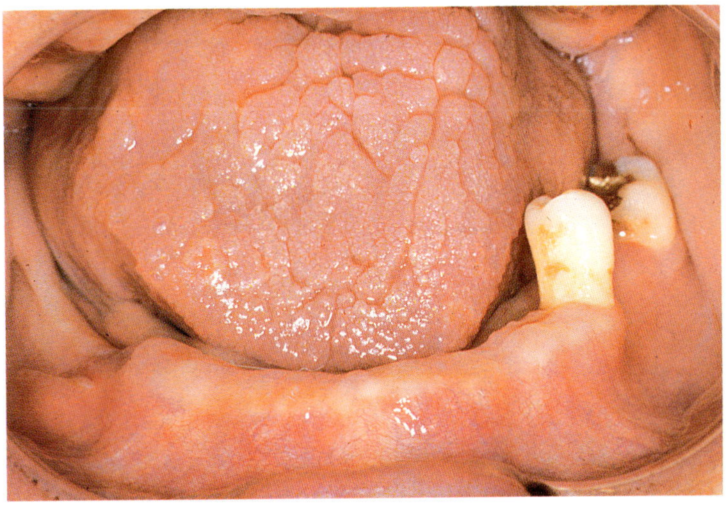

503 Zustand 6 Wochen nach Extraktion
Die Extraktionswunden sind gut verheilt. Das Kieferkammprofil bietet – dank der gleichzeitig mit den Extraktionen ausgeführten Kammkorrektur – gute Voraussetzungen für ein Prothesenlager. Die parodontale Sanierung der Zähne 35 und 38 wurde in der Zwischenzeit eingeleitet.

Direkter Umbau zur Immediat-Hybridprothese

504 Ausgangssituation
Teilprothese in situ. Der Zahn 43 ist als Pfeiler für eine hybride Konstruktion vorgesehen.

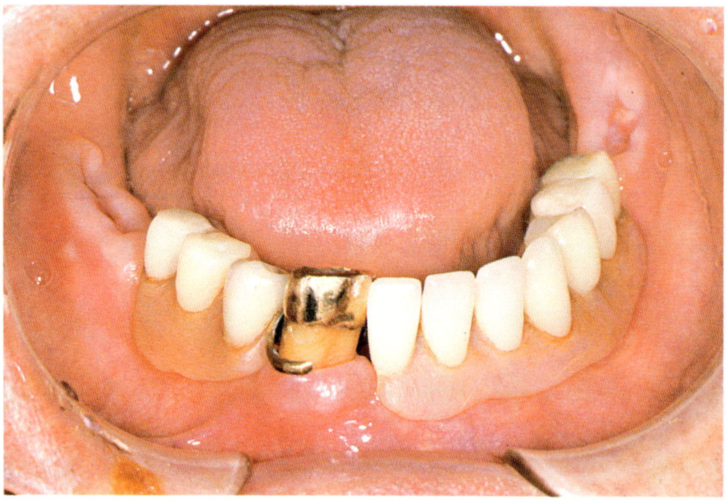

505 Silikonschlüssel
Die räumlichen Beziehungen von Zahnkrone und Teilprothese werden durch einen Silikonschlüssel festgehalten.

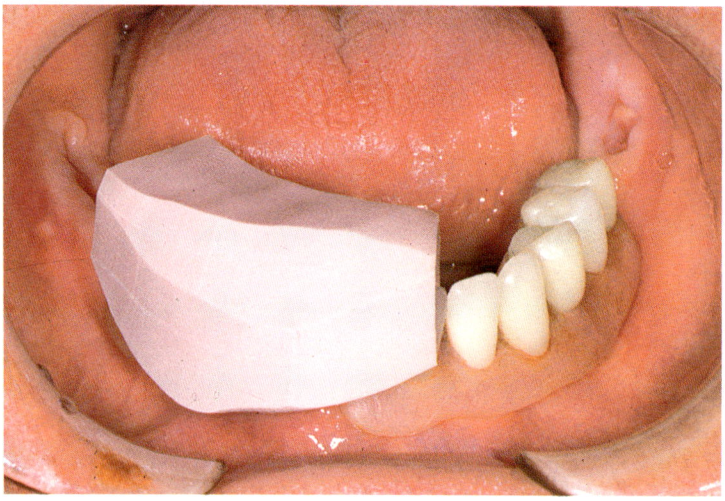

506 Kürzen des Pfeilers
43 wird gekürzt und vorbereitend präpariert.

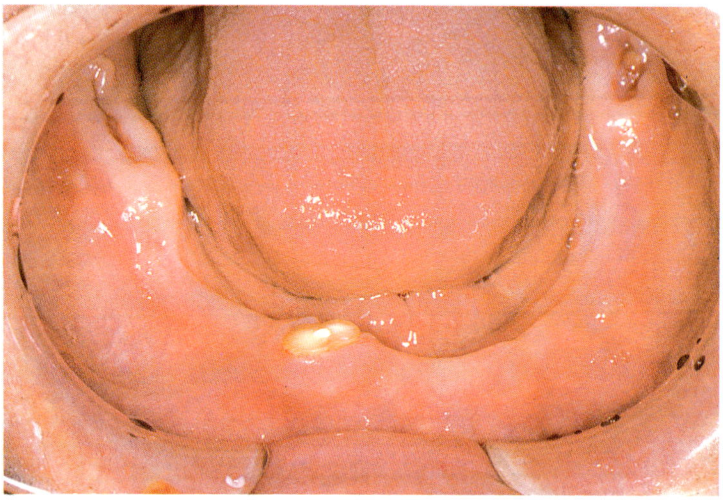

507 Ergänzung der Prothese
Die abgetrennte Zahnkrone wird mit Hilfe des Schlüssels und Selbstpolymerisat direkt an der Teilprothese befestigt. Als Variante kann anstelle der Krone der Schlüssel mit zahnfarbigem Selbstpolymerisat gefüllt und die Teilprothese auf diesem Wege ergänzt werden.

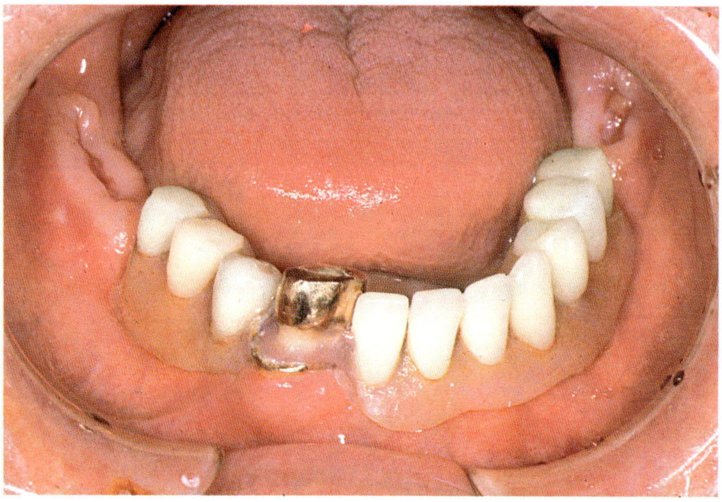

Indirekter Umbau zur Immediat-Hybridprothese

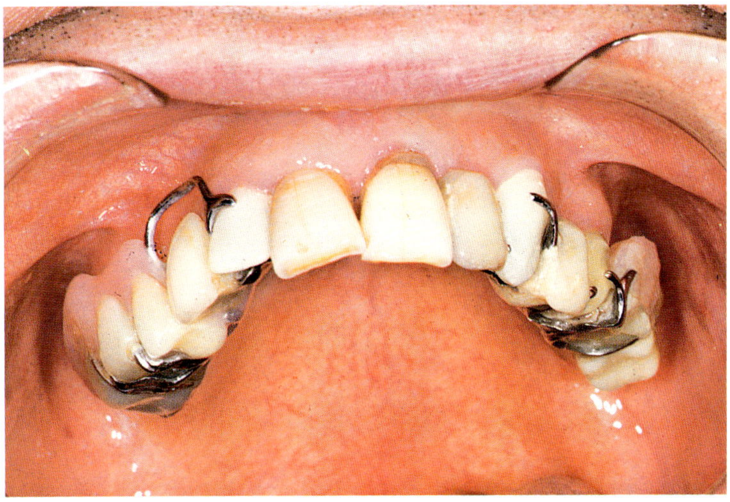

508 Ausgangssituation: teilprothetisch versorgtes Lückengebiß
Geplant ist eine hybridprothetische Versorgung auf den Zähnen 12, 11, 21 und 23. Um die bestehende Teilprothese nach dem Kürzen der Pfeiler in eine Immediat-Hybridprothese überzuführen, ist kein direktes Vorgehen möglich. Hier muß mit der Teilprothese in situ ein Abdruck genommen und diese im Labor auf dem Modell umgebaut werden.

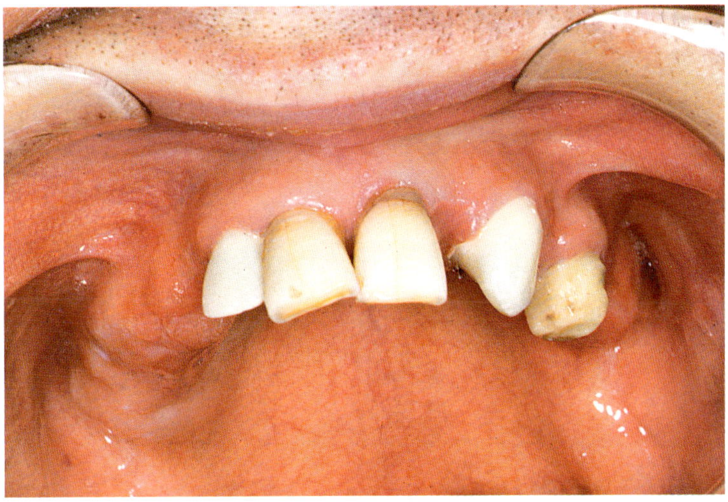

509 Ausgangssituation ohne Teilprothese

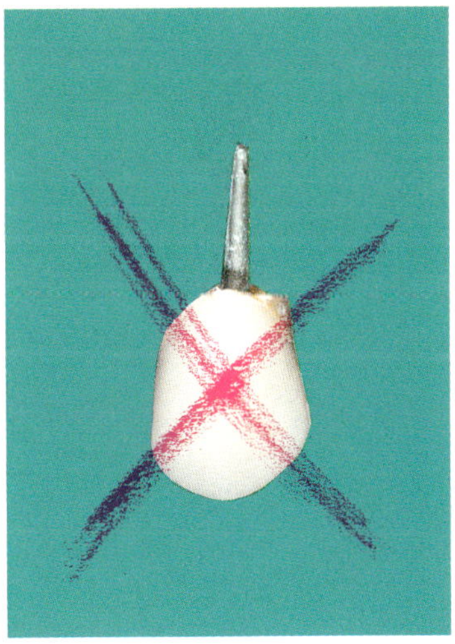

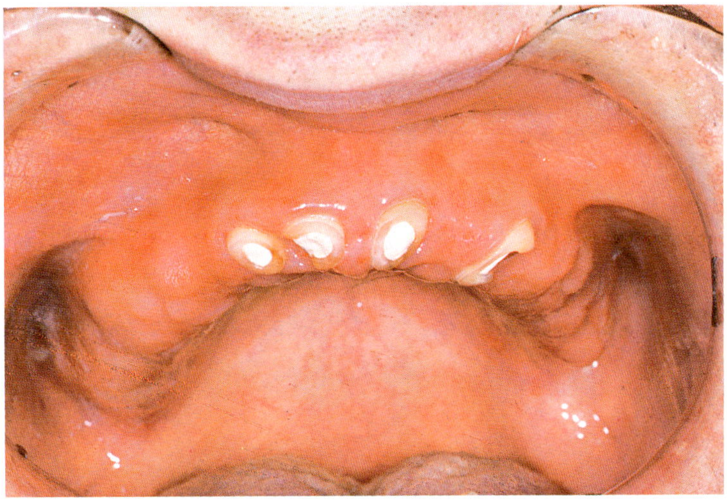

510 Nach dem Kürzen der Pfeilerzähne

511 Warnung vor Stiftprovisorien
Theoretisch können Pfeilerzähne nach dem Kürzen mit formgleichen Stiftprovisorien versehen werden, was einen Umbau der bestehenden Teilprothese erübrigen würde. Davon ist dringend abzuraten: Das Risiko einer Wurzelfraktur ist sehr groß. Zudem ist die Retention solcher Kronen meist ungenügend. Offene Wurzelkanäle und häufiges Rezementieren sind die Folgen.

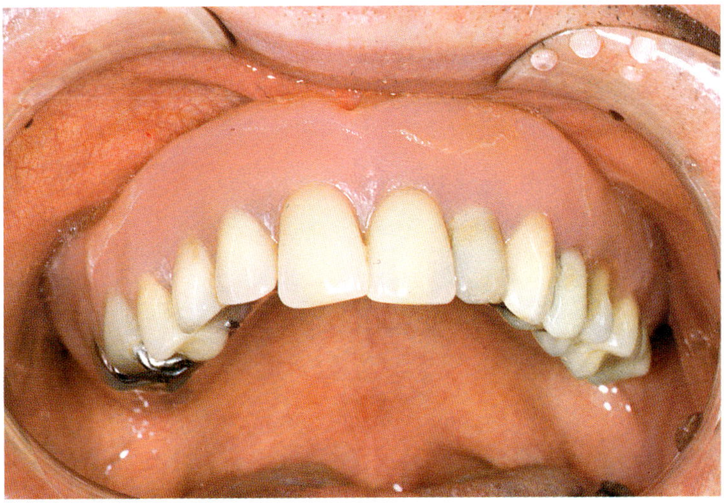

512 Immediat-Hybridprothese
Unmittelbar nach dem Kürzen der Zähne wird die umgebaute Teilprothese eingegliedert. Aus Gründen des Prothesenhaltes unterscheidet sie sich bezüglich Basisgestaltung im Pfeilerbereich noch von der eigentlichen Hybridprothese.

Indirekter Umbau einer kombiniert festsitzenden/ abnehmbaren prothetischen Versorgung zur Immediat-Hybridprothese

513 Ausgangssituation
Die Oberkieferfront ist mit einer Brücke von 12 auf 23 versorgt. 14 trägt eine Wurzelstiftkappe mit Retentionselement. Die Teilprothese ist mit einer Klammer auf 23 und mit dem Retentionselement auf 14 befestigt. Es ist geplant, die beiden Brückenpfeiler ebenfalls mit Wurzelstiftkappen und Retentionselementen zu versehen.

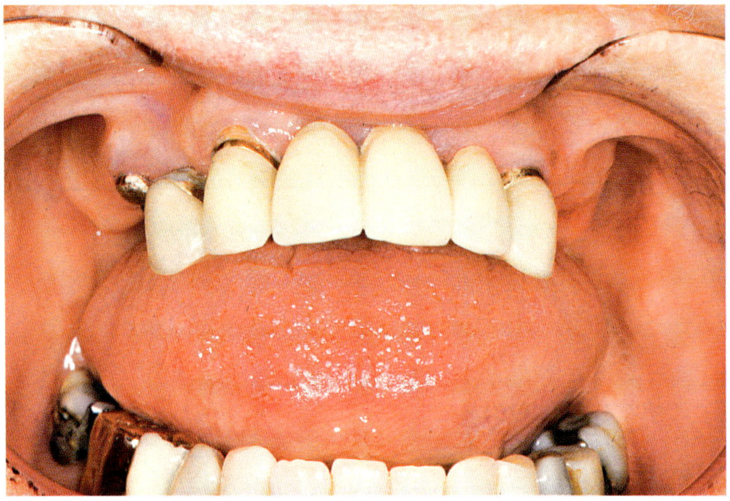

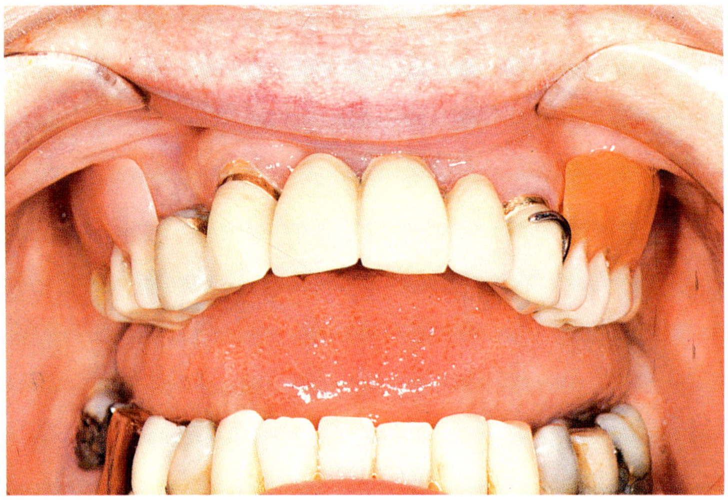

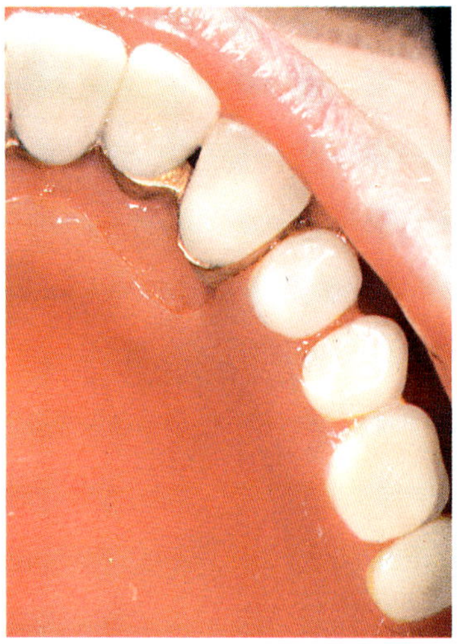

514 Provisorische Versorgung
Die Situation nach Demontage der Frontbrücke, provisorischer Pfeilerpräparation und Umbau der Teilprothese zur Immediat-Hybridprothese. Durch Reposition in den vor der Demontage genommenen Abdruck mit der Teilprothese konnte die alte Frontbrücke mit einer einfachen Basisergänzung in die Prothese eingebaut werden, was aus ästhetischen und psychologischen Gründen sehr wichtig war.

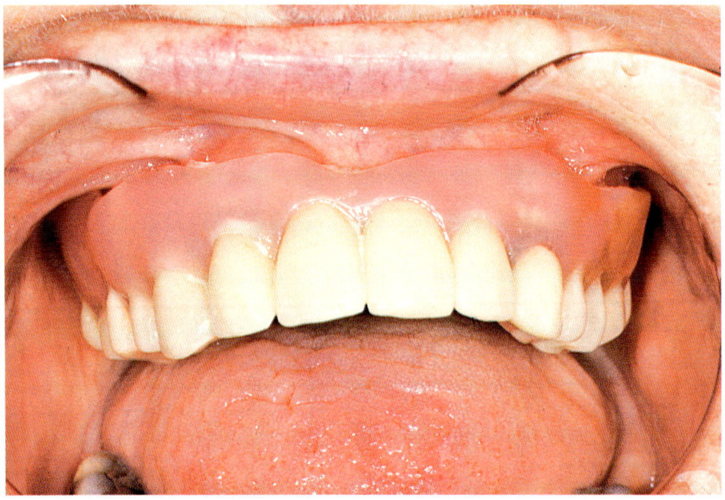

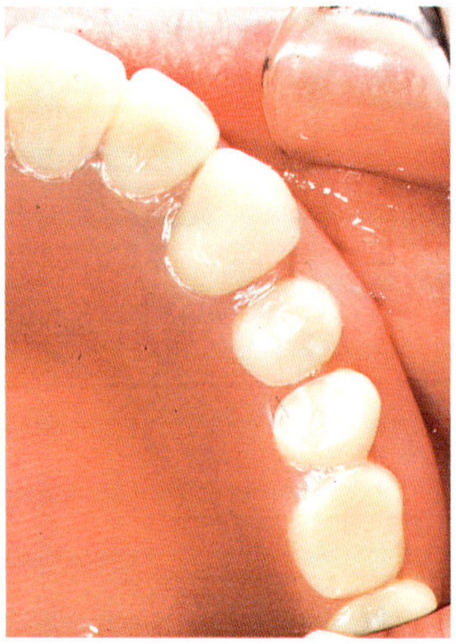

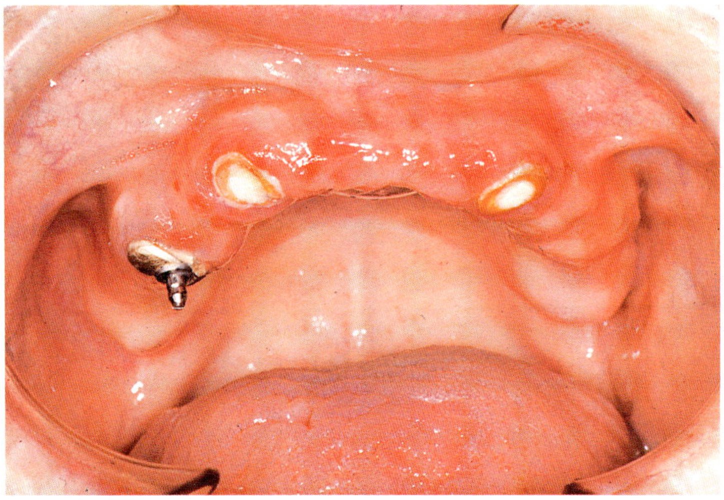

Abformung der Pfeilerzähne

Die Abformung des präparierten Zahnes dient der Herstellung eines Stumpfmodells, auf welchem eine Wurzelstiftkappe modelliert und fertiggestellt werden kann.

Zähne, die nicht mit einer Wurzelstiftkappe versorgt werden oder für welche ein direkt montierbares Retentionselement vorgesehen ist, müssen demzufolge nicht in einem speziellen Arbeitsgang abgeformt werden. Es genügt, wenn sie form- und lagerichtig im Arbeitsmodell zur Herstellung der Prothese erscheinen. Sie können im Rahmen der Gesamtabformung des Kiefers erfaßt werden.

Zähne, die mit Wurzelstiftkappen versorgt werden, müssen in einem separaten Arbeitsgang abgeformt werden. Eine einzeitige Abformung der Pfeiler und ihrer gesamten Umgebung wie in der Kronen-Brückenprothetik ist nicht möglich. Einzeitige Abformungen verlangen Sägemodelle der präparierten Wurzelstümpfe. Dadurch wird das Gesamtmodell für die nachfolgende Herstellung der Prothese unbrauchbar.

Entsprechend der Sorgfalt und Akkuratesse, mit der die Präparation zu geschehen hat, darf auch bei der Abformung keine Ungenauigkeit toleriert werden. Das Stumpfmodell hat form- und dimensionsgetreu dem präparierten Zahn zu entsprechen. Nur so wird auch die Wurzelstiftkappe, die auf diesem Modell entsteht, genau auf die Zahnwurzel passen.

Folgende Möglichkeiten der Pfeilerabformung stehen zur Verfügung:

- Einzelabformung im Kupferring-Kleinabdruck, mit thermoplastischem oder elastomerem Material;
- Einzelabformung mit partiellem individuellem Löffel, gespritzt mit Elastomeren;
- Gruppenabformung bei mehreren Pfeilern mit Elastomeren.

Mit allen Methoden können genaue Abformungen der präparierten Stümpfe gemacht werden.

Die *Einzelabformung mit einem Kupferring* als Abformmassenträger ist das am längsten praktizierte Verfahren. Es kann mit thermoplastischem Material (Kompositionsmasse) oder Elastomeren gearbeitet werden.

Der Kupferring muß an der Präparationsgrenze enden und dort dem Zahn genau anliegen. Die Verwendung thermoplastischer Abformmasse erlaubt die sofortige Kontrolle der Präparation bezüglich ihrer Parallelität zum Wurzelstift. Disparallelität führt zum Abreißen der erstarrten Kompositionsmasse in unterschnittigen Stellen beim Entfernen des Abdrucks vom Zahnstumpf. Wird elastomeres Material verwendet, kann die Präparation erst am Stumpfmodell kontrolliert werden.

Bei der *Einzelabformung mit spritzbaren Elastomeren* wird anstelle des Kupferrings ein partieller individueller Löffel als Abformmassenträger verwendet. Der individuelle Löffel darf weder Zahn noch Wurzelstift berühren. Diese Technik setzt die Öffnung des gingivalen Sulkus mit Retraktionsfäden voraus, damit der Stumpf mit einem dünnfließenden Material umspritzt werden kann. Darüber wird der individuelle Löffel, gefüllt mit elastomerem Material höherer Viskosität, eingebracht.

Für die Gruppenabformung, d. h. die gleichzeitige Abformung mehrerer Pfeiler, müssen spezielle Wurzelstifte, sogenannte Adhäsionskopfstifte, verwendet werden. Diese besitzen einen drehrunden, polierten Kopf ohne Retentionen. Als einzige Stifte sind sie damit absolut exakt im Abdruck reponierbar, sollten sie beim Entfernen des Abdruckes aus diesem herausgerissen worden sein. Dies ist besonders häufig, wenn die Richtungen der Wurzelkanäle der präparierten Zähne nicht übereinstimmen. Mit Retentionen versehene Stifte werden zwar weniger häufig aus den Abdrücken herausgerissen, können aber, falls doch, niemals exakt reponiert werden.

Aus Einzel- und Gruppenabformungen können Stumpfmodelle aus Spezialhartgips oder, nach galvanischer Versilberung oder Verkupferung, aus Kunststoff hergestellt werden. Sie bilden die Arbeitsgrundlage zur Herstellung der Wurzelstiftkappen.

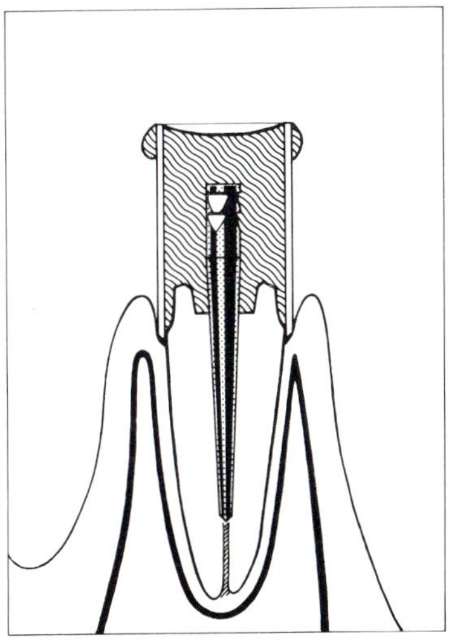

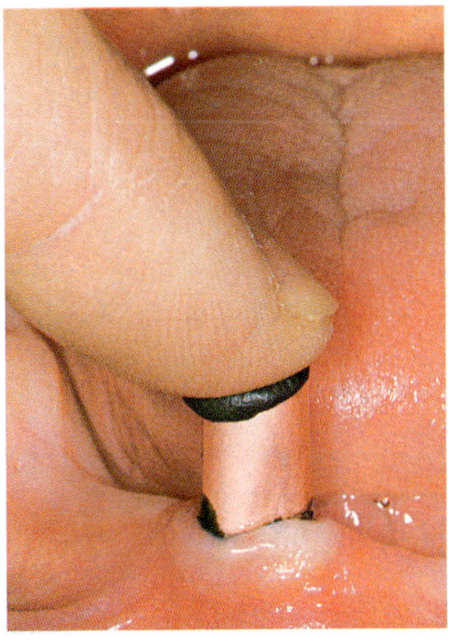

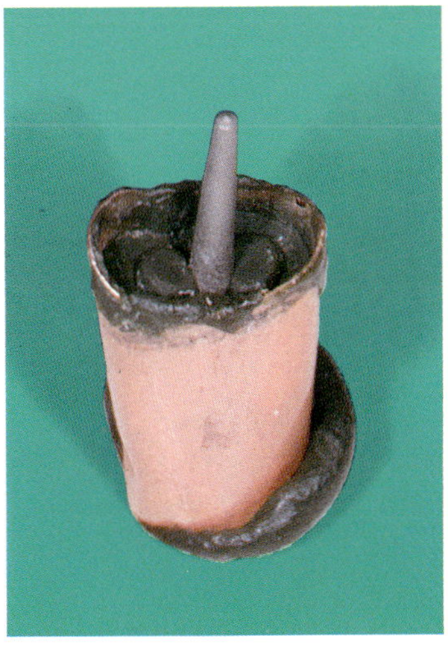

Pfeilerabformung mit Kupferring-Kleinabdruck

515 Schematische Darstellung
Der Ring sollte im Bereich der Präparationsgrenze dem Pfeiler exakt anliegen.

516 Kupferring in situ
Die sichtbare Traumatisierung des marginalen Parodonts durch den Kupferring ist praktisch unvermeidbar.

517 Fertiger Kupferring-Kleinabdruck

Pfeilerabformung mit individuellem Teillöffel

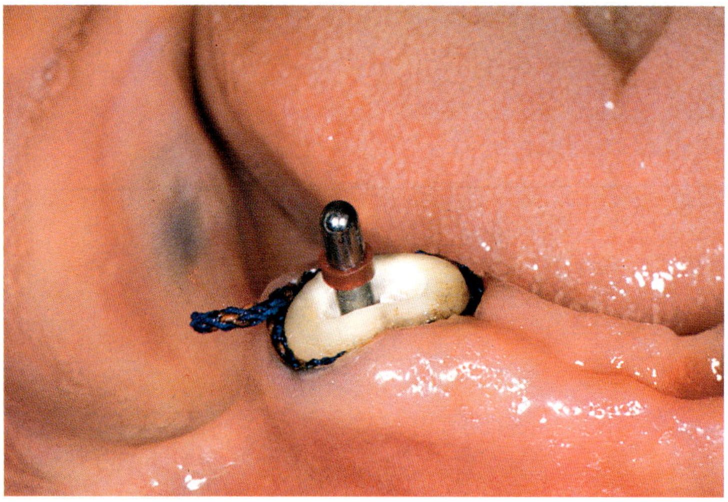

518 Vorbereitung
Der Pfeiler wird durch elektrochirurgische Erweiterung des Sulkus oder/und Einbringen von Retraktionsfäden in den Sulkus für die Abformung vorbereitet. Für diese Art der Abformung muß ein spezieller Wurzelstift mit sogenanntem Adhäsionskopf verwendet werden.

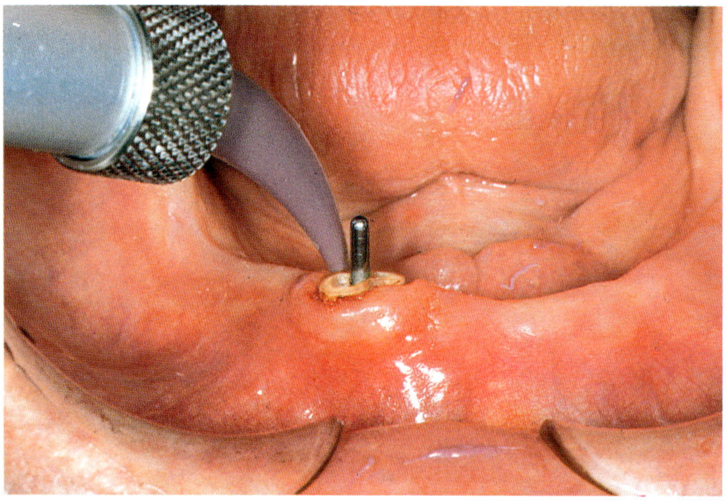

519 Umspritzen des Pfeilers
Nach dem Entfernen der Retraktionsfäden wird der Pfeiler mit dünnfließendem elastomerem Abdruckmaterial umspritzt.

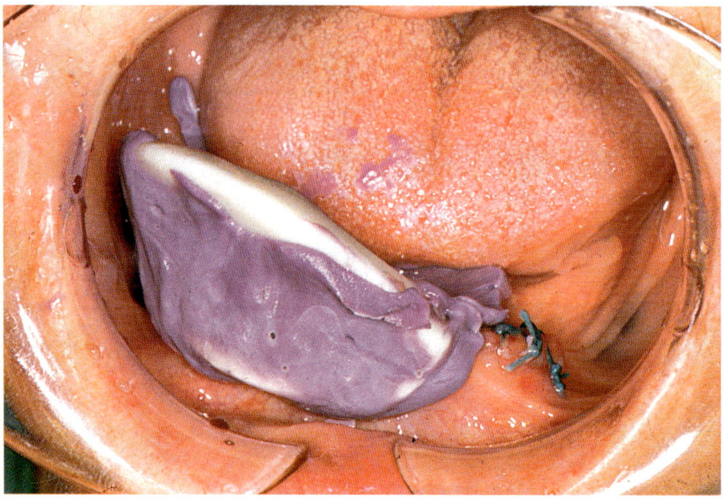

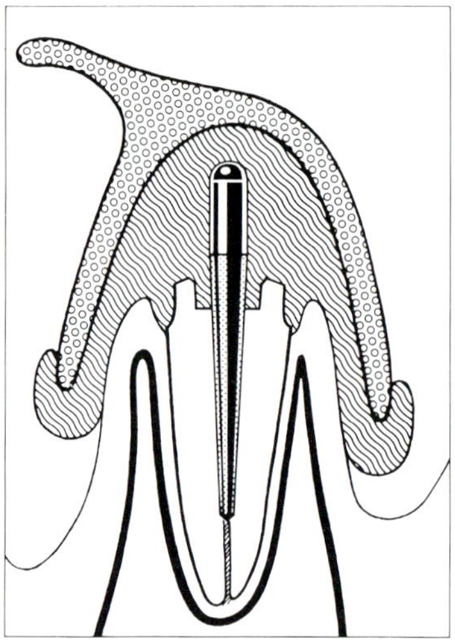

520 Einbringen des individuellen Löffels
Der mit Elastomer höherer Viskosität gefüllte individuelle Teillöffel aus Autopolymerisat wird über den umspritzten Pfeiler gebracht. Er darf weder den präparierten Pfeiler noch den Wurzelstift berühren und muß so weit extendiert sein, daß er auf dem Kieferkamm exakt positioniert werden kann. (Herstellung des individuellen Löffels analog S. 24 ff.)

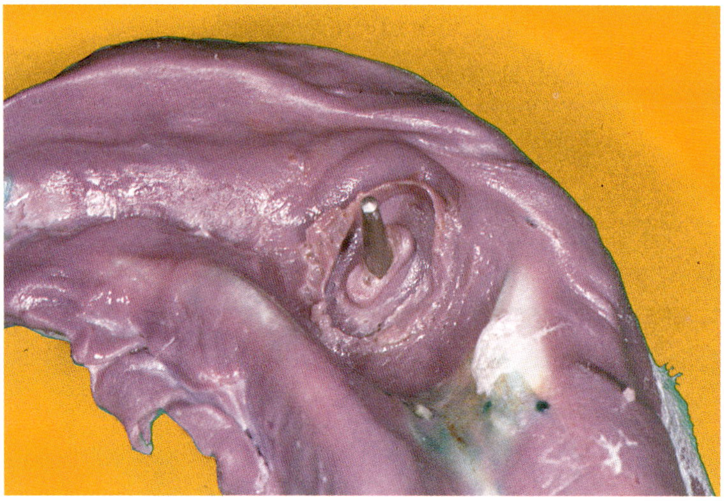

521 Fertige Abformung

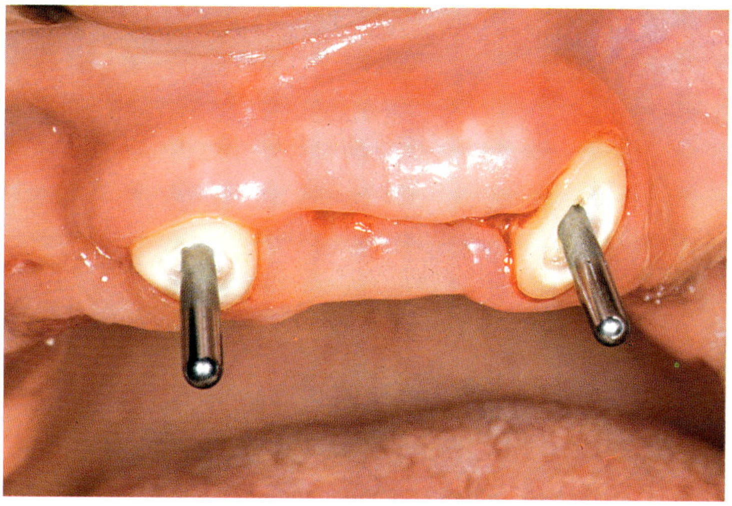

Gruppenabformung

522 Ausgangssituation
Die abzuformenden Pfeiler nach der Präparation. Beachte die Richtungsdivergenz der Wurzelstifte. Sollen beide Pfeiler mit derselben Abformung erfaßt werden, ist die Verwendung von Adhäsionskopfstiften unerläßlich.

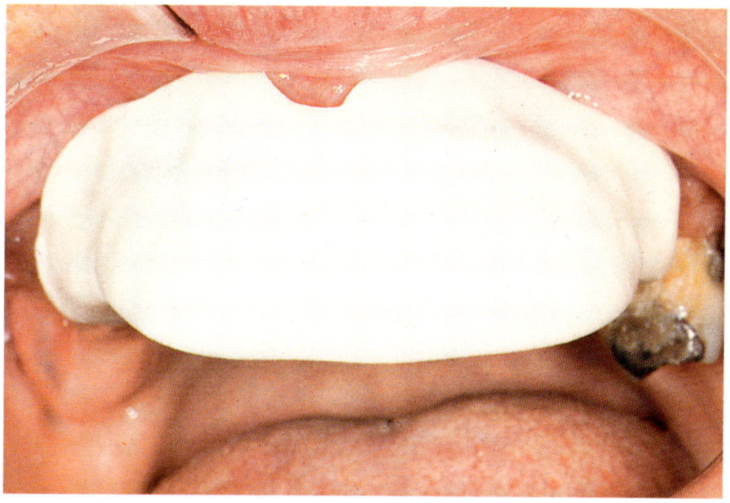

523 Individueller Teillöffel
Einpassen des Löffels, Vorbereitung der Pfeiler und Abformung erfolgen analog zur Einzelabformung.

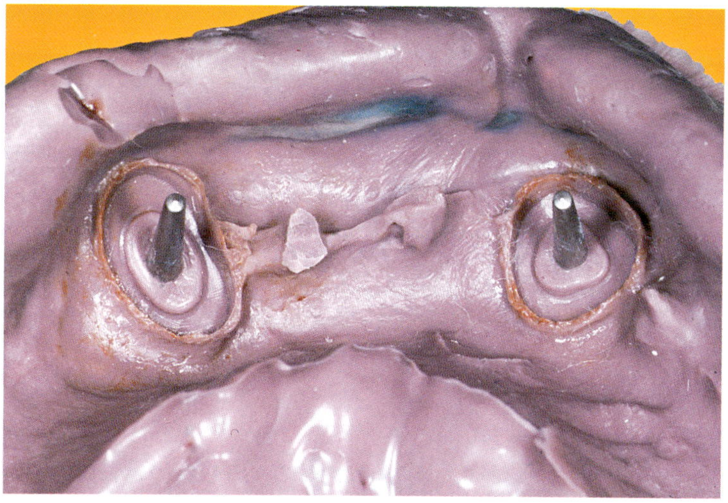

524 Fertige Gruppenabformung
Zu beachten ist die hervorragende Detailwiedergabe dieser Gruppenabformung.

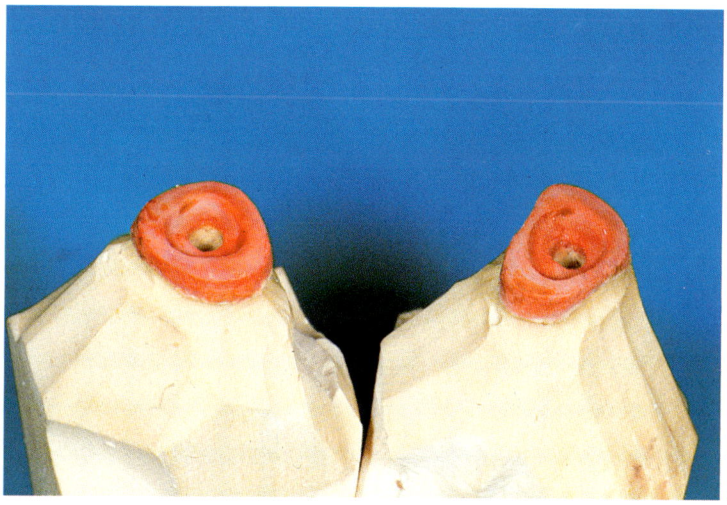

525 Stumpfmodelle
Stumpfmodelle aus Spezialhartgips, auf denen anschließend die Wurzelstiftkappen modelliert werden.

Wurzelkappen

Präparierte Pfeilerzähne werden hauptsächlich aus zwei Gründen mit Wurzelkappen (meistens Wurzelstiftkappen) versorgt:

1. damit Konstruktionselemente verwendet werden können und
2. um die Zahnwurzeln gegen Karies zu schützen.

Die Wurzelkappe stellt zwar nicht die einzige Möglichkeit dar, Retentionselemente auf der Zahnwurzel zu befestigen; direkt montierbare Elemente ermöglichen dies ebenfalls, wobei der erforderliche Aufwand bescheidener ist. Während aber für eine direkte Montage praktisch nur Kugelanker in Frage kommen, steht in Verbindung mit einer Wurzelkappe jedes beliebige Einzelelement zur Auswahl. Stegkonstruktionen sind nur mit Wurzelkappen möglich.

Bei ungünstigen Bedingungen (schlechte Mundhygiene, kohlehydratreiche Ernährung) müssen Pfeilerzähne vor rascher Zerstörung durch Karies geschützt werden. Langzeitstudien haben gezeigt, daß unter Hybridprothesen an ungeschützten Pfeilerzähnen häufig Karies gefunden wird. Allerdings bietet auch die Wurzelkappe keinen völligen Schutz vor Karies. Die Freiheit bei der Wahl von Retentionselementen bei gleichzeitigem relativem Schutz vor raschem Kariesbefall sind zwei wichtige Gründe, Pfeilerzähne mit Wurzelkappen zu versorgen.

Wurzelkappen werden auf den Stumpfmodellen hergestellt, die durch die Abformung der präparierten Pfeilerzähne gewonnen werden. Sie werden als Rohgüsse auf den Zahnwurzeln eingepaßt und, wenn sie mit Retentionselementen versehen werden, in die Gesamtabformung des Kiefers integriert. Damit sie sicher im Gesamtabdruck fixiert sind oder genau in diesen reponiert werden können, erhalten sie vor der Abformung einen sogenannten Übertragungsaufbau aus Kunststoff.

Bei der Gestaltung der Wurzelkappen sind zu beachten:

1. *Parodontale Kriterien:* Wie bei jeder anderen festsitzenden Rekonstruktion müssen die Kappenränder dünn und glatt auslaufen und genau an der Präparationsgrenze enden. Im Zervikalbereich soll die Kappenkontur die ursprüngliche Zahnform wiederherstellen, also leicht nach koronal divergieren. Die Kappe sollte gegen die Okklusalfläche relativ scharfkantig enden. Gerundete Kanten und Konvergenz der Außenflächen gegen koronal begünstigen bei schlechter Mundhygiene Hyperplasien der Gingiva.
2. *Ästhetische, funktionelle und technologische Kriterien:* Die Möglichkeit zur funktionell und ästhetisch einwandfreien Basisgestaltung im Pfeilerbereich ist weitgehend eine Frage der Wurzelkappengestaltung. Damit genügend Platz für ein Konstruktionselement vorhanden ist und über diesem eine ästhetisch befriedigende künstliche Zahnfacette montiert werden kann, muß die Kappe in ihrer gesamten Ausdehnung auf die vom Gold her zulässige Mindestdicke reduziert werden. Dabei sollte bukkal der Kappenrand auf Höhe des Gingivalsaumes zu liegen kommen. Gegen bukkal stark angeschrägte Kappen sind ungünstig. Sie zwingen zu einer sehr dünn auslaufenden Gestaltung der Facette, wenn diese nicht überkonturiert werden soll. Damit steigt ihr Frakturrisiko.

Wurzelkappen, die keine Konstruktionselemente aufnehmen sollen, werden sphärisch oder kuppelförmig gestaltet.

Retentionselemente werden erst in der letzten Phase der Prothesenherstellung auf die Wurzelkappen gelötet, nämlich dann, wenn aufgrund der Gesamteinprobe in Wachs das Platzangebot für die Elemente feststeht.

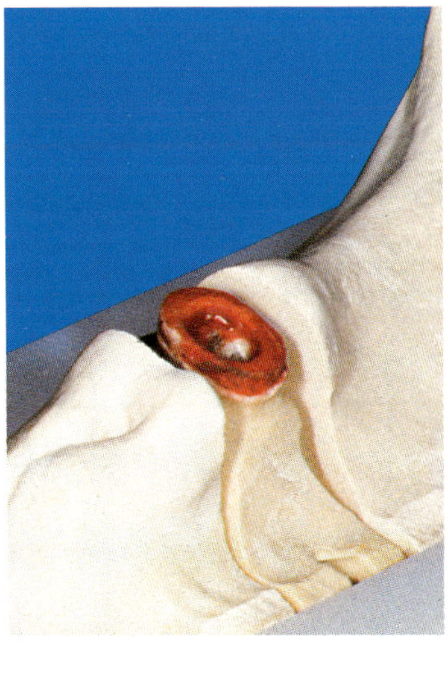
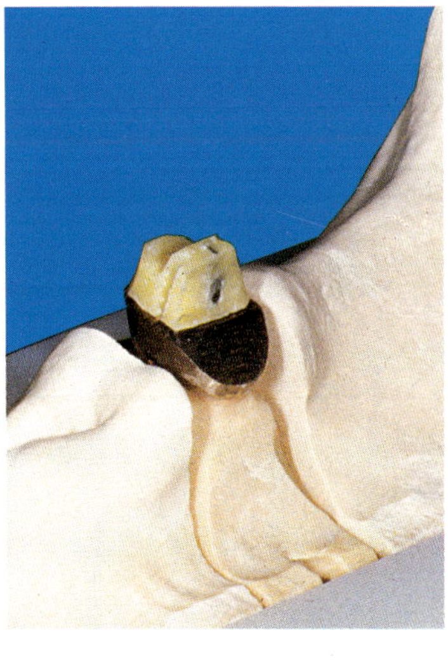

526 Stumpfmodell und Wurzelkappe
Aufgrund des Abdrucks vom präparierten Zahn mit spritzbarem Elastomer wird ein Stumpfmodell aus Spezialhartgips nach der Sägemodelltechnik hergestellt (links). Auf diesem wird die Wurzelstiftkappe modelliert und, nach dem Guß, zur Einprobe im Munde des Patienten vorbereitet. Dazu erhält sie einen Übertragungsaufbau aus Kunststoff (rechts).

Parodontale Kriterien

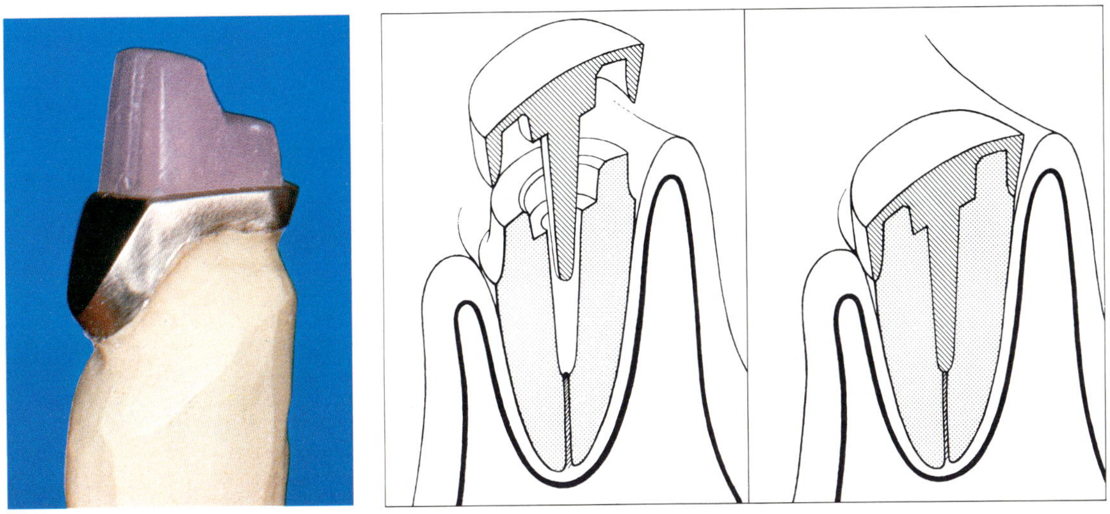

527 Wurzelkappengestaltung
Zur parodontal adäquaten Gestaltung der Wurzelkappe gehören relativ scharfkantiges Absetzen ihrer Okklusalfläche gegen die Außenflächen, das leichte Divergieren der Außenflächen gegen koronal und sorgfältig gearbeitete, dünn auslaufende Kappenränder.

Funktionelle und ästhetische Kriterien

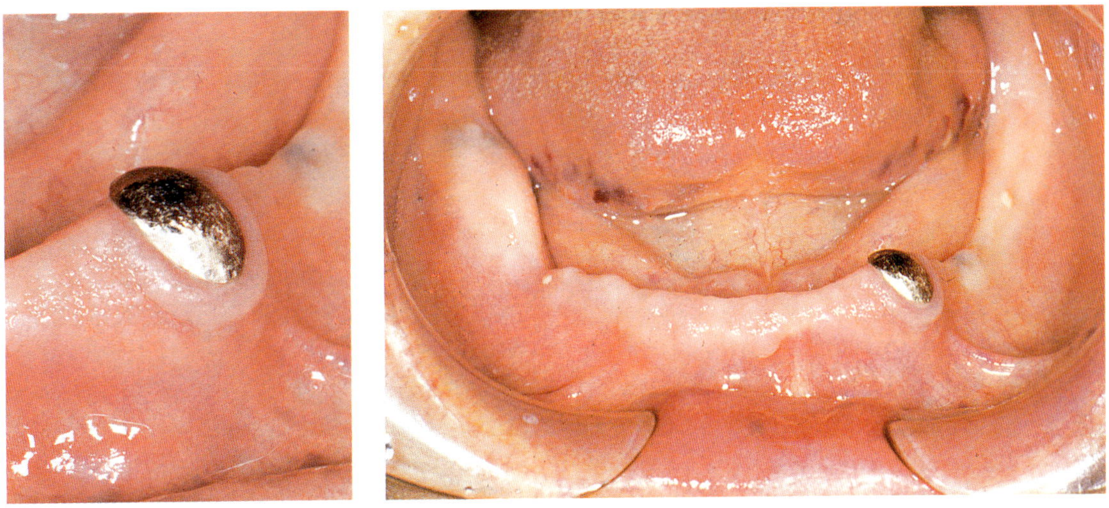

528 Einzelpfeiler ohne Konstruktionselement
Kappen auf Einzelpfeilern werden leicht sphärisch gestaltet. Diese Form der Oberfläche entspricht der Prothesendynamik dieser Situation am besten. In der Detailaufnahme sind die entsprechenden Abnützungsspuren auf der Kappenoberfläche deutlich sichtbar.

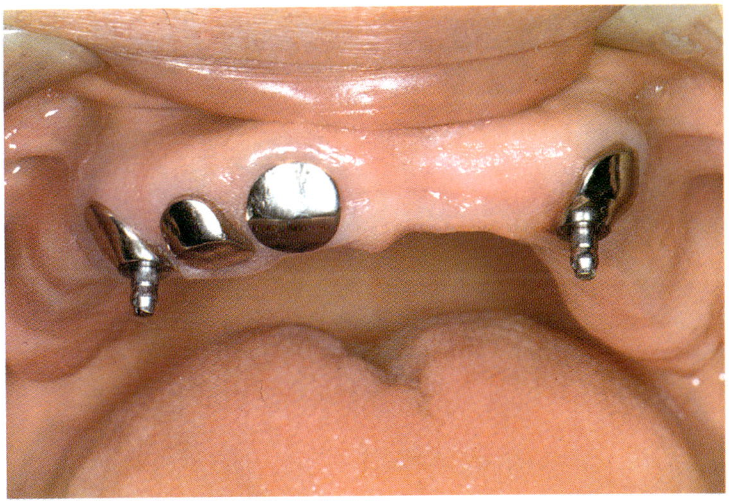

529 Wurzelkappen mit und ohne Konstruktionselemente
Wurzelkappen ohne Konstruktionselemente werden auch dann sphärisch gestaltet, wenn im selben Kiefer weitere Pfeiler, mit oder ohne Elemente, vorhanden sind.

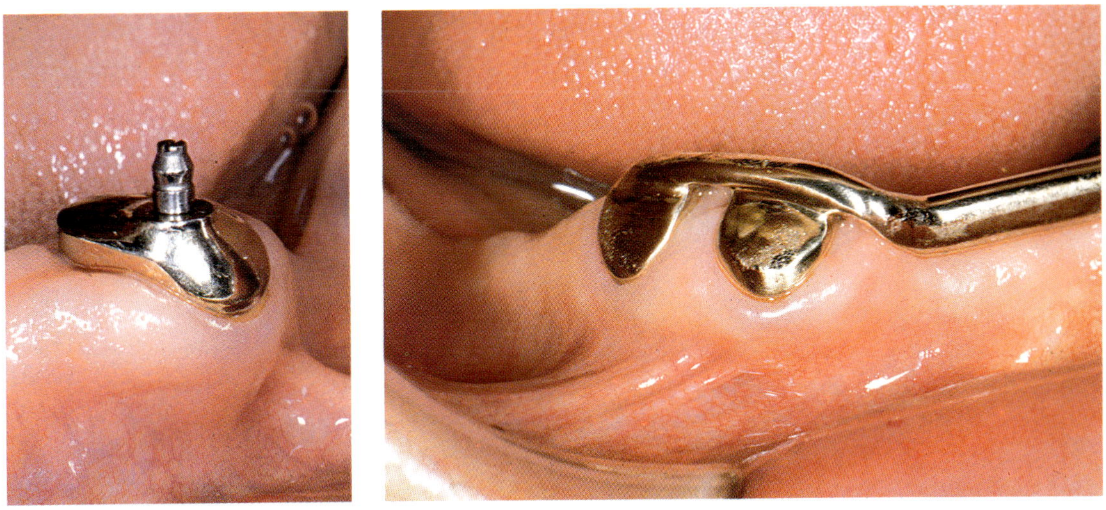

530 Wurzelkappen mit Konstruktionselementen
Kappen in Verbindung mit einer Stegkonstruktion (rechts) und einem Einzelretentionselement (links). Der Übergang von Außenflächen zu Kappenoberflächen liegt bukkal knapp über dem Gingivalrand, was ein ästhetisch einwandfreies Aufschleifen der künstlichen Zähne auf die Kappen ermöglicht. Trotz subgingival endender Kappenränder ist die marginale Gingiva infolge sorgfältigster Ausarbeitung und optimaler Pfeilerhygiene entzündungsfrei.

Gesamtabformung

Zur Herstellung der Hybridprothese ist ein Arbeitsmodell erforderlich, das sowohl die zahnlosen Kieferabschnitte als auch die Zähne oder Wurzelstiftkappen umfaßt. Diesem Arbeitsmodell liegt eine Gesamtabformung zugrunde. Abhängig von der geplanten Konstruktionsart müssen zwei Situationen unterschieden werden, die verschiedenes Vorgehen bei der Abformung bedingen.

1. Konstruktion basierend auf Pfeilerzähnen ohne Wurzelkappen oder auf Wurzelkappen ohne Retentionselemente.
Die Gesamtabformung erfolgt nach der Präparation der Pfeilerzähne oder, im Falle der Wurzelkappen ohne Retentionselemente, nachdem die Kappen definitiv zementiert wurden. Es besteht keine Notwendigkeit, solche Wurzelkappen in das Arbeitsmodell zu integrieren, weil sie weder weiterbearbeitet werden noch die weiteren Arbeitsschritte beeinflussen.
Die Gesamtabformung erfolgt mit einem individuellen Löffel, der wie für eine totalprothetische Gesamtabformung gestaltet ist. Einzig im Bereich der Pfeilerzähne darf der Löffel eventuell untersichgehende Stellen, die mit der späteren Prothesenbasis ohnehin nicht ausgenützt werden können, nicht überdecken. Die Abformung erfolgt mit Zinkoxid-Eugenol-Paste oder Elastomer, genau so, wie wenn es sich um einen zahnlosen Kiefer handeln würde (s. S. 28ff.).

2. Konstruktion basierend auf Wurzelstiftkappen mit Retentionselementen.
Wurzelstiftkappen, auf denen Retentionselemente montiert werden, müssen in das definitive Arbeitsmodell integriert werden, weil die Elementmontage erst nach der auf dem Arbeitsmodell erstellten Gesamteinprobe der Prothese in Wachs erfolgen kann.
Die Wurzelstiftkappen werden mit einem Übertragungsaufbau aus Kunststoff versehen, welcher der Vergrößerung der Retention und der Reponierbarkeit im Abdruck dient. Für die Gesamtabformung stehen zwei Methoden zur Verfügung:

- Einzeitige Gesamtabformung.
  Mit einem individuellen Löffel werden die zahnlosen Kieferabschnitte und die Wurzelstiftkappen im selben Arbeitsgang erfaßt. Die Kappen bleiben dabei im Abdruck (oder werden in diesen reponiert) und werden so bei der Herstellung des definitiven Arbeitsmodells in dieses integriert. Diese Art der Gesamtabformung ist nur mit Elastomeren möglich.
- Zweizeitige Gesamtabformung.
  Abformung der zahnlosen Kieferabschnitte und Integrierung der Wurzelstiftkappen erfolgen in getrennten Arbeitsgängen. Die zahnlosen Kieferabschnitte werden in einer ersten Phase genau nach totalprothetischen Methoden mit einer Zinkoxid-Eugenol-Paste abgeformt. Der individuelle Löffel, im Pfeilerzahnbereich gefenstert und dadurch sehr grazil, bewirkt keine Abspannung der beweglichen Schleimhaut während der Abformung. Diese Abformung der zahnlosen Kieferabschnitte kann kontrolliert und gegebenenfalls korrigiert werden, weil sie die Wurzelstiftkappen noch nicht mit einbezieht. Erst wenn die Abformung der zahnlosen Kieferanteile befriedigt, werden in einer zweiten Phase die Wurzelstiftkappen durch Fixierung an den individuellen Löffel in die Abformung integriert. Obwohl dafür verschiedene Materialien in Frage kommen, z. B. Gips oder Kunststoff, bringt die Verwendung eines Elastomers für diesen Schritt die meisten Vorteile. Es hält die Wurzelstiftkappe sicher und lagerichtig im Abdruck, ist elastisch genug, um Parallelitätsdifferenzen zwischen mehreren Kappen auszugleichen, und ermöglicht eine exakte Reponierung im Abdruck, wenn die Kappen beim Entfernen des Abdrucks auf den Pfeilerzähnen bleiben. Die zweizeitige Gesamtabformung ist das aufwendigere Verfahren, bringt aber vor allem bezüglich Abformung der zahnlosen Kieferpartien die besseren Resultate.

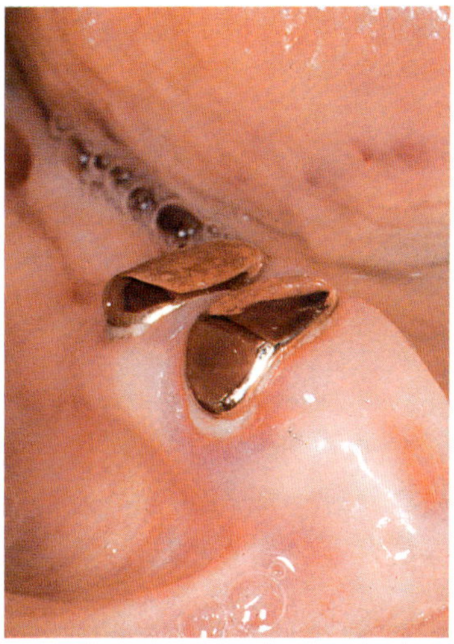
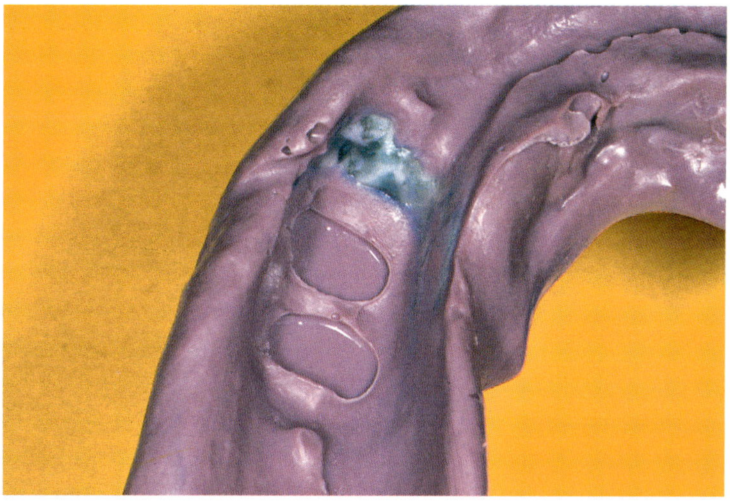

Einzeitige Gesamtabformung

531 ... mit Wurzelkappen ohne Retentionselemente
Wurzelkappen ohne Retentionselemente werden *vor* der Gesamtabformung definitiv zementiert (links). Die Gesamtabformung des Kiefers erfolgt danach genau wie beim zahnlosen Kiefer mit Zinkoxid-Eugenol-Paste oder mit Elastomer (rechts). Die Kappen erscheinen im Arbeitsmodell, das aufgrund dieses Abdrucks hergestellt wird, nur noch als Modelle.

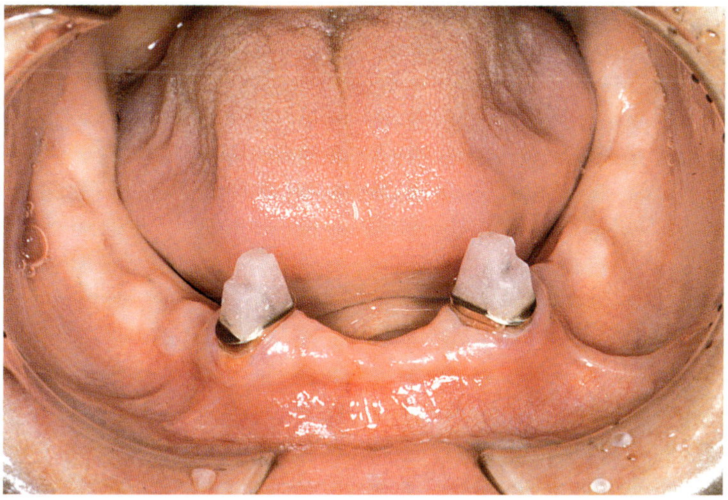

532 ... mit Wurzelkappen und Retentionselementen
Die nach der Pfeilerabformung auf Stumpfmodellen hergestellten Wurzelstiftkappen werden mit Übertragungsaufbauten aus Selbstpolymerisat versehen und für die Gesamtabformung auf die Pfeilerzähne aufgesetzt.

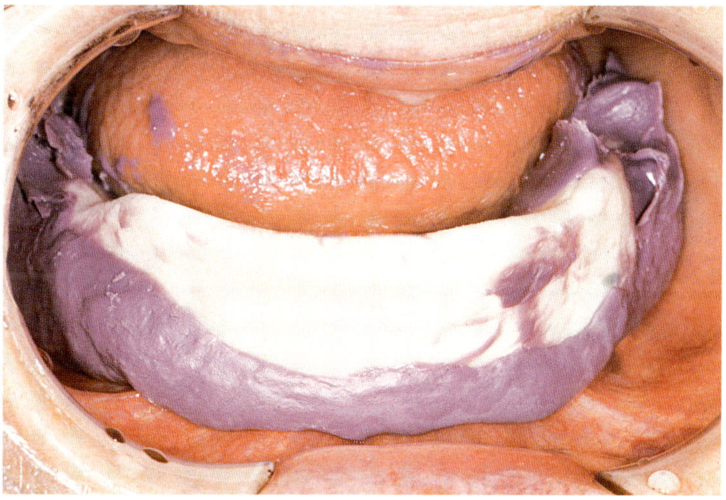

533 Individueller Löffel in situ
Wurzelstiftkappen und zahnlose Kieferabschnitte werden mit elastomerem Material in einem Arbeitsgang abgeformt. Da der individuelle Löffel weder Kappen noch Übertragungsaufbauten berühren darf, wird er meist relativ klobig.

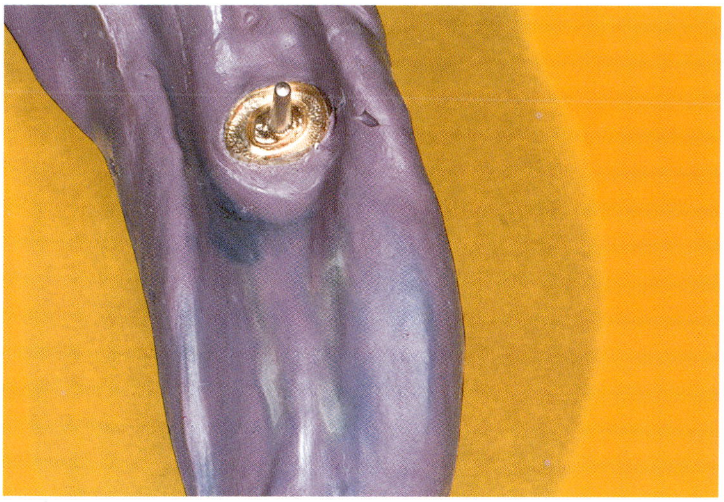

534 Fertige Abformung
Ungenauigkeiten, wie z. B. die durchgedrückten Stellen distal von 33 oder Luftblasen und andere Materialunterschüsse, können nicht korrigiert werden. Die ganze Abformung muß eventuell wiederholt werden.

Zweizeitige Gesamtabformung

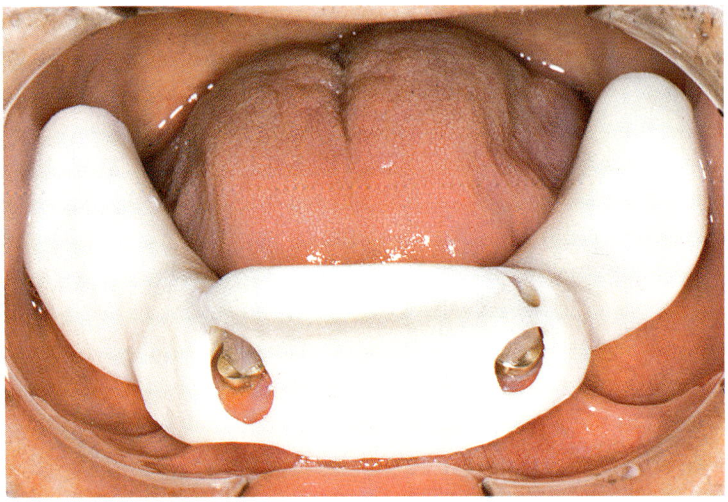
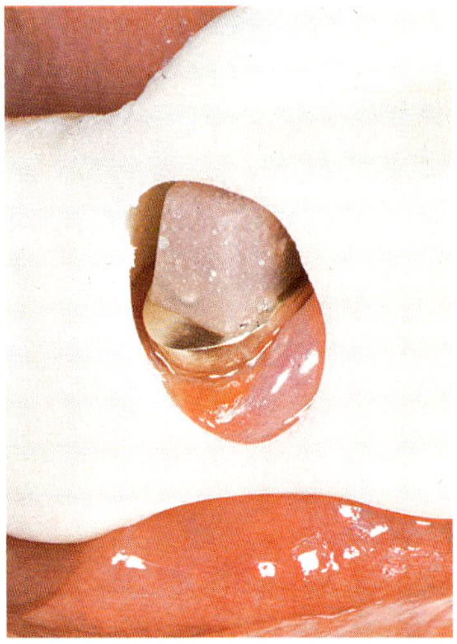

535 Individueller Löffel
Er unterscheidet sich vom Löffel für die einzeitige Abformung durch die Fensterung im Pfeilerbereich, was eine bedeutend grazilere Gestaltung zuläßt, obwohl auch dieser Löffel weder Kappe noch Übertragungsaufbau berühren darf.

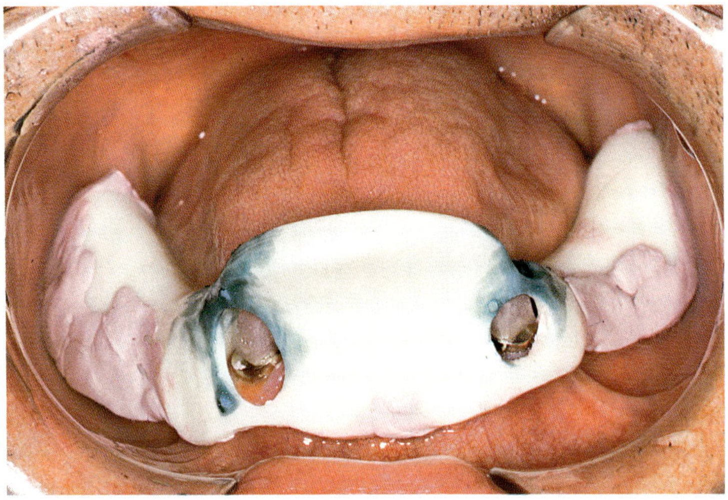

536 Erste Phase
Die zahnlosen Kieferabschnitte werden nach totalprothetischen Kriterien mit Zinkoxid-Eugenol-Paste abgeformt. Die Abformung wird kontrolliert, nötigenfalls korrigiert und der Löffel wieder im Mund reponiert.

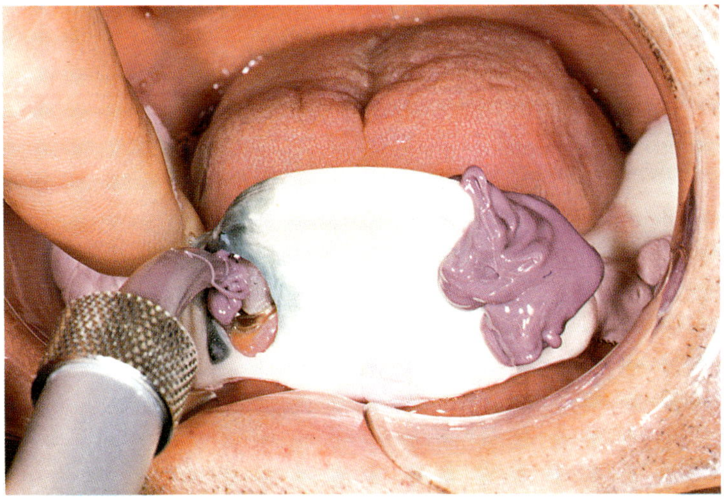
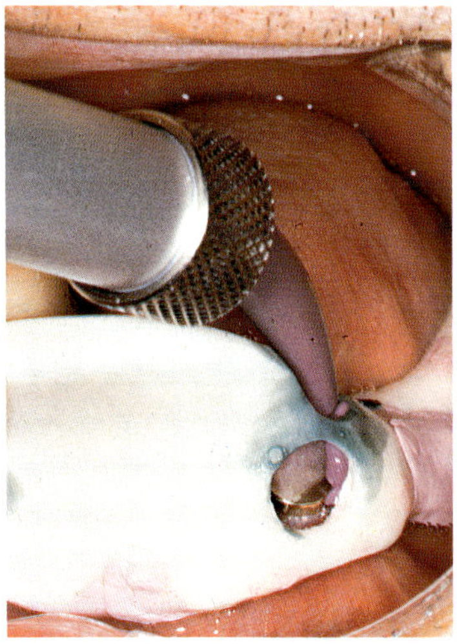

537 Zweite Phase
Mit dem Umspritzen der Wurzelkappen mit elastomerem Abdruckmaterial unter Sicht werden diese lagerichtig in die Abformung integriert.

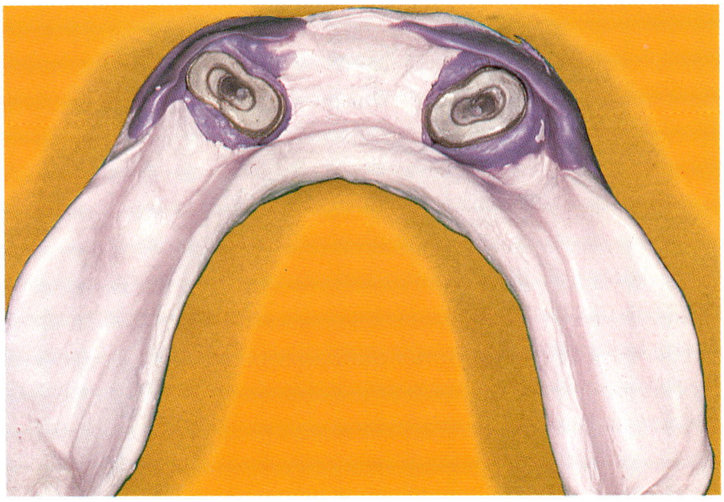

538 Fertige Gesamtabformung
Bei richtigem Vorgehen ist ein stufenloser Übergang der beiden Abdruckkomponenten ineinander erreichbar.

Relationsbestimmung

Grundsätzlich besteht kein Unterschied zwischen der Relationsbestimmung beim hybriden und beim totalprothetischen Fall. Dem Bestimmen der vertikalen Dimension folgt die Ermittlung der horizontalen Relation durch extra- und intraorale Registrierung mit zentralem Stützstift. Bei der technischen Durchführung ergeben sich jedoch geringfügige Variationen:
Die Basisgestaltung der Bißschablone hat bereits derjenigen der fertigen Hybridprothese zu entsprechen, d.h., im Bereich der Pfeilerzähne soll sie vestibulär die marginale Gingiva nicht überdecken. Damit wird eine bessere Stabilität der Schablone erreicht. In ganz seltenen Fällen kann die Bißschablone zwecks besserer Stabilisierung provisorisch an Pfeilern befestigt werden, nämlich

a) wenn bereits von einer früheren prothetischen Versorgung Wurzelstiftkappen und Retentionselemente vorhanden sind und
b) wenn direkt montierbare Retentionselemente schon vor der Relationsbestimmung eingesetzt wurden.

Fehlerhafte Bestimmung der horizontalen Kieferrelation wirkt sich im hybriden Fall in erster Linie ungünstig auf die Pfeilerzähne aus. Die Dislokation der Prothese bei Kieferschluß hat Schub- und/oder Elevationswirkung auf die Pfeiler zur Folge, wenn diese mit retentiven Konstruktionselementen versorgt sind. Dies führt nicht selten zu erhöhter Zahnbeweglichkeit und im Extremfall zum Verlust des Pfeilers. Möglicherweise findet überdies eine Dislokation des Unterkiefers mit allen bekannten Folgen für Muskulatur und Kiefergelenke statt. Bezüglich Grundlagen der Relationsbestimmung wird auf das entsprechende Kapitel im Atlasteil Totalprothetik verwiesen (vgl. S. 47).

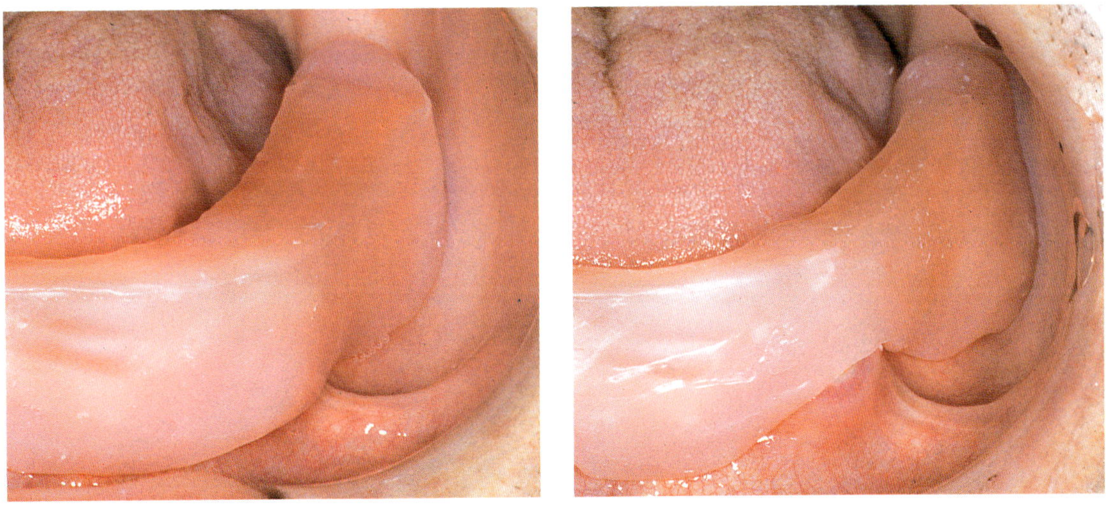

539 Gestaltung der Bißschablone
Analog zur späteren Basisgestaltung darf die Bißschablone die Pfeilerzähne bukkal nicht überdecken. Die Abbildung links zeigt ungenügende Schablonengestaltung.
Rechts die Situation nach Korrektur der Randlänge im Pfeilerbereich und Reduktion der Wachswalldicke entsprechend totalprothetischen Kriterien.

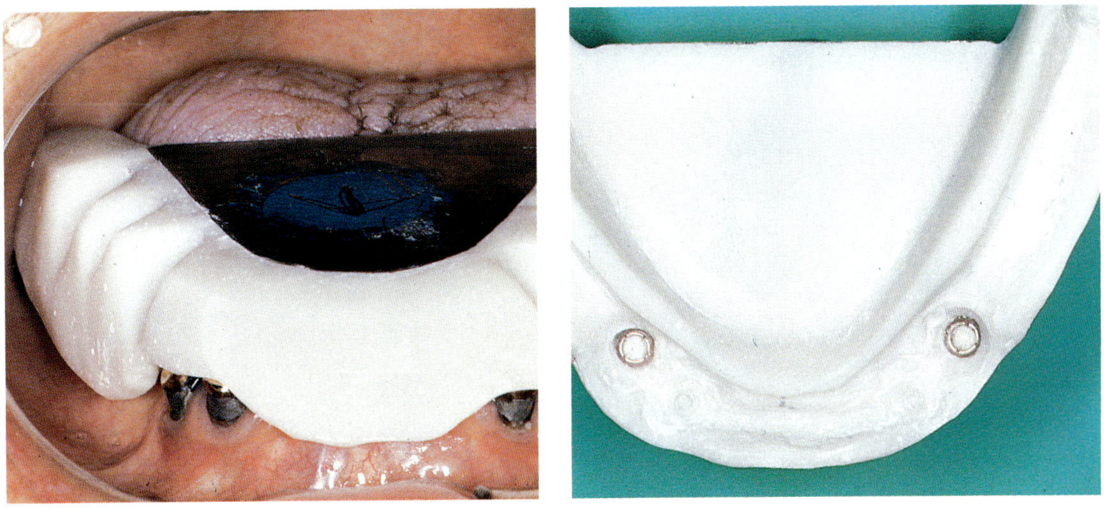

540 Individuelle Registrierplatten
Bei Anfertigung hybrider Prothesen auf bereits bestehenden Stützelementen können individuelle, auf den Retentionselementen basierende Registrierplatten zur Bestimmung der intermaxillären Relationen verwendet werden.

Okklusionsgestaltung

Hybridprothescn sind kombiniert parodontal-gingival getragene Totalprothesen. Ihre Okklusionsgestaltung entspricht darum derjenigen der Totalprothese (vgl. S. 78ff.).

Die totalprothetischen Okklusionskonzepte gehen davon aus, daß die Okklusion künstlicher Zahnreihen optimale Kaueffizienz, funktionelle Stabilität der Prothesen und Kaukomfort erbringen sollte, ohne daß dabei schädigende Kräfte auf die prothesentragenden Gewebe einwirken oder Beeinträchtigungen bezüglich Ästhetik oder Phonetik auftreten. Es wird angenommen, daß Prothesen, die unter Belastung kippen, ausgleiten oder extreme horizontale Kräfte bewirken, die Resorption des Prothesenlagers beschleunigen. Die Okklusion totaler Prothesen wird daher so gestaltet, daß unter Belastung möglichst wenig Kipp- oder Gleitbewegungen auftreten.

Bei der Hybridprothese wird ein Teil der unter Belastung auftretenden Kräfte von den Parodontien der Pfeilerzähne übertragen bzw. aufgenommen, und zwar um so direkter, je starrer oder retentiver die Prothese mit den Pfeilern verbunden ist. Okklusionsbedingte Kräfte, die bei der Totalprothese zum Kippen oder zur Dislokation auf der Schleimhaut führen würden, bewirken bei der Hybridprothese mit Retentionselementen Schub und Zug auf die Pfeilerzähne. Das sind aber gerade jene Kräfte, welche die Parodontien am stärksten beanspruchen und zur Erhöhung der Zahnbeweglichkeit beitragen. Bei Hybridprothesen müssen daher totalprothetische Okklusionskonzepte angewendet werden, damit die unphysiologischen Krafteinwirkungen auf die Pfeiler soweit als möglich vermieden werden können. Je stärker die Restparodontien quantitativ und qualitativ reduziert sind, desto konsequenter müssen die Regeln der totalprothetischen Okklusionsgestaltung befolgt werden. Diese sind im folgenden kurz zusammengefaßt:

1. Einordnung der künstlichen Zahnreihe in das muskuläre Kräftespiel von Zunge, Wangen und Lippen;
2. Abstimmung des Kauflächenkomplexes auf die Bewegungen des Unterkiefers;
3. multilokale autonome Kaustabilität.

Eine fehlerhafte Okklusionsgestaltung allein kann einen Pfeilerzahn parodontal nicht so weit schädigen, daß er verlorengeht. Nur beim Vorhandensein einer Parodontitis, verursacht durch schlechte Mundhygiene, inadäquate Wurzelkappen- und Basisgestaltung usw., kann die okklusale Traumatisierung zu einer weiteren parodontalen Schädigung führen. Weil nicht vorausgesetzt werden darf, daß es in jedem Fall gelingt, das Parodont ständig in entzündungsfreiem Zustand zu halten, muß im Sinne der Vermeidung traumatogener Einflüsse die Okklusion entsprechend den obengenannten Kriterien gestaltet werden.

Für die konsequente Anwendung totalprothetischer Okklusionsregeln spricht auch, daß jede Hybridprothese beim Verlust des letzten Zahnes zur Totalprothese umgebaut werden muß. Die Gewöhnung des Patienten an diese neue Situation fällt um so leichter, je weniger Änderungen an der bestehenden Prothese vorgenommen werden müssen. Wenn die Okklusionsgestaltung schon den Anforderungen einer Totalprothese entsprach, sind die entsprechenden Reflexe bereits gebahnt und die Kaustabilität ist etabliert.

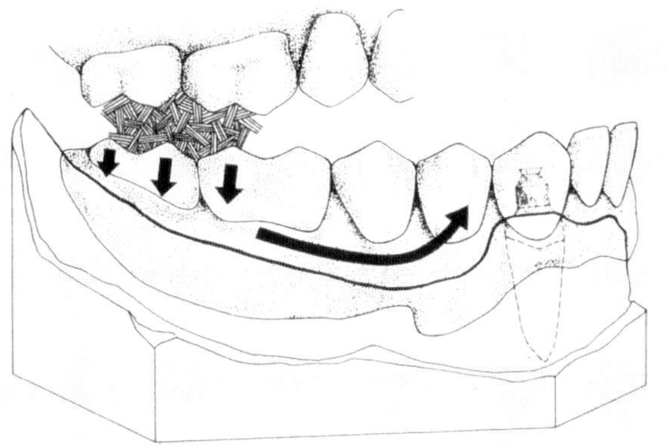

541 Übertragung okklusaler Kräfte auf Pfeilerzähne
Auftretende Kipp- und Schubkräfte infolge inadäquater Okklusionsgestaltung, die bei der totalen Prothese zur Dislokation führen, werden bei der Hybridprothese auf die Pfeilerzähne übertragen. Diese Skizze von *Gerber* zeigt, wie ein sogenanntes Proglissement entsteht, das zur Beanspruchung des Pfeilerzahnes auf Zug führt.

Basisgestaltung

Die Gestaltung der Basis der hybriden Prothese richtet sich nach den Grundregeln der totalen Prothese. Im Bereich der Pfeiler allerdings unterscheidet sie sich von dieser ganz wesentlich, unabhängig davon, ob Konstruktionselemente verwendet werden oder nicht. Die Grundregel der Basisgestaltung im Pfeilerbereich lautet: *Überdecke mit der Basis nur soviel marginales Parodont wie notwendig!*

Diese Grundregel ergibt in der klinischen Anwendung das charakteristische Bild der im Pfeilerbereich bukkal, gelegentlich auch lingual hochgezogenen, die Gingiva nicht bedeckenden Prothesenbasis mit direkt auf Wurzel oder Stiftkappe aufgeschliffenen künstlichen Zähnen.

Die Forderung nach parodontal offener Gestaltung läßt sich durch eine ganze Reihe klinischer Erfahrungen und Überlegungen begründen, die in erster Linie auf die Gesunderhaltung des marginalen Parodonts abzielen:

1. Offene Gestaltung verhindert die direkte mechanische Traumatisierung der marginalen Gingiva durch die Prothesenbasis.

2. Offene Gestaltung vermindert die Plaqueretention im Pfeilerbereich durch Verhinderung von „food trapping". Dagegen gestattet sie eine freiere Zirkulation des Speichels und ein gewisses Maß an Selbstreinigung.

3. Offene Gestaltung verhindert eine Sogwirkung im Pfeilerbereich, die sonst bei Prothesenbewegungen auftritt und vor allem bei inadäquater Kappengestaltung und schlechter Mundhygiene zu Schleimhauthyperplasien führt.

4. Offene Gestaltung vermindert die Saughaftung, die bei hybriden Oberkieferprothesen mit retentiven Konstruktionselementen unerwünscht sein kann: Die gleichzeitige Überwindung der Saughaftung der Prothese und der Retentionskraft der Elemente beim Abnehmen der Prothese macht Hebel- und Zugkräfte notwendig, die für das Parodont traumatogen sind. Erhöhte Zahnbeweglichkeit und im Extremfall Verlust der Pfeiler sind die Folgen. Bei hybriden Oberkieferprothesen muß deshalb nicht nur die Pfeilerregion parodontal offen gestaltet werden; oft kann auch von einer Extension der Basis bis zur A-Linie abgesehen werden.

(Fortsetzung s. S. 194)

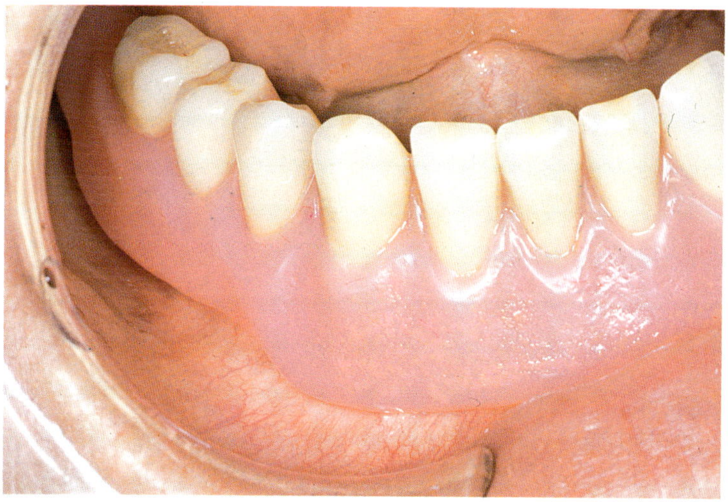

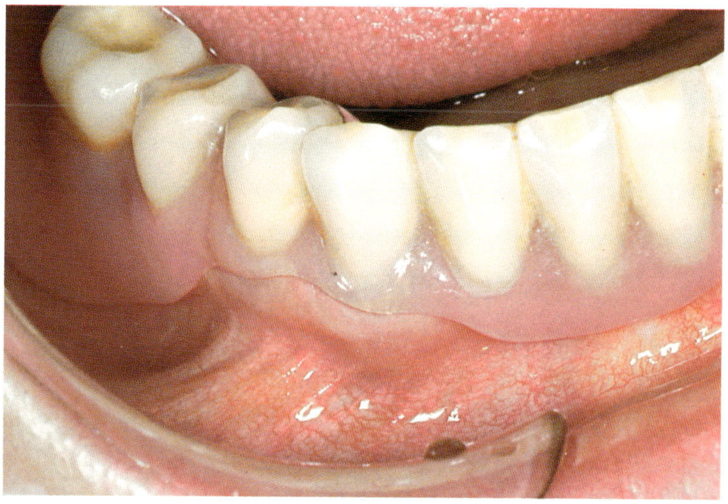

542 Total- und hybridprothetische Basisgestaltung im Vergleich
Optimale Extension bei der Totalprothese im gesamten Bereich des Vestibulums (oben) im Vergleich zur reduzierten Extension im Pfeilerbereich bei der Hybridprothese (unten).

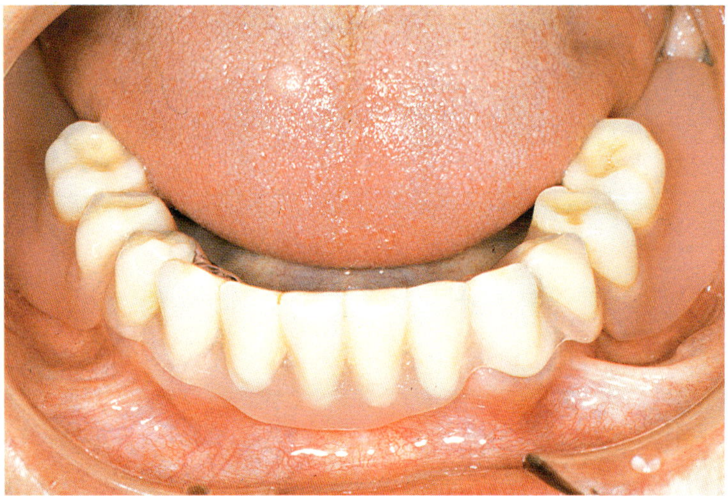
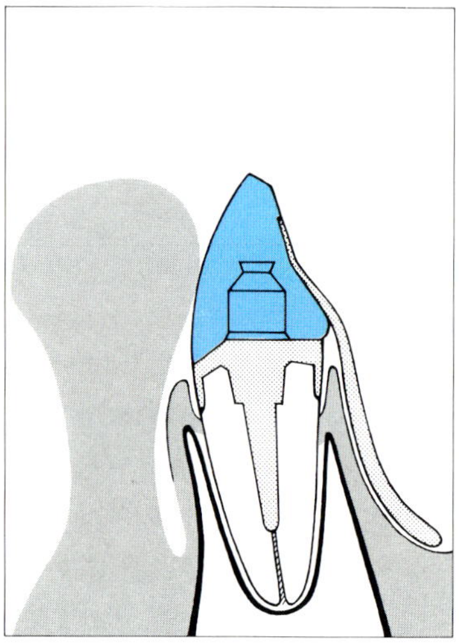

543 Typische hybridprothetische Basisgestaltung
Sie ist charakterisiert durch die bis zum Kappenrand reduzierte Extension im Pfeilerbereich und auf die Wurzelkappen aufgeschliffene künstliche Zähne. In allen anderen Punkten entspricht sie totalprothetischen Kriterien.
Im Schnittbild ist der auf die Kappe aufgeschliffene künstliche Zahn und das deshalb notwendige linguale bzw. palatinale gegossene Verstärkungsgerüst sichtbar.

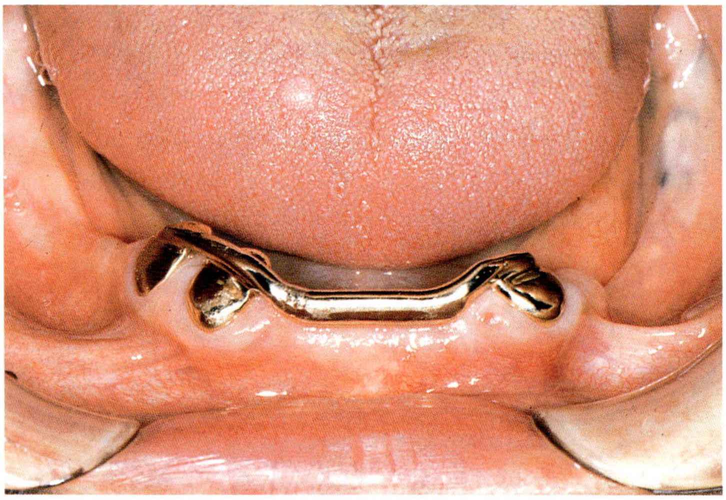

544 Übersicht ohne Prothese
Konstruktion: Steg auf drei Pfeilern.

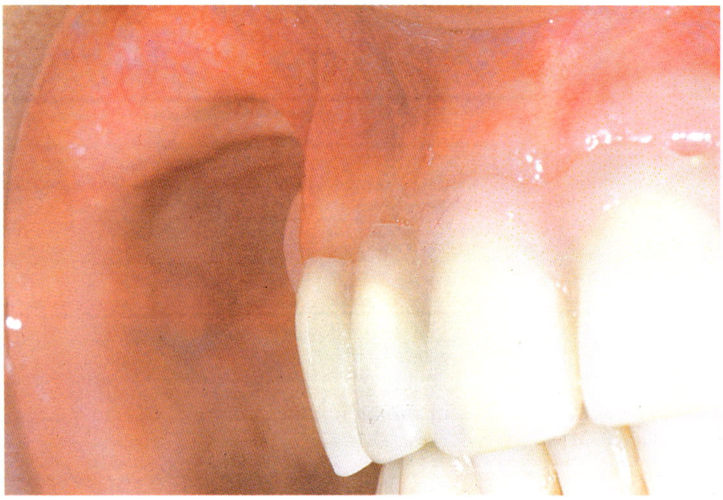
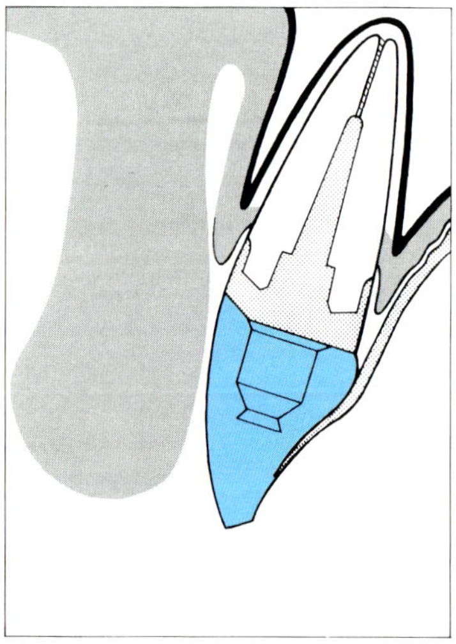

545 Parodontale, funktionelle und ästhetische Merkmale
Der künstliche Zahn, eine sorgfältig auf die Wurzelkappe aufgeschliffene Kunststoff-Facette, stellt im Pfeilerbereich die ehemalige Zahnkontur wieder her. Die Kieferkontur bleibt unverändert. Die marginale Gingiva wird nach Möglichkeit von der Prothesenbasis nicht bedeckt. Es ergeben sich parodontal, funktionell und ästhetisch einwandfreie Bedingungen.

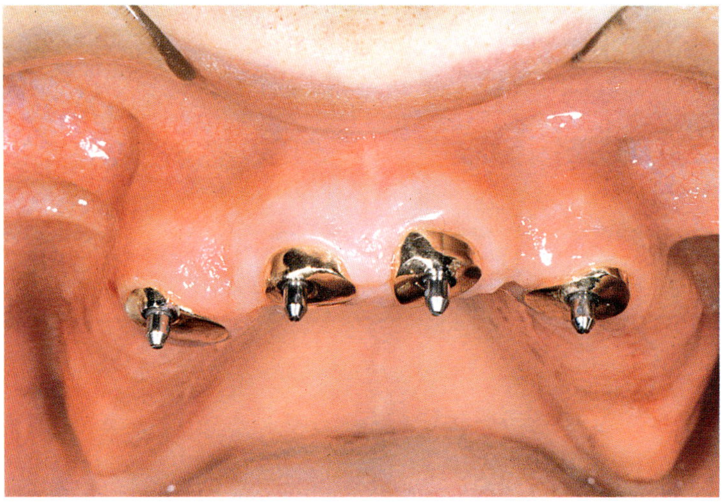

546 Übersicht ohne Prothese
Konstruktion: vier einzelne Konstruktionselemente.

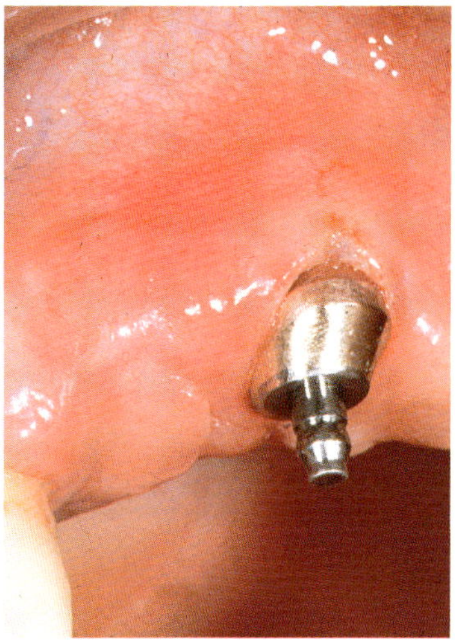

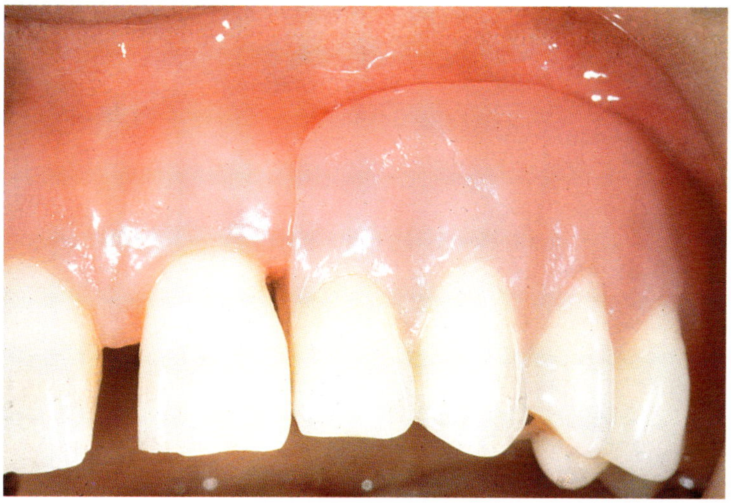

Basisgestaltung und Parodont

547 Parodontüberdeckende Basisgestaltung
Im Bereich des mit einem Retentionselement versorgten 23 ist die Basisextension nicht reduziert worden. Direkte mechanische Traumatisierung der Gingiva und behinderte Funktion des Wangenbandes sind die Folgen.

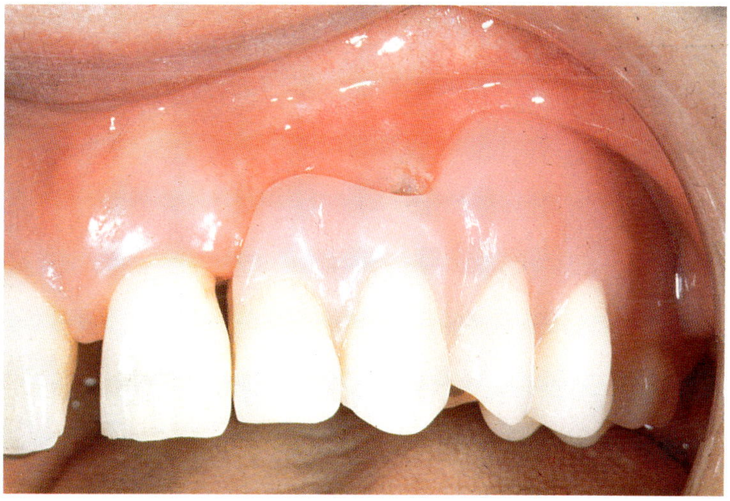

548 Korrigierte Basis
Die offene (parodontal nicht überdeckende) Basis traumatisiert weder die Gingiva noch behindert sie die Bewegungsfreiheit des Wangenbandes.

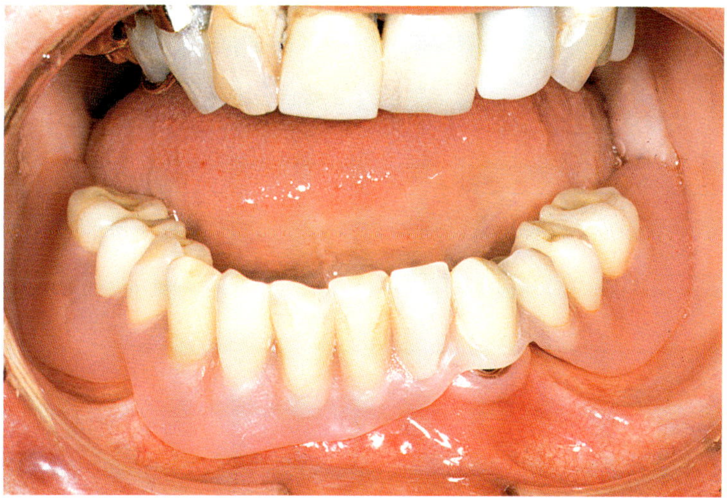

549 Offene Basisgestaltung
Im Bereich des einzigen Pfeilerzahnes 33 ist die Basis in typischer Weise hochgezogen.

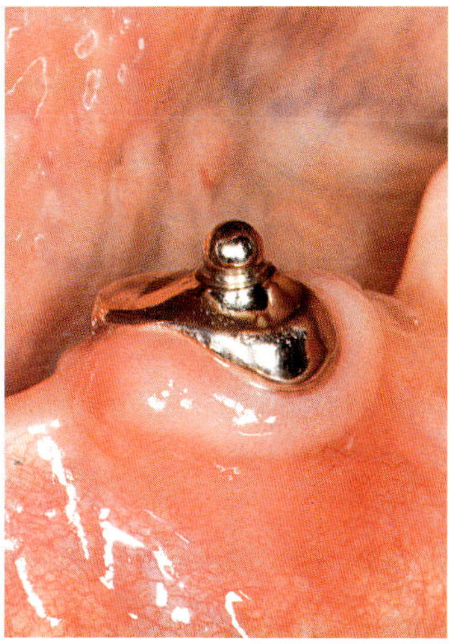

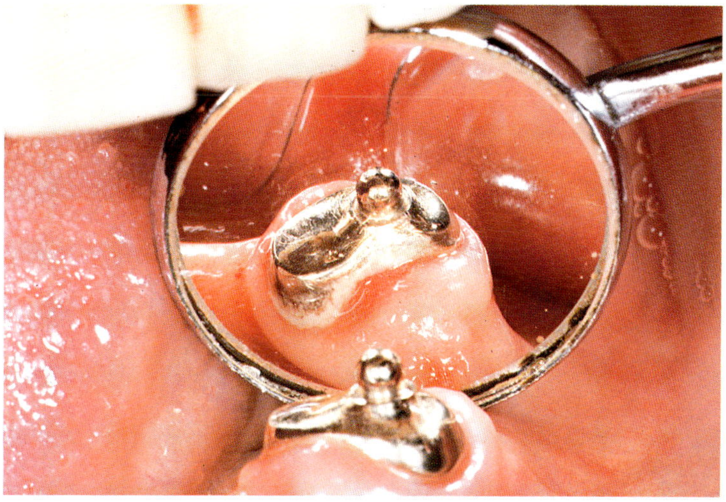

550 Typische Plaquelokalisation
Wo die Gingiva von der Prothesenbasis nicht überdeckt wird, ist das marginale Parodont entzündungsfrei. Dagegen findet sich – trotz guter Mundhygiene – massive Plaqueretention mit Gingivitis distolingual, d.h. in dem von der Prothesenbasis überdeckten Bereich.

5. Offene Gestaltung trägt zur normalen Funktion der Lippen und Wangen bei. Im Bereich der Pfeilerzähne findet keine wesentliche Kammresorption statt. Die Prothesenbasis muß deshalb dort, im Gegensatz zu den zahnlosen Kieferabschnitten, keinen Gewebsverlust ausgleichen. Die natürliche Beziehung der Lippen und Wangen zum Kieferkamm, und damit ihre normale Lage und Funktion, bleibt nur erhalten, wenn die Prothesenbasis den Kiefer im Pfeilerbereich vestibulär nicht überdeckt.

Aus parodontaler Sicht wäre zweifellos eine zirkulär offene Basisgestaltung im Pfeilerbereich wünschenswert.

Allerdings gibt es auch Gründe, die im Einzelfall gegen eine konsequente Öffnung der Basis sprechen können:

- Bei ungünstigen Platzverhältnissen ist eine ausreichende Öffnung approximal nicht möglich.
- Bei geringem Platzangebot über den Pfeilerzähnen werden gelegentlich Frakturen der gegossenen Verstärkungsgerüste im Pfeilerbereich beobachtet, wenn auch lingual offen konstruiert wurde.
- Die Patienten beklagen sich bei zirkulär offener Gestaltung über vermehrte Speiseretention im Bereich der Pfeiler unter der Prothesenbasis, ein Problem, das bei abnehmbaren Teilprothesen mit geöffneten Approximalräumen schon lange bekannt ist. Bei nur

Basisgestaltung und Funktion

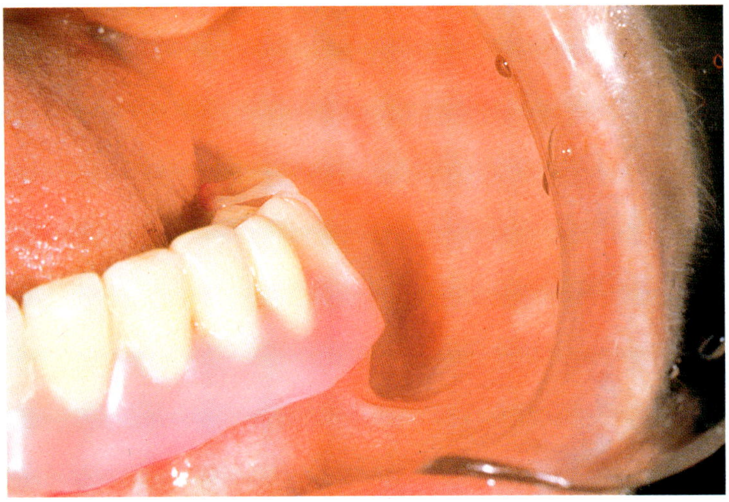

551 Parodontüberdeckende Basisgestaltung im Bereich des Pfeilerzahnes 33

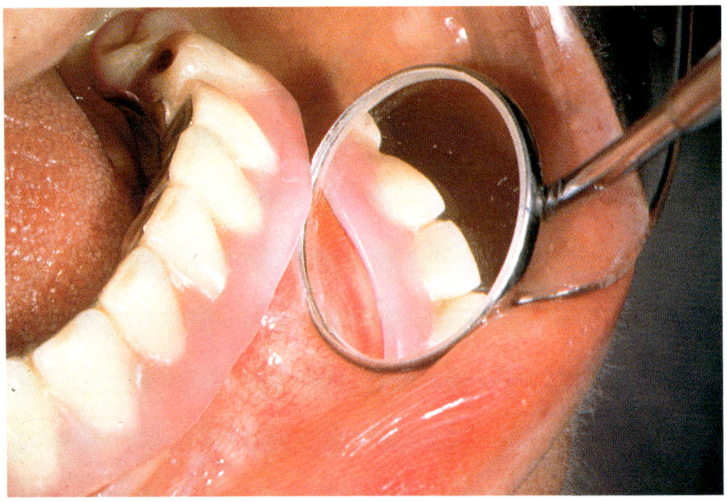

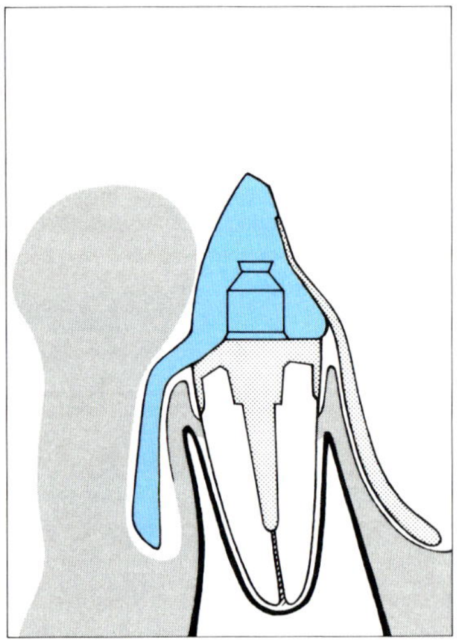

552 Spiegelaufnahme
Es ist deutlich erkennbar, daß der Prothesenrand wegen der untersichgehenden Kieferform in diesem Bereich absteht und damit zu „food trapping", d.h. zur Ansammlung von Nahrungspartikeln unter der Prothese, Anlaß gibt.

Schema: Die Bildung von Hohlräumen zwischen Prothesenbasis und Alveolarkamm bei überdeckender Basisgestaltung hängt ab von der Kammform und der Einschubrichtung der Konstruktionselemente.

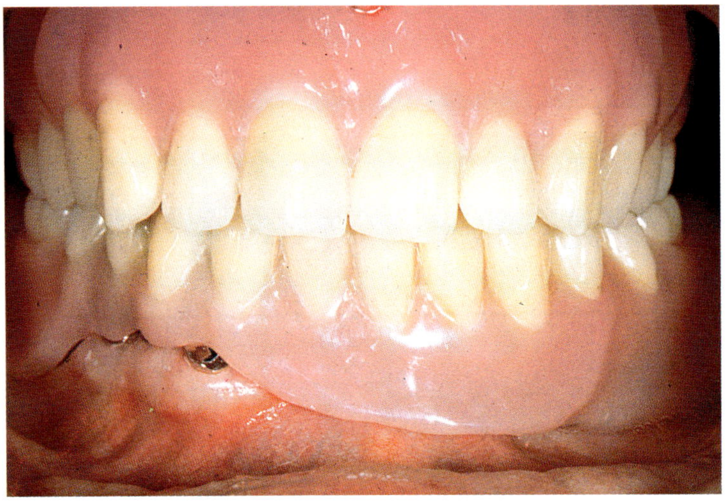

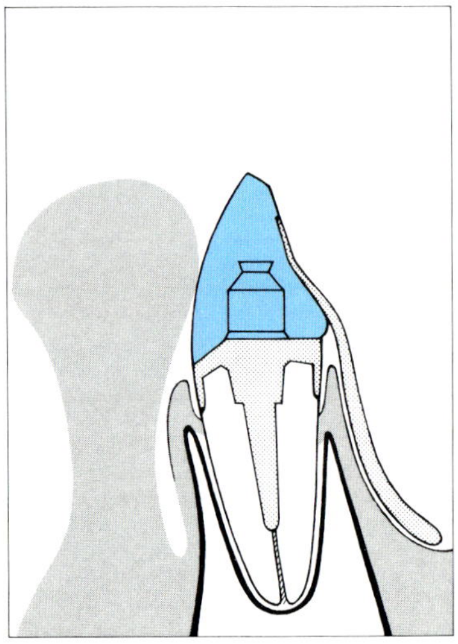

553 Funktionell richtige Basisgestaltung
Auch in diesem Fall mit seitlich angeordneten Pfeilern verläuft der Prothesenrand genau über den Kappenrändern. So entsteht weder „food trapping", noch wird die funktionelle Dynamik der Wange beim Beschicken der Zahnreihen mit Nahrung behindert.
Schema: Funktionell richtige Basisgestaltung im Schnittbild.

bukkal offener Basisgestaltung tritt diese für den Patienten unangenehme Erscheinung weniger auf.

Das Ausmaß parodontaler Öffnung der Prothesenbasis oder notwendiger Überdeckung des marginalen Parodonts durch die Basis ist daher im Einzelfall durch kritisches Abwägen der vor- und nachteiligen Faktoren zu bestimmen.

Es wird an dieser Stelle nochmals ausdrücklich darauf hingewiesen, daß der wichtigste Faktor zur Gesunderhaltung des Parodonts die Mundhygiene ist. Da aber in vielen Fällen hybrider Versorgung nicht von den Voraussetzungen optimaler Mundhygiene und Plaquefreiheit ausgegangen werden kann, müssen alle konstruktiven Möglichkeiten ausgeschöpft werden, um eine Verschlechterung des Parodontalzustandes in Grenzen zu halten.

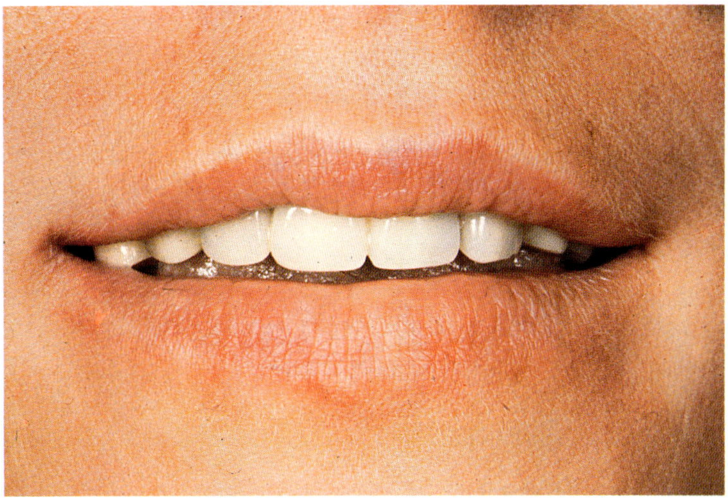

Basisgestaltung und Ästhetik

554 Eingezogenes Lippenrot des rechten Mundwinkels

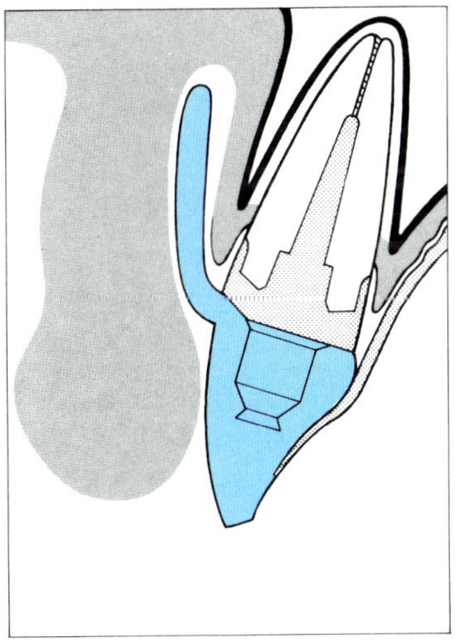

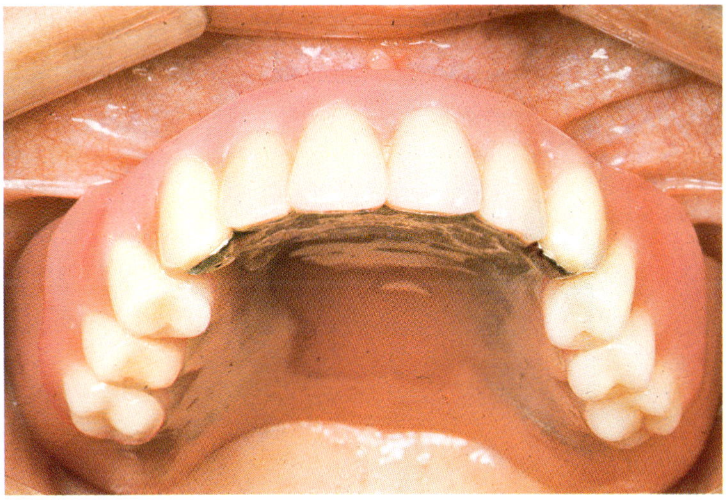

555 Ursache: parodontüberdeckende Basisgestaltung
Die Pfeilerzähne 13 und 23 werden bukkal von der Basis bedeckt, rechts jedoch stärker als links. Die Wangenbänder sind in ihrer Beweglichkeit behindert und die normale Lage der Weichteile ist verändert. Daraus ergibt sich eine gestörte Weichteildynamik im Bereich der Oberlippe, deren sichtbare Konsequenz der eingezogene rechte Mundwinkel ist.

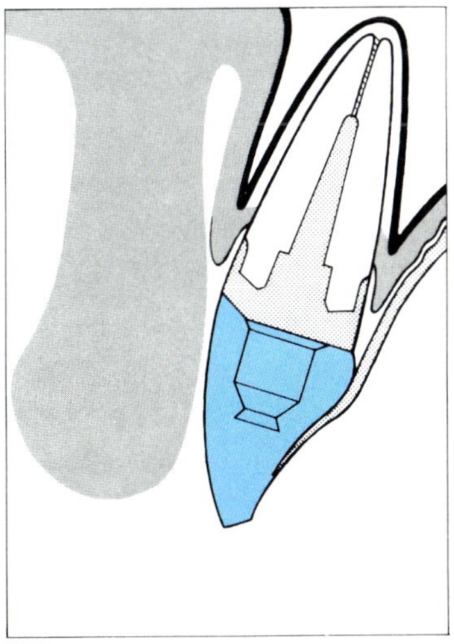

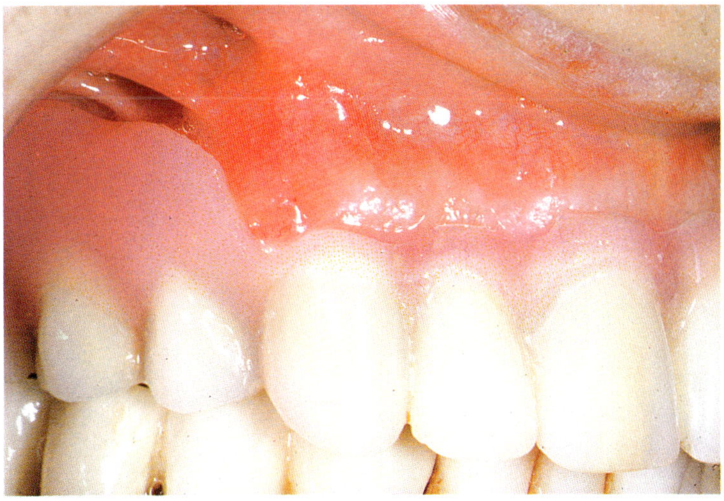

556 Richtige Basisgestaltung
Funktionell und ästhetisch besser ist auch für diesen Fall die parodontal offene Basisgestaltung mit auf die Wurzelkappen und gegebenenfalls auch auf den Kieferkamm aufgeschliffenen künstlichen Zähnen.

Gegossene Verstärkungsgerüste

Die differenzierte Form der hybridprothetischen Basisgestaltung erfordert eine Verstärkung der Prothesenbasis durch Metallgerüste, insbesondere in den Fällen, in denen Konstruktionselemente verwendet werden. Konstruktionselemente und die offene Basisgestaltung schwächen den Querschnitt des Prothesenkörpers im Pfeilerzahnbereich und bewirken damit eine erhöhte Bruchgefahr. Diese Schwächung darf nicht durch Verdickung des Kunststoffquerschnitts kompensiert werden, weil dadurch eine Einengung des Zungenraumes erfolgt. Vielmehr muß die Basis bei gleichbleibendem Querschnitt durch eine Metalleinlage verstärkt werden. Die gelegentlich propagierten vorgefertigten Verstärkungsbügel eignen sich dazu aber nur bedingt, weil auch sie meistens zu einer Verdickung des Basisquerschnitts führen. Größtmögliche Stabilität und Verwindungssteifheit bei normalem, die Wangen-, Lippen- und Zungenfunktion nicht beeinträchtigenden Prothesenquerschnitt lassen sich nur mit individuell gegossenen Verstärkungsgerüsten erzielen. Außer in Fällen mit bekannter Metallallergie (z. B. gegen Chrom oder Nickel) werden solche Verstärkungsgerüste aus Chrom-Kobalt-Molybdän-Legierungen (Stelliten) hergestellt. Diese Legierungen sind korrosionsbeständig und besitzen physikalische Eigenschaften, die hohe Festigkeit gegen Verformung auch bei Querschnitten von 0,5–1 mm gewährleisten. Die Gerüste können dadurch sehr grazil gestaltet werden.

Verstärkungsgerüste aus Edelmetall müssen zur Erreichung gleicher Festigkeitswerte erheblich dickere Querschnitte aufweisen und sind auch bedeutend teurer. Sie werden darum nur dort verwendet, wo eine Kontraindikation gegen Stellite vorliegt.

Die Herstellung gegossener Verstärkungsgerüste erfordert einen gewissen technischen Aufwand, der allerdings langfristig gesehen durch praktisch fehlende Reparaturkosten wettgemacht wird.

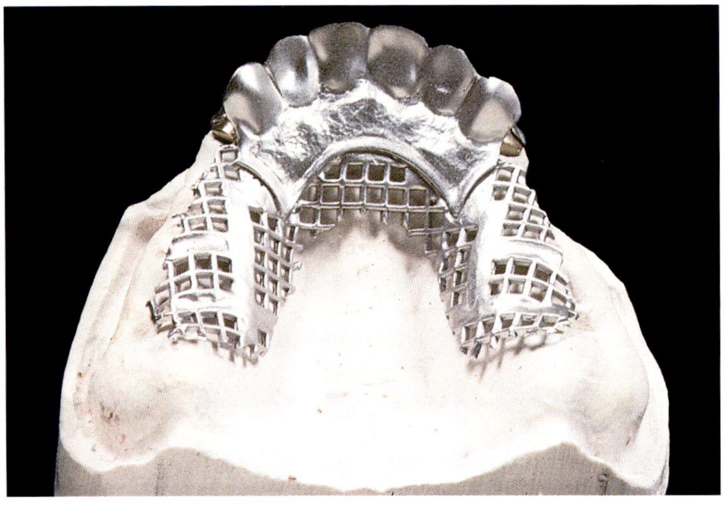

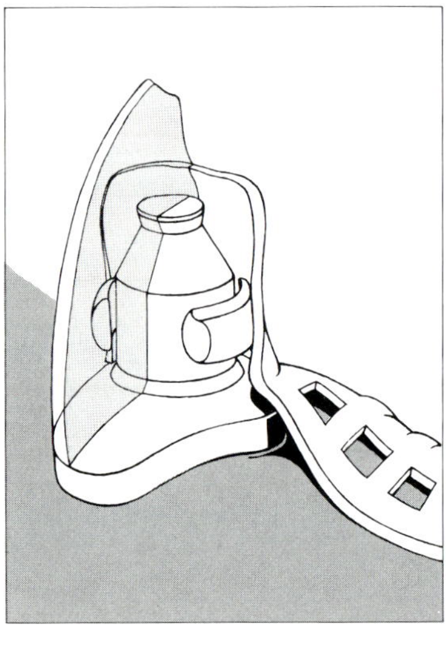

557 Individuelles gegossenes Verstärkungsgerüst für eine hybride Oberkieferprothese

Schema:

1. Gegossene Rückenplatte: Sie darf die Matrize des Konstruktionselementes nicht berühren.
2. Arme zur Retention der Kunststoff-Facette: Sie dürfen die Elementmatrize nicht berühren.
3. Unterfütterbare Retention für den Basiskunststoff.

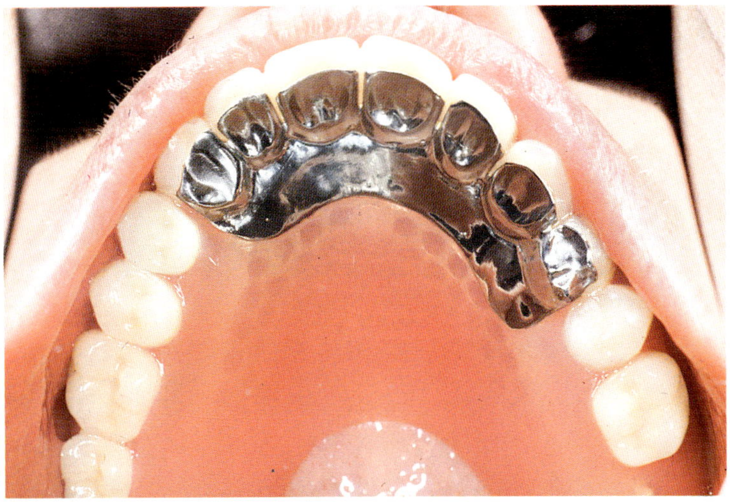

Verschiedene Gerüsttypen

558 Gerüst über drei Einzelelementen
Durchgehend blanke Rückenplatten von 13 bis 25, bei 25 in Form einer gegossenen Kaufläche. Der palatinale Abschluß des blanken Teils ist ins mittlere Gaumendrittel verlegt, wo er die Phonation nicht stört.

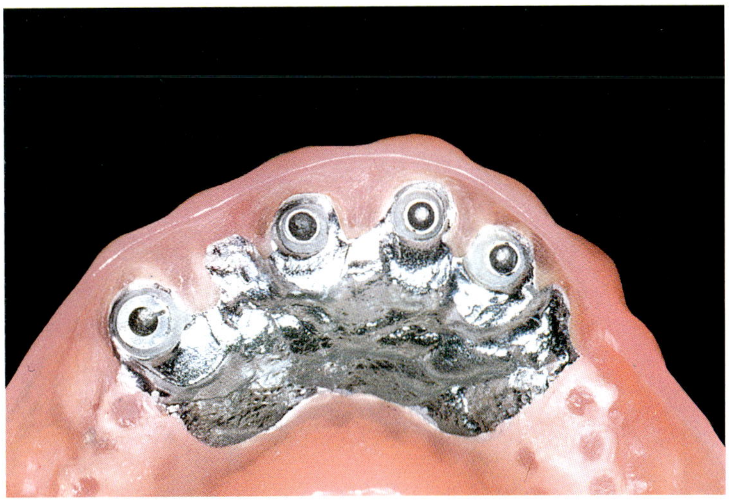

559 Ähnliches Gerüst von innen
Es ist bei der Gerüstplanung zu beachten, daß Gerüste im Bereich blanker Teile nicht oder nur bedingt unterfütterbar sind.

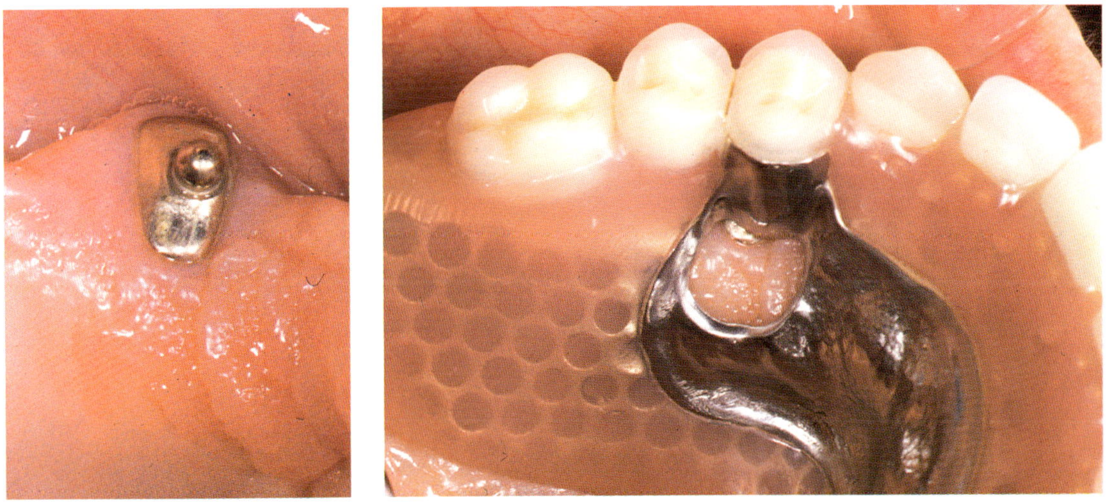

560 Palatinal offenes Gerüst
Im Bereich des Pfeilerzahnes 14 wurde das Gerüst parodontal offen gestaltet (Spiegelaufnahme).

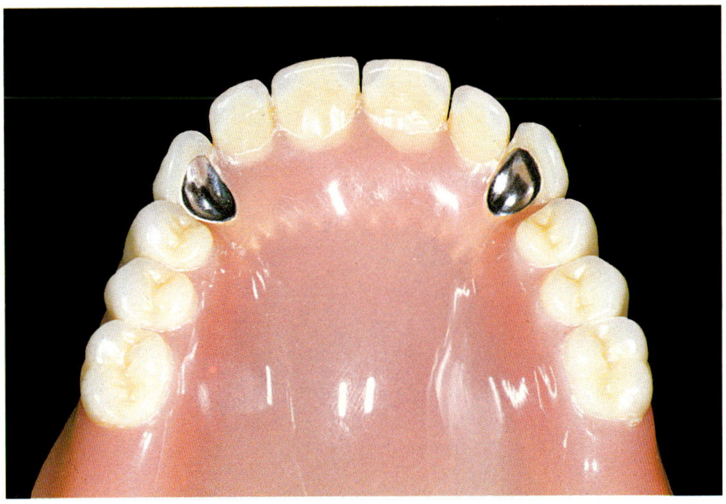

561 Völlig unterfütterbares Gerüst im Oberkiefer
Das Gerüst weist außer den Rükkenplatten über 13 und 23 keine sichtbaren Teile auf. Es ist daher vollständig unterfütterbar. Das ist wichtig, wenn noch mit Resorption von Kammabschnitten gerechnet werden muß.

562 Verstärkungsgerüst bei Stegkonstruktion
Ein von Eckzahn bis Eckzahn durchgehend blankes Gerüst, dessen lingualer Abschluß aus Platzgründen (hochstehender Mundboden) ausnahmsweise in Metall gehalten ist.
Ansicht des Gerüstes von unten (Bild rechts):
Die Steghülse darf niemals mit dem Gerüst verlötet werden.

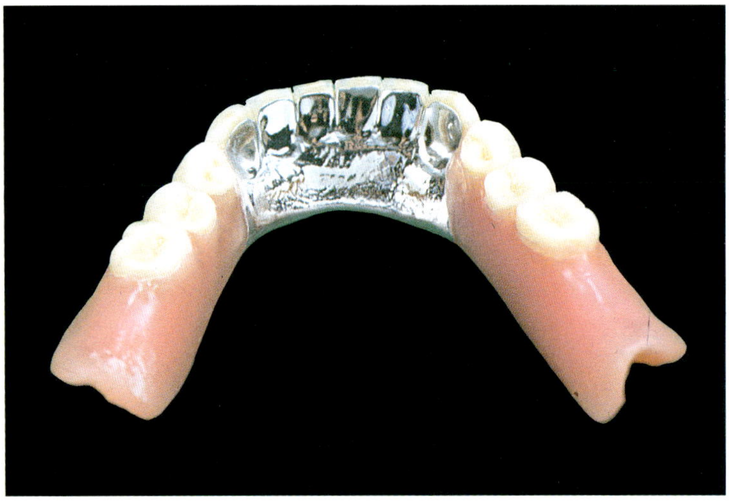

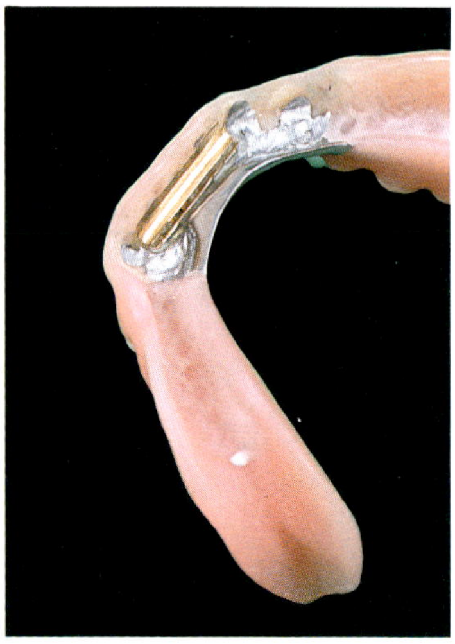

563 Lingual offenes Gerüst bei Stegkonstruktion
Im Bereich der beiden Pfeilerzähne 33 und 43 ist das Verstärkungsgerüst auf die blanken Rükkenplatten reduziert, die lingual genau am Wurzelkappenrand enden.
Schema: Schnitt durch die Konstruktion im Bereich des Pfeilerzahnes.

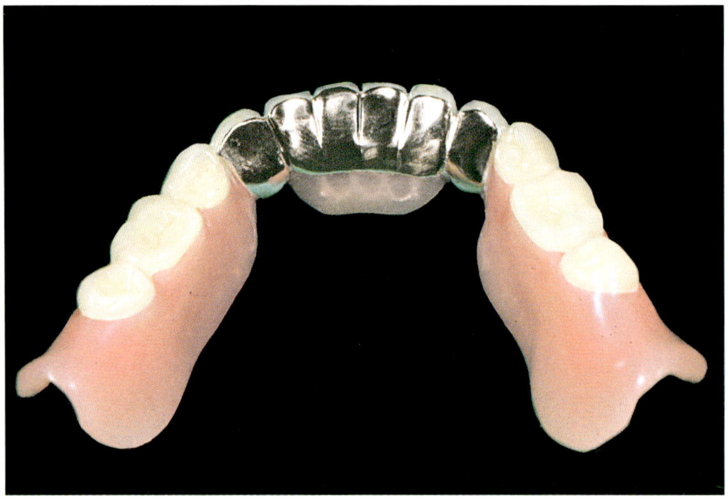

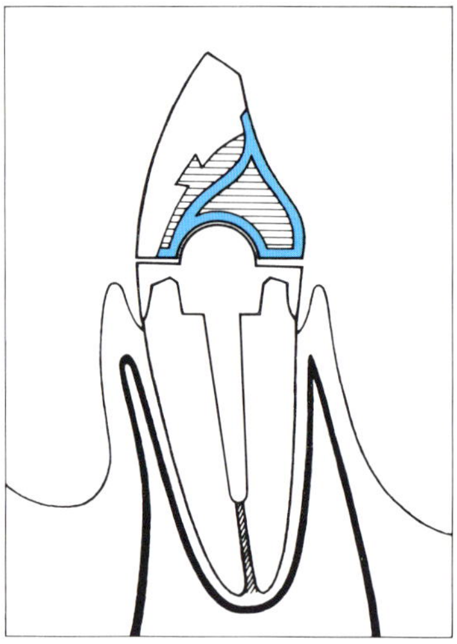

564 Gerüst über Einzelpfeiler
Es besteht eine Wurzelkappe mit Konstruktionselement auf 43. Das mit blanken Teilen auf die Nachbarzähne ausgedehnte Gerüst hat keine Beeinträchtigung der Zahnbogenform und des Zungenraums zur Folge und reduziert gleichzeitig die Bruchgefahr auf ein Minimum.

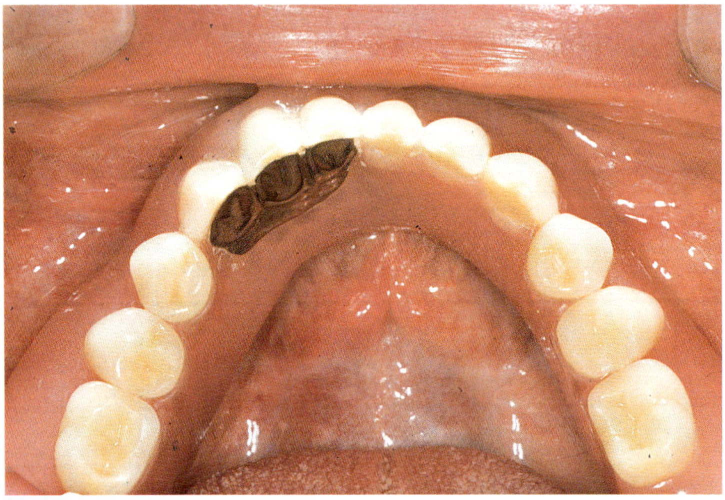

565 Verstärkungsgerüst über zwei Einzelelementen
Nur im Bereich der Pfeilerzähne sind blanke Teile zu sehen. Der linguale Rand sowie alle anderen Partien, insbesondere auch zwischen den Pfeilern, sind unterfütterbar. Dieser Punkt ist von Bedeutung, wenn noch mit Resorption bestimmter Kammabschnitte zu rechnen ist.
Dasselbe Gerüst von unten (Bild rechts).

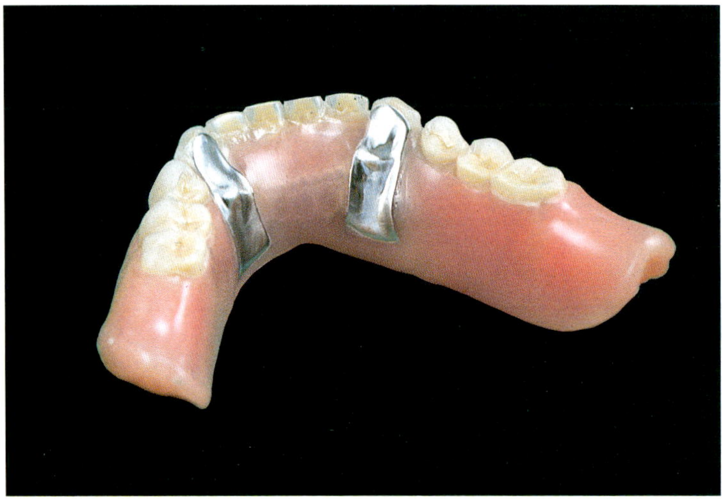

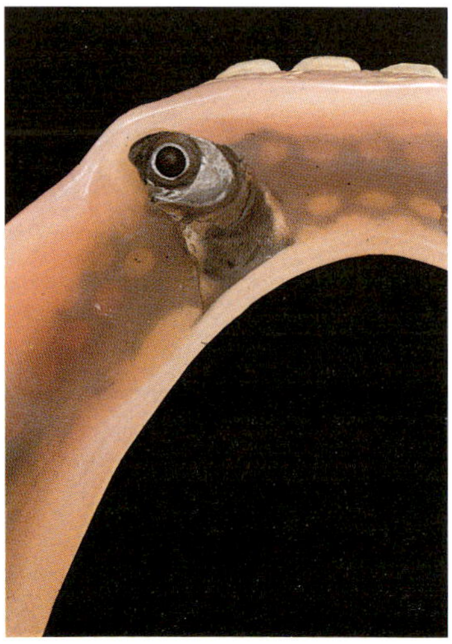

Technischer Ablauf der Herstellung eines Verstärkungsgerüstes

Verstärkungsgerüste, die vollständig vom Prothesenkunststoff umschlossen werden und keine an der Oberfläche sichtbaren Teile aufweisen, können mit relativ geringem Aufwand hergestellt werden. Dagegen stellen Gerüste mit sichtbaren, sogenannt blanken Konstruktionsteilen größere technische Ansprüche. Solche Gerüste müssen dort eingesetzt werden, wo geringes Platzangebot über den Retentionselementen und funktionelle Belange, z. B. eine ungestörte Zungenfunktion, *grazile* und *stabile* Prothesenkonstruktionen erfordern.

Verstärkungsgerüste werden immer *nach* der letzten Einprobe der in Wachs aufgestellten Prothesen hergestellt. Erst dann ist ersichtlich, wo Retentionselemente und Verstärkungsgerüst plaziert werden können, ohne daß sie die bei der Einprobe festgelegte Prothesenform verändern.

Die Herstellung gegossener Verstärkungsgerüste mit sichtbaren Konstruktionsteilen ist keine einfache Aufgabe, weshalb sie im Bildteil näher beschrieben wird.

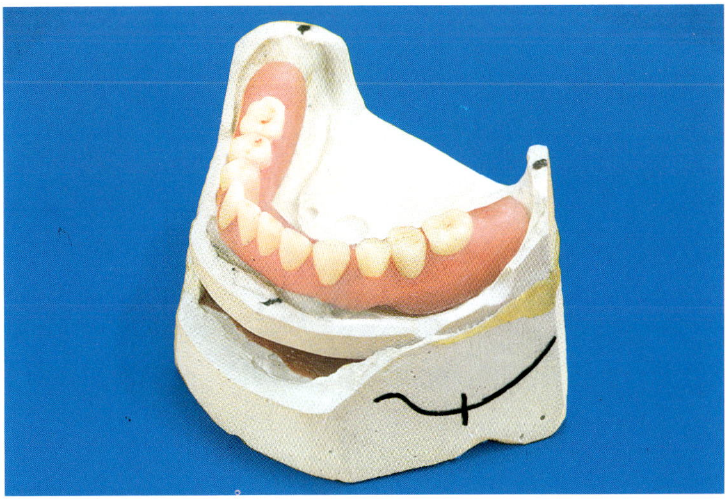

566 Definitive Aufstellung der Prothese in Wachs
Bei der Einprobe der in Wachs aufgestellten Prothese müssen Extension (insbesondere auch lingual) und Basisgestaltung exakt festgelegt werden. Künstliche Zähne über Wurzelkappen müssen definitiv aufgeschliffen und die Okklusion genau eingestellt sein.

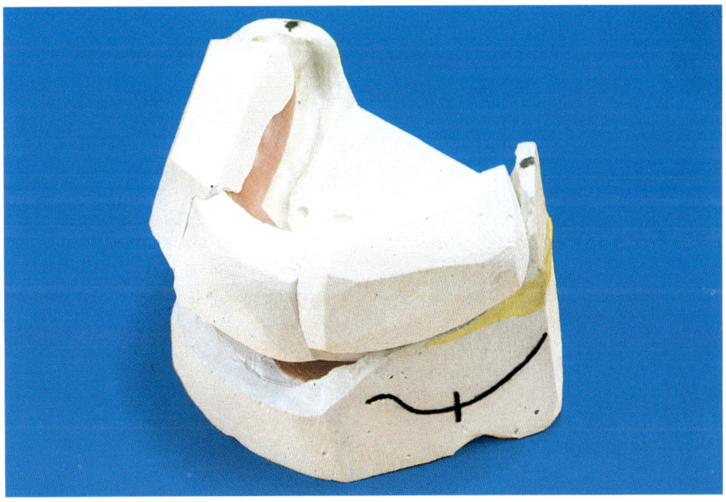

567 Definitive Aufstellung, bukkal zirkulär mit Gips geschlüsselt
Extension, Form der Prothese und Zahnaufstellung werden mit Gipsschlüsseln festgehalten, die exakt an das Arbeitsmodell reponiert werden können.

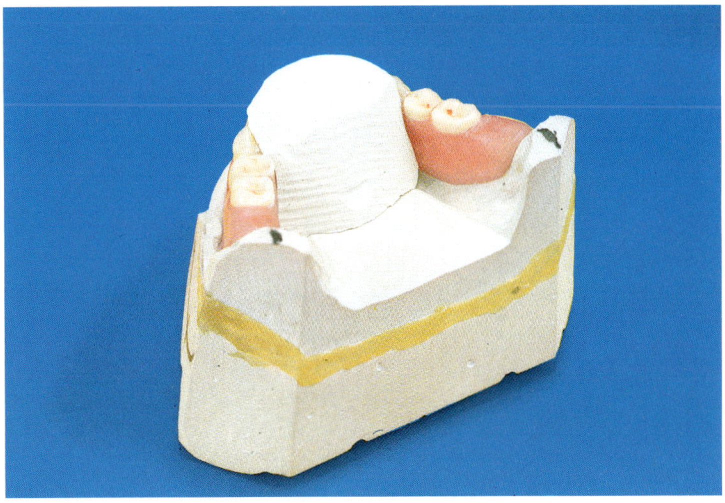

568 Definitive Aufstellung, lingual mit Gips geschlüsselt
Im Bereich der Pfeilerzähne wird auch von lingual geschlüsselt, womit linguale Extension und Zungenraum festgehalten sind.

569 Konstruktionselement montiert, Kontrolle bukkal
Anhand der an das Modell reponierten Gipsschlüssel kann jetzt erstmals sicher beurteilt werden, wieviel Platz für Konstruktionselemente auf den Wurzelkappen zur Verfügung steht. Die endgültige Entscheidung über das zu verwendende Element wird deshalb *zu diesem Zeitpunkt* getroffen. In diesem Fall entschied man sich für eine Stegkonstruktion. Sowohl für die künstlichen Zähne als auch für das Verstärkungsgerüst ist noch genügend Platz vorhanden.

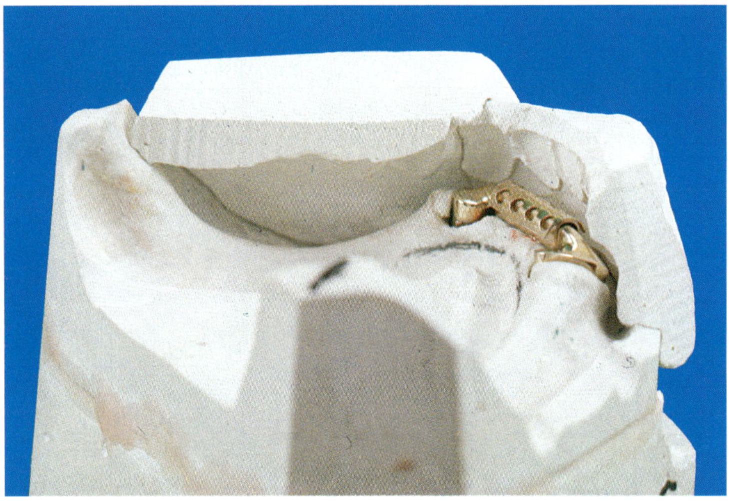

570 Konstruktionselement montiert, Kontrolle lingual
Der linguale Gipsschlüssel repräsentiert den bei der Einprobe gestalteten und mittels Sprechprobe getesteten Zungenraum. Da das Verstärkungsgerüst diese Form übernehmen muß, darf der Schlüssel die Steghülse nirgends berühren.

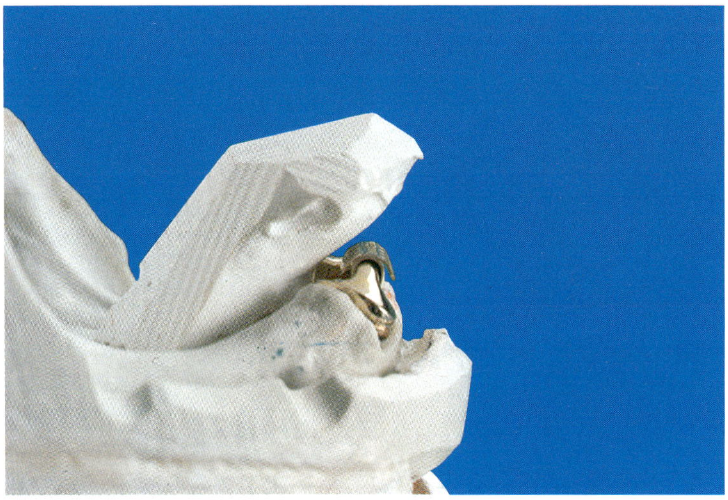

571 Ausblocken des Modells
Das Modell wird wie üblich für einen Modellguß ausgeblockt und anschließend mit Einbettungsmasse doubliert.

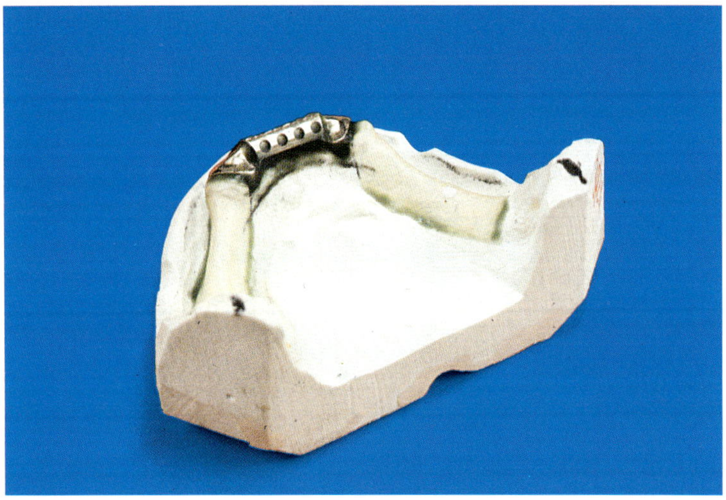

572 Doubliertes Modell

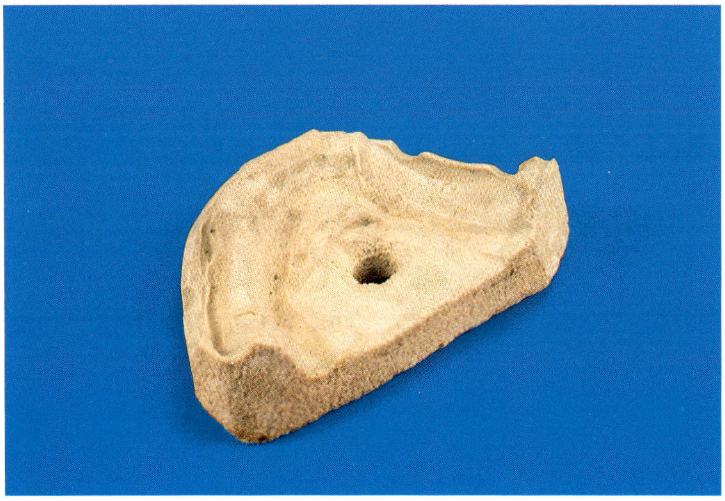

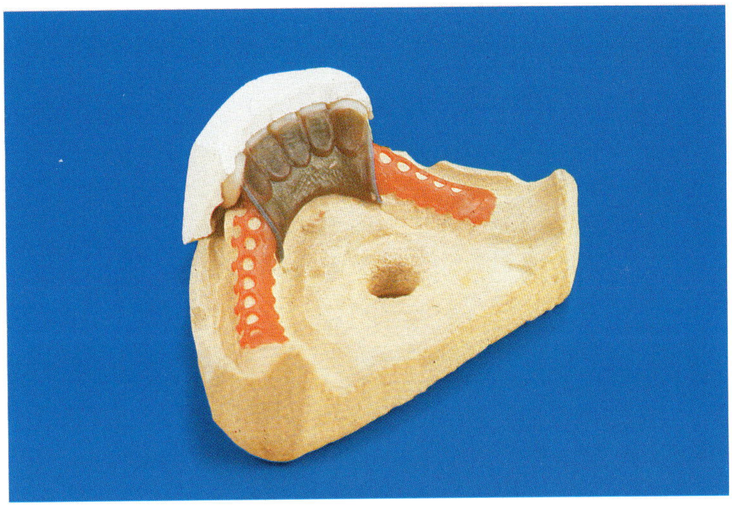

573 Modellieren des Gerüstes
Auf diesem Modell wird das Verstärkungsgerüst in Wachs modelliert. Der bukkale Frontschlüssel mit den künstlichen Zähnen bestimmt dabei den oberen Gerüstrand.

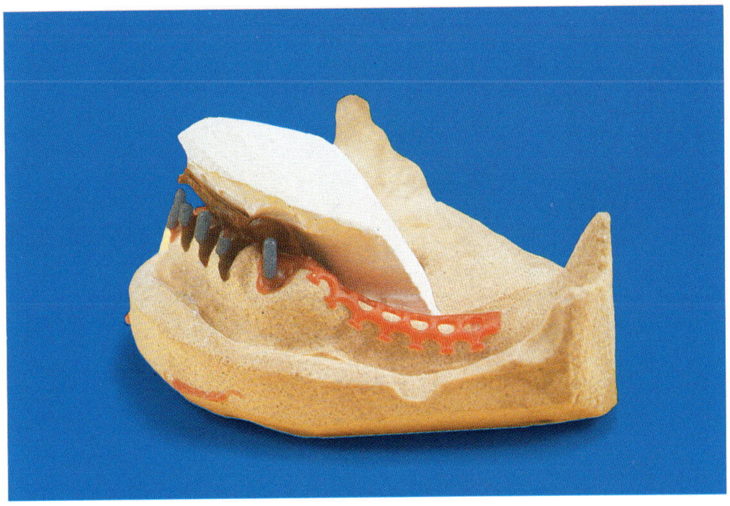

574 Modellieren der lingualen Form
Die zungenseitige Form und Ausdehnung des Gerüstes wird durch den lingualen Schlüssel bestimmt. Das Gerüst muß lingual den bei der Einprobe festgelegten Zungenraum genau kopieren. Dabei darf es aber der Steghülse nicht direkt aufliegen.

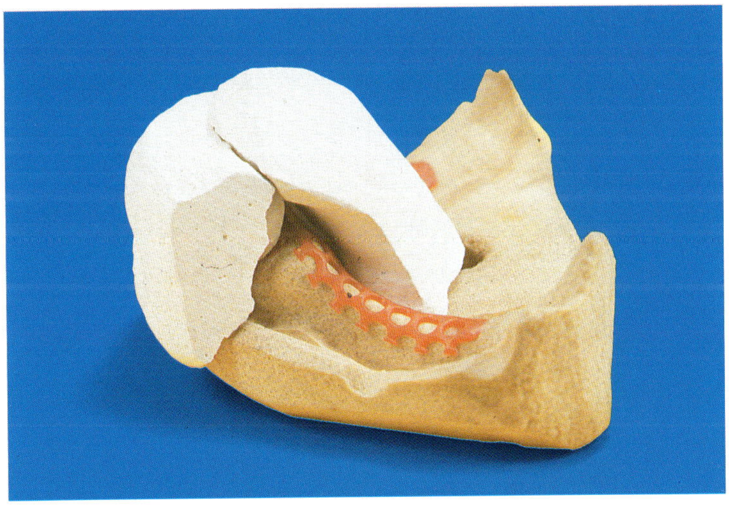

575 Schlußkontrolle des modellierten Gerüstes

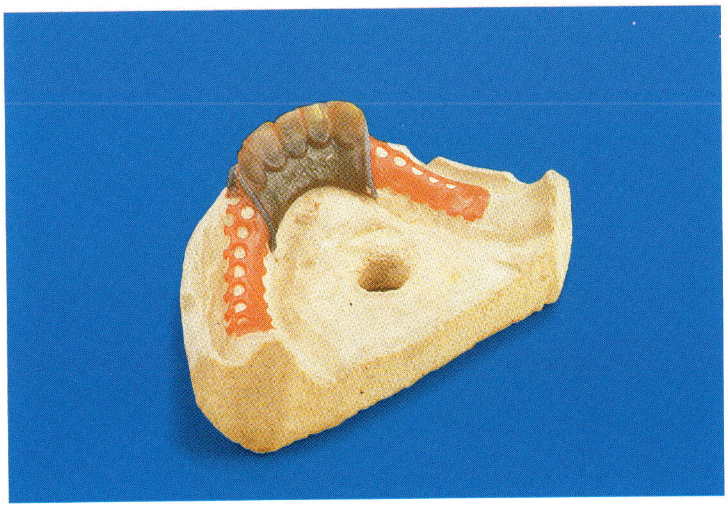

576 Gerüst in Wachs bereit zum Guß

577 Gerüst nach dem Guß
Das auf dem Doubliermodell gegossene Gerüst wird auf das Meistermodell zurückgebracht.

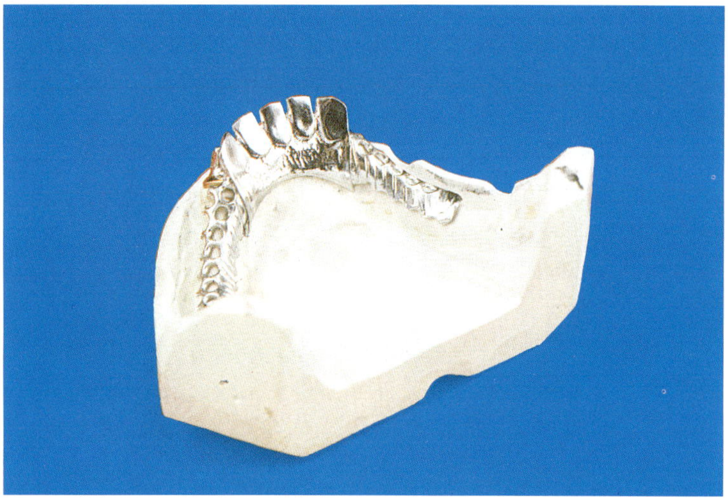

578 Montage der Zähne
Die von der definitiven Aufstellung in Wachs gemachten Gipsschlüssel erlauben die identische Montage der Prothesenzähne über dem Verstärkungsgerüst, vorerst nochmals in Wachs.

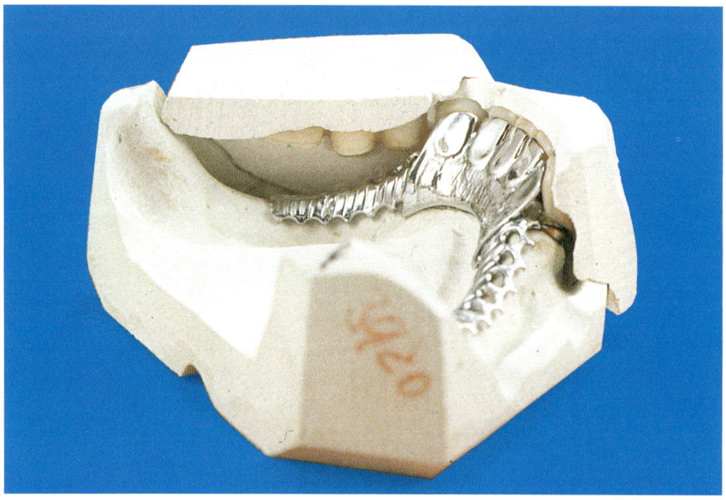

579 Reokkludieren
Anschließend wird das Modell auf seinen Sockel zurückgebracht und die Okklusion auf dem Artikulator nochmals überprüft, bevor die Prothese eingebettet und polymerisiert wird.

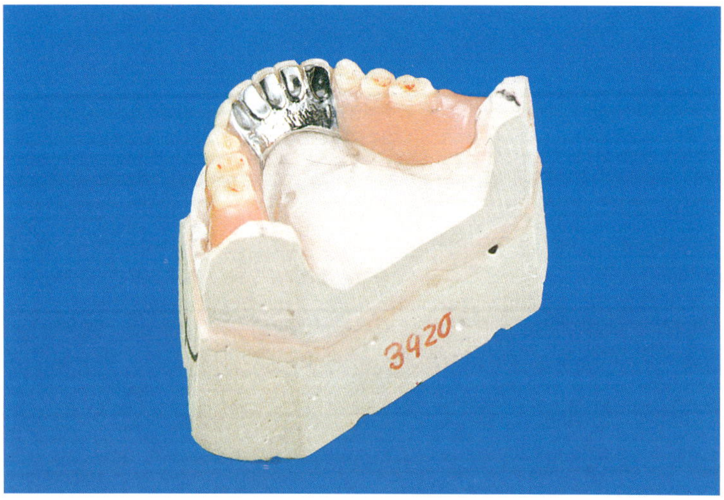

580 Fertige Hybridprothese mit Verstärkungsgerüst

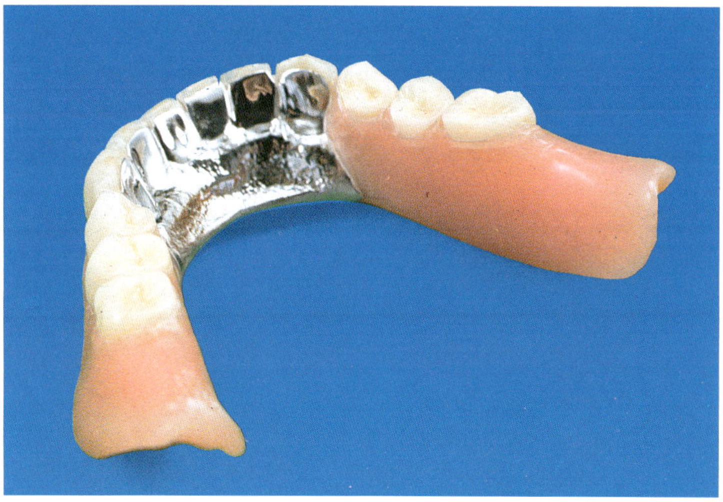

Nachsorge

Die Nachsorge beginnt unmittelbar nach dem Eingliedern von Hybridprothesen. Postinsertionell stehen vorwiegend prothetische Maßnahmen im Zusammenhang mit Inkorporation und Adaptation im Vordergrund, also Korrekturen an Prothesenbasis und Okklusion sowie die Adjustierung der Retentionselemente. In der Langzeitnachsorge nehmen die Maßnahmen zur Verhütung und Behandlung von Karies und Parodontitis eine zentrale Stellung ein, weil Karies und Parodontitis die beiden wichtigsten Ursachen für den Verlust von Pfeilerzähnen sind. Periodische Kontrollen mit einem Recall-System sind für den Hybridprothesenträger außerordentlich wichtig.

Zahn-, Mund- und Prothesenhygiene

Alle Maßnahmen zur parodontalen Sanierung und die Beachtung technischer und konstruktiver Details sind letztlich sinnlos, wenn nicht durch eine angemessene Mundhygiene der kariöse und parodontale Zusammenbruch der Restpfeiler wirksam verhindert oder wenigstens verzögert wird. Wurde die Indikation zur hybridprothetischen Versorgung richtig gestellt, sollte die postinsertionelle Pflege durch den Patienten lediglich die Weiterführung der in der Vorbehandlungsphase unterrichteten, erlernten und für eine wirksame Prophylaxe als ausreichend taxierten Pflegegewohnheiten darstellen. Die Realität sieht leider oft anders aus. Unter den vielfältigen Gründen dafür sind zu nennen:

- zunehmende manuelle Ungeschicklichkeit,
- nachlassender Visus,
- kohlehydratreiche Ernährung,
- nachlassende Motivation und Setzen anderer Prioritäten,

Situationen also, die sich im Verlauf und im Anschluß an eine Behandlung gegenüber der evaluierten Ausgangssituation verändern können. Das Ziel der postinsertionellen Mundhygiene-Unterweisung besteht deshalb darin, für den Patienten ein individuelles Hygieneprogramm aufzustellen, das seinen Möglichkeiten und seiner Gesamtsituation Rechnung trägt, ohne ihn zu überfordern.

Mechanische Reinigung mit der Zahnbürste ist die Grundlage jeder Zahnhygiene. In Abhängigkeit von Pfeileranordnung, Konstruktion und Kooperationsfähigkeit des Patienten werden zusätzlich eingesetzt:

- Zahnseide (z.B. Superfloß), vor allem bei Stegkonstruktionen und zwischen verlöteten Wurzelkappen;
- Interdentalbürstchen, eventuell Gumminäpfchen und Zahnpiks.

Wenn mechanische Reinigung aus irgendwelchen Gründen nicht möglich ist oder nicht genügt, ist der Einsatz chemischer Hilfsmittel angezeigt, nämlich:

- Chlorhexidin, als 0,1–0,2%ige Spüllösung zur täglichen Mundspülung und/oder als Gel zur Applikation mit der Prothesenbasis bzw. den Elementmatrizen; wegen der Nebenwirkungen sollte Chlorhexidin nicht ohne Unterbrechungen über längere Zeit angewendet werden.
- Fluoride, als Gel, sowohl zum direkten Aufbürsten auf die Pfeiler als auch indirekt durch Füllen der Prothese im Bereich der Pfeiler, einmal wöchentlich, oder als Spüllösung 0,025%ig zur täglichen Anwendung.

Mit einer weichen Bürste müssen auch die Schleimhäute täglich gereinigt und massiert werden.

Mechanische Pfeilerreinigung

581 Reinigung mit Zahnbürste
Zur Grobreinigung von Pfeilerzahn und marginaler Gingiva wird eine normale, mittelharte Zahnbürste mit abgerundeten, synthetischen Borsten verwendet.

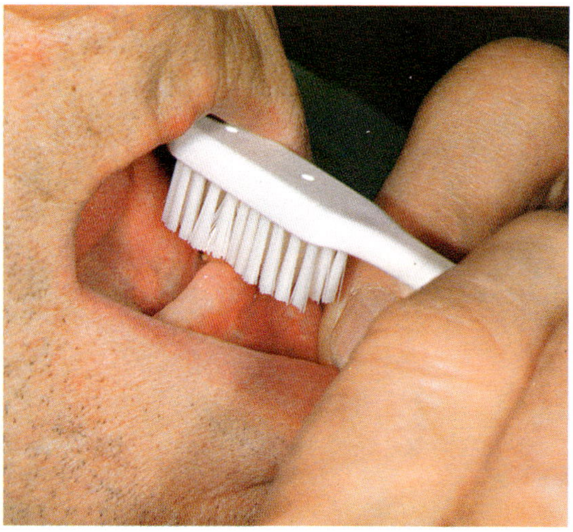

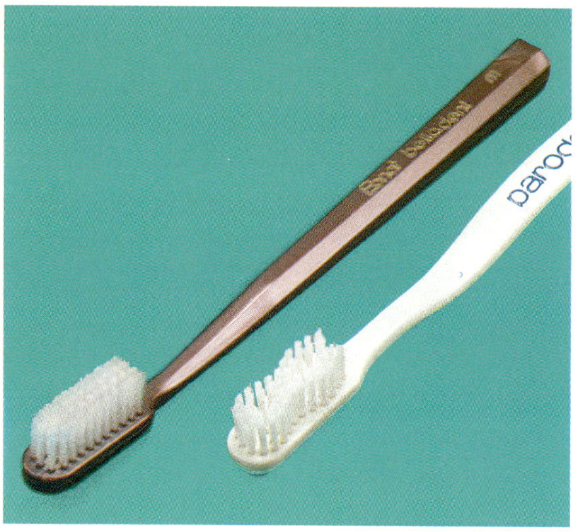

582 Feinreinigung mit Interdentalbürste
Mit der Zahnbürste werden in der Regel nur die Wurzelkappenoberflächen und die Gingiva genügend erfaßt. Kappenaußenflächen und die Sulkuspartie müssen deshalb mit einer büschelförmigen Interdentalbürste nachgereinigt werden.

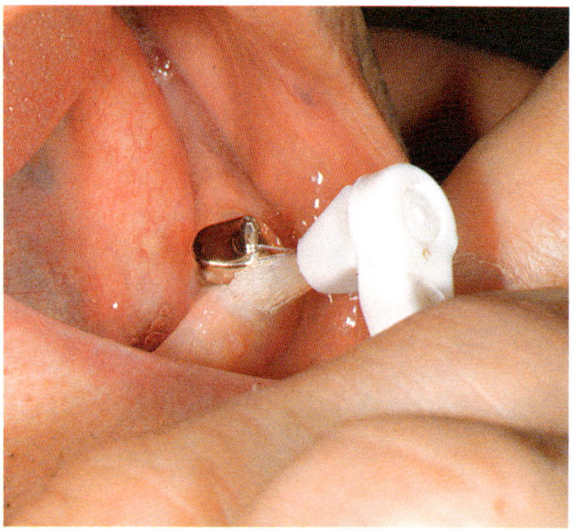

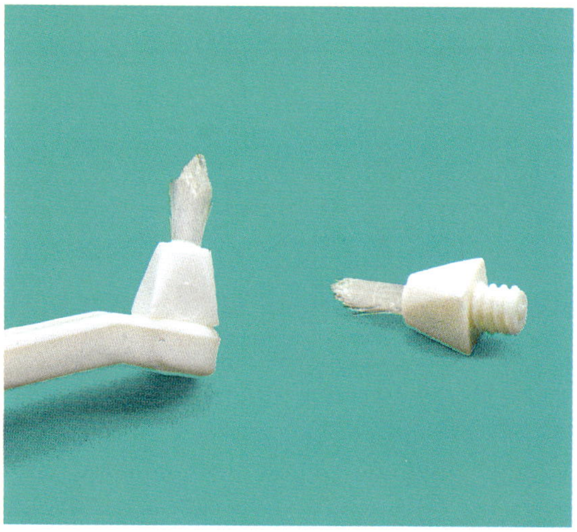

583 Feinreinigung mit Spiralbürste
Bei Stegkonstruktionen sind spiralförmige Interdentalbürsten den büschelförmigen vorzuziehen.

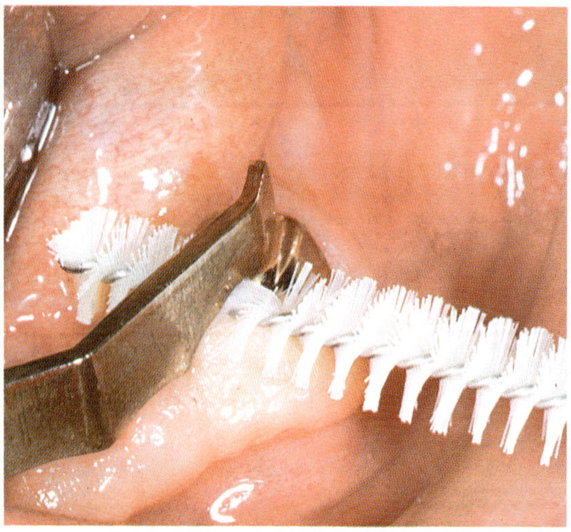

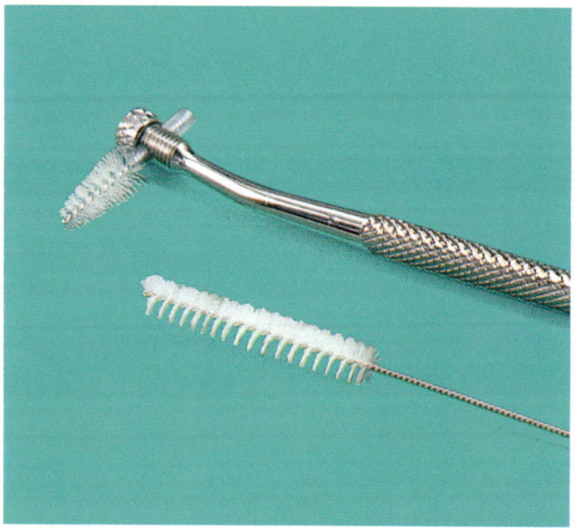

584 Feinreinigung mit Zahnseide
Sehr enge Interdentalräume und der Gingiva direkt aufliegende Stege sind nur mit Zahnseide der Feinreinigung zugänglich.

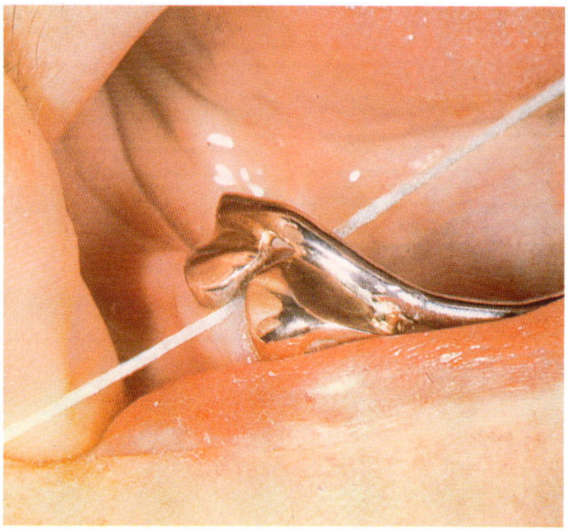

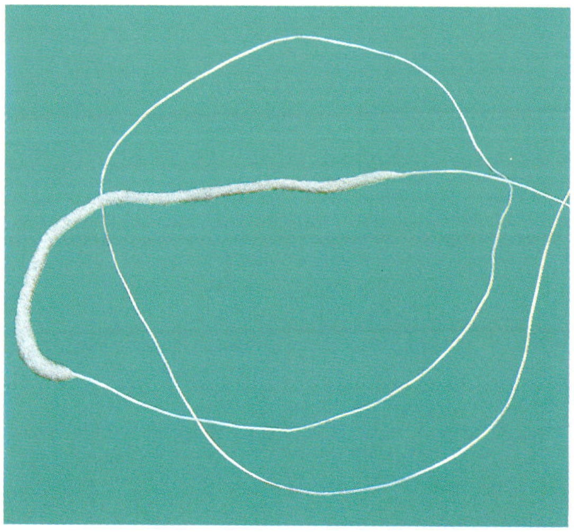

Die Hybridprothese wird zuerst mechanisch mit der normalen Zahnbürste oder mit einer speziellen Prothesenbürste gereinigt. Dabei können Zahnpasten mit sehr geringer Abrasivität und „alkalifreie“ Seifen verwendet werden. Prothesenreinigungsmittel (meist auf Peroxidbasis) unterstützen die mechanische Reinigung, können diese aber nicht ersetzen.

Zur Behandlung einer Candidosis muß die Prothese täglich während 10–15 Minuten in eine 0,2%ige Chlorhexidinlösung eingelegt werden, weil sich die meisten Pilze in der Plaque auf der Prothesenoberfläche finden. Auch in allen jenen Fällen, bei welchen die mechanische Reinigung der Prothesen aus irgendwelchen Gründen nicht möglich ist oder nicht genügt, beispielsweise bei Behinderten, Bettlägerigen usw., sollten die Prothesen täglich kurz in Chlorhexidin- oder Salicylatlösungen (0,05%) eingelegt werden. Chlorhexidin wird vom Kunststoff aufgenommen und anschließend über Stunden wieder abgegeben. Die reversible Verfärbung der Prothesen als Nebeneffekt nach längerer Anwendung ist bekannt.

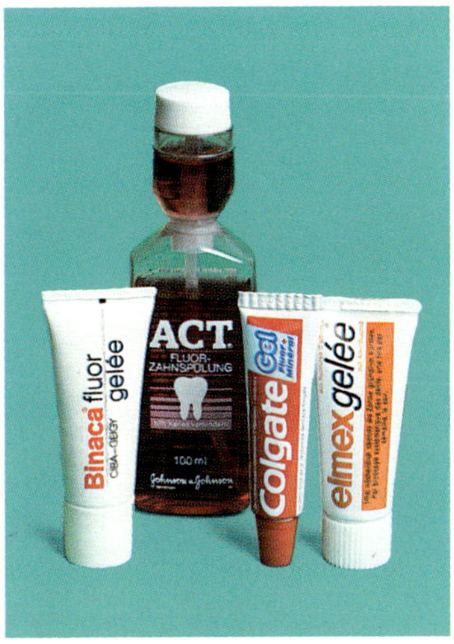

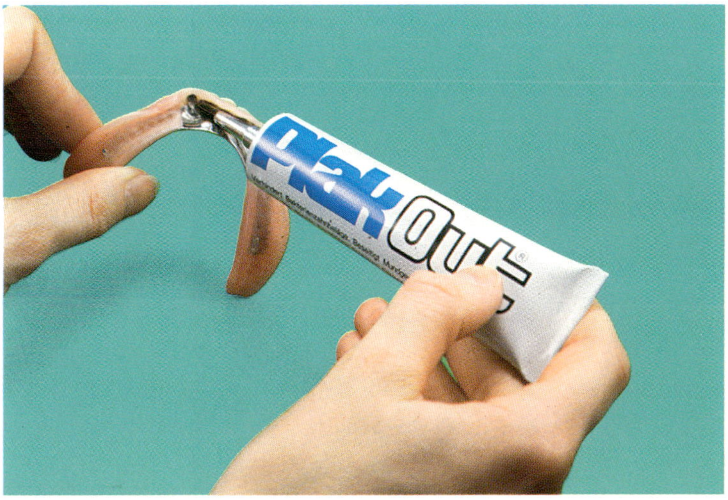

585 Fluorid
Fluorid, als Gel auf Pfeiler ohne Wurzelkappen aufgebürstet oder als Spüllösung angewendet, setzt die Kariesaktivität herab und wirkt hemmend auf die Aktivität der Plaque.

586 Chlorhexidin
Im Pfeilerbereich lokal angewendet und in ganz geringer Menge in die Matrize des Konstruktionselementes gegeben, bewirkt Chlorhexidin in Gelform die Inaktivierung der nach der mechanischen Reinigung zurückgebliebenen Plaque.

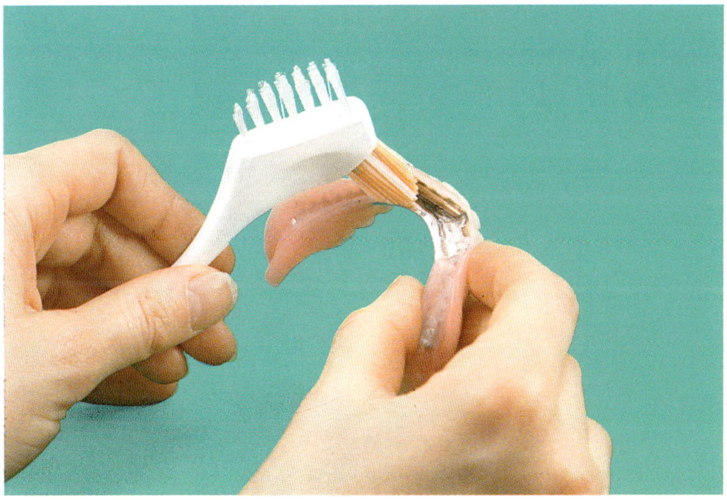

587 Mechanische Reinigung der Prothese
Spezielle Prothesenbürsten mit büschelförmig angeordneten Borsten erleichtern die gründliche Reinigung der Protheseninnenseite.

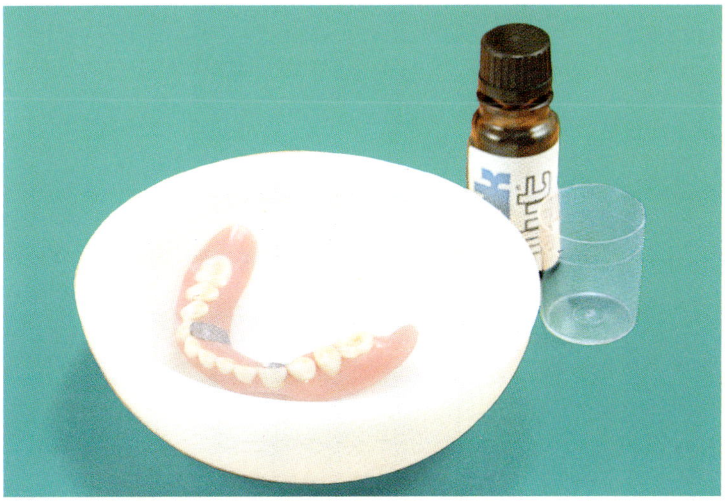

588 Desinfektion der Prothese
Wo durch die mechanische Reinigung der Protheseninnenseite die Prothesenplaque nicht genügend gründlich entfernt wird, empfiehlt sich das periodische Einlegen der Prothese in eine desinfizierende, z. B. chlorhexidinhaltige Lösung.

Recall und Langzeitnachsorge

Recall, als praktisch einzige wirksame Möglichkeit zur Überwachung und Früherfassung eventueller geweblicher Läsionen und Veränderungen sowie Insuffizienzen an der Prothese und den tragenden Elementen, ist beim Hybridprothesenträger eminent wichtig. Das Recall-Intervall richtet sich nach den individuellen Gegebenheiten des Falls.

In der Regel wird nach Eingliederung der Prothesen und der ersten postinsertionellen Phase der erste Recall nach 3 Monaten angesetzt. Danach erfolgen die weiteren Kontrollen entsprechend den vorgefundenen Verhältnissen. Bei optimaler Mundhygiene, großer parodontaler Resistenz und problemlosen prothetischen Verhältnissen kann das Recall-Intervall ohne weiteres 12 Monate betragen. In den meisten Fällen dürfte ein solches von 6 Monaten adäquat sein.

Eine seriös durchgeführte Recall-Untersuchung umfaßt:

1. Eine kursorische parodontale Untersuchung mit Messung von Taschentiefe, Zahnbeweglichkeit, Breite der angewachsenen Gingiva und Entzündungsgrad der marginalen Gingiva. Gleichzeitig erfolgt die Beurteilung der Mund- und Prothesenhygiene.
Die parodontale Erhaltungstherapie umfaßt praktisch immer Remotivation und Reinstruktion der Mundhygiene sowie Entfernung von Plaque und Zahnstein. Über die Durchführung weiterer Maßnahmen zur parodontalen Sanierung entscheiden im wesentlichen dieselben Überlegungen, die bei der Evaluation und Reevaluation in der Planungs- und Vorbehandlungsphase gelten. Besondere Bedeutung erhält dabei der Faktor Zeit. Es ist die Zeitspanne des Entstehens der parodontalen Läsion in Beziehung zu setzen zu den Kriterien Mundhygiene und Belastung. Hieraus ergibt sich die Prognose des weiteren Verlaufs und die Beurteilung, inwiefern parodontale, vor allem parodontal-chirurgische Maßnahmen die Lebensdauer der Konstruktion wirksam zu verlängern vermögen.
Ein Beispiel: Bei nur langsam fortschreitender Verschlechterung des Parodontalzustandes trotz mäßiger Hygiene und großer Pfeilerbelastung rechtfertigt die gute Prognose einen größeren Rezidivbehandlungsaufwand als bei fulminant verlaufender Verschlechterung trotz guter Mundhygiene und mäßiger Pfeilerbelastung.

2. Untersuchung der Pfeiler auf Karies.
Karies wird relativ häufig an hybriden Pfeilern mit und ohne Wurzelkappen gefunden. Je früher sie klinisch erfaßt wird, um so kleiner ist der Aufwand zur Sanierung. Je später die Diagnose, um so größer sowohl der therapeutischen Aufwand als auch das Risiko des Verlustes des Pfeilers.

3. Prüfung der Paßgenauigkeit der Prothesenbasis mit einer Indikatorpaste, Prüfung auf Schaukeleffekte im Pfeilerbereich.
Schlechte Paßgenauigkeit der Prothesen führt in Abhängigkeit von Anzahl und Verteilung der Pfeilerzähne zu Schaukeleffekten und Spitzenbelastungen bestimmter Kieferabschnitte. Lockerung der Pfeiler, rasche lokale Kammresorption und Prothesenbrüche sind die möglichen Folgen. Entsprechend wichtig ist die Überprüfung der Paßgenauigkeit. Als Faustregel gilt: Je weniger Pfeilerzähne, um so häufiger muß zur Verhinderung von Schaukeleffekten unterfüttert werden. Die Unterfütterung erfolgt analog zur Totalprothese (s. S. 120ff.) mit dem Unterschied, daß Matrizen von Konstruktionselementen vor dem Unterfütterungsabdruck mit Disclosing-Wax ausgeblockt werden müssen.

4. Okklusionskontrolle.
Die fortschreitende Atrophie zahnloser Kieferabschnitte führt immer zu Veränderungen der vertikalen und horizontalen Kieferrelationen. Damit entstehen okklusale Interferenzen, die periodisch korrigiert werden müssen. Andernfalls kommt es zur Fehlbelastung der Pfeilerzähne und/oder zur Destruktion des antagonistischen Kiefers. Okklusionskontrolle und -korrektur erfolgen analog zur Totalprothetik (s. S. 132ff.).

5. Kontrolle von Konstruktionselementen auf Beschädigungen und der Elementmatrizen auf Retention.
Hybride Prothesen sollten ständig, auch nachts, getragen werden, weil die Retentionselemente durch Kontakt mit der Bezahnung des Gegenkiefers oder der Gegenprothese beschädigt werden können, wenn sie nicht von ihrer zugehörigen Prothese bedeckt sind. Beschädigungen von Retentionselementen sind insofern fatal, weil nur bei wenigen Fabrikaten beschädigte Patrizen ausgewechselt werden können. Bei schweren, die Retention beeinträchtigenden Beschädigungen bleibt meist nur die Erneuerung der ganzen Wurzelkappe und des Konstruktionselementes übrig.
Zu wenig retentive Matrizen können in der Regel aktiviert werden, doch ist nach einiger Zeit oft ihr Ersatz angezeigt. Dieser kann mit technischen Schwierigkeiten verbunden sein. Die Tücken eines Matrizenwechsels können nur beherrscht werden durch genaue Kenntnis des betreffenden Konstruktionselementes und allgemeine vorbereitende Maßnahmen, wie sie im Bildteil gezeigt werden.

6. Kontrolle der Prothesen auf Risse.
Risse in der Prothesenbasis weisen auf Fehlbeanspruchungen hin, deren Ursache oft in Planungsfehlern der Gesamtkonstruktion zu suchen ist. Ebenso häufig sind sie Folge von ungenügender Paßgenauigkeit der Prothesenbasis sowie von Okklusionsfehlern. Reparaturen ohne gleichzeitige Behebung der Ursache sind sinnlos.

7. Radiologische Überprüfung der Pfeilerzähne in etwa 2jährlichen Abständen.
Periodische Röntgenkontrollen erleichtern die Beurteilung des Parodontalzustandes, des Ausmaßes eventueller kariöser Läsionen und der periapikalen Region.

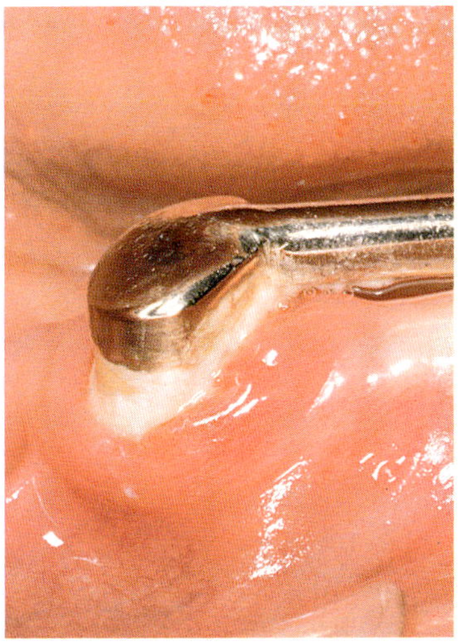

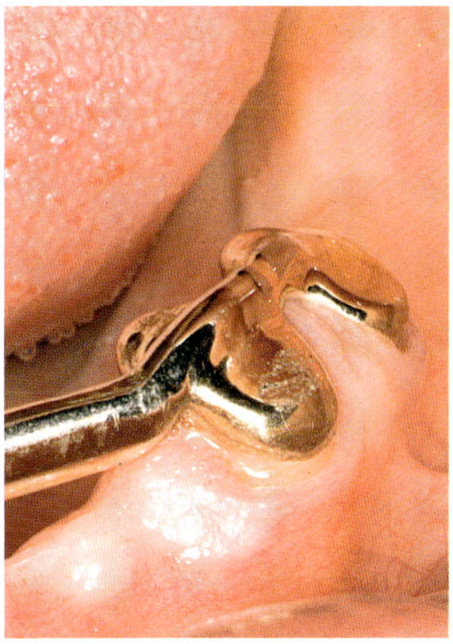

Mundhygiene

589 Schlechte Mundhygiene
Typische Plaquelokalisation an Wurzelstiftkappe und Steg trotz relativ guter Zugänglichkeit.

590 Gute Mundhygiene
Entzündungsfreie marginale Gingiva trotz ungünstiger Reinigungsbedingungen (tiefer Ansatz des Steges, verlötete Wurzelkappen).

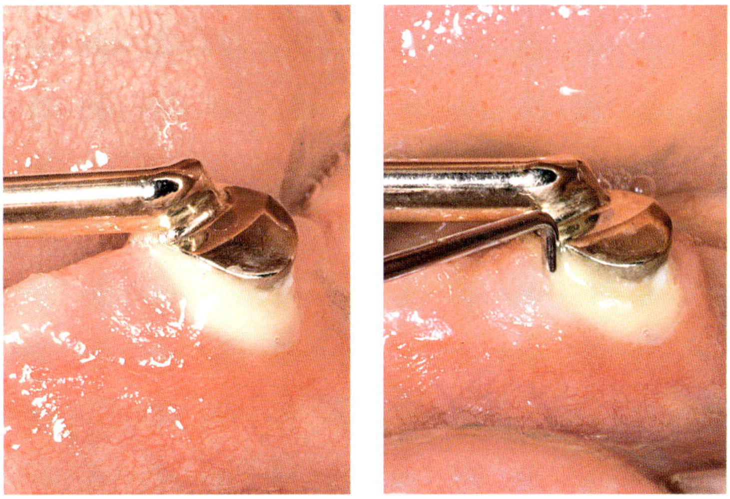

Parodontalabszeß

591 Parodontalabszeß an einem Stegpfeiler
Ursache ist eine bis zum Apex reichende Parodontaltasche

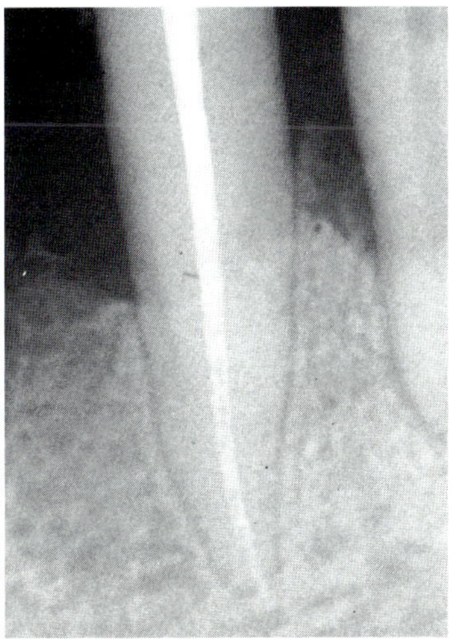

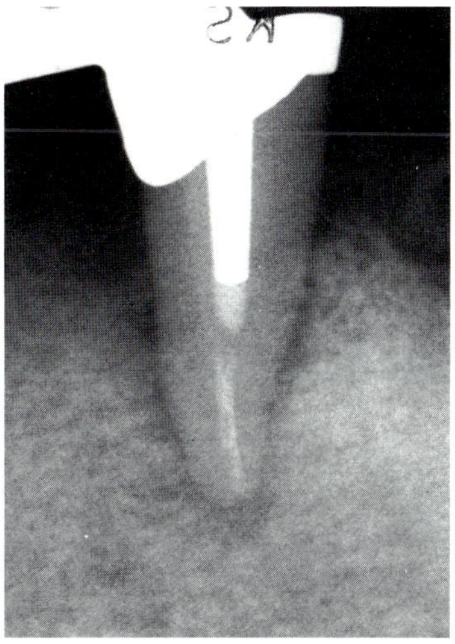

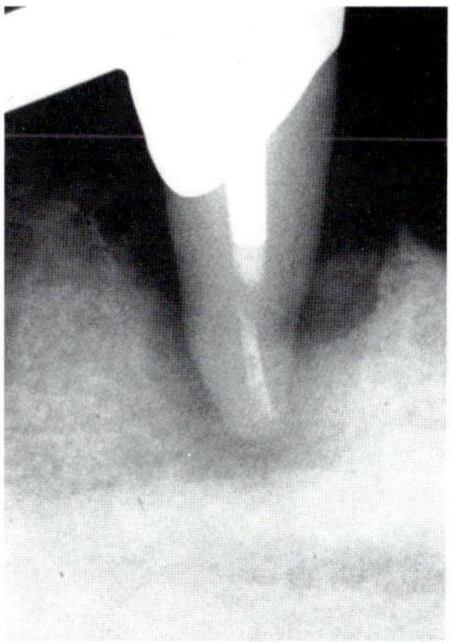

592 Röntgenbefund nach Abschluß der parodontalen Vorbehandlung

593 Röntgenbefund 12 Monate später

594 Röntgenbefund zum Zeitpunkt des Abszesses, weitere 6 Monate später

Parodontale Nachsorge

595 Anfangsbefund
Äußerlich intakte, hybride Konstruktion nach 15 Jahren Tragzeit bei mäßiger Pflege. Generalisierte Gingivitis, Karies an 22, 23 und 24, z. T. tiefe parodontale Taschen.

Inadäquate, parodontüberdeckende Gestaltung der Prothesenbasis und beträchtlicher Verschmutzungsgrad.

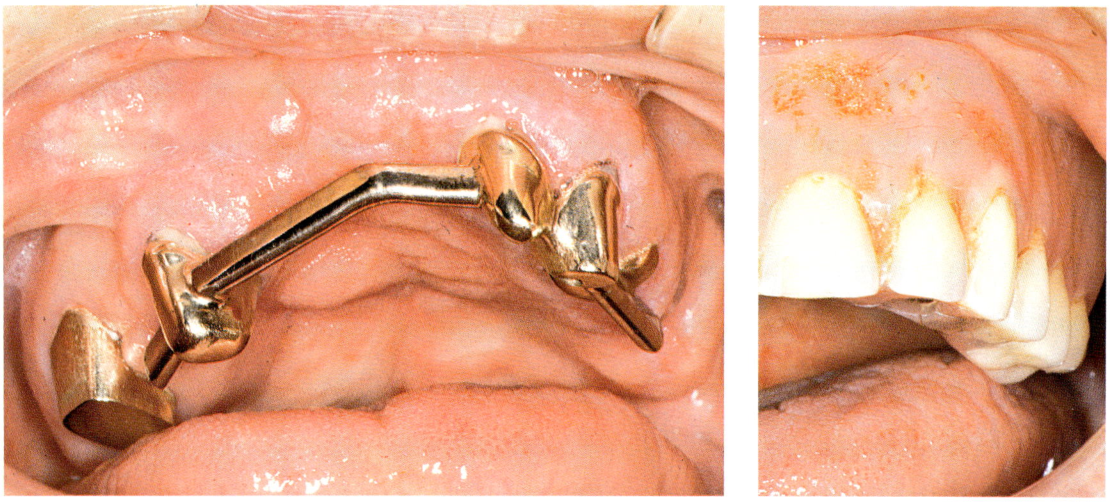

596 Nach Entfernung der Teleskope links
22 ist extraktionsreif, die Erhaltbarkeit von 23 und 24 fraglich, aus strategischen Gründen jedoch wünschbar.

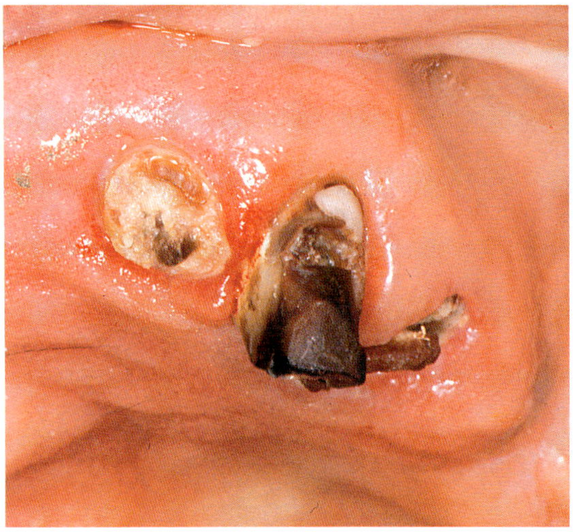

597 Erste Maßnahmen
22 wurde extrahiert. 23 und 24 wurden exkaviert und kürettiert.

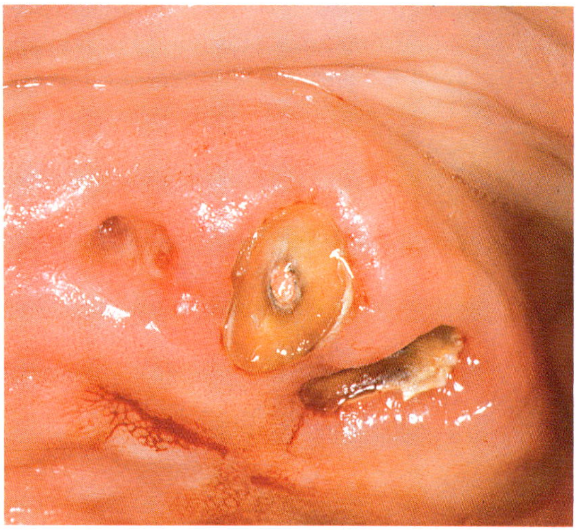

598 Nach 4 Wochen
Die Wurzeln 23 und 24 sind nach einer Gingivektomie exkaviert und für die Aufnahme von Wurzelstiftkappen präpariert worden.

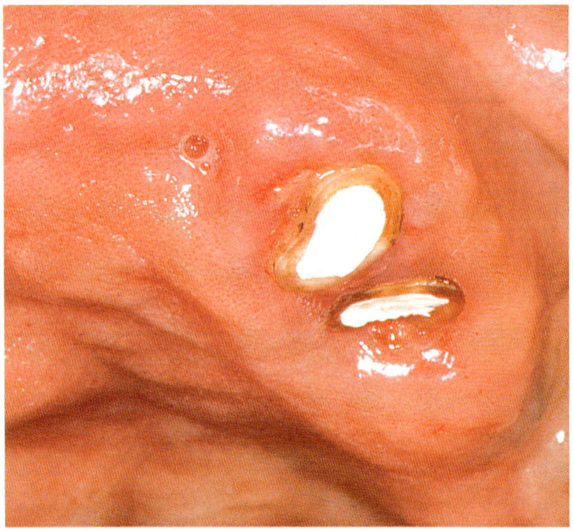

599 Neuversorgung
Beide Pfeiler konnten mit Wurzelstiftkappen versorgt werden. 23 erhielt zudem ein Retentionselement.

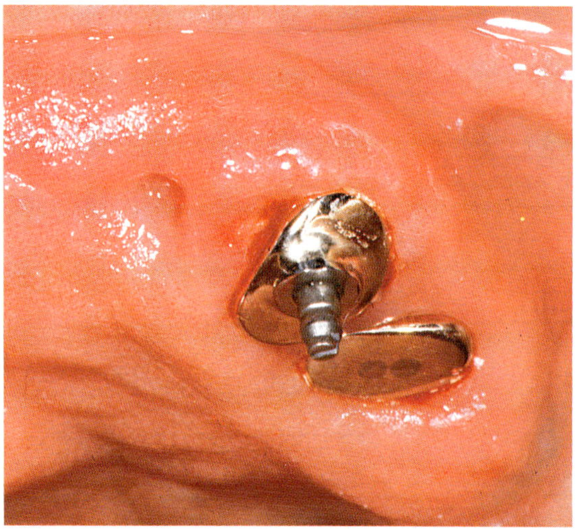

600 Schlußbefund
Die Pfeiler der rechten Seite konnten unverändert belassen werden.

Durch Kürzung und parodontale Öffnung der Prothesenbasis im Pfeilerbereich konnten ohne großen Aufwand günstigere Bedingungen geschaffen werden.

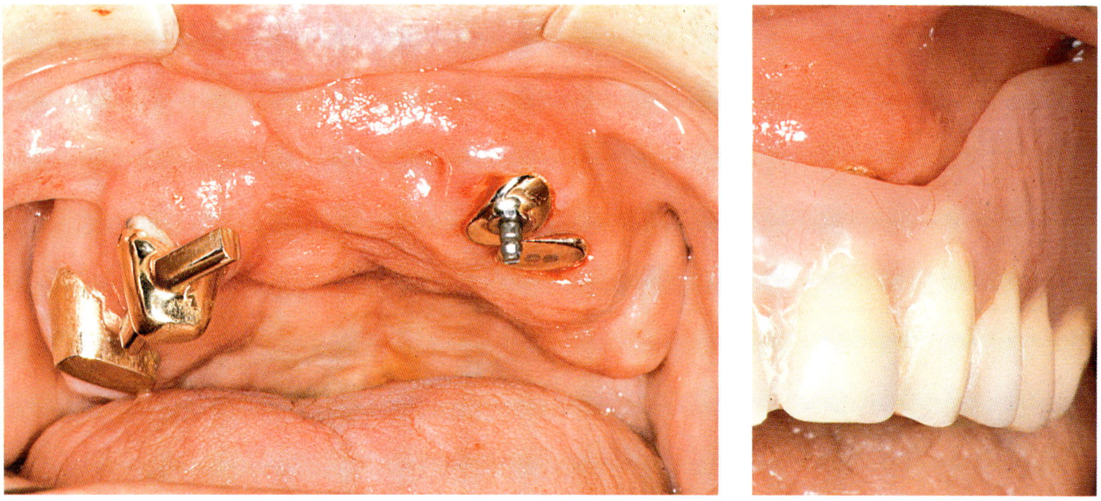

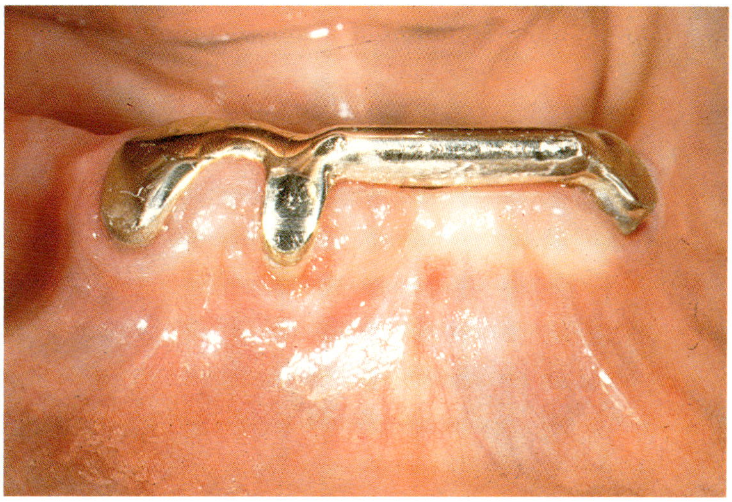

601 Fehlen angewachsener Gingiva
Die Recall-Untersuchung ergibt das vollständige Fehlen angewachsener Gingiva bei den Stegpfeilern 43 und 42.

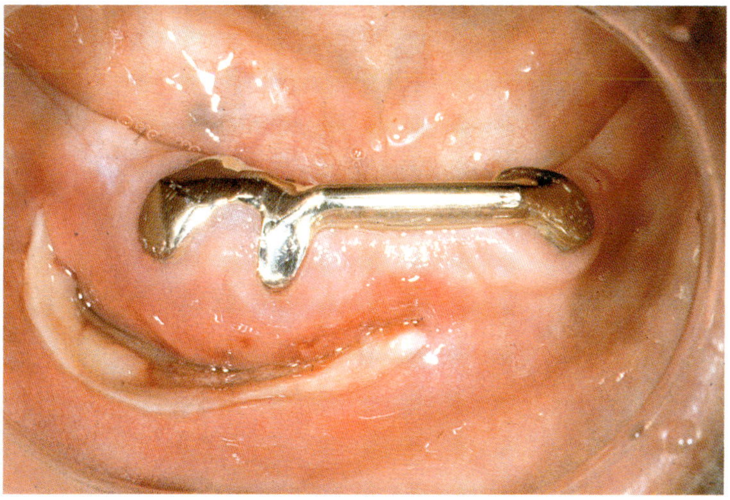

602 Gingivaextensionsoperation
In diesem Fall entschied man sich für die Schaffung von angewachsener Schleimhaut durch eine Extensionsoperation nach *Edlan-Mejchar*, modifiziert nach *Schmid-Mörmann*. Die Abbildung zeigt den Zustand 1 Woche nach dem Eingriff.

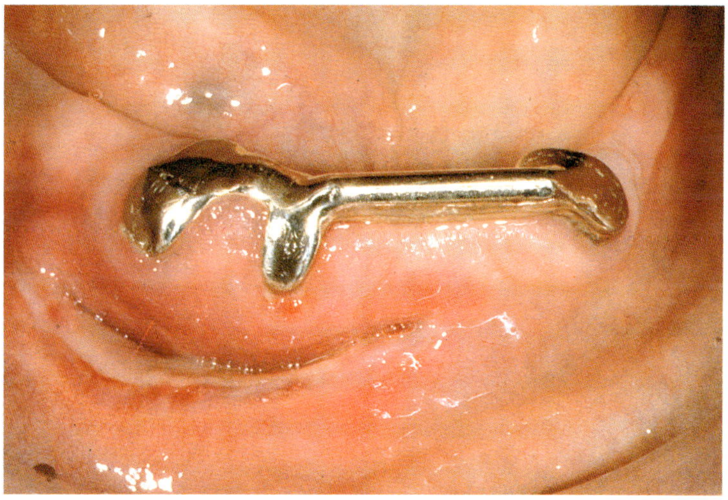

603 Zustand nach 2 Wochen

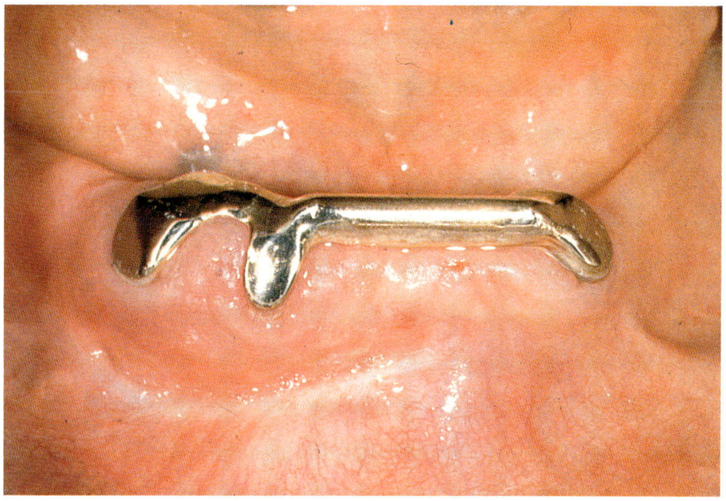

604 Zustand nach 4 Wochen

Prothesenkontrolle

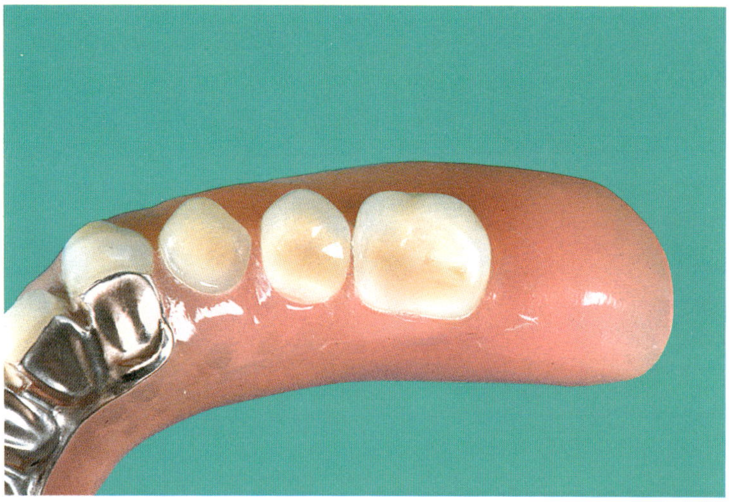

605 Nachuntersuchung der Okklusion
Genaues Beobachten und Interpretieren der als Schliffacetten auf den Okklusalflächen sichtbaren Gebrauchsspuren geben oft mehr Information über eventuelle Okklusionsstörungen oder -veränderungen als das Anfärben von Kontakten mit Okklusionsprüffolie.

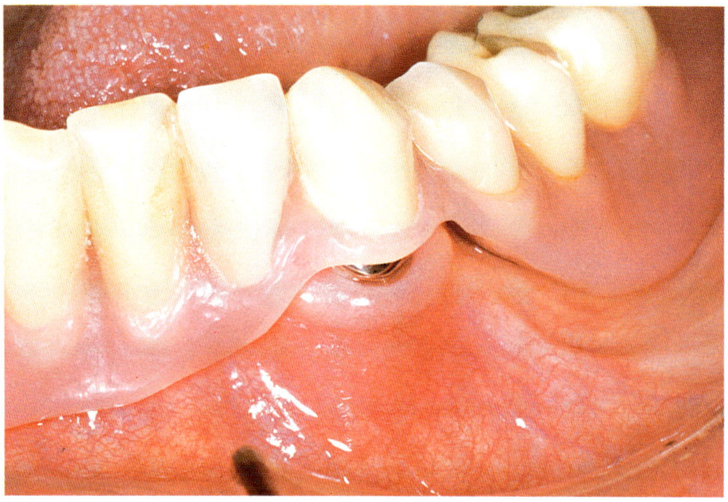

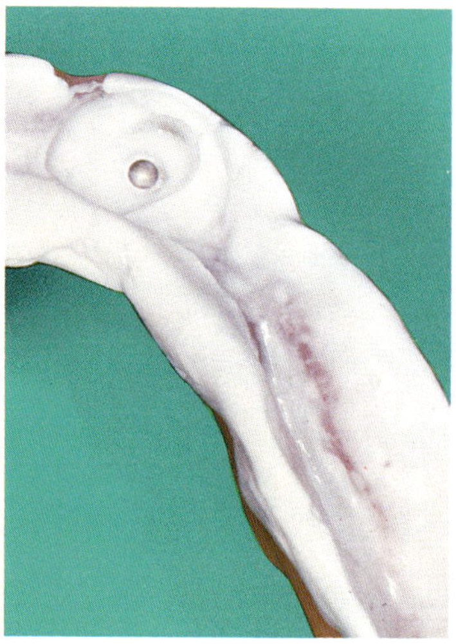

606 Paßgenauigkeit der Prothesenbasis
Sichtbar ungenügendes Aufliegen der Prothese auf dem Kieferkamm distal des Pfeilerzahnes 33.

Die Anwendung eines Indikatormaterials, z. B. auf Silikonbasis, gibt genauen Aufschluß über das Ausmaß der Kammresorption, die zu Schaukeleffekten der Prothese über den Pfeiler führen kann.

Nachkontrolle von Konstruktionselementen

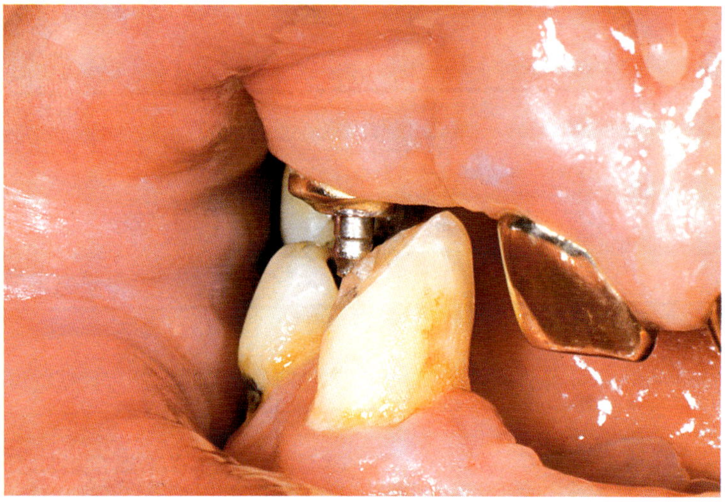

607 Abrasion durch Antagonist
Durch den Kontakt mit einem natürlichen Antagonisten beim Nichttragen der Prothese wurde der Primärteil eines Konstruktionselementes (Retentionszylinder nach *Gerber*) massiv abradiert.

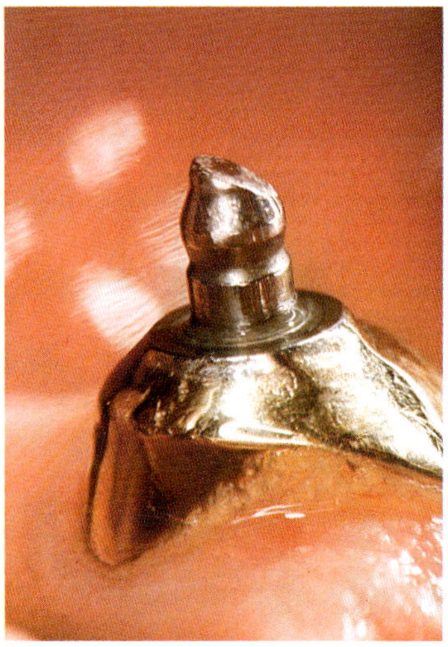

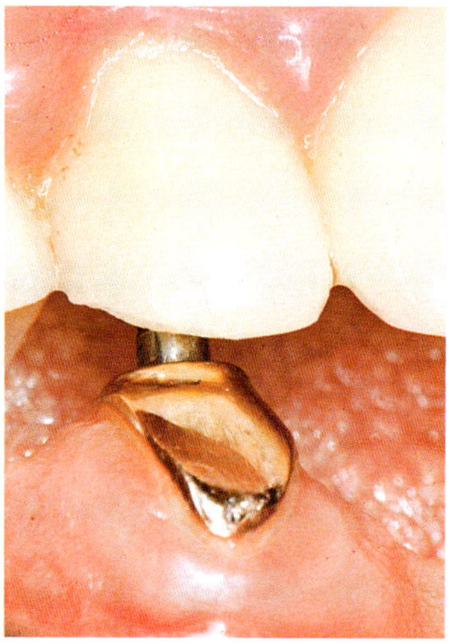

608 Abrasion durch Prothesenzahn
Ein ähnlicher Befund, hervorgerufen durch den Kontakt des Konstruktionselementes mit den Porzellanzähnen einer oberen Totalprothese.

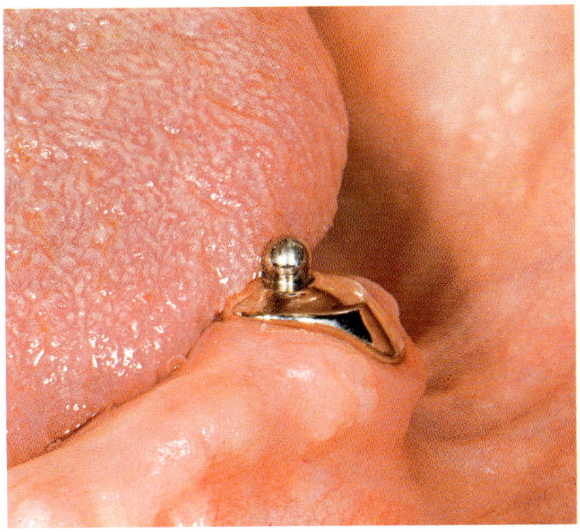

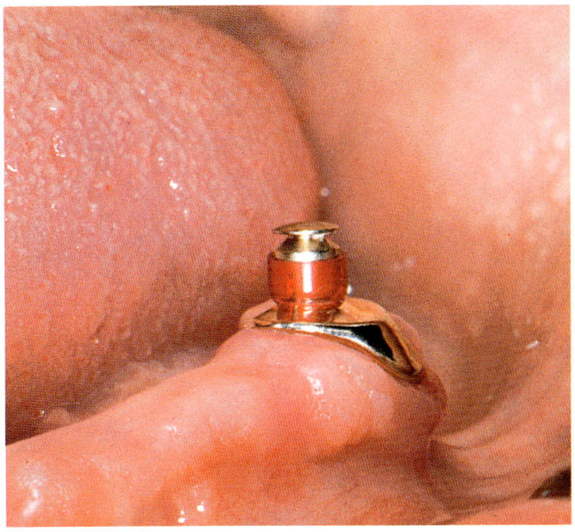

Auswechseln einer Konstruktionselementmatrize

609 Kugelanker

610 Kontrolle des Sitzes der neuen Matrize

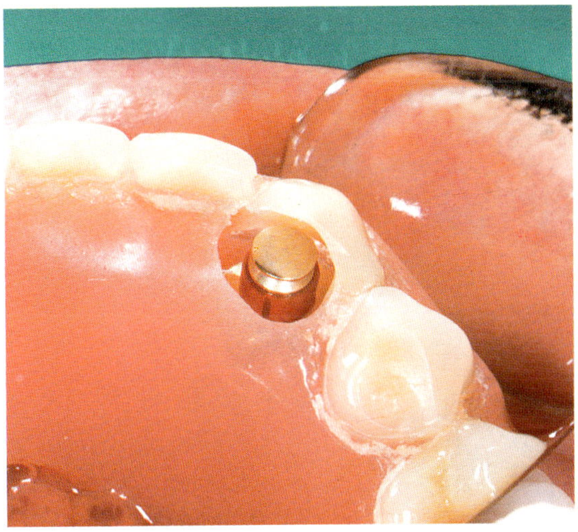

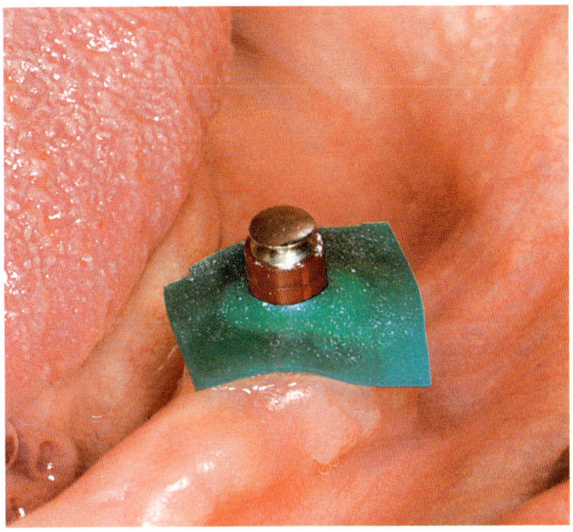

611 Vorbereitung der Prothese
Über dem Konstruktionselement wird die Prothese so ausgenommen, daß die Matrize die Protheseninnenseite nirgends berührt.

612 Vorbereitung von Pfeiler und Matrize
Um zu verhindern, daß Selbstpolymerisat in unterschnittige Stellen der Wurzelkappe fließt, wird diese mit Kofferdam abgedeckt. Die Matrize selbst wird mit Disclosing-wax gefüllt, damit auch kein Kunststoff ins Matrizeninnere gelangen kann.

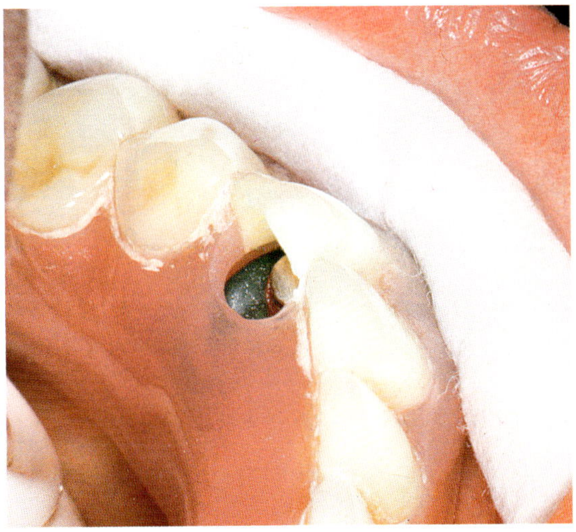

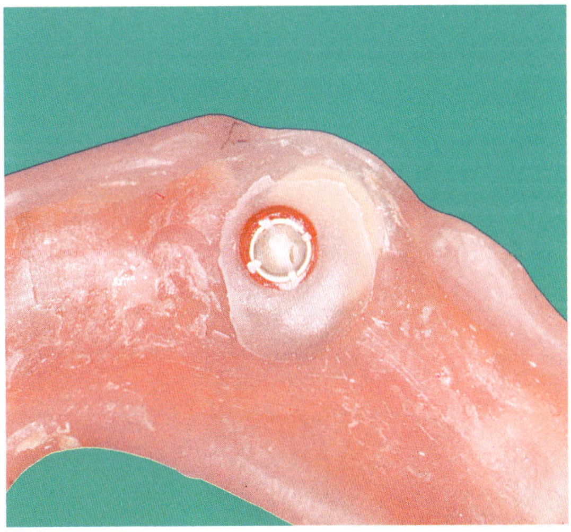

613 Vor dem Fixieren der Matrize
Nach diesen Vorbereitungen wird Selbstpolymerisat zur Fixierung der neuen Matrize durch die Fensterung eingefüllt. Wo keine Fensterung möglich ist, wird wenig Kunststoff in die für die Matrize ausgebohrte Aussparung in der Protheseninnenseite gegeben und die Prothese anschließend in situ gebracht.

614 Fixierte neue Matrize

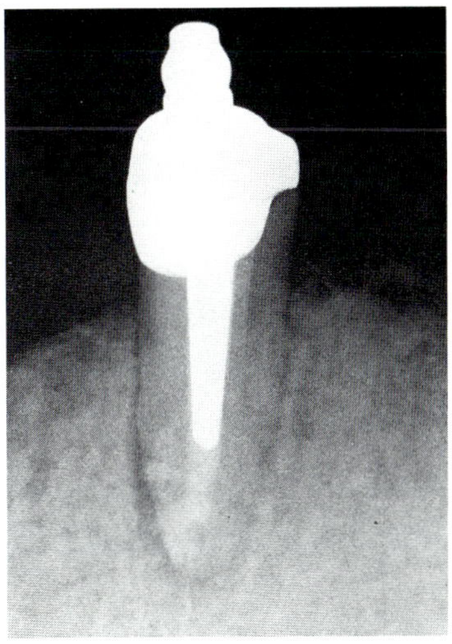

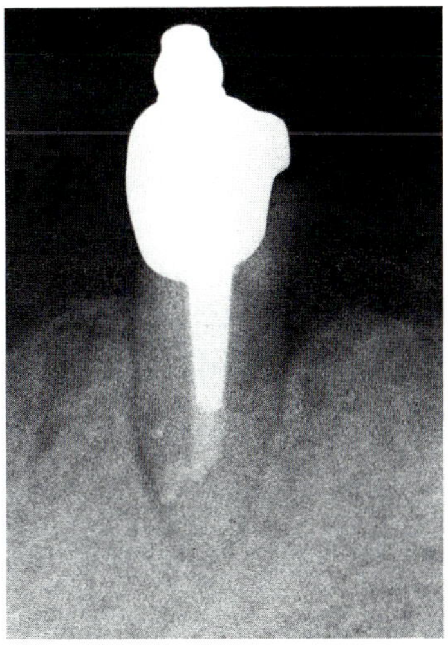

Periodische Röntgenkontrollen

615 Röntgenbild zum Zeitpunkt der Eingliederung einer Wurzelstiftkappe

616 Kontrollaufnahme nach 3 Jahren
Im Verlauf von 3 Jahren ist distolingual unter der Wurzelstiftkappe eine kariöse Läsion entstanden. Ebenfalls distal findet sich ein parodontaler Einbruch. Dagegen ist die periapikale Aufhellung gegenüber der ersten Aufnahme deutlich kleiner geworden.

Karies unter Wurzelkappe – Stadium 1

617 Kariöse Läsion unter Wurzelkappe
Die Läsion ist noch nicht sehr ausgedehnt und kann noch mit einer Füllung versorgt werden.

618 Kavität präpariert
In der Regel muß vor der Präparation gingivektomiert werden.

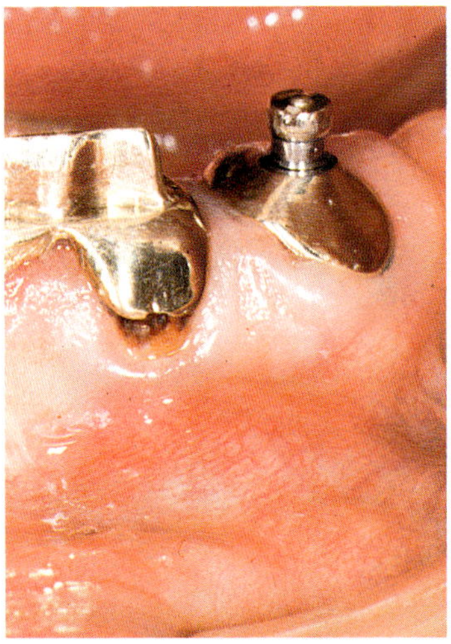

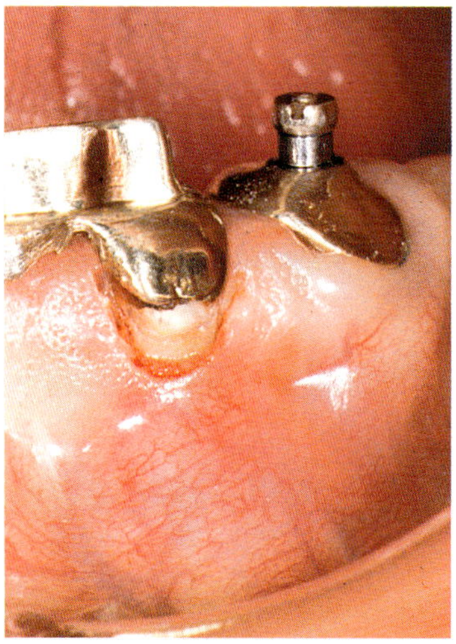

619 Kompositfüllung
Mit Komposit darf nur gefüllt werden, wenn Kavität und Umgebung absolut trocken gehalten werden können.

620 Amalgamfüllung
Die meisten Kavitäten unter Wurzelstiftkappen werden mit Amalgamfüllungen versorgt.

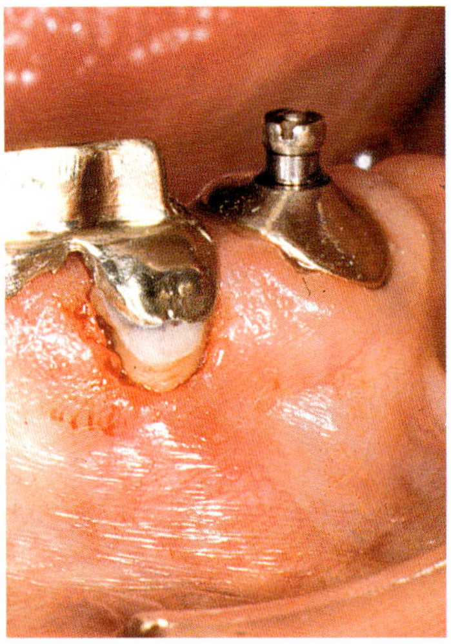

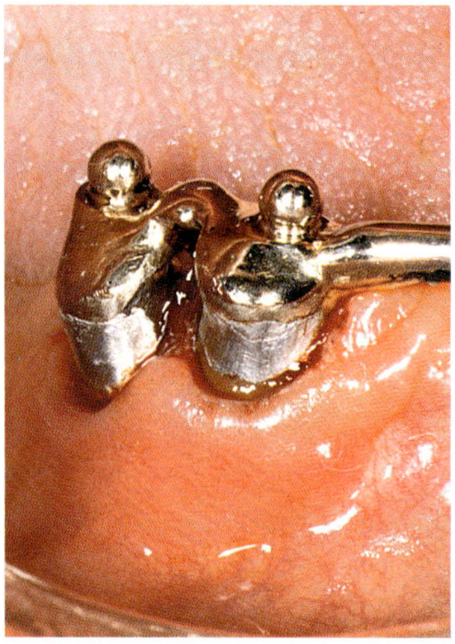

Karies unter Wurzelkappe – Stadium 2

621 Karies unter Wurzelkappe
Eine erste Gingivektomie zeigt, daß die Läsion nicht mehr mit einer Füllung versorgt werden kann.

622 Wurzelkappe entfernt
Das ganze Ausmaß der Zerstörung wird erst jetzt ersichtlich. Eine Neuanfertigung der Kappe scheint möglich.

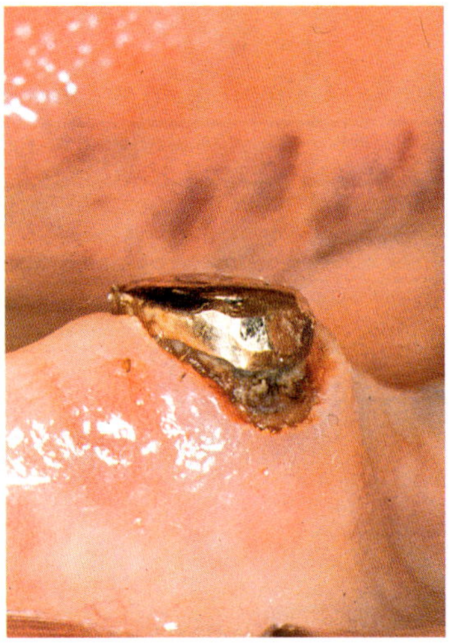

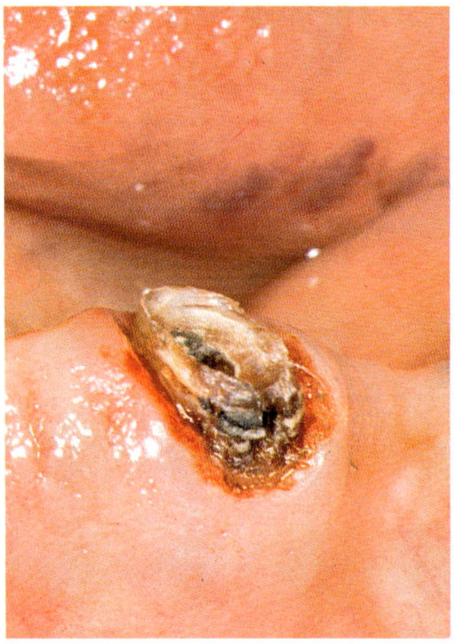

623 Wurzel nach Kürettage, Exkavierung und Neupräparation

624 Neuversorgung mit Wurzelstiftkappe

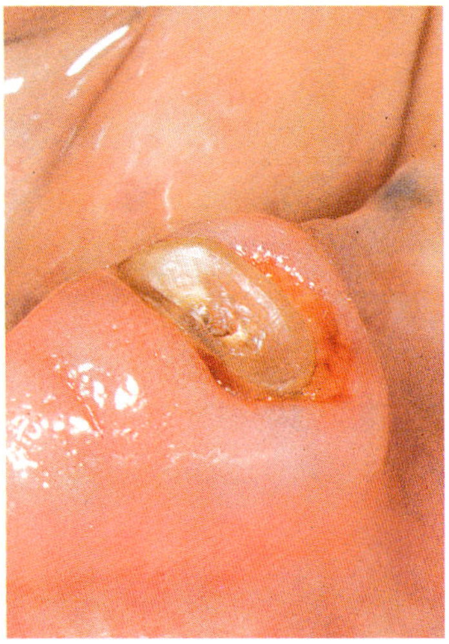

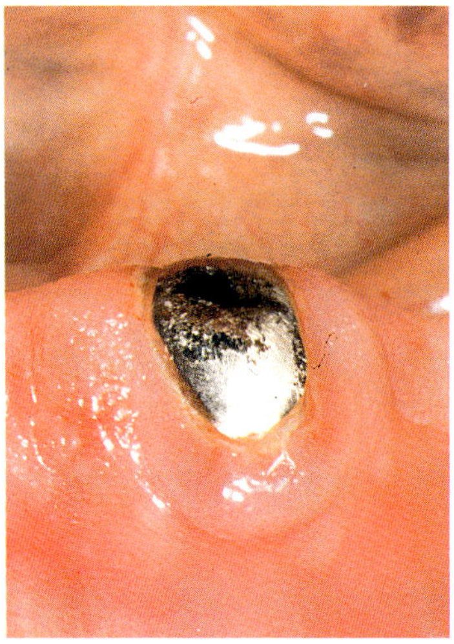

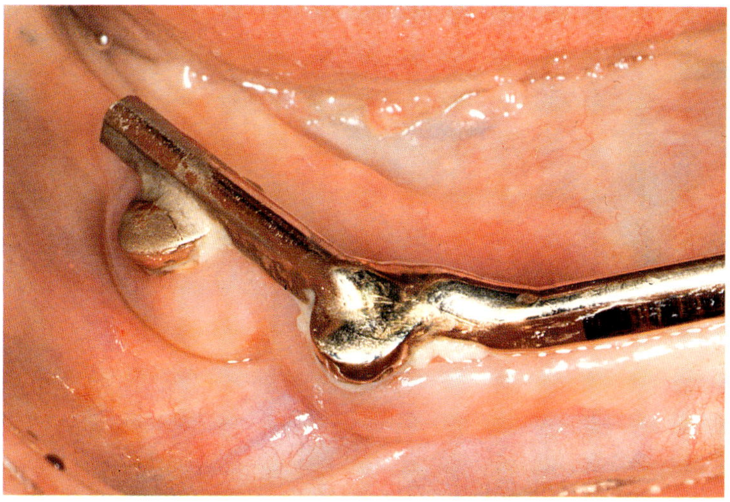

Karies unter Wurzelkappe – Stadium 3

625 Karies unter Wurzelkappen
Klinischer Befund nach 14 Jahren Tragzeit ohne jegliche Nachkontrolle.

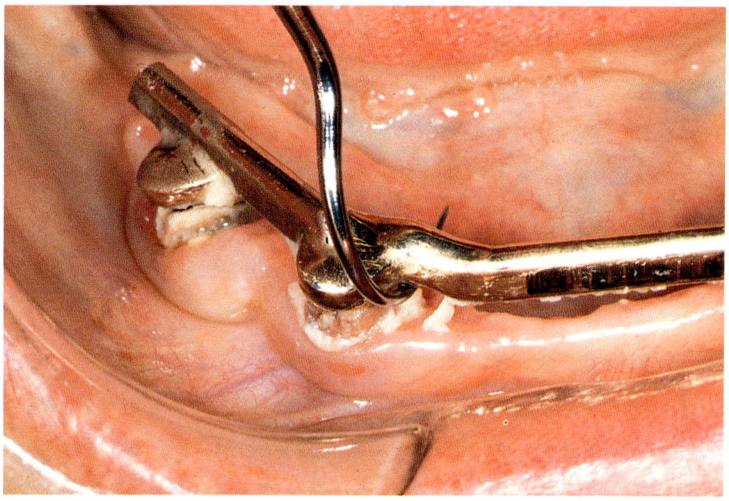

626 Stegkonstruktion gelockert

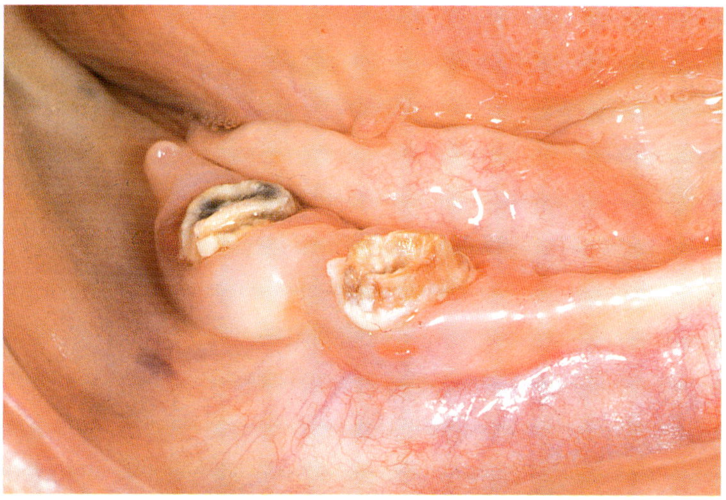

627 Steg entfernt
Die Entfernung des lockeren Steges zeigt die totale Zerstörung beider Wurzeln durch Karies. Eine Neuanfertigung der Kappen ist unmöglich. Die Wurzeln müssen extrahiert werden.

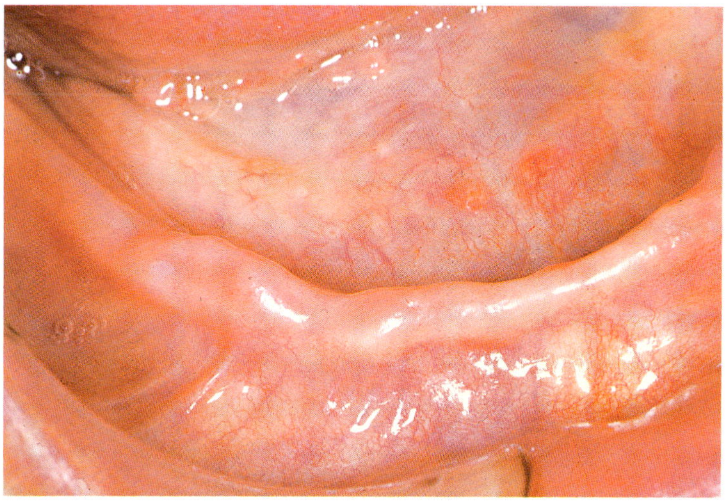

628 Zustand 1 Jahr nach der Extraktion

(vgl. S. 1 ff.)

Bildernachweis

Die unten aufgeführten *Abbildungen* wurden uns von den genannten Bildautoren in verdankenswerter Weise zur Publikation überlassen.

Sämtliche übrigen abgebildeten Originale sind Bilder der Autoren respektive deren Klinik und Privatpraxis.

Alle *Illustrationen* wurden von Herrn Bürki (z.T. aufgrund erster Entwürfe von Herrn Grosser, Thieme Verlag) ausgeführt. Falls die detaillierten Vorlagen nicht von den Autoren selbst stammen, sind deren Urheber ebenfalls unter den entsprechenden Abbildungsnummern erwähnt.

Universität Zürich, Zahnärztliches Institut

Prof. Dr. A. Gerber, ehem. Abteilung für Prothetik I:
80, 161, 177, 199, 200, 201, 202, 227, 254, 541

Universität Zürich, Zahnärztliches Institut

Prof. Dr. H. L. Obwegeser, Abteilung für Zahn-, Mund- und Kieferkrankheiten und Kieferchirurgie und seine Mitarbeiter:
426, 427, 428, 429, 430, 431, 432, 433, 434, 435, 436, 437, 438, 439

Universität Zürich, Zahnärztliches Institut

Prof. Dr. S. Palla, Abteilung für Kaufunktionsstörungen und Totalprothetik und seine Mitarbeiter:
463, 494, 498, 499, 500, 545, 546, 547, 548, 551, 552, 553, 554, 555, 556, 557, 562, 565, 566, 567, 568, 569, 570, 571, 572, 573, 574, 575, 576, 577, 578, 579, 580, 601, 602, 603, 604, 605, 608

Kantonale Volkszahnklinik Zürich

Prof. Dr. Th. Brunner:
466, 467, 468, 469, 472, 473, 474, 475, 476, 477, 478, 479, 482, 483, 484, 563

Privatpraxis für Kieferorthopädie, Bern

Dr. M. Geering-Gaerny:
210

Literaturverzeichnis

Im Text sind die Literaturhinweise – der Lesbarkeit wegen – auf ein absolutes Minimum beschränkt. Im Literaturverzeichnis hingegen werden außer den zitierten noch weitere Arbeiten genannt, die in Zusammenhang mit den behandelten Themen stehen. Um dem interessierten Leser den Zugang zu dieser weiterführenden Literatur zu erleichtern, sind die Arbeiten in erster Linie themenbezogen zusammengestellt und dann nach Autorennamen alphabetisch geordnet. Einzelne Arbeiten können daher mehr als einmal aufgeführt sein. Für dieses Verzeichnis wird in keiner Weise Anspruch auf Vollständigkeit erhoben.

Allgemeines – Lehrbücher – Standardwerke

Ackermann, F.: Le méchanisme des mâchoires (naturelles et artificielles). Masson, Paris 1953

Aeschbacher, A., Brunner, Th.: Die abnehmbare Teilprothese – eine Literaturübersicht. Schweiz. Mschr. Zahnheilk. 88: 234, 1978

Anderson, J. N., Storer, R.: Immediate and Replacement Dentures, 3rd ed. Blackwell, Oxford 1981

Bigler, K.: Denticus (vormals Odontostomatologika), 2. Aufl. Schwabe, Basel 1986

Dubner, R., Sessle, B. J., Storey, A. T.: The Neural Basis of Oral and Facial Function. Plenum Press, New York 1978

Hickey, J. C., Zarb, G. A.: Boucher's Prosthodontic Treatment for Edentulous Patients, 8th ed. Mosby, St. Louis 1980

Hofmann, M.: Totale Prothesen nach dem All-Oral-Verfahren, 3. Aufl. Hanser, München 1981

Horn, R., Stuck, J.: Zahnaufstellung in der Totalprothetik. Quintessenz, Berlin 1980

Kawamura, Y.: Frontiers of Oral Physiology. I. Physiology of Mastication. Karger, Basel 1974

Körber, E.: Die zahnärztlich-prothetische Versorgung des älteren Menschen. Hanser, München 1978

Körber, E.: Totalprothesen. In Schwenzer, N.: Zahn-Mund-Kiefer-Heilkunde, Band 3: Prothetik und Werkstoffkunde. Thieme, Stuttgart 1982

Kundert, M.: Totalprothetik – eine Literaturübersicht. Schweiz. Mschr. Zahnheilk. 88: 837, 1978

Laney, W. R., Gibilisco, J. A.: Diagnosis and Treatment in Prosthodontics. Lea & Febiger, Philadelphia 1983

Lang, B. R., Kelsey, C. C.: International Prosthodontic Workshop on Complete Denture Occlusion. University of Michigan, Ann Arbor 1973

Lang, N. P.: Checkliste Zahnärztliche Behandlungsplanung. Thieme, Stuttgart 1984

Lautenbach, E.: Rezepttaschenbuch für die zahnärztliche Praxis. Fischer, Stuttgart 1981

Lejoyeux, J.: Prothèse complète, I–III. Maloine, Paris 1971

Marxkors, R.: Propädeutik der zahnärztlichen Prothetik. Hüthig, Heidelberg 1981

Neill, D. J., Nairn, R. I.: Complete Denture Prosthetics: A Clinical and Laboratory Manual, 2nd ed. Wright, Bristol 1983

Pindborg, J. J., Hjörting-Hansen, E.: Atlas of Diseases of the Jaws. Munksgaard, Copenhagen 1974

Pindborg, J. J.: Atlas of the Diseases of the Oral Mucosa, 3rd ed. Munksgaard, Copenhagen 1980

Ramfjord, S. P., Ash, M. M.: Occlusion, 3rd ed. Saunders, Philadelphia 1983

Rateitschak, K. H. & E. M., Wolf, H. F.: Atlas der Parodontologie. Thieme, Stuttgart 1984

Sauerwein, E.: Alterszahnheilkunde, 2. Aufl. Thieme, Stuttgart 1983

Schön, F., Singer, F.: Europäische Prothetik heute. Quintessenz, Berlin 1978

Schreinemakers, J.: Die Logik in der Totalprothetik. Quintessenz, Berlin 1979

Schroeder, H. E.: Orale Strukturbiologie. Entwicklungsgeschichte, Struktur und Funktion normaler Hart- und Weichgewebe der Mundhöhle, 2. Aufl. Thieme, Stuttgart 1982

Spang, H.: Vorgefertigte Verbindungselemente in der Teilprothetik. Quintessenz, Berlin 1981

Uhlig, H.: Zahnersatz für Zahnlose. Quintessenz, Berlin 1970

Watt, D. M., McGregor, A. R.: Designing Complete Dentures. Saunders, Philadelphia 1976

Wild, W.: Funktionelle Prothetik. Schwabe, Basel 1950

Zarb, G. A., Bergmann, B., Clayton, J. A., Mac Kay, H. F.: Prosthodontic Treatment for Partially Edentulous Patients. Mosby, St. Louis 1978

Psychologie und abnehmbarer Zahnersatz 4

Abbott, F. B.: Psychological assessment of the prosthodontic patient before treatment. Dent. Clin. N. Amer. 28: 361, 1984

Balters, W.: Stomatologie und Psychologie. Fortschr. Med. 77: 21, 1959

Cheney, H. G.: Effect of patient behavior and personality on treatment planning. Dent. Clin. N. Amer. 21: 531, 1977
Hirsch, B., Levin, B., Tiber, N.: Effects of patient involvement and esthetic preference on denture acceptance. J. prosth. Dent. 28: 127, 1972
Marxkors, R., Müller-Fahlbusch, H.: Psychogene Prothesenunverträglichkeit. Hanser, München 1976
Müller-Fahlbusch, H., Sone, K.: Präprothetische Psychagogik. Dtsch. zahnärztl. Z. 37: 703, 1982
Müller-Fahlbusch, H., Sone, K., Struckmeyer, D.: Ganzheitliche und mehrdimensionale Diagnostik und Therapie in der Zahnheilkunde. Dtsch. zahnärztl. Z. 39: 194, 1984
Oswald, W. D., Fleischmann, U. M.: Gerontopsychologie. Psychologie des alten Menschen. Kohlhammer, Stuttgart 1983

Befundaufnahme 6ff

Atwood, D. A.: Bone loss of edentulous alveolar ridges. J. Periodontol. 50 (Spec. No.): 11, 1979
Berg, H., Carlsson, G. E., Helkimo, M.: Changes in shape of posterior parts of upper jaws after extraction of teeth and prosthetic treatment. J. prosth. Dent. 34: 262, 1975
Carlsson, G. E., Persson, G.: Morphologic changes of the mandible after extraction and wearing dentures. Odontol. Revy 18: 27, 1967
Carlsson, G. E.: Symptoms of mandibular dysfunction in complete denture wearers. J. Dent. 4: 265, 1976
Enlow, D. H., et al.: Remodelling of the edentulous mandible. J. prosth. Dent. 36: 685, 1976
Gerber, A.: Die Behandlung der Kiefergelenkstörungen in der Prothetik. Schweiz. Mschr. Zahnheilk. 83: 31, 1973
Haase, G.: Wie sieht das ideale Prothesenlager für den totalen Zahnersatz aus? Dtsch. zahnärztl. Z. 37: 94, 1982
Hägler, W., Marthaler, T. M.: Rückgang des Karieszuwachses durch systematische Vorbeugung beim Erwachsenen. Schweiz. Mschr. Zahnheilk. 83: 670, 1973
Heartwell, C. M.: Complete denture failures related to improper interpretation and improper preparation of the anatomy of the mouth. Dent. Clin. N. Amer. 16: 127, 1972
Heath, M. R.: Functional loss related to mandibular bone resorption. Proc. Europ. prosth. Ass. Nordwijkerhout 1978
Marxkors, R.: Zusammenhänge zwischen Okklusion totaler Prothesen und Knochenabbau. Dtsch. zahnärztl. Z. 345: 1036, 1980
Massler, M.: Influence of diet on denture-bearing tissue. Dent. Clin. N. Amer. 21: 211, 1977
Perrelet, L. A., Bernhard, M., Spirgi, M.: Panoramic radiography in the examination of edentulous patients. J. prosth. Dent. 37: 494, 1977
Pindborg, J. J.: Atlas of the Diseases of the Oral Mucosa, 3rd ed. Munksgaard, Copenhagen 1980
Sprigg, R. H.: Diagnostic procedures using the patient's existing dentures. J. prosth. Dent. 49: 153, 1983
Tallgren, A.: The continuing reduction of the residual alveolar ridge in complete denture wearers. A mixed-longitudinal study covering 25 years. J. prosth. Dent. 27: 120, 1972
Tallgren, A., Lang, B. R., Walker, G. F., Ash, M. M.: Roentgencephalometric analysis of ridge resorption and changes in jaw and occlusal relationships in immediate denture wearers. J. oral Rehabil. 7: 77, 1980
Tetsch, P., Hauser, I.: Die Alveolarkammresorption nach Zahnverlust. Dtsch. zahnärztl. Z. 37: 102, 1982
WHO: Definition of leukoplakia and related lesions: An aid to studies on oral precancer. Oral Surg. 46: 518, 1978
Windecker, D.: Die Formung des Oberkiefer-Alveolarfortsatzes durch die totale Sofortprothese. Dtsch. zahnärztl. Z. 31: 754, 1976
Winter, C. M., Woelfel, J. B., Igarashi, T.: Five-year changes in the edentulous mandible as determined on oblique cephalometric radiographs. J. dent. Res. 53: 1455, 1974
Woelfel, J. B., Winter, C. M., Igarashi, T.: Five-year cephalometric study of mandibular ridge resorption with different posterior occlusal forms. Part I. J. prosth. Dent. 36: 602, 1976

Abformung zahnloser Kiefer 15ff

Beyeler, K., Jahn, E.: Die Ex-3-N-Abformmethode. Zahnärztl. Prax. 15: 203, 1964
Christensen, G. J.: Impression materials for complete and partial denture prosthodontics. Dent. Clin. N. Amer. 28: 223, 1984
Geering, A.: Probleme der prothetischen Versorgung des zahnlosen Unterkiefers, insbesondere vor und nach totaler Mundbodenplastik und Vestibulumplastik mit freier Hauttransplantation. Schweiz. Mschr. Zahnheilk. 82: 263, 1972
Gerber, A.: Kaustabile Prothesen für Sattelkiefer – Motivation und Technik. Quintess. Zahntechn. 3: I/219, 1977
Haase, G.: Indikation myodynamischer und myostatischer Abformmethoden. Dtsch. zahnärztl. Z. 37: 739, 1982
Hromatka, A.: Der Schluckabdruck. Ein Beitrag zum Haftproblem der Unterkieferprothese. Öst. Z. Stomat. 51: 428, 1954
Jahn, E.: Die mucodynamische Ex-3-N-Abformmethode für zahnlose Kiefer. Quintessenz 13: 41, 1962
Jahn, E.: Eine Methode zur Verbesserung der Funktionstüchtigkeit von Unterkiefervollprothesen. Zahnärztl. Prax. 16: 169, 1965
Jahn, E.: Die mucodynamische „Ex-3-N"-Methode für die funktionelle Abformung zahnloser Kiefer. Selbstverlag des Autors 1966
Juede, H. D.: Anatomische und funktionelle Grundlagen zur Gestaltung retromolarer Flügel am unteren totalen Zahnersatz. Hanser, München 1975
Kobes, L. W. R.: Das Abformen unbezahnter Kiefer. In Hauenfelder, D., Hupfauf, L., Ketterl, W., Schmuth, G.: Praxis der Zahnheilkunde, Bd. III, C16. Urban & Schwarzenberg, München 1983
Koran, A. III: Impression materials for recording the denture bearing mucosa. Dent. Clin. N. Amer. 24: 97, 1980
Kühl, W.: Die Abformung für totalen unteren Zahnersatz bei „hartem Mundboden". Dtsch. zahnärztl. Z. 37: 749, 1982
Lee, R. E.: Mucostatics. Dent. Clin. N. Amer. 24: 81, 1980
Levin, B.: Impressions for Complete Dentures. Quintessence, Chicago 1984
Ludwig, P., Niedermeier, W.: Quantitative Untersuchungen über die Haltemechanismen der Totalprothese. Dtsch. zahnärztl. Z. 31: 867–898, 1976
McCarthy, J. A., Moser, J. B.: Tissue conditioners as functional impression materials. J. oral Rehabil. 5: 357, 1978
Prägai, G., Mari, A.: Zur Ausdehnung der Basisplatte der totalen unteren Prothese im retromolaren und distolingualen Gebiet. Dtsch. zahnärztl. Z. 38: 545, 1983
Prägai, G., Mari, A.: Anatomische Untersuchungen im retromolaren Gebiet des zahnlosen Unterkiefers. Dtsch. zahnärztl. Z. 38: 709, 1983
Schreinemakers, J.: Die Logik in der Totalprothetik. Quintessenz, Berlin 1978
Smutko, G. E.: Making edentulous impressions. Dent. Clin. N. Amer. 21: 261, 1977
Troester, P.-M.: Langzeit-Funktionsabformung bei Unterfütterung. Zahnärztl. Welt 84: 1034, 1975
Voss, R.: Entlastungsabformung beim Schlotterkamm. Zahnärztl. Welt 84: 579, 1975
Wirz, J.: Materialien für individuelle Abformlöffel. Schweiz. Mschr. Zahnheilk. 92: 207, 1982
Zinner, I. D.: An analysis of the development of complete denture impression techniques. J. prosth. Dent. 46: 242, 1981

Bestimmung der intermaxillären Relation 47ff

Beck, H. O.: Jaw registrations and articulators, J. Amer. dent. Ass. 73: 863, 1966
Borchers, L., Jung, T., Kpodzo-Yamoah, E., Masterson, J.: Zur Reproduzierbarkeit der Relationsbestimmung. Dtsch. zahnärztl. Z. 34: 599, 1979
Celenza, F. V.: An analysis of articulators. Dent. Clin. N. Amer. 23: 305, 1979
Clémençon, R.: Der engste Sprechabstand. Schweiz. Mschr. Zahnheilk. 78: 1028, 1968
Fujii, H., Stoltze, K., Tryde, G., McMillan, D. R., Brill, N.: A comparative

study of three different approaches to the comfortable zone. J. oral Rehabil. 4: 125, 1977
Gattozzi, J. G., Nicol, B. R., Somes, G. W., Ellinger, C. W.: Variations in mandibular rest positions with and without dentures in place. J. prosth. Dent. 36: 159, 1976
Geering, A. H., Kotowicz, W.: Die Ermittlung der Zentrallage des Unterkiefers beim Zahnlosen. Schweiz. Mschr. Zahnheilk. 82: 1026, 1972
Geering, A. H.: Das Kiefergelenk im zahnärztlich-prothetischen Fall. Karger, Basel 1978
Geering, A. H.: Der Gerber-Condylator. Dent.-Labor 30: 1599, 1982
Gerber, A.: Orale Rehabilitation und Kiefergelenk. Schweiz. Mschr. Zahnheilk. 74: 930, 1964
Gerber, A.: Ästhetik, Okklusion und Artikulation der totalen Prothese. Z. Stomat. 61: 46, 1964
Gerber, A.: Okklusion und Kiefergelenk. Dtsch. zahnärztl. Z. 26: 119, 1971
Gerber, A.: Prinzipielles zur Bißnahme für totale Prothesen. Quintess. zahnärztl. Lit. 24: FA 599, 1973
Gerber, A.: Registriertechnik für Prothetik, Okklusionsdiagnostik, Okklusionstherapie. Condylator-Service, Zürich 1974
Gerber, A.: Okklusionsdiagnostik bei defektem und prothetisch versorgtem Gebiß. Zahnärztl. Welt 87: 436 u. 488, 1978
Gysi, A.: Beitrag zum Artikulationsproblem. Hirschwald, Berlin 1908
Harvold, E. P.: Centric relations. A study of pressure and tension systems in bone modeling and mandibular positioning. Dent. Clin. N. Amer. 19: 473, 1975
Heath, M. R., Boutros, M. M.: The influence of protheses on mandibular posture in edentulous patients. J. prosth. Dent. 51: 602, 1984
Hofmann, M.: Unterkieferposition und Kauflächenkomplex bei der Rehabilitation mit totalen Prothesen. Dtsch. zahnärztl. Z. 34: 570, 1979
Hofmann, M.: Die sogenannte „Campersche" Ebene als Bezugsebene für den Aufbau der künstlichen Zahnreihen. Dtsch. zahnärztl. Z. 34: 606, 1979
Huber, H. P.: Die vertikale Relation. Dtsch. zahnärztl. Z. 34: 595, 1979
Kobes, L. W. R.: Untersuchungen zur Konstanz der Kiefergelenksbeziehungen beim Zahnlosen. Dtsch. zahnärztl. Z. 34: 603, 1979
Koller, M., Ludwig, J., Voss, R.: Streubereiche von Handbißnahme und Stützstiftregistrierung. Dtsch. zahnärztl. Z. 38: 40, 1983
Kotowicz, W. E., Geering, A. H.: Transfer of maxillomandibular relationships to the articulator. In Lang, B. R., Kelsey, C. C.: International Prosthodontic Workshop on Complete Denture Occlusion. University of Michigan, Ann Arbor 1973
Lytle, R. B.: Vertical relation of occlusion by patient's neuromuscular perception. J. prosth. Dent. 14: 12, 1964
McGrane, H. F.: Basic principles of the McGrane full denture procedure for office phase. Selbstverlag des Autors 1946
McMillan, D. R., Tryde, G., Stoltze, K., Maeda, T., Brill, N.: Age changes in the perception of comfortable mandibular occlusal positions. J. oral Rehabil. 5: 365, 1978
Ott, R. W.: Die sogenannte Ruheschwebe im Spiegel der Elektromyographie. Dtsch. zahnärztl. Z. 37: 792, 1982
Palla, S.: Das Bestimmen der vertikalen und horizontalen Kieferrelation. In Hauenfelder, G., Hupfauf, L., Ketterl, W., Schmuth, G.: Praxis der Zahnheilkunde, Bd. III, C 17. Urban & Schwarzenberg, München 1979
Pound, E.: Let „S" be your guide. J. prosth. Dent. 38: 482, 1977
Rossbach, A., Polanetzki, H.: Vergleichende Untersuchungen über die Bestimmung der vertikalen Kieferrelation beim Zahnlosen. Dtsch. zahnärztl. Z. 30: 257, 1975
Schröder, D.: Untersuchungen zur Differenz zwischen Handbißnahme und Stützstiftregistrierung bei der Relationsbestimmung am Zahnlosen. Dtsch. zahnärztl. Z. 31: 725, 1976
Sheppard, I. M., Sheppard, S. M.: Vertical dimension measurements. J. prosth. Dent. 34: 269, 1975
Sheppard, I. M., Sheppard, S. M.: The relationship of vertical dimension to atypical swallowing with complete dentures. J. prosth. Dent. 38: 249, 1977
Tallgren, A., Lang, B. R., Walker, G. F., Ash, M. M.: Changes in jaw relations, hyoid position, and head posture in complete denture wearers. J. prosth. Dent. 50: 148, 1983
Timmer, L. H.: De dynamische beetbepaling. Ned. T. Tandheelk. 71: 174, 1964
Timmer, L. H.: A reproducible method for determining the vertical dimension of occlusion. J. prosth. Dent. 22: 621, 1969
Tryde, G., McMillan, D. R., Stoltze, K., Morimoto, T., Spanner, O., Brill, N.: Factors influencing the determination of the occlusal vertical dimension by means of a screw jack. J. oral Rehabil. 1: 233, 1974
Tryde, G., McMillan, D. R., Christensen, J.: The fallacy of facial measurements of occlusal height in edentulous subjects. J. oral Rehabil. 3: 353, 1976
Tryde, G., Stoltze, K., Morimoto, T., Salk, D., Brill, N.: Longterm changes in the perception of comfortable mandibular occlusal positions. J. oral Rehabil. 4: 9, 1977
Tryde, G., Stoltze, K., Fujii, H., Brill, N.: Shortterm changes in the perception of comfortable mandibular occlusal positions. J. oral Rehabil. 4: 17, 1977
Van Willigen, J. D., de Vos, A. L., Broekhuijsen, M. L.: Psychophysical investigation of the preferred vertical dimension of occlusion in edentulous patients. J. prosth. Dent. 35: 259, 1976

Zahnaufstellung 67ff

Becker, C. M., Swoope, Ch. C., Guckes, A. D.: Lingualized occlusion for removable prosthodontics. J. prosth. Dent. 38: 601, 1977
Beresin, V. E., Schiesser, F. J.: The neutral zone in complete dentures. J. prosth. Dent. 36: 356, 1976
Candulor-Memorandum: Candulor AG, Zürich 1972
Christensen, F. T.: The compensating curve for complete dentures. J. prosth. Dent. 10: 637, 1960
Fischer, R.: Beziehungen zwischen den Kieferbewegungen und der Kauflächenform der Zähne. Schweiz. Mschr. Zahnheilk. 36: 349, 1926
Fischer, R.: Die Artikulationslehre. In Häupl, K.: Die Zahn-, Mund- und Kieferheilkunde. Ein Handbuch für die zahnärztliche Praxis, Bd. IV. Urban & Schwarzenberg, München 1956
Fish, E. W.: Using the muscles to stabilize the full lower denture. J. Amer. dent. Ass. 12: 2163, 1933
Fish, E. W.: The lingual surface of the full lower denture. In: Berichte IX. Internat. Zahnärzte-Kongr. F. D. I. 1:131, Urban & Schwarzenberg, Wien 1936
Frentzen, H.: Kaufunktions-Analyse – eine myotonographische Pilotstudie. Dtsch. zahnärztl. Z. 39: 433, 1984
Geering, A. H.: Die Condylar-Theorie nach Gerber. In Gaerny, A.: Der abnehmbare Interdentalraum-Verschluß (I. R. V.). Quintessenz, Berlin 1969
Geering, A. H.: Probleme der prothetischen Versorgung des zahnlosen Unterkiefers, insbesondere vor und nach totaler Mundbodenplastik und Vestibulumplastik mit freier Hauttransplantation. Schweiz. Mschr. Zahnheilk. 82. 263, 1972
Geering, A. H.: How to improve masticatory function in difficult denture cases. In Lefkowitz, W.: Proc. 2nd Internat. Prosthet. Congr. Mosby, St. Louis 1979 (p. 13)
Gerber, A.: Dominante ästhetische und klinische Probleme des Frontzahnersatzes. Zahnärztl. Rundsch. 69: 360, 1960
Gerber, A.: Proportionen und Stellung der Frontzähne im natürlichen und künstlichen Zahnbogen. Quintess. zahnäztl. Lit. 16: 1, 1965
Gerber, A.: Okklusionsgestaltung in der Totalprothetik. Kursmemorandum, Zürich 1970
Gerber, A.: Kaustabile Prothesen für zahnlose Oberkiefer. Quintess. zahnärztl. Lit. 24: FA 590, 1973
Gerber, A.: Bessere Prothesen für zahnlose Unterkiefer. Quintess. zahnärztl. Lit. 24: FA 590, 1973
Gerber, A.: Bildvorlagen zur totalen Prothese – Kurse 1974/75. Selbstverlag, Zürich 1974
Gerber, A.: Kontrollierte Kaustabilität für orales Wohlbefinden. Quintess. Zahntechn. 2: Ref. Nr. I/219, 1976
Gerber, A.: Kaustabile Prothesen für Sattelkiefer – Motivation und Technik. Quintess. Zahntechn. 3: Ref. Nr. I/219, 1977
Gysi, A., Clapp, G. W.: Practical application of research results in denture construction (mandibular movements). J. Amer. dent. Ass. 16: 199, 1929
Gysi, A.: Zahnersatzkunde I: Kieferbewegungen und Zähne. In Pichler, H.: Handbuch der Zahnheilkunde, Bd. IV. Urban & Schwarzenberg, Berlin 1929
Harrison, A.: Clinical results of the measurement of occlusal wear of complete dentures. J. prosth. Dent. 35: 504, 1976

Harrison, A.: Wear of combinations of acrylic resin and porcelain on an abrasion testing machine. J. oral Rehabil. 4: 111, 1978
Hiltebrandt, C.: Die Gestaltung der totalen Prothese. Zahnärztl. Welt, Konstanz 1954
Hirsch, B., Levin, B., Tiber, N.: Effects of patient involvement and esthetic preference on denture acceptance. J. prosth. Dent. 28: 127, 1972
Hofmann, M.: Unterkieferposition und Kauflächenkomplex bei der Rehabilitation mit totalen Prothesen. Dtsch. zahnärztl. Z. 34: 570, 1979
Hofmann, M., Pröschel, P.: Theoretisch-physikalische Betrachtungen zur Kaustabilität totaler Prothesen. Dtsch. zahnärztl. Z. 34: 609, 1979
Hofmann, M., Pröschel, P.: Unterkieferdynamik und Kaumuster von Totalprothesenträgern und Vollbezahnten – Eine Pilotstudie. Dtsch. zahnärztlich. Z. 37: 763, 1982
Horn, M., Stuck, J.: Zahnaufstellung in der Totalprothetik. Quintessenz, Berlin 1980
Horn, R.: Zur individuellen Gestaltung der Front in der Totalprothetik. Dtsch. zahnärztl. Z. 37: 208, 1982
Hupfauf, L.: Die Aufstellung der künstlichen Zahnreihe. In Hauenfelder, D., Hupfauf, L., Ketterl, W., Schmuth, G.: Praxis der Zahnheilkunde, Bd. III, C 18. Urban & Schwarzenberg, München 1969
Kelly, E. K.: Factors affecting the masticatory performance of complete dentures wearers. J. prosth. Dent. 33: 122, 1975
Kelsey, C., Coplowitz, J., Schoonmaker, M.: Effects of occlusal forms on pressure and bending during mastication with complete dentures. J. dent. Res. 5: 312, 1976
Kelsey, C., Fredrick, D. R., Coplowitz, J.: A method of measuring pressures against tissues supporting functioning complete dentures. J. prosth. Dent. 35: 376, 1976
Kühl, W., Rossbach, A.: Untersuchungen über die Okklusion bei totalem Zahnersatz. Dtsch. zahnärztl. Z. 32: 708, 1977
Kühl, W., Rossbach, A.: Kauflächenkomplex und Prothesenlagerbelastung. Dtsch. zahnärztl. Z. 34: 591, 1979
Landa, L. S.: Practical guidelines for complete denture esthetics. Dent. Clin. N. Amer. 21: 285, 1977
Mombelli, A., Geering, A. H.: Zur ästhetischen Wirkung des Zahnersatzes. Schweiz. Mschr. Zahnheilk. 92: 585, 1982
Moss, M. L.: A functional cranial analysis of centric relation. Dent. Clin. N. Amer. 19: 431, 1975
Niedermeier, W., Hofmann, M.: Die Beeinflussung der physikalischen Grundhaftung von Totalprothesen durch die Anordnung der künstlichen Zahnreihen. Dtsch. zahnärztl. Z. 34: 616, 1979
Ortman, H. R.: Complete denture occlusion. Dent. Clin. N. Amer. 21: 299, 1977
Palla, S.: Zur Problematik der prothetischen Versorgung nach präprothetischen Maßnahmen im Oberkiefer. Schweiz. Mschr. Zahnheilk. 86: 41, 1976
Powell, N., Humphreys, B.: Proportions of the Aesthetic Face. Thieme-Stratton, New York 1984
Pröschel, P., Hofmann, M.: Elektromyographische Untersuchungen des M. orbicularis oris und M. buccinator bei Vollbezahnten und Totalprothesenträgern. Dtsch. zahnärztl. Z. 37: 734, 1982
Pröschel, P., Hofmann, M., Oh, R. W.: Das Aktivitätsverhalten des M. orbicularis oris und M. buccinator in Abhängigkeit von der Größe des vestibulären Raumes – Eine Pilotstudie. Dtsch. zahnärztl. Z. 38: 171, 1983
Rarisch, B.: Longitudinalstudie über die Abrasionen von Kunststoffzähnen bei Totalprothesen. Dtsch. zahnärztl. Z. 34: 619, 1979
Rarisch, B.: Ergebnisse und klinische Konsequenzen einer siebenjährigen Longitudinalstudie zur Abrasion von Kunststoffzähnen bei Totalprothesen. Dtsch. zahnärztl. Z. 37: 776, 1982
Rissin, L., House, J. E., Manly, R. S., Kapur, K. K.: Clinical comparison of masticatory performance and electromyographic activity of patients with complete dentures, overdentures, and natural teeth. J. prosth. Dent. 39: 508, 1978
Villain, G.: La réalisation de l'équilibre bio-méchanique en prothèse totale. Berichte IX. Internat. Zahnärzte-Kongr. F. D. I. 1: 171, Urban & Schwarzenberg, Wien 1936
Windecker, D., Bickert-Müller, R., Hermanns, W.: Funktionell zweckmäßige Rekonstruktion von Frontzahnreihen beim totalen Zahnersatz. Dtsch. zahnärztl. Z. 37: 217, 1982
Winter, C. M., Woelfel, J. B., Igarashi, T.: Five-year changes in the edentulous mandible as determined on oblique cephalometric radiographs. J. dent. Res. 53: 1455, 1974
Woelfel, J. B., Winter, C. M., Igarashi, T.: Five-year cephalometric study of mandibular ridge resorption with different posterior occlusal forms. Part I. J. prosth. Dent. 36: 602, 1976

Gesamteinprobe 85ff

Calomeni, A. A., Feldmann, E. E., Kuebker, W. A.: Posterior palatal seal location and preparation on the maxillary complete denture cast. J. prosth. Dent. 49: 628, 1983
Clémençon, R.: Der engste Sprechabstand. Schweiz. Mschr. Zahnheilk. 78: 1028, 1968
Fish, E. W.: The lingual surface in the full lower denture. Berichte IX. Internat. Zahnärzte-Kongr. F. D. I. 1: 131, Urban & Schwarzenberg, Wien 1936
Geering, A. H.: Probleme der prothetischen Versorgung des zahnlosen Unterkiefers, insbesondere vor und nach totaler Mundbodenplastik und Vestibulumplastik mit freier Hauttransplantation. Schweiz. Mschr. Zahnheilk. 82: 263, 1972
Gerber, A.: Bildvorlagen zur totalen Prothese – Kurse 1974/75. Selbstverlag, Zürich 1974
Goyal, B. K., Greenstein, P.: Functional contouring of the palatal vault for improving speech with complete dentures. J. prosth. Dent: 48: 640, 1982
Hofmann, M., Pröschel, P.: Funktionelle Wechselbeziehungen zwischen perioraler Muskulatur und totaler Prothese. Dtsch. zahnärztl. Z. 37: 718, 1982
Kemény, I.: Neue Gesichtspunkte bei der Herstellung der totalen unteren Prothese mit Pelotten. Z. Stomat. 47: 129 u. 498, 1949
Kundert, M., Gerber, A.: Aide-mémoire für Nachkontrolle und/oder Beurteilung von Totalprothesen. Katalog der häufigsten Klagen im Zusammenhang mit Totalprothesen und mögliche Ursachen. Kursunterlagen Zahnärztliches Institut, Zürich 1977
Nikoukari, H.: A study of posterior palatal seals with varying palatal forms. J. prosth. Dent. 34: 605, 1975
Palla, S.: Zur Problematik der prothetischen Versorgung nach präprothetischen Maßnahmen im Oberkiefer. Schweiz. Mschr. Zahnheilk. 86: 41, 1976
Pröschel, P., Hofmann, M., Oh, R. W.: Das Aktivitätsverhalten des M. orbicularis oris und M. buccinator in Abhängigkeit von der Größe des vestibulären Raumes – Eine Pilotstudie. Dtsch. zahnärztl. Z. 38: 171, 1983
Villain, G.: La réalisation de l'équilibre bio-méchanique en prothèse totale. Berichte Internat. Zahnärzte-Kongr. F. D. I. 1: 171, Urban & Schwarzenberg, Wien 1936

Fertigstellen der Prothesen im Labor 92ff

Bawendi, B.: Das Formverhalten von Vollprothesen während der Tragzeit. Dtsch. zahnärztl. Z. 31: 861, 1976
Boone, M. E.: New material and techniques in prosthodontics. Dent. Clin. N. Amer. 27: 793, 1983
Fuhr, K., Mainitz, M.: Vergleichende klinische Untersuchungen zur Paßgenauigkeit von Unterkiefer-Totalprothesen mit Kunststoffbasen und Metallbasen. Zahnärztl. Welt 87: 530, 1978
Gerber, A.: Ziel und Technik der Fertigstellung und der Nachsorge. Quintess. zahnärztl. Lit. 24: FA 602, 1973
Hedegård, B., Landt, H.: Hygienische Aspekte bei prothetischen Behandlungsvorgängen. Dtsch. zahnärztl. Z. 35: 894, 1980
Marx, H.: Neuere Untersuchungen über Formveränderungen von Vollprothesen in Abhängigkeit vom Herstellungsverfahren. Dtsch. zahnärztl. Z. 30: 89, 1975
Marx, H.: Vergleichende Untersuchungen zur Paßgenauigkeit von Unterkiefer-Totalprothesen mit Basen aus Kunststoff und aus Metall – aus werkstoffkundlicher Sicht. Zahnärztl. Welt 87: 538, 1978
Schwenzer, N.: Prothetik und Werkstoffkunde. Thieme, Stuttgart 1982
Winkler, S.: Denture base resins. Dent. Clin. N. Amer. 24: 287, 1984
Woelfel, J. B.: Processing complete dentures. Dent. Clin. N. Amer. 21: 329, 1977

Nachsorge bei Totalprothesenträgern 113ff

Abere, D. J.: Post-placement care of complete and removable partial dentures. Dent. Clin. N. Amer. 23: 143, 1979
Bailey, L. R.: Denture repairs. Dent. Clin. N. Amer. 19: 357, 1975
Bawendi, B.: Das Formverhalten von Vollprothesen während der Tragzeit. Dtsch. zahnärztl. Z. 31: 861, 1976
Bickel, M., Geering, A. H.: Zur bakteriellen Besiedlung der Prothesenbasis. Schweiz. Mschr. Zahnheilk. 92: 741, 1982
Bigler, K. J.: Denticus (vormals Odontostomatologika), 2. Aufl. Schwabe, Basel 1986
Bollmann, F., Schulte-Kramer, F.: Zur labortechnischen Problematik von Unterfütterungen. Dtsch. zahnärztl. Z. 32: 965, 1977
Bowman, J. F., Javid, N. S.: Relining and rebasing techniques. Dent. Clin. N. Amer. 21: 369, 1977
Brunner, Th., Aeschbacher, A: Nachkontrolle von Totalprothesen aus der Zürcher Volkszahnklinik – I. Ergebnisse einer Patientenbefragung nach mehr als 10jähriger Tragzeit. Schweiz. Mschr. Zahnheilk. 91: 87, 1981
Chamberlain, B. B., Bernier, St., Bloem, Th., Råzzoog, M. E.: Denture plaque control and inflammation in the edentulous patient. J. prosth. Dent. 54: 78, 1985
Dukes, B. S.: Evaluation of soft-tissue responses following removal of ill-fitting dentures. J. prosth. Dent. 43: 251, 1980
Ettinger, R. L.: The etiology of inflammatory papillary hyperplasia. J. prosth. Dent. 34: 254, 1975
Farrell, D. J.: Tissue conditioning and tissue conditioners. Dent. Clin. N. Amer. 19: 255, 1975
Gerber, A.: Ziel und Technik der Fertigstellung und der Nachsorge. Quintess. zahnärztl. Lit. 24: FA 602, 1973
Gerber, A.: Die Behandlung der Kiefergelenkstörungen in der Prothetik. Schweiz. Mschr. Zahnheilk. 83: 31, 1973
Gonzalez, J. B.: Use of tissue conditioners and resilient liners. Dent. Clin. N. Amer. 21: 249, 1977
Haneke, E.: Zungen- und Mundschleimhautbrennen. Klinik, Differentialdiagnose, Äthiologie, Therapie. Hanser, München 1980
Heartwell, C. M.: Complete denture failures related to improper interpretation and improper preparation of the anatomy of the mouth. Dent. Clin. N. Amer. 16: 127, 1972
Hedegård, B.: Klinische Wertung eines Hygieneprogramms für Patienten mit Prothesenstomatitis. Dtsch. zahnärztl. Z. 31: 156, 1976
Kerschbaum, Th.: Zur Bedeutung von Nachuntersuchungen in der zahnärztlichen Prothetik. Dtsch. zahnärztl. Z. 38: 990, 1983
Klein, I. E., Lennon, Ch.: A comprehensive approach to tissue conditioning for complete dentures. J. prosth. Dent. 51: 147, 1984
Kundert, M., Gerber, A.: Aide-mémoire für Nachkontrolle und/oder Beurteilung von Totalprothesen. Katalog der häufigsten Klagen im Zusammenhang mit Totalprothesen und mögliche Ursachen. Kursunterlagen Zahnärztliches Institut, Zürich 1977
Landt, H.: Klinische Beurteilung einfacher hygienischer Maßnahmen bei Prothesenträgern eines Pflegeheims. Dtsch. zahnärztl. Z. 31: 153, 1976
Lautenbach, E.: Rezepttaschenbuch für die zahnärztliche Praxis. Fischer, Stuttgart 1981
Maeglin, B.: Das Spektrum der Schleimhauterkrankungen der Mundhöhle – von der normalen Schleimhaut bis zur pathologischen Manifestation. Schweiz. Mschr. Zahnmed. 94: 881, 1984
Mäkilä, E., Hopsu-Havu, V. K.: Mycotic growth and denture soft lining material. Acta odont. scand. 35: 197, 1977
Marxkors, R., Müller-Fahlbusch, H.: Psychogene Prothesenunverträglichkeit, Hanser, München 1976
Marxkors, R.: Die Nachsorge und die Funktionskontrolle totaler Prothesen nach dem Eingliedern. Dtsch. zahnärztl. Z. 37: 760, 1982
Massler, M.: Influence of diet on denture-bearing tissues. Dent. Clin. N. Amer. 28: 211, 1984
McCarthy, J. A., Moser, B.: Tissue conditioning and functional impression materials and techniques. Dent. Clin. N. Amer. 21: 239, 1977
Mericske, R., Mericske, E.: Spätkontrolle bei Totalprothesenträgern. Die Erfahrung des Patienten im Vergleich zum objektiv klinischen Befund. Med. Diss., Bern 1979
Michmann, J., Langer, A.: Postinsertion changes in complete dentures. J. prosth. Dent. 34: 125, 1975
Mombelli, A., Bickel, M., Graf, H.: Oxygen partial pressure under upper full dentures. Helv. odont. Acta 28: 1269, 1984
Newton, A. N.: Denture sore mouth. Brit. dent. J. 112: 357, 1962
Olsen, I.: Denture stomatitis. Effects of chlorhexidine and amphotericin B on the mycotic flora. Acta odont. scand. 33: 41, 1975
Olsen, I.: Denture stomatitis. The clinical effects of chlorhexidine and amphotericin B. Acta odont. scand. 33: 47, 1975
Olsen, I.: Denture stomatitis. Relapse tendency and removal of acquired discolourations in long-term denture disinfection with chlorhexidine. Acta odont. scand. 33: 111, 1975
Olsen, I., Birkeland, J. M.: Denture stomatitis – yeast occurrence and the pH of saliva and denture plaque. Scand. J. dent. Res. 85: 130, 1977
Pindborg, J. J.: Atlas of the Diseases of the Oral Mucosa, 3rd ed. Munksgaard, Kopenhagen 1980
Rarisch, B.: Ergebnisse und klinische Konsequenzen einer siebenjährigen Longitudinalstudie zur Abrasion von Kunststoffzähnen bei Totalprothesen. Dtsch. zahnärztl. Z. 37: 776, 1982
Schröder, D.: Nachuntersuchungsbefunde bei Vollprothesenträgern. Dtsch. zahnärztl. Z. 32: 976, 1977
Schröder, H.: Stomatitis prothetica: Ergebnisse einer Nachuntersuchung. Dtsch. zahnärztl. Z. 34: 782, 1979
Schröder, H.: pH-Wert-Messungen unter Prothesen bei Patienten mit Stomatitis prothetica. Dtsch. zahnärztl. Z. 38: 675, 1983
Sharry, J. J.: Denture failures related to occlusion. Dent. Clin. N. Amer. 16: 119, 1972
Stohler, C.: Etiology and occurrence of denture stomatitis. A review of literature. Helv. odont. Acta 28: 1, 1984, In: Schweiz. Mschr. Zahnmed. 94: 187, 1984
Troester, P.-M.: Langzeit-Funktionsabformung bei Unterfütterungen. Zahnärztl. Welt 84: 1034, 1975
Weber, J.: Mängelstatistik. Zahnärztl. Welt 84: 459, 1975
Windecker, D.: Zur Anwendung weichbleibender Prothesenwerkstoffe. Zahnärztl. Welt 84: 110, 1975
Zgraggen, U., Graf, H.: pH-Veränderungen unter Oberkiefervollprothesen. Schweiz. Mschr. Zahnheilk. 85: 797, 1975

Nachregistrieren – Remontieren 132ff

Gerber, A.: Registriertechnik für Prothetik, Okklusionsdiagnostik, Okklusionstherapie. Condylator-Service, Zürich 1974
Marxkors, R.: Zusammenhänge zwischen Okklusion totaler Prothesen und Knochenabbau. Dtsch. zahnärztl. Z. 35: 1036, 1980
Sauer, G.: Auswirkung des Einschleifens von totalem Zahnersatz. Zahnärztl. Welt 86: 211, 1977

Präprothetische Chirurgie 141ff

Baumann, M.: Die ambulant durchgeführte partielle Vestibulumplastik mit sekundärer Epithelisation. Schweiz. Mschr. Zahnheilk. 86: 17, 1976
Böttger, H.: Erwartungen des Prothetikers vom präprothetisch-chirurgischen Vorgehen. Dtsch. zahnärztl. Z. 37: 71, 1982
Farrell, C. D., Kent, J. N., Guerra, L. R.: One-stage interpositional bone grafting and vestibuloplasty of the atrophic maxilla. J. oral Surg. 34: 901, 1976
Geering, A. H.: Probleme der prothetischen Versorgung des zahnlosen Unterkiefers, insbesondere vor und nach totaler Mundbodenplastik und Vestibulumplastik mit freier Hauttransplantation. Schweiz. Mschr. Zahnheilk. 82: 263, 1972
Gernet, W., Joss, U., Leonhardt, K. E., Niederdellmann, H.: Nachuntersuchungen über den Funktionszustand von totalem Zahnersatz nach präprothetisch-chirurgischen Maßnahmen am Prothesenlager des Unterkiefers. Dtsch. zahnärztl. Z. 37: 152, 1982
Guernsey, L. H.: Preprosthetic surgery. Dent. Clin. N. Amer. 15: 455, 1971
Haase, G.: Wie sieht das ideale Prothesenlager für den totalen Zahnersatz aus? Dtsch. zahnärztl. Z. 37: 94, 1982
Härle, F.: Die Visierosteotomie des atrophischen Unterkiefers zur absoluten Kammerhöhung. Dtsch. zahnärztl. Z. 30: 561, 1975

Härle, F.: Indikation, Methoden und Ergebnisse zur absoluten Alveolarkammerhöhung des Unterkiefers. Dtsch. zahnärztl. Z. 37: 121, 1982
Obwegeser, H.: Die totale Mundbodenplastik. Schweiz. Mschr. Zahnheilk. 73: 565, 1963
Obwegeser, H. L.: Die chirurgische Vorbereitung der Kiefer für die Prothesen. In Hauenfelder, D., Hupfauf, L., Ketterl, W., Schmuth, G.: Praxis der Zahnheilkunde, Bd. III, C 19. Urban & Schwarzenberg, München 1969
Ogle, R. E.: Preprosthetic surgery. Dent. Clin. N. Amer. 21: 219, 1977
Palla, S.: Zur Problematik der prothetischen Versorgung nach präprothetischen Maßnahmen im Oberkiefer. Schweiz. Mschr. Zahnheilk. 86: 41, 1976
Penhall, B., Roder, D., Esterman, A.: Increased tolerance to complete dentures after surgical modification of mylohyoid ridges. J. prosth. Dent. 54: 230, 1985
Rossbach, A., Hausamen, J. E.: Die Stabilisierung unter Totalprothesen bei stark atrophiertem Alveolarfortsatz über retromolare Weichteiltaschen. Dtsch. zahnärztl. Z. 37: 757, 1982
Rossbach, A., Scheller, H.: Zur Frage der Stabilisierung unter Totalprothesen über retromolare Weichteiltaschen – Ergebnisse einer Nachuntersuchung. Dtsch. zahnärztl. Z. 39: 852, 1984
Sailer, H. F.: Pathogenese und Therapie des Schlotterkammes und der Lappenfibrome im Oberkiefer. Dtsch. zahnärztl. Z. 37: 110, 1982
Schwenzer, N.: Prinzipien und Standardverfahren zur operativen Verbesserung des Prothesenlagers. Dtsch. zahnärztl. Z. 37: 127, 1982
Steinhäuser, E.: Freie Schleimhautverpflanzungen in der Mundhöhle – eine Maßnahme zur Verbesserung des Prothesenhaltes. Schweiz. Mschr. Zahnheilk. 78: 1046, 1968
Steinhäuser, E. W.: Möglichkeiten und Grenzen der chirurgischen Verbesserung des Prothesenlagers. Dtsch. zahnärztl. Z. 37: 752, 1982
Szabó, J.: Methode zur Verhinderung des Durchwachsens der durchtrennten Mundschleimhaut. Öst.-ung. Vjschr. Zahnheilk. 32: 244, 1916

Immediatprothesen 146

Anderson, J. N., Storer, R.: Immediate and Replacement Dentures, 3rd ed. Blackwell, Oxford 1981
Heartwell, C. M.: Conventional immediate complete dentures. Dent. Clin. N. Amer. 28: 427, 1984
Payne, S. H.: The trial denture. Dent. Clin. N. Amer. 21: 321, 1977
Smith, D. E.: Interim dentures and treatment dentures. Dent. Clin. N. Amer. 28: 253, 1984
Windecker, D. Die Formung des Oberkiefer-Alveolarfortsatzes durch die totale Sofortprothese. Dtsch. zahnärztl. Z. 31: 754, 1976

(vgl. auch: Provisorische Versorgung mit Immediat-Hybridprothesen S. 176 ff)

Gerontoprothetik 147 ff

Breustedt, A.: Stomatologische Betreuung im höheren Lebensalter. Barth, Leipzig 1978
Cheraskin, E., Ringsdorf jr., W. M.: The ecology of the prosthodontic problem J. Amer. dent. Ass. 92: 133, 1976
Dukes, B. S., Barnett, M. O., Kniejski, M. E.: A method for the duplication of complete dentures. J. Amer. dent. Ass. 101: 490, 1980
Franks, A. S. T., Hedegård, G.: Geriatric Dentistry. Blackwell, Oxford 1973
Garverick, C. M., Ortman, L. F.: The geriatric patient. Dent. Clin. N. Amer. 21: 637, 1977
Giddon, D. B., Hittleman, E.: Psychologic aspects of prosthodontic treatment for geriatric patients. J. prosth. Dent. 43: 374, 1980
Haneke, E.: Zungen- und Mundschleimhautbrennen. Hanser, München 1980
Harris, W. T., Mack, J. F.: Conditioning dentures for problem patients. J. prosth. Dent. 34: 141, 1975
Jung, T.: Prothetische Therapie. In Sauerwein, E.: Alterszahnheilkunde, 2. Aufl. Thieme, Stuttgart 1983
Körber, E.: Die zahnärztlich-prothetische Versorgung des älteren Menschen. Hanser, München 1978
Landt, H.: Adaptationsprobleme bei der oralen prothetischen Rehabilitation des alternden Menschen. In Körber, E.: Die zahnärztlich-prothetische Versorgung des älteren Menschen. Hanser, München 1978
Lenz, P., Mertins, H.: Untersuchungen zur prothetischen Versorgung älterer Patienten. In Körber, E.: Die zahnärztlich-prothetische Versorgung der älteren Menschen. Hanser, München 1978
Maeglin, B.: Veränderungen der Mundschleimhaut beim alternden Patienten. Schweiz. Zahnheilk. 87: 921, 1977
Martin, E., Junod, J.-P.: Ein kurzes Lehrbuch der Geriatrie. Huber, Bern 1975
Massler, M.: Geriatric nutrition: The role of taste and smell in appetite. J. prosth. Dent. 43: 247, 1980
Massler, M.: Influence of diet on denture-bearing tissues. Dent. Clin. N. Amer. 28: 211, 1984
McMillan, D. R., Tryde, G., Stoltze, K., Maeda, T., Brill, N.: Age changes in the perception of comfortable mandibular occlusal positions. J. oral Rehabil. 5: 365, 1978
Nizel, A. E.: Role of nutrition in the oral health of the aging patient. Dent. Clin. N. Amer. 20: 569, 1976
Oswald, W. D., Fleischmann, U. M.: Gerontopsychologie. Psychologie des alten Menschen. Kohlhammer, Stuttgart 1983
Sauerwein, E.: Alterszahnheilkunde, 2. Aufl. Thieme, Stuttgart 1983
Singer, I. L.: The „zipper" technique for duplicating dentures: Final impressions, replica, dentures, and a complete denture splint. J. prosth. Dent. 33: 582, 1975
Spirgi, M.: Zahn-, Mund- und Kieferkrankheiten. In Martin, E., Junod, J. P.: Ein kurzes Lehrbuch der Geriatrie. Huber, Bern 1975
Spirgi, M., Junod, J.-P., Perrelet, L.: Aspects biologiques et psychologiques de la médecine dentaire en gériatrie. Schweiz. Mschr. Zahnheilk. 87: 893, 1977
SSO: Die zahnmedizinische Grundversorgung von Kranken und Behinderten. Ein Leitfaden für das Pflegepersonal. Presse- und Informationsdienst SSO, Bern 1985
Winkler, S.: The geriatric complete denture patient. Dent. Clin. N. Amer. 21: 403, 1977

Hybridprothesen 153

Brewer, A. A., Morrow, R. M.: Overdentures, 2nd ed Mosby, St. Louis 1980
Brunner, T.: Empirie und Forschung im Fortschritt der teilprothetischen Versorgung. Med. Habil., Zürich 1975
Crum, R. J., Rooney, G. E.: Alveolar bone loss in overdentures. A five-year study. J. prosth. Dent. 40: 610, 1978
Crum, R. J.: Rationale for the retention of teeth for overdentures. In Brewer, A., Morrow, R.: Overdentures, 2nd ed. Mosby, St. Louis 1980
Dolder, E., Schärer, P.: Die Steg-Gelenk-Prothese. Die Beweglichkeit der letzten Restzähne nach Kronenkürzung und Stegversteifung. Dtsch. zahnärztl. Z. 16: 358, 1961
Fenton, A. H.: Studies of effects of denture and overdenture therapy on occlusal thickness perception. M. S. Thesis, Rochester, N. Y. 1973
Hägler, W., Marthaler, T. M.: Rückgang des Karieszuwachses durch systematische Vorbeugung beim Erwachsenen. Schweiz. Mschr. Zahnheilk. 83: 670, 1973
Levin, A. C.: Periodontal discriminatory ability in human subjects with natural teeth, overlay dentures, and complete dentures. J. dent. Res. 55: 542, 1976
Lord, J. L., Teel, S.: The overdenture. Dent. Clin. N. Amer. 13: 871, 1969
Marquardt, G. L.: Dolder bar joint mandibular overdenture: A technique for nonparallel abutment teeth. J. prosth. Dent. 36: 101, 1976
Nagasawa, T., Okane, H., Tsuru, H.: The role of the periodontal ligament in overdenture treatment. J. prosth. Dent. 42: 12, 1979
Pacer, F. J.: An evaluation of occlusal force discrimination by denture wearers. M. S. Thesis, Maywood, Ill. 1971
Reitz, Ph. V., Weiner, M. G., Levin, B.: An overdenture survey: Preliminary report. J. prosth. Dent. 37: 246, 1977
Rissin, L., House, J. E., Manly, R. S., Kapur, K. K.: Clinical comparison of masticatory performance and electromyographic activity of patients with complete dentures, overdentures, and natural teeth. J. prosth. Dent. 39: 508, 1978
Wirz, J.: Der Kaueffekt bei Steg-Gelenk-Prothesenträgern. Schweiz. Mschr. Zahnheilk. 74: 586, 1964

Indikation, Planung und Behandlungsablauf 154ff

Boitel, R. H.: Probleme des Alters in der Prothetik und Rehabilitationsarbeit. Schweiz. Mschr. Zahnheilk. 81: 1121, 1971
Brewer, A.: Advantages, disadvantages, indications and contraindications. In Brewer, A., Morrow, R.: Overdentures, 2nd ed. Mosby, St. Louis 1980
Fröhlich, E., Körber, E.: Die prothetische Versorgung des Lückengebisses. Befunderhebung und Planung. Hanser, München 1977
Hofmann, M.: Die prothetische Versorgung bei einzelnen Restzähnen. Dtsch. zahnärztl. Z. 35: 32, 1976
Körber, E., Lindemann, W.: Über die Belastung der Pfeilerzähne (in-vitro-Versuch). Dtsch. zahnärztl. Z. 37: 305, 1982
Körber, K. H.: Dynamischer Mechanismus von Parodontium und Gewebestrukturen unter herausnehmbarem Zahnersatz. Dtsch. zahnärztl. Z. 38: 975, 1983
Landt, H.: Adaptationsprobleme bei der oralen prothetischen Rehabilitation des alternden Menschen. In Körber, E.: Die zahnärztlich-prothetische Versorgung des älteren Menschen. Hanser, München 1978
Lang, N. P.: Checkliste Zahnärztliche Behandlungsplanung. Thieme, Stuttgart 1984
Larkin, J. D.: Special relationship between dentist and prosthodontic patient. In Brewer, A., Morrow, R.: Overdentures, 2nd ed. Mosby, St. Louis 1980
Morrow, R., Brewer, A.: Examination, diagnosis, treatment planning, and prognosis. In Brewer, A., Morrow, R.: Overdentures, 2nd ed. Mosby, St. Louis 1980
Palmer, J. D.: Dental care for elderly patients. Brit. dent. J. 143: 59, 1977

Vorbehandlung 157ff

Davis, R. K., Renner, R. P., Antos, E. W., Schlissel, E. R., Bär, P. N.: A two-year longitudinal study of the periodontal health status of overdenture patients. J. prosth. Dent. 45: 358, 1981
Frenkel, G.: Anwendungsmöglichkeiten der Edlan-Mejchar-Methode im zahnlosen Unterkiefer. Dtsch. zahnärztl. Z. 35: 983, 1980
Guldener, P., Langeland, K.: Endodontologie. Thieme, Stuttgart 1982
Jewson, L. G.: Periodontics and the overdenture patient. In Brewer, A., Morrow, R.: Overdentures, 2nd ed. Mosby, St. Louis 1980
Myers, J. W., Bourne, W. F.: Endodontic considerations and treatment of overdenture abutments. In Brewer, A., Morrow, R.: Overdentures, 2nd ed. Mosby, St. Louis 1980
Nagasawa, T., Okane, H., Tsuru, H.: The role of the periodontal ligament in overdenture treatment. J. prosth. Dent. 42: 12, 1979
Rateitschak, K. H. & K. M., Wolf, H. F.: Atlas der Paradontologie. Thieme, Stuttgart 1984
Robbins, J. W.: Periodontal considerations in overdenture patients. J. prosth. Dent. 46: 596, 1981
Schmid, M. O., Mörmann, W.: Die subperiostale Vestibulumextension. Acta parodont., in: Schweiz. Mschr. Zahnheilk. 86: 495, 1976
Schroeder, A.: Endodontie. Ein Leitfaden für Studium und Praxis. Quintessenz, Berlin 1977
Sullivan, H. C., Alkins, J. H.: Free autogenous gingival grafts. III. Utilization of grafts in the treatment of gingival recession. Periodontics 6: 152, 1968

Konstruktionsmöglichkeiten, Konstruktionselemente 163ff

Brunner, Th.: Empirie und Forschung im Fortschritt der teilprothetischen Versorgung. Med. Habil., Zürich 1975
Brunner, Th.: Spätresultate mit hybriden Prothesen unterschiedlicher Konstruktion. Schweiz. Mschr. Zahnheilk. 87: 1135, 1977
Brunner, Th., Kundert, M.: Gerüstprothetik. Karger, Basel 1979
Brunner, Th.: Abstützung und Verankerung von partiellen und hybriden Prothesen auf Zahnwurzeln mit einfachen Mitteln. Schweiz. Mschr. Zahnheilk. 93: 187, 1983
Dolder, E., Wirz, H.: Die Steg-Gelenk-Prothese: Ein Leitfaden für Zahnarzt und Zahntechniker. Quintessenz, Berlin 1982
Gerber, A.: Retentionszylinder, Retentionspuffer. Cendres et Métaux S.A., Biel 1964
Hofmann, M.: Klammerabzug und desmodontale Reaktion. Dtsch. zahnärztl. Z. 23: 969, 1968
Kurer, P. F.: The Kurer Anchor System: An Approach to the Restoration and Re-use of Endodontically Treated Teeth. Quintessence, Chicago 1984
Lehmann, K., von Arnim, F.: Untersuchungen über die Retentionskraft von Druckknopfankern. Schweiz. Mschr. Zahnheilk. 86: 521, 1976
Luzi, C.: Die Steg-Geschiebe-Prothese. Nachuntersuchungen nach längerer Tragzeit. Schweiz. Mschr. Zahnheilk. 84: 261, 1974
Mensor, M. C.: Attachments for the overdenture. In Brewer, A., Morrow, R.: Overdentures, 2nd ed. Mosby, St. Louis 1980
Meyer, E.: Die Bewährung von Stegverbindungen, Teleskopkronen und Kugelkopfankern im stark reduzierten Gebiß. Dtsch. zahnärztl. Z. 38: 1011, 1983
Preiskel, H. W.: Präzisionsverankerungen in der Zahnärztlichen Prothetik, Bd. I. Quintessenz, Berlin 1983
Sauer, G.: Vergleichende Untersuchungen der gebräuchlichsten prothetischen Hilfsteile. Dtsch. zahnärztl. Z. 31: 542, 1976
Shaw, M. J.: Attachment retained overdentures: a report on their maintenance requirements. J. oral Rehabil. 11: 373, 1984
Spang, H.: Vorgefertigte Verbindungselemente in der Teilprothetik. Quintessenz, Berlin 1981
Stewart, B. L., Edwards, R. O.: Retention and wear of precision-type attachments. J. prosth. Dent. 49: 28, 1983
Thayer, H., Caputo, A.: Effects of overdentures upon remaining oral structures. J. prosth. Dent. 37: 374, 1977
Thayer, H., Caputo, A.: Occlusal force transmission by overdenture attachments. J. prosth. Dent. 41: 266, 1979

Pfeilerzahnpräparation 170ff

Dolder, E., Wirz, J.: Die Steg-Gelenk-Prothese: Ein Leitfaden für Zahnarzt und Zahntechniker. Quintessenz, Berlin 1982
Gardner, M. F.: Margins of complete crowns – literature review. J. prosth. Dent. 48: 396, 1982
Gerber, A.: Retentionszylinder, Retentionspuffer. Cendres et Métaux S.A., Biel 1964
Graser, G. N., Caton, J. G.: Influence of overdenture abutment tooth contour on the periodontium: A preliminary report. J. proth. Dent. 49: 173, 1983
Marinello, C. P.: Das Mooser-Stiftsystem, altbewährt – neu betrachtet. Schweiz. Mschr. Zahnheilk. 94: 715, 1984
Mensor, M. C.: Attachments for the overdenture. In Brewer, A., Morrow, R.: Overdentures, 2nd ed. Mosby, St. Louis 1980
Morris, M. L.: The position of the margin of the gingiva. Oral Surg. 11: 969, 1958
Richter, W. A., Ueno, H.: Relationship of crown margin placement to gingival inflammation. J. prosth. Dent. 30: 156, 1973
Smith, D. E.: Interim dentures and treatment dentures. Dent. Clin. N. Amer. 28: 253, 1984

Provisorische Versorgung mit Immediat-Hybridprothesen 176ff

Brewer, A., Morrow, R.: Transitional overdentures. In: Overdentures, 2nd ed. Mosby, St. Louis 1980
Fenton, A. H.: Interim overdentures. J. prosth. Dent. 36: 4, 1976
Morrow, R.: Handbook of Immediate Overdentures. Mosby, St. Louis 1978
Müller-Fahlbusch, H.: Kritische Anmerkungen zur psychogenen Prothesenunverträglichkeit. Schweiz: Mschr. Zahnheilk. 93: 882, 1983
Payne, S. H.: The trial denture. Dent. Clin. N. Amer. 21: 321, 1977
Rosen, H.: Cracked tooth syndrome. J. prosth. Dent. 47: 36, 1982

Abformung der Pfeilerzähne 181ff

Dolder, E., Wirz, J.: Die Steg-Gelenk-Prothese: Ein Leitfaden für Zahnarzt und Zahntechniker. Quintessenz, Berlin 1982

Sauer, G.: Das Arbeitsmodell für fest eingliederbaren Zahnersatz – Gestaltung und Anforderungen (I u. II). Dent.-Labor 25: 1021 u. 1147, 1977

Wurzelkappen 184ff

Brewer, A., Morrow, R.: Overdenture problems. In: Overdentures, 2nd ed. Mosby, St. Louis 1980

Dolder, E., Wirz, J.: Die Steg-Gelenk-Prothese: Ein Leitfaden für Zahnarzt und Zahntechniker. Quintessenz, Berlin 1982

Gerber, A.: Retentionszylinder, Retentionspuffer. Cendres et Métaux S.A., Biel 1964

Kirk, G. A.: Bruxism in maxillary overdenture patients. J. prosth. Dent. 52: 764, 1984

Levin, B.: Postinsertion instruction and complications. In Brewer, A., Morrow, R.: Overdentures, 2nd ed. Mosby, St. Louis 1980

Warren, A. B., Caputo, A. A.: Load transfer to alveolar bone as influenced by abutment designs for tooth-supported dentures. J. prosth. Dent. 33: 137, 1975

Gesamtabformung 186ff

Dolder, E., Wirz., J.: Die Steg-Gelenk-Prothese: Ein Leitfaden für Zahnarzt und Zahntechniker. Quintessenz, Berlin 1982

Schreiber, S.: Eine neue Abdruckmethode für Teilprothesen unter besonderer Berücksichtigung der unterschiedlichen Resilienz von Kieferschleimhaut und Pfeilerzähnen. Dtsch. zahnärztl. Z. 32: 704, 1977

(vgl. auch: Abformung zahnloser Kiefer S. 15ff)

Basisgestaltung 191ff

Brill, N., Tryde, G., Stoltze, K., El Ghamrawy, E. A.: Ecologic changes in the oral cavity caused by removable partial dentures. J. prosth. Dent. 38: 138, 1977

Dolder, E., Wirz, J.: Die Steg-Gelenk-Prothese. Ein Leitfaden für Zahnarzt und Zahntechniker. Quintessenz, Berlin 1982

El Ghamrawy, E. A.: Quantitative changes in dental plaque formation related to removable partial dentures. J. oral Rehabil. 3: 115, 1976

Renner, R. P., Gomes, B. C., McNamara, T. F., Bär, P. N., Shakun, M. L.: Overdenture sequelae: A nine-month report. J. prosth. Dent. 48: 377, 1982

Wirz, J.: Die basisfreie Frontpartie bei Steg-Gelenk-Prothesen. Zahnärztl. Welt 82: 1114, 1973

Gegossene Verstärkungsgerüste 196ff

Brunner, Th., Kundert, M.: Gerüstprothetik. Planungsrichtlinien und Konstruktionsvorschläge. Karger, Basel 1979

Brunner, Th.: Die Steg-Gelenk-Prothese mit gegossenem Metallgerüst. Zahnärztl. Welt 89: 49, 1980

Dolder, E., Wirz, J.: Die Steg-Gelenk-Prothese. Ein Leitfaden für Zahnarzt und Zahntechniker. Quintessenz, Berlin 1982

Reiner, P. R.: Laboratory procedures for metal bases. In Brewer, A., Morrow, R.: Overdentures, 2nd ed. Mosby, St. Louis 1980

Ruffino, A. R.: Effect of steel strengtheness on fracture resistance of the acrylic resin complete denture base. J. prosth. Dent. 54: 75, 1985

Voss, R., Kerschbaum, T.: Ein Konstruktionsvorschlag für ein Metallgerüst für Steg-Gelenk-Prothesen. Zahnärztl. Welt 87: 538, 1978

Nachsorge bei Hybridprothesenträgern 203ff

Abere, D. J.: Post-placement care of complete and removable partial dentures. Dent. Clin. N. Amer. 23: 143, 1979

Davis, R. K., Renner, R. P., Antos, E. W., Schlissel, E. R., Bär, P. N.: A two-year longitudinal study of the periodontal health status of overdenture patients. J. prosth. Dent. 45: 358, 1981

Derkson, G. D., Mac Entee, M. M.: Effect of 0.4% stannous fluoride gel on the gingival health of overdenture abutments. J. prosth. Dent. 48: 23, 1982

Dolder, E., Wirz, J.: Die Steg-Gelenk-Prothese: Ein Leitfaden für Zahnarzt und Zahntechniker. Quintessenz, Berlin 1982

Ettinger, R. L., Taylor, T. D., Scandrett, F. R.: Treatment needs of overdenture patients in a longitudinal study: Five-year results. J. prosth. Dent. 52: 532, 1984

Fenton, A. H., Hahn, N.: Tissue response to overdenture therapy. J. prosth. Dent. 40: 492, 1978

Goho, C.: An oral hygiene device for overdenture abutments. J. prosth. Dent. 50: 739, 1983

Renner, R. P., Gomes, B. C., McNamara, T. F., Bär, P. N., Shakun, M. L.: Overdenture sequelae: A nine-month report. J. prosth. Dent. 48: 377, 1982

Renner, R. P., Gomes, B. C., Shakun, M. L., Bär, P. N., Davis, R. K. Camp, P.: Four-year longitudinal study of the periodontal health status of overdenture patients. J. prosth. Dent. 51: 593, 1984

Shannon, J.: Chemical preventive dentistry for overdenture patients. In Brewer, A., Morrow, K.: Overdentures, 2nd ed. Mosby, St. Louis 1980

Toolson, L. B., Smith, D. E.: A two-year longitudinal study of overdenture patients. Part I. Incidence and control of caries on overdenture abutments. J. prosth. Dent. 40: 486, 1978

Toolson, L. B., Smith, D. E., Philipps, C.: A two-year longitudinal study of overdenture patients. Part II. Assessment of the periodontal health of overdenture abutments. J. prosth. Dent. 47: 4, 1982

Walters, R. A.: Three-in-one periodontal aid for overdenture abutment teeth. J. prosth. Dent. 54: 156, 1985

(vgl. auch: Nachsorge bei Totalprothesenträgern S. 113ff)

Recall und Langzeit-Nachsorge 206ff

Brunner, Th.: Spätresultate mit hybriden Prothesen unterschiedlicher Konstruktion. Schweiz. Mschr. Zahnheilk. 87: 1135, 1977

Crum, R. J., Rooney, G. E.: Alveolar bone loss in overdentures. A five-year study. J. prosth. Dent. 40: 610, 1978

Davis, R. K., Renner, R. P., Antos, E. W., Schlissel, E. R., Bär, P. N.: A two-year longitudinal study of the periodontal health status of overdenture patients. J. prosth. Dent. 45: 358, 1981

Ettinger, R. L.: Taylor, T. D., Scandrett, F. R.: Treatment needs of overdenture patients in a longitudinal study: Five-year results. J. prosth. Dent. 52: 532, 1984

Fenton, A. H., Hahn, N.: Tissue response to overdenture thearpy. J. prosth. Dent. 40: 492, 1978

Nyyad, B., Fejerskor, O.: Root surface caries. Clinical, histopathological and microbiological features and clinical implications. Int. dent. J. 32: 312, 1983

Renner, R. P., Gomes, B. C., McNamara, T. F., Bär, P. N., Shakun, M. L.: Overdenture sequelae: A nine-month report. J. prosth. Dent. 48: 377, 1982

Renner, R. P., Gomes, B. C., Shakun, M. L., Bär, P. N., Davis, R. K., Camp, P.: Four-year longitudinal study of the periodontal health status of overdenture patients. J. prosth. Dent. 51: 593, 1984

Shaw, M. J.: Attachment retained overdentures: a report on their maintenance requirements. J. oral Rehabil. 11: 373, 1984

Toolson, L. B., Smith, D. E.: A two-year longitudinal study of overdenture patients. Part I. Incidence and control of caries on overdenture abutments. J. prosth. Dent. 40: 486, 1978

Toolson, L. B., Smith, D. E., Phillips, C.: A two-year longitudinal study of overdenture patients. Part II. Assessment of the periodontal health of overdenture abutments. J. prosth. Dent. 47: 4, 1982

Wei, S. H. Y.: Report of symposium: Root surface caries. J. Amer. dent. Ass. 106: 496, 1983

Wiesmann, H.-J.: Klinische Spätbefunde an hybriden Prothesen unterschiedlicher Konstruktion. Med. Diss., Zürich 1975

Wirz, J.: Die Steg-Gelenk-Prothese nach 10jähriger Tragzeit. Schweiz. Mschr. Zahnheilk. 77: 825, 1967

Sachverzeichnis – Index

A

Abdämmung, dorsale 32, 90, 126, 129
Abdruck, hybrid s. Gesamtabdruck
– Pfeilerzähne
– – einzeln 181f
– – Gruppe 183
– zahnlos
– – Oberkiefer 17, 33
– – Unterkiefer 16, 21, 35, 39
Abdrucklöffel, Auswahl 16f, 19
– individuell s. Individueller Löffel
– konfektioniert 15
– Massenträger 19
Abdrucknahme s. Abformung
Abformung, hybrid 181ff
– – Gesamtabformung 186f
– – Pfeilerzähne s. dort
– zahnloser Kiefer 15ff
– – – Erstabformung s. dort
– – – Langzeitabformung 117
– – – Material
– – – – Alginat 15
– – – – Kompositionsmasse (thermoplastische) 19f, 36
– – – – Zinkoxyd-Eugenol-Paste 28f, 120f
– – – Schlotterkamm 28
– – – Unterfütterung s. dort
– – – Zweitabformung s. dort
Abformtechnik 28ff
– modifizierte mukostatische 29ff
– mukodynamische 36ff
Abrasion, Antagonist 210
– Prothesenzähne 83
Abstützung, okklusal 78
– parodontal 163f, 169
– parodontal-gingival 153
Acrylzähne 83f
Adaptation 4, 8, 110, 115, 148f, 154, 176, 203
– Schwierigkeiten 149
Adhäsion s. Prothesenhalt
A-Linie 85, 90
Allergische Reaktion 116
Alter (s. auch Gerontoprothetik) 70, 75, 115
Altersmedizin 147
Alterungsprozeß, normaler 147f
Alveolarkamm s. Kieferkamm
Anamnese 5
Angewöhnung s. Adaptation
Ankerelemente s. Konstruktionselemente
Anpassungsmechanismen, psychische 148
Antikalottenaufstellung 82
Äquilibrierung, okklusale, bilateral 85
– – Laterotrusion 86, 108
– – Leerkontakt 78
– – posteroanterior 85
– – Protrusion 86, 108
Arbeitsmodell 40ff, 186
Arbeitsseite 58, 86, 100f, 109, 138f
Artikulation s. Okklusion
Ästhetik 67ff, 194
Attachements s. Konstruktionselemente

B

Balancekontakte s. Balanceseite
Balanceseite (Nicht-Arbeitsseite) 58, 86, 100f, 109, 138f
Basisgestaltung, Hybridprothese, Ästhetik 195
– – Extension 154, 191ff
– – Funktion 194
– Totalprothese 85, 115
– – Extension 34
– – Kontrolle 85
Befundaufnahme 6
– extraoral 6
– oral 6
– radiologisch 6
Bezugsebenen am Schädel 49
Bipupillarlinie 49f, 85f
Bißhöhe s. vertikale Dimension
Bißnahme s. Intermaxilläre Relation
Bißschablone, Gestaltung 44ff, 189
– Herstellung 44ff
Bißwall s. Bißschablone

C

Camper-Ebene 49f
Candida albicans 115, 205
Candidosis 115, 205
Centric occlusion 47
Centric relation 47
Chirurgie, parodontale s. Parodontaltherapie
– präprothetische s. präprothetische Chirurgie
Chlorhexidin 116, 205
– Gel 203
– Spüllösung 203
Condylator (Gerber) 58
Condyloform-Zähne 78

D

Dentofaziale Harmonie 68ff
– – Ausnahmefall 71
– – Bezugsgrößen 73
Dolder-Steg 165
Druckstellen 83, 111f
Druckulkus 8, 112
Duplikatprothese 149

E

Eingewöhnungszeit 111
– verlängerte 148
Eingliederung s. Protheseneingliederung
Einschleifen der Okklusion
– – Laterotrusion 100, 138
– – Protrusion 98, 139
– – Retralbewegung 100
– – selektiv 127, 132
– – Zentrik 99, 137
Embryogenetisches Prinzip 68
Ernährung 8
Erstabformung, anatomisch 15
– funktionell 20
– Oberkiefer 17, 126
– schwierige Verhältnisse 20
– Unterkiefer 16, 20f, 123
Erstmodell 18, 23
– Herstellung s. Modellherstellung
Erythem der Mundschleimhaut
– – generalisiertes 115, 118
– – punktförmiges 115

F

Fluoride, Gel 203, 205
– Spüllösung 203, 205
Food trapping s. Speiseretention
Freedom in centric 58
Free-way-space 51
Frontzähne, künstliche, Ästhetik s. dort
– – Aufstellung 68ff
– – – Ausnahmefälle 71
– – – Richtlinien 72f
– – Auswahl 68ff
– – Individualisierung 74
– – Überbiß s. Frontzahnführung
Frontzahnführung 72, 78, 84
Funktionsabformung s. Abformung
Funktionskontrolle 109
Funktionsmuster 64
Funktionsrand 30, 106, 120, 122, 124
Funktionsstörung 11
Funktionszone 30

G

Gaumenbrennen 115, 147
Gelenkbahn, sagittale 53, 134
– – Aufzeichnung 53f
– – Steilheit 54, 134
– – Verlauf 54
Gerber-Retentionszylinder (s. auch Retentionselemente) 165
Gerontoprothetik 147ff
Gerüst s. Verstärkungsgerüst
Gesamtabdruck 187f
Gesamtabformung 181, 184
– einzeitige 186f
– zweizeitige 186, 188

Gesamteinprobe 85ff
– Checkliste 85
Geschmacksempfindung 115, 148
Gesicht
– Form 70
– Höhe 11
– Proportionen 65, 87, 91
– Typ 72
Gesichtsbogen 53
– Einmitten der Scharnierachse 60
– Übertragung 60, 134
Gingivaextension (Edlan-Mejchar) 158, 209
Gingivahyperplasie 162, 170, 174, 184, 191
Gingivarezession 162
Gingivektomie 158, 160, 208
Glossitis s. Zungenbrennen
Gotischer Bogen s. Pfeilwinkel
Gruppenabformung s. Pfeilerzahn-Abformung

H

Höcker-Fossa-Relation 78, 98
Hybridprothese, Behandlungsablauf 156, 176
– Indikation 154
– Nachteile 154
– Planung 155
– provisorische 176ff
– Vorteile 154
Hygiene s. Mundhygiene
s. Prothesenhygiene

I

Immediat-Hybridprothese 176ff
– direkter Umbau 178
– indirekter Umbau 179f
Immediatprothesen 146, 176ff
– Kontraindikation 146
– Nachteile 146
Immediat-Teilprothese 177
Individueller Löffel, Begrenzung 24f, 29
– Herstellung 24ff
– Material 24
– Funktionsrand 30f
– Gesamtabformung 186f
– Gruppenabformung 183
– Pfeilerzahnabformung 182
– Teillöffel (partieller) 181f
Inkorporation 4, 110, 154, 176, 203
Inkorporationsschwierigkeiten 115, 176
– Vermeidung 149, 176
Interinzisalabstand 115
Interkondylarachse s. Scharnierachse
Interkuspidation, maximale 47, 85f, 108
– Höcker-Fossa s. dort
Intermaxilläre Beziehung s. Kieferkammverlauf
– Relation 14, 47ff
– – Bestimmung 47ff
– – – funktionell 48
– – – grafisch 48, 52
– – – horizontal 48
– – – Korrektur 63
– – – statisch 48, 63
– – – vertikal 47f, 51f
– – horizontale 11, 47
– – Veränderung 9
– – vertikale 47
Inzisalkantenlinie 69, 85, 87

K

Kalottenaufstellung 81f
Kamm s. Kieferkamm
Karies 203, 206
– subgingival 170
– Schutz 205
– unter Wurzelkappe 212
Kaudruck 83
Kaueffekt 78
Kaueffizienz s. Kauleistung
Kauflächenkomplex, selektive Gestaltung (s. auch Okklusion) 78ff
Kaukraft 153
Kauleistung, effiziente 9, 78, 153f
– ungenügende 114
Kaumuskulatur 147
– akzessorische 89
Kaustabilität 85, 88, 110
– fehlende 114
– funktionelle 78, 154
– multilokale autonome 78, 190
Kauzentrum 83
Kieferatrophie s. Kieferkamm
Kiefergelenk 11, 78, 189
Kieferkamm
– Form 12f
– Resorption 9
– – Ablauf 9
– – Grad 9
– – Ursache 10
– Veränderung nach Zahnverlust 9
– – Konsequenzen 11
Kieferkammkorrektur 159
Kieferkammverlauf, intermaxilläre Beziehung 14
– – – sagittale 14
– – – transversale 14
– Mittellinie (Firstlinie) 14, 78
– sagittaler 83
Kieferrelation s. Intermaxilläre Relation
Kohäsion s. Prothesenhalt
Kompensationskurve s. Spee-Kurve
Kondylartheorie 78
Kondylenbahn s. Gelenkbahn
Konstruktionselemente 163ff
– Retentionselemente
– – Auswahl 166ff
– – Beschädigung 206, 210
– – Einschubrichtung 194
– – Nachkontrolle 206, 210
– – Platzbedarf 171, 174, 200
– – Retentionskraft 164
– – Typen 164ff
– Stützelemente 163
Kooperation 5, 149
– Bereitschaft 5, 154
– Fähigkeit 154, 158, 203
– Prognose 5
Kraftunterscheidungsvermögen 153
Kreuzbiß 81

L

Lachlinie s. Frontzahnaufstellung
Lagesicherung, mechanische 164
– reflektorische 79
Leerbewegungen s. Okklusionskontrolle
Leukoplakie 8
Linea mylohyoidea 25, 121
– – Glättung 145
Lippenband 16, 112
– Korrektur 142
– Passage 105
Lippenfülle 65, 89
Lippenkontakt 85
Lippenrot 65, 85
Lippenstütze 85, 89

M

Matrizenwechsel 206
Meistermodell (s. auch definitives Modell) 200, 202
Metallgeschmack 147
Mimik 85, 194
Minimalstatus der Totalprothese 67
Modell (Arbeitsmodell, Meistermodell), definitives 40ff
Modellherstellung, nach Alginat 18
– nach Ex-3-N 40f
– nach HM 22
– nach ZnOE 42f
Modellmontage 57ff
– achsengerecht 57, 136
– mittelwertig 57
– schädelbezüglich 60
Mörser-Pistill-Prinzip 78f
Mukogingivalchirurgie 161
Mundboden, Bewegungsamplitude 13, 114, 121
– Lage 114
Mundbodenplastik 144
Mundhygiene 110f, 154, 194, 203, 206f
Mundtrockenheit 147, 154
Muskelgriffigkeit 89
Muskelstütze 85
Muskuläres Gleichgewicht 64, 79, 88f

N

Nachkontrolle, erste (s. auch Nachsorge) 112
Nachregistrieren 132
– extraoral 133
– intraoral 135
Nachsorge (Recall) 113ff, 203ff
Neuversorgung mit Totalprothesen 149
Normalokklusion 80

O

Ohr-Nasen-Ebene (Camper-Ebene) 49f
Okklusion, Äquilibrierung s. dort
– Einschleifen s. dort
– Finissage 102, 140
– polyvalente 102
– tolerante 58
Okklusionsebene 54, 79, 85
Okklusionsgestaltung 78ff, 190
– kammadaptierte 82
– selektive 78
Okklusionskontakte 98ff, 137ff
Okklusionskontrolle s. auch Nachregistrieren
– am Patienten 108, 206
– Leerbewegung 79, 108
Okklusionsveränderung (s. auch Intermaxilläre Relation) 11, 83, 124
Overbite s. Frontzahnführung
Overdenture s. Hybridprothese
Overjet s. Frontzahnführung

P

Paralingualflügel 121
Paralingualraum 16
Parodontalabszeß 207
Parodontaltherapie, Chirurgie 161
– Erhaltungstherapie 206
– Initialbehandlung 158ff
Parodontitis 190, 203
Patienteninstruktion 110, 203f
– Merkblatt 111
Paßformrevelatoren 112, 206, 210
Pfeilerzahn, Abformung 181ff
– – Einzelabformung 181f
– – Gruppenabformung 181, 183
– Anordnung 166f
– Präparation 158
– – für Wurzelstiftkappe 171
– – ohne Wurzelstiftkappe 170
– Reinigung 204
– Selektion 155
– Vorbehandlung s. dort
Pfeilwinkel 48
– Aufzeichnung 55f, 135
– Interpretation 54
Plaqueakkumulation 159
Plaquelokalisation 193, 207
– an Wurzelstiftkappe 207

Plaqueretention 191, 193
Polymerisation 97f
Polymethylacrylat s. Prothesenkunststoff
Porzellanzähne 83
Postdamming s. Rand, dorsaler
Postinsertionelle Veränderungen 11
Präparationsfehler 173f
Präprothetische Chirurgie 141ff
– – Indikation 141
Proglissement 79, 82, 88, 134
Prothesen
– Ausarbeiten 92
– Fertigstellen 92
– Montage im Artikulator 136
– Polymerisieren 92
– Probleme 114f
Prothesenaußenfläche 89
Prothesenbürste 110
Protheseneingliederung 104ff
– Nachkontrolle, erste s. dort
– Okklusionskontrolle s. dort
Prothesenfibrom, Exzision 143
Prothesenhalt 8, 89, 106, 108, 154
– ungenügender 114
Prothesenhygiene 110, 116, 203f, 205
Protheseninnenfläche 104
Prothesenkörper, Gestaltung 89
Prothesenkunststoff 111
– Heißpolymerisat 95
– Kaltpolymerisat 95
Prothesenlager, Kompressibilität 32
– Konditionierung 117f
Prothesenplaque 115
Prothesenprobleme 114
Prothesenrand s. Rand
Prothesenreinigung s. Prothesenhygiene
Prothesenstomatitis 8, 115
– allergisch 115
– infektiös 115
– traumatisch 115
Prothesentraining 149, 155
Prothesenumbau (partial-hybrid), direktes Vorgehen 176
– – indirektes Vorgehen 176
Prothesenunverträglichkeit 4
– psychogene 177
Protrusion 98, 102, 139
Psychologie 4, 148
– Verhalten des Patienten 4

R

Rand, dorsaler 31
– Lage 85
Randspalte, dorsale 95
Randventil 31, 90, 110
Recall s. Nachsorge
Registrierplatte, individuelle 189
– Montage 52, 135
Registrierung 48ff
– extraoral 52f
– grafisch 48
– intraoral 48, 52, 54f
Relationsbestimmung s. Intermaxilläre Relation
Reliefgriffigkeit 28
Remontieren 98, 132ff
Retentionselemente s. Konstruktionselemente
Retralbewegung 98, 100
Retrusionskontaktstellung 47
Röntgenbefund s. Befundaufnahme
Röntgenkontrolle 157, 172, 207, 211
Ruhelage (Ruheschwebe) 47, 51

S

Scharnierachse s. auch Gesichtsbogen 11
– arbiträre 53, 134
Schleimhaut, Belastung 154
– Keratinisation 10
– Kompressibilität 54, 90, 147
– Qualität 8, 147
– Trockenheit 115, 147
– Veränderung 8, 147
Schleimhauttransplantat, freies 158, 161
Schließkraft 9
Schlotterkamm 11, 28, 113
Schubverteilung 164
Schubwirkung s. Proglissement
Seitbiß s. Laterotrusion
Sensorik, räumlich-taktile 148, 153
S-Kanal s. Sprache
Soor s. Candidosis
Spee-Kurve 79
Speichel 7, 89
Speicheldrüsen 147
Speiseretention 191, 194f
Sprache 111, 115
– Probleme 115
– S-Kanal 47, 91
– S-Wall 91
Sprechabstand, engster 47, 85, 91
Sprechprobe 85, 91
Statik s. Zahnaufstellung
Stegverbindung 167f
– Indikation 168
– Reinigung 204
Stiftzahn, provisorischer 176
Stomatitis s. Prothesenstomatitis
Stumpfmodell 181ff
Stützelemente s. Konstruktionselemente
Stützstift, zentraler 48, 52ff
– – Montage 52, 134
– – Registrierung s. dort
Sublingualrolle 35, 121
S-Wall s. Sprache

T

Tissue conditioner 117, 176
Trigonum retromolare 10, 16, 85, 122
Tuber maxillae 10

U

Übertragungsplatte 52, 133
Unterfütterung, bestehende Prothesen 120
– direkt 124
– Do-it-yourself 113
– Indikation 120, 206
– obere Totalprothese 124
– unsachgemäße 124
– untere Totalprothese 120
– weichbleibend langfristig 127
– – temporär 117, 176
Unterfütterungsabformung 123
Unterfütterungsmaterialien, weichbleibende 117
Untersuchung s. Befundaufnahme

V

Vakatwucherungen 170
Verankerungselemente s. Konstruktionselemente
Verbindungselemente s. Konstruktionselemente
Verblockung, primäre 164, 168f
Verstärkungsgerüst, gegossenes 196ff
– – Design 197f
– – Fraktur 195
– – Herstellung 199f
– – Metallegierung 196
– – vorgefertigtes 196
Vertikale Dimension 11, 45f, 51, 91
Vestibulumplastik, partielle 142f
– sekundäre Epithelisation 144
Vibrationslinie s. A-Linie
Vorbehandlung 156ff
– chirurgische 159
– endodontische 157
– parodontale 158ff
Vorbiß s. Protrusion

W

Wachswall s. Bißschablone
Wangenband s. Wangenfalte
Wangenfalte 16
– Korrektur 143
– Passage 31, 105
Wangenkontakt 64, 88
Weichteilprofil s. Gesichtstyp
Weichteilstütze 89, 92
Würgereflex 17, 154
Wurzelfraktur 174, 176, 179
Wurzelkappe, teleskopierende (s. auch Wurzelstiftkappe) 163, 165, 171
Wurzelstift, genormter 157
– – Adhäsionskopf 181ff
– – Länge 171
– – Wandständigkeit 172
Wurzelstiftkappe 171
– Gestaltung 184f
– Herstellung 184
– Indikation 184
– Integration in Gesamtabdruck 186ff

X

Xerostomie 115

Z

Zahn, natürlicher
– – prospektive Belastung 155
– – strategische Bedeutung 155
Zahnaufstellung (s. auch Frontzähne, s. auch Okklusionsgestaltung) 67ff
– Prinzipien 79
Zahnbeweglichkeit, erhöhte 189, 191
Zahnfleisch s. Gingiva
Zahnfleischmodellation 92
Zahnform s. Frontzähne, s. Kauflächenkomplex
Zahnhygiene 203
Zahnokklusion s. Okklusion
Zahnreinigung 158
Zahnseide 203
Zahnsteinentfernung s. Zahnreinigung
Zahnverlust, Folgen 11
Zentrallage, gelenkbezügliche s. Intermaxilläre Relation, horizontale
Zentrik 85, 98f, 108, 136f, 139
– Einschleifen s. dort
Zungenäquator 49, 79, 85
Zungenbrennen 115, 147
Zungenraum 81, 85, 168, 198, 200f
Zungen-Wangen-Relation (s. auch Muskuläres Gleichgewicht) 64
Zweitabformung 28ff
– mukodynamisch (Ex-3-N) 36ff
– mukostatisch (ZnOE) 29f, 34f
– Oberkiefer 30ff
– Unterkiefer 34f, 37ff
– – bei schwierigen Verhältnissen 37ff

Materialien und Instrumente

An Kursen, Seminaren und nach Vorträgen wird häufig die Frage nach den verwendeten Materialien und Instrumenten gestellt. Im folgenden sind – ohne jede Werbeabsicht – die Hersteller einiger von den Autoren verwendeten Materialien und Instrumente aufgelistet. Grundsätzlich ist festzuhalten, daß weder die Methode, noch das Material, noch das Instrumentarium den Behandlungserfolg garantieren kann. Dieser basiert auf dem Wissen, den Fähigkeiten und der Fertigkeit des Praktikers und seiner Mitarbeiter. Die richtige Verarbeitung eines Materials und die geeignete Anwendung eines Instrumentes hängt oft von individuellen Gegebenheiten ab.

Jedes gute Dentaldepot sollte aufgrund der Angaben im Text, den Abbildungen oder dieser kurzen Liste in der Lage sein, das gewünschte oder ein gleichwertiges Produkt zu liefern.

	Adresse des Herstellers
Beauty Pink X-Hard Wax Boxing Wax Sticks Boxing Wax Strips	Moyco Industries, Inc. SE Corner 21st & Clearfield Sts. **Philadelphia,** PA 19132/USA
Candulor Condyloform Zähne Candulor Physioset Zähne	Candulor AG Am Wasser 55 8049 **Zürich**
Fit-Checker Peri Compound	G-C Dental Industrial Corporation **Japan**
Hanau Alcohol Torch	Teledyne Dental Group 1, rue du temple 1201 **Genève**
HM-Masse, HM-Löffel Ex-3-N	Johannes Meist KG, Ex-3-N Dentalfabrikation und Vertrieb Lenabergweg 4 Postfach 27 D-8801 **Schopfloch**
Kelly's Paste	Teledyne Getz 1550 Greenleaf Av. **Elk Grove Village,** IL 60007/USA
Kerr Disclosing Wax Formatray, Teigbrettchen Occlusal Indicator Wax Stangen (braun)	Kerr Manufacturing Kerr Division of Sybron (Europe) AG Aeschengraben 10 P. O. Box 155 4010 **Basel**
Kulzer Palapress, Isolier-Set	Kulzer + Co. GmbH Bereich Dental Philipp-Reis-Straße 8 D-6393 **Wehrheim/Ts. 1**
Mini-Drucktopf	Dörken Dental Schaffhauser Straße 16 Postfach 127 D-7700 **Singen**
Okklusionspapierhalter	Dr. J. Bausch KG Dental-Erzeugnisse Postfach 650152 D-5000 **Köln 60**
Okklusionstuch (Rolle)	Medidenta AG Dental-Depot Schachenstraße 2 9016 **St. Gallen**

	Adresse des Herstellers
Ruscher Belladi Rosa Wachs	A. Ruscher Zahnärztliche Produkte Bahnhofstraße Postfach 23 8595 **Altnau**
Silikonpolierer für Kunststoff Renfert	Renfert GmbH + Co. Weiherstraße 6 Postfach 724 D-7700 **Singen**
Schellackplatten, Vertex	Keur + Sneltjes Dental MFG. Co. Cavex Holland B. V. Harmenjansweg 21 Postbus 852 NL-2031 RW **Haarlem**
Schreinemakers Löffel	Clan B. V. Piuslaan 130 NL-**Eindhoven**
S. S. White Impression Paste	S. S. White Dental GmbH Oberaustraße 101 D-5300 **Bonn 2**
Surgident Periphery Wax	Surgident Columbus-Dental 1000 Chouteau Av. P. O. Box 620 **St. Louis,** MO 63188/USA
Thomas-Steckschlüssel	Cendres + Métaux SA Bözingenstraße 122 2501 **Biel**
Visco-Gel	De Trey AG Postfach 556 8037 **Zürich**
Vitapan Zähne	Vita Zahnfabrik Spitalgasse 3 Postfach 128 D-7880 **Säckingen**
Xantalgin, Xantopren plus	Bayer AG PH-Sektor, Dental Geb. W.4 D-5090 **Leverkusen**
Zahnseide Super-Floss	Johnson + Johnson Dental-Products Division 20 Lake Drive CN 7060 **East Windsor,** NY 08520/USA